U0396761

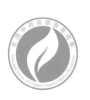

广西科学技术出版社

广西中药资源大典

GUANGXI ZHONGYAO ZIYUAN DADIAN

广西中药资源普查专家委员会 ＝ 编著

缪剑华　余丽莹　刘演 ＝ 总主编

○ 全州卷

黄俞淞　蒙涛　林春蕊　刘演　主编

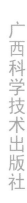

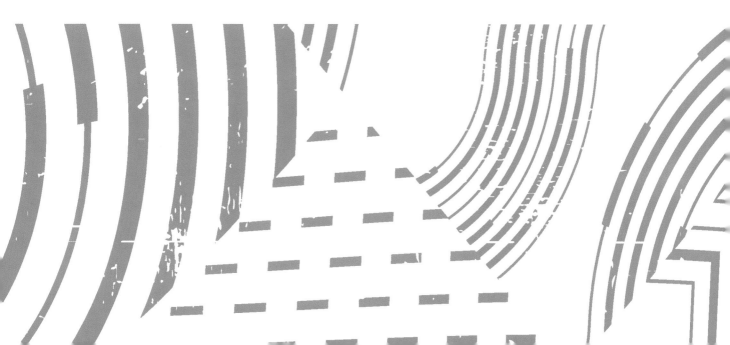

图书在版编目（CIP）数据

广西中药资源大典 . 全州卷 / 黄俞淞等主编 . —南宁：广西科学技术出版社，2022.12

ISBN 978-7-5551-1866-4

Ⅰ . ①广… Ⅱ . ①黄… Ⅲ . ①中药资源—中药志—全州县 Ⅳ . ① R281.467

中国版本图书馆 CIP 数据核字（2022）第 217618 号

广西中药资源大典 · 全州卷

黄俞淞 蒙 涛 林春蕊 刘 演 主编

责任编辑：黎志海 韦秋梅 封面设计：李寒林

责任印制：韦文印 责任校对：吴书丽

出 版 人：卢培钊

出版发行：广西科学技术出版社 地 址：广西南宁市东葛路 66 号

邮政编码：530023 网 址：http://www.gxkjs.com

经 销：全国各地新华书店

印 刷：广西民族印刷包装集团有限公司

地 址：南宁市高新区高新三路 1 号 邮政编码：530007

开 本：890 mm × 1240 mm 1/16

字 数：750 千字 印 张：31.5

版 次：2022 年 12 月第 1 版 印 次：2022 年 12 月第 1 次印刷

书 号：ISBN 978-7-5551-1866-4

定 价：248.00 元

全州卷编委会

凡 例

一、《广西中药资源大典》是第四次全国中药资源普查广西普查成果著作，分为综合卷、县卷、专题卷和山脉卷。

二、综合卷为广西中药资源普查的总体情况总结分析及规划。

三、县卷按县（区、市）行政区划划分，共108卷；专题卷为广西新增普查的壮药卷、瑶药卷、海洋药卷，共3卷；山脉卷为十万大山卷、大明山卷、九万山卷、大瑶山卷、岑王老山卷，共5卷。

四、县卷总论内容为各县（区、市）自然地理概况、自然资源概况、药用资源多样性、药用资源应用、药用资源保护与管理等。

五、县卷各论中的植物药各科的排列，蕨类植物按秦仁昌1978年系统编排，裸子植物按郑万钧、傅立国1977年《中国植物志》系统编排，被子植物按哈钦松1926年、1934年系统编排。

六、县卷各论中药材条目内容包括药材名、基原、别名、形态特征、分布、性能主治、采收加工、附注等，依次著述，资料不全者项目从略，并附有药材基原植物的彩色照片。

1. 药材名为药用部位的名称，优先选择《中国药典》收载药物的药材名称，如无收载则依次参考《中华本草》《广西中药志》等权威本草著作及地方药志收录的药材名称。

2. 基原为该药材的原植物学名，附拉丁名，并注明药用部位。学名首选《中国药典》收载的学名，其次参考《中国植物志》中文版和英文版（FOC）。

3. 形态特征描述基原植物的主要特征。

4. 性能主治描述该药材的性味、作用及主治功能，参考《中国药典》《中华本草》《广西中药志》等权威典籍、本草著作、药志、标准等。

5. 采收加工主要描述该药材的采收时间、季节以及初加工的方法。

6. 附注根据资料整理情况而定，可以是标准收录情况、药材流通、民间使用及利用情况等。

7. 基原植物的彩色照片包含植株、花、果实、种子和药用部位等。

七、县卷总名录包括药用植物名录、药用动物名录、药用矿物名录。药用植物名录，按照门、科、属、种进行排序，种的内容包括中文名、别名、学名、凭证标本、功效、功效来源等。名录以第四次全国中药资源普查的结果为基础，同时通过搜索国家标本平台

（NSII）和中国数字植物标本馆（CVH）中收载的全国各标本馆的馆藏标本，筛选分布地在县域内的凭证标本进行比对和补充。

　　1. 一般植物不写药材名。

　　2. 学名按照《中国药典》、地方标准、《中国植物志》、FOC的优先顺序进行排列。如FOC有修订，且确为行业热议的类群或物种，如苦苣苔科、新发表的物种按照旧的分类方法进行排序。

　　3. 凭证标本格式为采集人、采集号和馆藏标本馆缩写。

　　4. 功效记录用药部位及其作用特征。

　　八、药用动物名录，属于广西新增普查范围涉及的县域的，则以第四次全国中药资源普查结果为准，如不涉及则整理第三次全国中药资源普查的结果。按门、纲、目、种进行排序，内容包括中文名、学名、功效来源。

　　九、药用矿物名录，内容包括药材名（按拼音首字母排序）、主含成分、功效、功效来源等。

　　十、通用参考书籍未列入参考文献，通用参考书籍为《中国药典》（2020年版）、《中华本草》、《广西中药志》、《中国植物志》中文版和英文版。参考文献格式按照《信息与文献　参考文献著录规则》（GB/T 7714—2015）的要求著录。

前　言

　　中药资源是中药产业和中医药事业发展的重要物质基础，也是关系国计民生的战略资源。20世纪60年代、70年代、80年代，我国先后开展了3次全国性的中药资源普查。除矿物药外，中药资源作为可再生性资源，具有周期长、分布地域广、动态性强的特点，易受人为因素及自然力的影响，蕴藏量易发生变化，为此，国家中医药管理局于2011年组织开展第四次全国中药资源普查，旨在通过新一轮的普查来摸清中药资源的家底，形成中药资源调查、研究、监测和服务体系。

　　中医药的传承与发展全靠丰富的中药资源支撑。广西地跨北热带、南亚热带和中亚热带，地形地貌复杂，水热条件优越，土壤类型多样，为各类生物的生存繁衍提供了有利的因素，孕育了丰富的中药资源，中药产业发展潜力巨大。根据第三次全国中药资源普查结果统计，广西中药物种已记载有4623种，其中药用植物4064种，中药物种不仅数量位居我国第二，而且道地药材也十分丰富，民族特色突出鲜明。广西2012年启动第四次中药资源普查，先后分6批对全区108个县（市、区）组织开展了普查，并在对普查成果全面总结的基础上，组织编写《中国中药资源大典》系列重要著作《中国中药资源大典·广西卷》，同时，还组织编写《广西中药资源大典》县域卷。

　　全州县是广西启动中药资源普查的第一批试点县域，自2012年实施至2017年通过国家验收，在历时5年时间里完成了全县中药资源文献整理、药用物种种类调查、重点物种资源量调查、栽培药用植物调查、药材市场流通及传统知识调查、中药发展规划编制、数据汇总上传、标本提交等工作。全州县中药资源调查取得了丰硕成果，记载到中药资源2185种，药用资源总数比第三次中药资源普查增加816种，全面摸清了全州县中药资源的家底，在此基础上，全州县中药资源普查队组织编写了《广西中药资源大典·全州卷》（以下简称《全州卷》）。

　　《全州卷》包含总论、各论与总名录三部分。总论介绍全州县的自然地理、人文资源、社会经济、药用资源等情况；各论收录区域内重要的308种药用植物的药材名、基原、形态特征、分布、性能主治及采收加工等，并附有彩色照片；总名录共收录全州县中药资源2185种，其中药用植物1940种、药用动物236种、药用矿物9种。《全州卷》是一部首次全面反映全州县中药资源现状的专著，可作为了解全州中药资源的工具书。《全州卷》的编研出版，对于推广中药资源普查成果，传承和发展民族医药传统文化，深入开展中药资源研究、保护与利用，服务本地区中药产业高质量发展具重要意义。

全州县中药资源普查工作的开展以及《全州卷》的编写，是由国家中医药管理局、广西壮族自治区中医药管理局立项，广西壮族自治区中国科学院广西植物研究所作为技术依托单位，联合全州县卫生健康局、全州县中医医院等单位共同完成的；在实施过程中，还得到了中国科学院植物研究所、中国科学院华南植物园、中国科学院昆明植物研究所、上海辰山植物园、广西大学、广西师范大学、广西药用植物园、广西中医药研究院、全州县林业局等单位及人员的大力支持，在此谨致以衷心的感谢！在野外考察和编研资料整理过程中，还得到国家自然科学基金项目（31560088、41661012）、广西植物功能物质与资源持续利用重点实验室项目（ZRJJ2015-6）、桂林市科技重大专项项目（20180102-4）、广西重点研发计划（GK-AB22080057）项目等的资助。

中药资源涉及种类多，内容广泛，鉴于编者的知识水平有限，书中错误和遗漏之处在所难免，敬请读者批评指正。

编著者

2022年10月

目　录

总名录

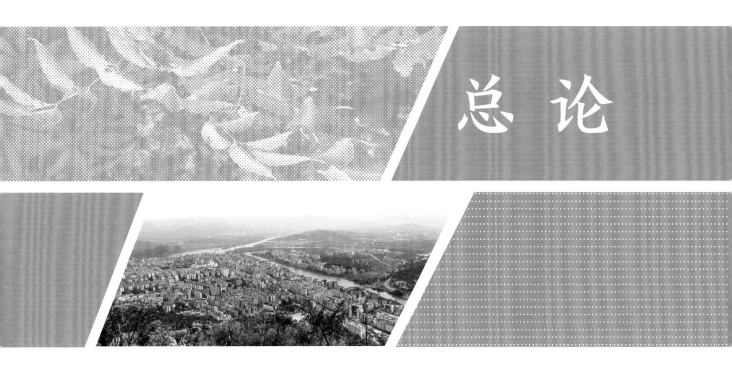

总 论

第一章　自然地理概况

一、地理位置

全州县位于广西东北部，地处东经110°37′~111°29′、北纬25°29′~26°23′。西北与湖南省邵阳市所属的新宁县交界，东、北与湖南省永州市所属的零陵区、东安县、双牌县、道县接壤，南邻兴安、灌阳两县，西接资源县，南北最长99.23 km，东西最宽85.77 km，全县总面积4021.19 km²，都庞岭、海洋山、越城岭环绕县境东、南、西、北部。

全州县地处湘桂走廊，是广西通往中原、华东的重要桥头堡，自古是桂北湘南的区域中心和商品集散中心、兵家必争之地，有"广西北大门"之称。湘桂铁路、湘桂高铁线贯穿境内8个乡镇，往返广州的动车在全州南站停靠，衡昆高速路、厦蓉高速路、国道322线穿境而过，距离桂林两江国际机场142 km，与南宁、广州、长沙、贵阳等四个省会城市形成"3小时经济圈"，区位优势明显、交通十分便利。

二、地质地貌

全州县的地质发展可明显分为前泥盆纪地槽发展阶段、晚古生代地台发展阶段和中生代上迭盆地发展阶段。从元古代板溪期至古生代二叠纪，县境内均为海洋环境，先后沉积了各类地层。在中生代三叠纪（距今约2亿年）经强烈的印支运动，海水全部退出，县境内的地质构造格局、地貌特征和形态基本形成。一般背斜构成山脉，向斜构成平地。白垩纪早世（距今约1.4亿年）县境内为大陆环境，气候炎热、干旱，经燕山运动后，县境内为平静的地质时期。

全州县境内的地质构造属于湘桂褶皱带的一部分，经历了3次主要的地壳运动：广西运动（距今4.05亿年）、印支运动（距今2.14亿年）和燕山运动（距今1.37亿年）。广西运动使前泥盆纪地层发生褶皱，伴随有花岗岩浆侵入和断裂活动，构成运动后使地槽回返，地槽发展阶段至此结束而形成构造基底。印支运动以褶皱和断裂为主，使晚古生代地层发生褶皱，形成地台盖层构造，并结束了海相沉积。燕山运动以断裂活动为主，褶皱次之，并伴随有小花岗岩体的形成。

全州县的地层分布约占全县面积的80%，从老到新出露较完整。侵入岩分布约占全县总面积的20%，主要出露于县域西部越城岭一带，在县域南部的海洋山花岗岩体亦占有一隅，侵入岩的岩性几乎全为酸性的花岗岩，其侵入时代为加里东期。

全州县地处著名的南岭山脉，其南部、西北部及东南部高山环绕，地势较高，由花岗岩等组成，呈中山分布，其中真宝顶海拔2123.4 m，为广西第二高峰。西南和东北部地势较低平，中部为丘陵地带，湘江由南西往北东流纵贯县境，湘江两岸呈狭长的丘陵盆地，俗称"湘桂走廊"。丘陵和盆地交接地带，汇水条件好，岩溶地貌特别发育。县境西北部的石塘镇等地，地势较低平，岩溶地貌发育，常呈峰林谷地。根据地貌基本成因和形态，县境地貌大致可分为以下类型。

1. 构造侵蚀中山地貌

该地貌主要分布于县境西部和西北部与资源县交界地区，海拔1000~2123.4 m，为越城岭的主体部分，大致呈南西—北东向分布；其主峰真宝顶海拔2123.4 m，主要由加里东期花岗岩组成，岩石坚硬，山峰林立，山坡陡峭，断崖绝壁繁多，以风化侵蚀为主，地表流水湍急，河床切割很深，河谷呈"V"形。

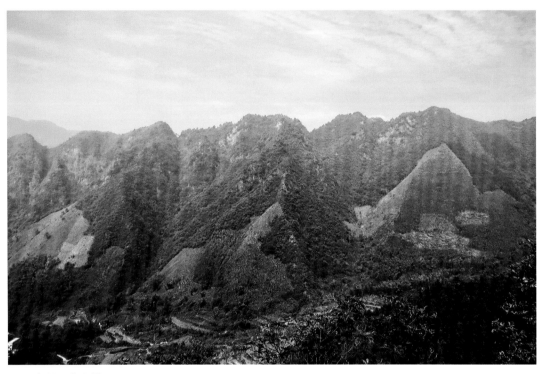

全州县中山景观

2. 构造侵蚀低山地貌

该地貌主要分布于县境西部越城岭地区，大西江西部、龙水镇的百福、咸水镇的西部，呈北东—南西方向分布，大致与中山地貌一致。县境东部的都庞岭北段（东山乡的白岭一带），以及县境南部的海洋山（即蕉江瑶族乡与兴安县交界地区），海拔500~1000 m，主要为古生界地层分布，岩性主要为碎屑岩，次为碳酸盐岩及花岗岩；河床切割较深，河谷多呈"V"形，山坡陡峭。

3. 丘陵地貌

该地貌主要分布于县境中部偏西的大西江、龙水、咸水等乡镇一带以及安和镇和蕉江瑶族乡等地，海拔200~500 m，以古生代的碎屑岩为主，碳酸盐岩次之。山顶比较浑圆，山坡平缓，分水岭不明显，呈低矮山丘。境内的丘陵主要为山前丘陵，山坡常有浮土覆盖，是种植经济作物的主要地区。

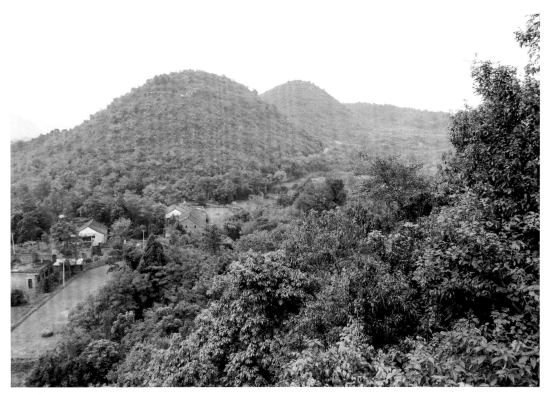

全州县岩溶低山景观

4. 河谷盆地

河谷盆地主要分布于文桥镇、庙头镇、全州镇、龙水镇、绍水镇、咸水镇等地区以及湘江和其主要支流两岸，呈带状分布。河流交汇地段河谷开阔处，堆积砂土等而成平地。河流呈之字形，水流平缓，河床平坦，多呈"U"形。

5. 岩溶地貌

该地貌包括峰林—谷地、峰林—洼地溶蚀地貌和岩溶低山侵蚀地貌。前者主要分布于全州镇南部、石塘镇等地，一般海拔为200~500 m，峰林—谷地与峰林—洼地常并出现，在石灰岩中溶孔和溶缝十分发育，地下河、溶洞繁多，峰林挺拔峭立。后者主要分布于县境的东南部（白宝岭村一带）海拔500~800 m的低山；呈东西向延伸的分水岭，地下河发育，是地下水的重要补给区；地下水一般埋深80~100 m，深度变化大。

三、气候

全州县地处狭长的湘桂走廊，西北、东南均有高山环绕，故全年多为东北风，其次为西南风，历年平均风速约为3 m/s。夏季受西南季风影响，多为西南风；冬季受东北季风影响，以东北风为主，且因强冷空气入侵，常伴有17 m/s以上的东北大风；春夏之交时，冷暖空气交替频繁，西南风和东北风交替影响，常伴有短时大风。

全州县属岭南亚热带季风气候，其特点是冷空气侵袭频繁，春季阴雨时间长，夏季西南风盛行，多暴雨、洪涝，常有秋旱，寒潮天气也来得早。多年平均气温17.9 ℃，极端最低气温-6.6 ℃；7月平均气温28.3 ℃，极端最高气温40.4 ℃。最低月均气温16 ℃，最高月均气温30.7 ℃。无霜期平均294.6 d，最长达331 d，最短为176 d。年平均日照数1443.5 h，日照时数的季节变化规律是夏季多，冬季少，秋季多于春季。年平均降水量为1563.1 mm，年平均降水日数为163.3 d，极端年最大降水量2175.1 mm，极端年最小降水量1037.9 mm。降水集中在每年2~8月，5月最多。受地形影响，县境各地降水差异较大，雨量分布趋势为山区多于平原，夏季西南季风入境时受越城岭山脉的阻挡，在才湾镇一带形成了降雨中心，向南即绍水镇、咸水镇，向北即龙水镇、大西江镇两个方向递减；少雨区主要位于县城东南部的两河镇、白宝乡一带。

四、土壤类型

全州县地形、地貌复杂，成土母质多，土壤种类也多。根据土类、亚类、土属、土种四级分类制，全州县土壤可划分为8个土类、17个亚类、54个土属、137个土种。主要包括水稻土、红壤土、黄壤土、石灰土、紫色土和冲积土等。

1. 水稻土

全州县水稻土面积526303亩（1亩≈667 m²），共分7个亚类，25个土属，77个土种。主要分布于海拔120~1000 m的湘江及其支流两岸和附近丘陵、岩溶区，也就是越城岭、海洋山和都庞岭所夹的谷地丘陵区，以越城岭山麓所占比例较大。

2. 红壤土

全州县雨量丰沛，且相对集中在高温月份，故形成红壤土面积较大。海拔700 m以下，除非地带性土壤（水稻土、石灰土、冲积土和紫色土等）外，均为此类。县域耕地红壤土分为红壤、黄红壤、红壤性土3个亚类8个土属12个土种，面积为79969亩，占旱地面积的47.91%。主要分布于山麓和丘陵地带，大体是湘江西岸多，东岸少。

3. 黄壤土

黄壤土分布于海拔790~1400 m的中山中上部，人烟稀少，开垦利用不多；全县有耕地黄壤土面积4966亩，仅占旱地面积的2.98%。

4. 石灰土

石灰土区域性不明显，属非区域性（也称隐域性）土壤之一。全县石灰土成土因素较复杂，但除石灰岩缝隙间有极小撮的黑色石灰土外，其余都属棕色石灰亚类。

全州县石灰岩上一般都覆盖或曾覆盖砂页岩，故石灰土中或多或少掺有砂页岩坡积物，有的可以说是共同成土，这对土壤质地有较大影响。

县域耕型棕色石灰土面积44415亩，占旱地面积的26.61%，仅次于红壤土，分布于县境内的石灰岩山区和岩溶丘陵地带，湘江两岸及其东南广大地区是其主要分布区。

5. 紫色土

全县耕型紫色土面积不大，仅827亩，占旱地面积的0.50%，分布于东山瑶族乡黄龙村委。

6. 冲积土

冲积土分为河流冲积土和洪积土2个亚类。河流冲积土是近代河流携带的泥沙淤积成土，全县冲积土分布于湘江及其支流两岸的人口稠密区，已全部被开垦利用，面积10207亩，占旱地面积的6.12%。洪积土是近代洪积物堆积成土，主要分布于石塘、安和、咸水、全州、永岁、庙头、绍水等7个乡镇。

五、水文

1. 地表水

全州县河流属长江流域湘江水系。境内长6 km以上的河流有123条，其中主干流1条，一级支流20条，二级支流55条，三级支流47条。集雨面积大于10 km^{2}的河流有91条，集雨面积大于100 km^{2}的河流有14条，集雨面积在600 km^{2}以上的河流有4条，县内河流总流域面积4003.46 km^2，水量丰盈，坡降大，呈树枝状分布。

湘江是全州县的主干流，南北贯穿全县后进入湖南省，注入洞庭湖。湘江还有多条一级支流，其中灌阳河又称灌江，是县内湘江最大的一级支流，在全州县流域面积为412.7 km^2，河段长32.4 km。另外，灌江流经县内的乡镇还修建了各类水利工程20处，比较充分地利用了灌江的水利资源。其他的湘江一级支流，如宜湘河流域面积642.63 km^2，河流长56.1 km；万乡河源出越城岭中段东侧的九龙田，流域面积708 km^2，河流长41.4 km；建江源出海洋山蕉江瑶族乡大源村分水坳，流域面积391.07 km^2，河流长55.2 km；长亭江源出大潮源的螺丝旋顶以西2 km处，流域面积261.56 km^2，河流长42.9 km；白沙河源出越城岭七巧界，流域面积154.08 km^2，河流长30.5 km；咸水河源出越城岭西延界东，源地高程1048 m，流域面积197.5 km^2，河流长38.1 km，1949年后兴建、扩建了各种水利水电工程20多处；鲁塘江源出越城岭西延界东，县内流域面积55.62 km^2，县内河流长13 km，1949年后修建了防洪堤并治理了河道，新建中型水库1座，电站5座；洮水流域面积69.56 km^2，河流长22.7 km，流域内建有电站3座。

2. 地下水

根据全州县地下水的赋存条件和水文地质特征，地下水可划分为松散岩类孔隙水、碎屑岩裂隙层间承压水、基岩裂隙水、碳酸盐岩类裂隙溶洞水四大类，尤以前后两大类较为突出。

松散岩类孔隙水主要分布于湘江、建江、灌江、万乡河、宜乡河河谷阶地砂砾石层和冲积洪积含泥砂砾石孔隙之中。

碳酸盐岩类裂隙溶洞水主要分布于湘江东部的高山地区及东南的两河、石塘、安和、朝南等地，地下水贮存于泥盆系、石灰系碳酸盐岩溶洞和裂隙之中，岩溶发育强烈，地下水丰富，特别是在地形低洼地段常出露岩溶大泉及地下河流，如东山瑶族乡的小河坪、石塘镇的大清塘、安和镇的龙家井等。

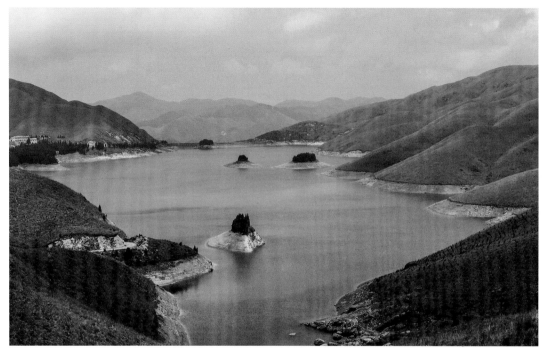

全州县天湖水库景观

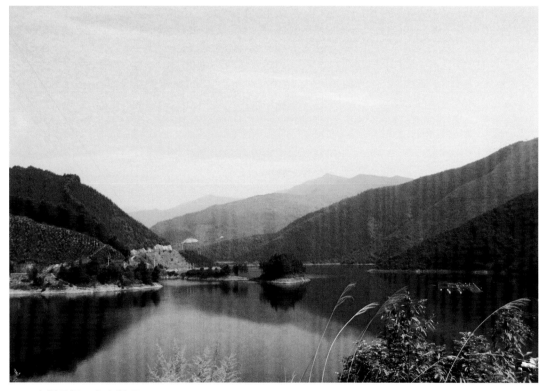

全州县源口水库景观

第二章 自然资源概况

一、植被资源

全州县位于广西东北部，属中亚热带季风气候区。境内最高海拔2123.4 m，最低海拔110 m，地形地貌复杂，土壤以红壤土、黄壤土为主，成土母岩有砂岩、花岗岩、页岩、砂页岩、石灰岩等。全州县土地总面积39.8万公顷，其中林地面积28.2万公顷，占全县土地总面积的70.85%，森林面积 15.2万公顷，全县森林覆盖率66.27%。森林植被类型主要有以樟科、壳斗科、木兰科等树种为主的常绿阔叶混交林及马尾松林、杉木、湿地松人工林、毛竹林等。常见的植被类型有常绿阔叶林、常绿落叶阔叶混交林、针阔叶混交林、人工针叶林、经济林等。

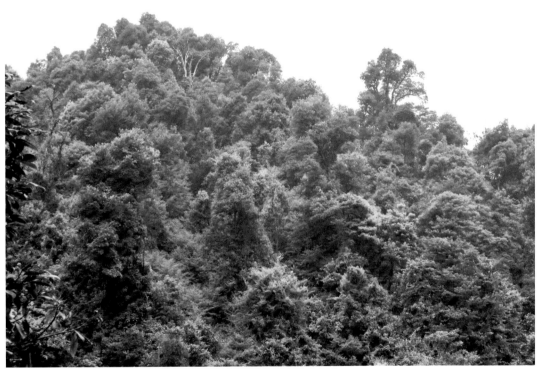

全州县常绿阔叶林景观

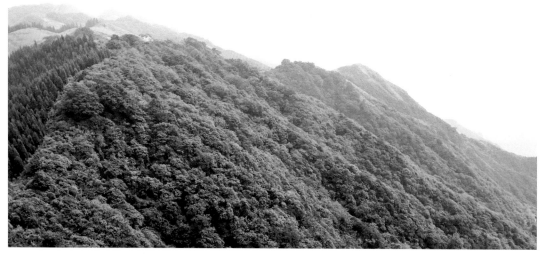

全州县常绿落叶阔叶混交林景观

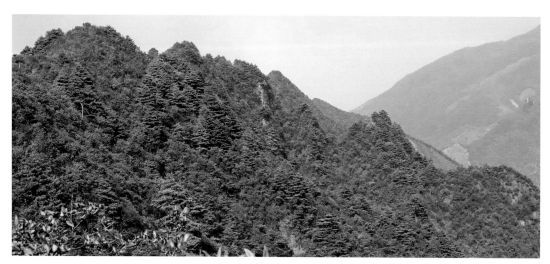

全州县针叶阔叶混交林景观

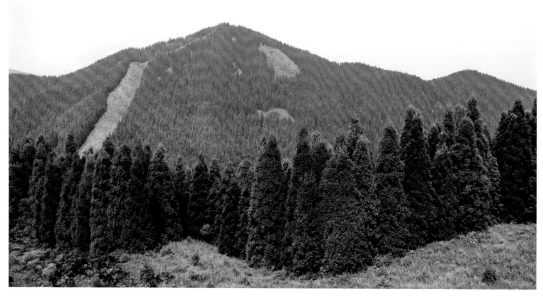

日本柳杉（*Cryptomeria japonia*）人工林景观

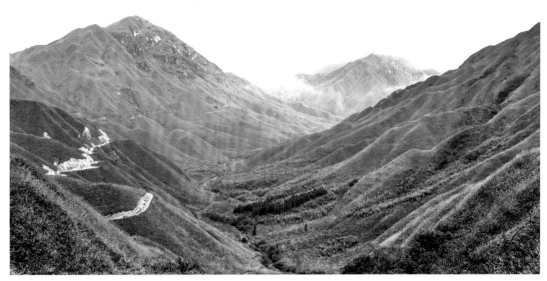

全州县真宝顶景观

二、植物资源

　　全州县境内土地肥沃，雨量适中，气候温和，适宜各种植物生长，植被遍布山峦，林木苍翠，种类繁多。根据历年来对全州县植物资源的调查结果统计，全州县有维管植物1415种，隶属199科564属，其中蕨类植物67种，隶属27科46属，裸子植物15种，隶属9科12属，被子植物1333种，隶属163科506属。主要植物群落有常绿阔叶林、常绿落叶阔叶混交林、针阔叶混交林、人工针叶林、人工经济林、竹林、禾草群落等，树种主要有杉木、马尾松、香椿、苦楝、南酸枣、檫树、樟树、荷木、合欢、枫香、泡桐、油茶、油桐、青冈、白栎、大叶栎、板栗等，这些都是有代表性的地带性植物。 根据植物用途，全州县植物资源可分为材用植物、纤维植物、鞣料植物、油脂植物、淀粉植物、染料植物、芳香植物、蜜源植物、食用植物、观赏植物、药用植物、珍稀植物等。

　　材用树种通常是指能向人们提供木材的乔木树种。全州县主要材用植物有杉木、马尾松、湿地松、桉树、泡桐、樟树、香椿、枫香桂等，分布于全县各乡镇，它们的林木材质好、用途广，是县域内重要的木材来源。

　　植物纤维具有价廉质轻、比强度高以及可再生利用等优良特性，广泛应用于纺织、造纸、编织等方面，甚至还扩大应用于国防、电气、化学、建筑等领域上。全州县主要纤维植物有拟赤杨、小叶买麻藤、桑树、构树、翻白叶树及各种竹类、藤类和草木类植物等。

　　鞣料植物是指在树皮、果实、根皮、叶或木材等植物组织中富含植物单宁的一类资源植物。全州县主要鞣料植物有毛果算盘子、黑面神、围涎树、龙须藤、云实、藤黄檀、金樱子、杨梅、薯莨及青冈属种类等。

　　植物油脂广泛存在于植物中，植物油脂在植物的果实、种子、茎、叶、根等器官均可找到，一般多集中于种子、种仁，除可食用外还是重要的工业原料。全州县主要油脂植物有樟树、山乌桕、乌桕、油桐、竹叶花椒、香椿、油茶等。

淀粉植物是指能食用或工业用的富含淀粉及其他糖类的植物。全州县主要淀粉植物有蕨、天门冬、土茯苓、黄独、薯茛、日本薯蓣、魔芋等。

芳香植物是指含有香精油、挥发油或难挥发树胶的一类香料植物，兼有香料植物、药用植物和观赏植物的多重属性，可用于盆栽观赏、绿化、香化环境、提炼天然香精、医药和食品等。全州县主要芳香植物有樟树、山鸡椒、竹叶花椒、黄花蒿、千里香、香椿、灵香草、石菖蒲等。

蜜源植物是能为蜜蜂提供花蜜、蜜露和花粉的植物。全州县主要蜜源植物有山乌桕、乌桕及苏木科植物、含羞草科植物、蝶形花科植物、五加科植物、木犀科和忍冬科植物等。

食用植物是指能直接或间接为人类食用的植物资源。全州县主要食用植物有黑老虎、南酸枣、余甘子、猕猴桃属种类、悬钩子属种类、鱼腥草、白簕、积雪草、革命菜、香椿、鸭儿芹、水芹、绞股蓝及薜荔等。

药用植物是指植物某一部分或全株可以作治病之用的植物，它是整个植物资源中最重要的组成部分。全州县主要药用植物有蛇足石杉、藤石松、卷柏属种类、笔管草、井栏凤尾蕨、野雉尾金粉蕨、肾蕨、槲蕨、南方红豆杉、黑老虎、山鸡椒、蕺菜、草珊瑚、何首乌、扛板归、虎杖、绞股蓝、飞扬草、通奶草、余甘子、常山、黄柏、厚朴、金樱子、决明、枫香树、三桠苦、楝、南酸枣、盐肤木、滇白珠、钩藤、川续断、桂党参、爵床、黄荆、益母草、石菖蒲等。

珍稀植物有短萼黄连、鹅掌楸、华南五针松、花榈木、闽楠、南方红豆杉等。

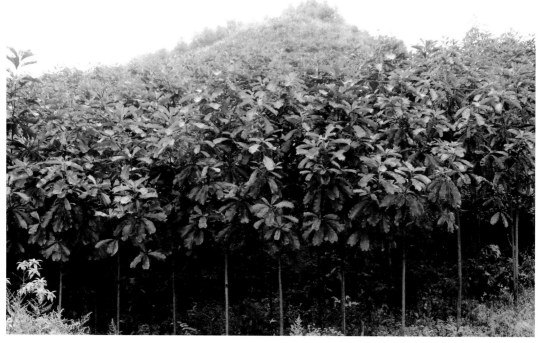

药用植物厚朴（*Houpoea officinalis*）人工林

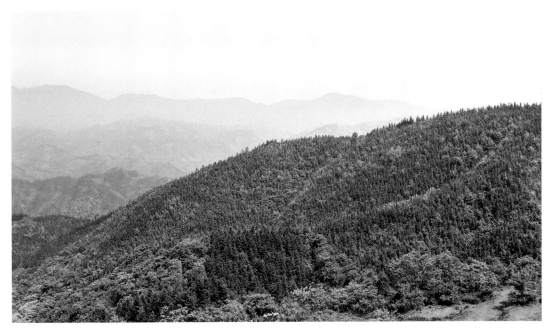

药用植物杉木（*Cunninghamia lanceolata*）人工林

三、动物资源

全州县野生动物种类丰富，据现有资料统计，已知的野生动物有500多种，其中两栖类和爬行类动物有无斑肥螈、黑眶蟾蜍、沼蛙、花臭蛙、华南湍蛙、棘胸蛙、中国石龙子、黑眉锦蛇、灰鼠蛇、乌梢蛇、虎斑颈槽蛇、竹叶青和银环蛇等；陆生脊椎动物中，鸟类资源尤为丰富，常见的有红隼、灰胸竹鸡、白鹇、家燕、栗背短脚鹎、棕背伯劳、灰树鹊、红尾水鸲、红嘴相思鸟、大山雀、麻雀等；哺乳动物主要有野猪、赤麂、毛冠鹿、赤腹松鼠、褐家鼠、鼬獾和豹猫等。

在全州县已知的陆生野生动物中，国家一级重点保护动物有云豹、黄腹角雉、蟒蛇、白颈长尾雉和林麝等5种；国家二级重点保护动物有短尾猴、猕猴、穿山甲、斑林狸、黑熊、大鲵、虎纹蛙、地龟、红腹锦鸡、红腹角雉、白鹇、普通鵟、松雀鹰、蛇雕、红隼、领鸺鹠、褐翅鸦鹃、大灵猫和小灵猫等19种；广西重点保护野生动物有棘胸蛙、大头平胸龟、银环蛇、眼睛王蛇、八哥、灰树鹊、画眉、华南兔和毛冠鹿等48种。

以上各种陆生野生动物主要分布于安和、蕉江、才湾、石塘、大西江、龙水、文桥、绍水等各乡镇及海洋山自然保护区、五福宝顶水源林自然保护区和天湖湿地。

第三章　人文资源概况

一、历史文化

全州县位于广西东北部、桂林市北部，东南部、西南部、西北部分别有都庞岭、海洋山、越城岭山脉环绕，发源于海洋山的湘江，自西南向东北沿都庞岭、越城岭之间贯穿全境，这两岭之间的湘江谷地，俗称湘桂走廊，自古为中原进入岭南的要道。秦始皇二十六年（公元前221年），境内置零陵县，治所在今县城西南39 km处。汉元鼎六年（公元前111年）置洮阳县，治所在今永岁镇梅潭村后山坡上。当时，县境南北并存零陵、洮阳二县；同年，又置零陵郡，郡治驻零陵县。隋开皇十年（590年）废零陵、观阳（今灌阳县）、洮阳，置湘源县，县治在今全州镇柘桥村。后唐天成元年（926年），李嗣源称帝（明宗），因避其讳，将湘源改为湘川。后晋天福四年（939年），楚王马希范奏置全州，改湘川县为清湘县，州治在今全州镇柘桥村。后周显德三年（956年），州治从柘桥迁至今全州镇。元至元十四年（1277年）升为全州路。明洪武元年（1368年）改为全州府；洪武九年（1376年）降为州，并撤清湘县，其地属全州，改隶湖广永州府；洪武二十八年（1395年）韩观奏请将全州改隶广西桂林府。清代仍称全州，隶桂林府，但不辖灌阳县，直至清末。民国二年（1913年），改全州为全县，隶桂林专署，1959年10月全县更名全州县至今。

二、民俗文化

全州县地处湘桂走廊，为中原文化和岭南文化的结合部，在漫长的历史进程中，形成了富有民族和地方特色的民俗。1991~2005年，随着改革开放的进一步深入，全州县民风民俗有相当大的变化，尽管有些民风民俗在社会发展中渐渐消失，但一些新的民风民俗却在民间逐渐形成。从民风民俗的变化中，能够看到改革开放带来的社会变迁与进步。

1. 主要民族

全州县人口以汉族为主，但少数民族众多，有瑶族、彝族、白族、傣族、壮族、苗族、回族、佤族、纳西族、藏族、布依族、哈尼族、蒙古族、水族、满族、独龙族等。其中瑶族是全州县的第一大少数民族，主要分布在东山与蕉江两个瑶族乡。由于与汉族交往频繁，这些少数民族虽然至今仍保留着自己独特的民族习俗，但也有些民族习俗在一定程度上受到汉族习俗的影响。

2. 生产习俗

每年农历六月初六，早稻成熟收割时，农村有古老的"尝新"习俗。新米饭煮熟后，先舀一碗供奉天地神灵，再舀一碗喂狗，相传是狗保存了稻种，这样做是不忘狗的恩情。20世纪末，该习俗在一些山区的乡村还可以见到，但进入21世纪后，该习俗日益淡化以致消失。

民间农历四月初八为"牛"的节日，这一天不得役用耕牛，有的还用精饲料喂牛，用乌饭渣涂牛身（以避免蚊叮虫咬）。如今随着农业机械化程度的提高，农家养牛不多，除山区外，此俗几近消失。

3. 生活习俗

全州县的饮食多样，城里早餐以吃红油米粉为主，也有吃包子、豆浆、油条、桂林米粉的；农村早餐多吃米饭，中晚两餐以大米为主食，时有红薯、荞麦、玉米等杂粮搭配。醋血鸭、苦瓜筒、炒腊肉等是常见的菜，腌菜、腌酸菜仍传承过去的传统，当地人还喜欢吃辣椒。

"全州三辣，名扬天下。"全州人喜欢吃"三辣"，即辣椒、生姜、大蒜。对许多全州人来说，没有辣椒吃饭无滋味，民间有"兴全灌（兴安、全州、灌阳），没有辣椒不吃饭"的说法。生姜是全州人的另一必备之物，当地人很喜欢用生姜做"挞挞茶"，民间有"一天三片姜，不用开药方"的俗语。另一辣是大蒜，大蒜是全州历史著名的"四子"（双桥村的帽子、茶园头的枣子、昌郑村的蒜子、屏山渡的罐子）之一。全州人大多喜欢吃蒜，过去农家几乎家家户户都要种上一些，以备食用。传说寿佛爷是长寿之人，也爱吃"三辣"，故全州民间有句俗语："寿佛爷长寿三件宝，一蒜二姜三辣椒。"民间另有"夏吃大蒜冬吃姜，不用医生开药方"之说。

全州县两河镇、龙水镇、大西江镇等地流行传统的喝"挞挞茶"习俗。全州人休闲时喜欢喝茶，如姜茶、油茶等，其茶种类颇多，喝茶时会吃一些瓜子、瓜果、干果等。

4. 节日习俗

全州县除夕、春节、元宵节、清明节、中秋节和重阳节等节日习俗与广西其他各地的习俗差异不大，但也有部分具有当地特色的节日。如立夏是夏季的开始，温度明显升高，炎暑将临，雷雨增多，是农作物进入生长旺季的一个重要节气，民间有"立夏不吃蛋，田埂爬不上"的说法，这天人们往往吃蛋过立夏。农历五月初五的端午节，居民纷纷在各自家门口插艾叶、挂菖蒲，以避邪气，有人将雄黄酒喷洒在房屋周围，以防蛇虫侵扰。农历六月六又称尝新节、半年节、禾苗节，"六月六，吃鸭肉"，民间有吃雌嫩鸭肉的传统。

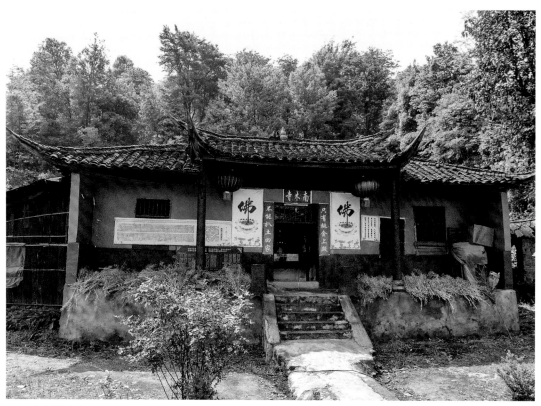

全州县南木寺

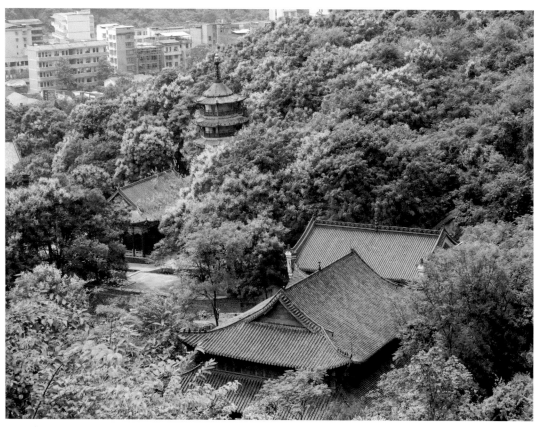

全州县湘山寺

第四章　社会经济条件

一、经济发展

近年来，全州县紧紧围绕"建设广西北大门中等城市，打造桂林市域副中心城市"发展定位，以"强农业、壮工业、建新城、兴旅游、活商贸、惠民生"为发展思路，主动适应经济发展新常态，县域经济保持持续健康发展的良好势头。

2018年，全州县生产总值增长7.9%，固定资产投资增长20.2%，财政收入增长8.0%，社会消费品零售总额增长10.1%，城镇居民、农村居民人均可支配收入分别增长6.4%、9.1%。

2019年，全州县的经济仍然保持高效快速的发展，全县生产总值增长6.7%，固定资产投资增长18.9%，财政收入增长7.9%，社会消费品零售总额增长9%，城镇、农村居民人均可支配收入分别增长7.9%、9.0%，生产总值、第三产业增加值、固定资产投资、财政收入、城镇居民人均可支配收入等5项指标增幅居桂林市前列。

2020年，面对严峻复杂的国内外形势、艰巨繁重的改革发展稳定任务，特别是新冠肺炎疫情的严重冲击，全州县扎实做好"六稳"工作，全面落实"六保"任务，统筹抓好疫情防控和经济社会发展工作，全县生产总值增长3.3%，固定资产投资增长10.2%，城镇、农村居民人均可支配收入分别增长3.7%、9.4%。

2021年，习近平总书记亲临全州县视察，提出了"用好用活红色资源""全面推进乡村振兴"等新使命新要求。全州县深入贯彻落实中央、自治区、桂林市的决策部署，加强经济运行精准调度，不断巩固拓展疫情防控和经济社会发展成果，实现了"十四五"良好开局。据统计，全年地区生产总值增长8.0%，固定资产投资增长11.6%，一般公共预算收入增长15.2%，社会消费品零售总额增长4.8%，城镇、农村居民人均可支配收入分别增长6.6%、10.9%，实现经济逆势增长。

二、产业结构

产业是经济发展的核心，加快产业转型升级是经济持续发展的关键。近年来，全州县坚持在做大经济总量中调整结构，在转型升级中做大总量的思路，加快构建现代产业体系，三次产业发展势头良好。

在第一产业方面，围绕农业增效、农民增收，认真落实各项强农惠农政策，拓宽农民增收渠道，全力推进乡村振兴。如巩固和推进示范乡镇建设、田园综合体建设；推动现代农业规模扩大，开展农村乱占耕地建房问题综合整治，全力保障粮食安全；提升农业品质品牌影响和农产品加工水平；持续推进乡村风貌建设和农村人居环境改善；扎实推进主要支流城区（集镇）防洪和水利建设，不断提高农业综合生产能力；加快培育农业龙头企业，大力发展农民专业合作社，形成了"龙头带基地、基地连农户"的发展格局。

在第二产业方面，近年来全州县坚持工业主导地位不动摇，聚力稳工业保运行，强力推进工业振兴，深入实施工业强县战略，抓好园区主战场，优化工业产业格局，促进工业经济扩总量、提质量，为稳定经济大盘提供了有力支撑。为全面加快工业振兴，重点培育壮大六大主导产业集群，包括加快发展绿色化工新材料产业集群、高端装备制造产业集群、生态食品产业集群、清洁能源产业集群、石材加工产业集群、轻工纺织产业集群等。

在第三产业方面，全州县紧紧抓住桂林建设国际旅游胜地的重大机遇，依托高铁高速交通优势，大力发展旅游业，实现以旅游为龙头的第三产业新突破。如天湖高山滑雪场、大碧头首开区相继开业运营，桂林高山冰雪温泉体育旅游路线是广西唯一入选的全国"2022年春节假期体育旅游精品线路"；旅游设施不断完善，旅游消费市场持续活跃，特别是红军长征湘江战役纪念设施列入长征国家文化公园及全国"重走长征路"精品线路，红色旅游实现历史性突破，成为桂林市乃至广西的旅游亮点，借助红色旅游东风，推出3条红色游学精品线路，红色旅游带动服务业加快复苏。此外，现代服务业提质增效也非常明显。

三、人口概况

全州县现辖15镇3乡286个行政村（居）委会，2018年末全县户籍总人口84.53万人，是桂林市面积最大、人口最多的县。其中男性居民45.55万人，女性居民38.98万人。全县人口以汉族为主，汉族人口共80.71万人，占全县人口的95.48%；少数民族散居在全县各地，有3.82万人，其中瑶族居多，有3.79万人，占少数民族人口的99.21%。

四、城镇化建设

全州县以国家新型城镇化综合试点县建设为契机，坚持以产城融合为主线，坚持标本兼治、上下联动、集中攻坚与长效推动相结合，以人的城镇化为核心，启动和建成一批城市基础设施和产业项目，进一步拓展和夯实特色产业发展平台，深入开展落实"美丽全州·生态乡村"活动，加速推进新型城镇化，提高县城综合承载力。

近年来，以产城融合为主导的国家新型城镇化综合试点工作为全国提供了全州样板，建设才湾、枧塘、绍水、石塘、咸水、黄沙河等桂林市新型城镇化示范乡镇6个。在城市面貌方面，城北新区规划面积扩展到11 km²，"九横五纵"路网全面建成，市民文化中心、湘源文化公园等项目建成投用，城市新中心地位逐步显现。在老城区改造提升方面，完成道路"白改黑"、小街小巷改造、棚户区改造及基础配套设施等项目30多个，市容市貌整洁有序。在美丽乡村建设方面，建成全覆盖的污水处理和生活垃圾转运处置体系，污水处理负荷率和生活垃圾无害化处理率分别达70%、90%；成功创建自治区级"绿色村屯"6个、"美丽广西"乡村建设示范村2个。与此同时，全力推进城乡公交一体化。

五、环境保护

近年来，全州县坚持绿色发展理念，注重生态环境整治、保护工作，深入开展大气、水、土壤污染防治行动，多措并举助推环保工作迈上新台阶，为全州县经济社会发展提供了良好的生态环境。

在大气污染防治方面，严格控制城市建筑施工扬尘、城市道路扬尘、城市餐饮油烟、农村秸秆焚烧等大气污染，城区空气质量得到不断的改善。全州县成立大气污染防治工作领导小组，印发并实施《全州县大气污染防治专项行动方案》《全州县重污染天气应急预案》《全州县大气污染防治考核办法》《全州县人民政府关于加强大气污染扬尘控制管理的通知》和《全州县禁止露天焚烧工作方案》。

在水污染防治方面，严格理顺跨界水污染的应急响应、联合监测、数据确认、信息共享与通报机制，依法取缔严重污染水环境的企业，各乡镇建成污水处理厂，扶持落实污染减排项目或清洁能源替代项目。此外，加大对饮用水水源地保护，定期监测重点生态功能区的环境质量，特别是加大对水源环境状况的评估。

除了对大气污染和水污染防治，在土壤污染、放射性污染、噪声污染等方面，全州县均采取了有针对性的防治措施。同时，全州县加大环境保护的教育和宣传力度，如开展环保讲座和环保业务培训，通过"环境日""环保下乡""宣传五讲"等形式开展环保宣传教育活动。

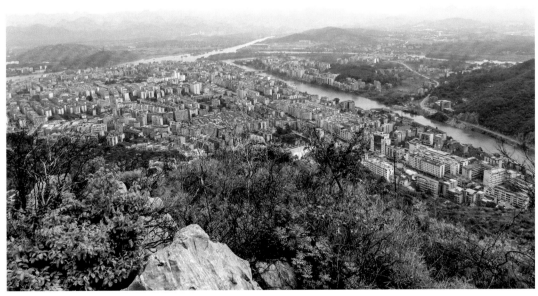

全州县全貌

第五章　药用资源多样性

一、药用植物资源

　　通过系统的调查、整理和统计，全州县共有药用植物1940种（包括种下等级，下同），其中非维管药用植物24种，包括药用菌类15种，隶属11科15属，药用苔藓植物9种，隶属8科8属；维管药用植物1916种，包括药用蕨类植物133种，隶属37科68属；药用裸子植物22种，隶属9科14属；药用被子植物1761种，隶属169科839属（表5-1）。全州县药用植物资源包括野生和栽培两种类型，其中野生药用植物1678种，栽培药用植物262种。

表5-1　全州县药用植物种数统计表

类别	科	属	种
全州县药用植物	234	944	1940
广西药用植物	324	1512	4064
全州县药用植物占广西药用植物总数的比重（%）	72.22	62.43	47.74

　　全州县药用植物以维管药用植物为主，占药用植物总种数的98.76%，而非维管药用植物仅占药用植物总种数的1.24%。全州县维管药用植物科、属、种数量与广西药用植物科、属、种数量的比较（表5-2）表明，全州县维管药用植物在科、属、种方面所占比例均较大，种类丰富。各类群在科属水平上所占比例均达到63%以上；广西分布的药用裸子植物在科水平上，全州县均有分布。药用蕨类在科、属水平上，77%以上的广西药用蕨类植物科、属在全州县有分布；在种水平上，59%以上的广西药用蕨类和药用裸子植物在全州县有分布，47.85%的广西药用被子植物在全州县有分布。

表5-2　全州县维管药用植物分类群统计

分类群		全州县	广西	占广西比例（%）
药用蕨类植物	科	37	46	80.43
	属	68	88	77.27
	种	133	225	59.11
药用裸子植物	科	9	9	100.00
	属	14	17	82.35
	种	22	34	64.71
药用被子植物	科	169	212	79.72
	属	839	1326	63.27
	种	1761	3680	47.85

根据维管药用植物科含种数的多少及其所占比例，把全州县维管药用植物215科分成4个等级，其中一级为多种科，含20种及以上，二级为中等种科，含11~20种，三级为寡种科，含2~10种，四级为单种科，仅含1种。据统计（表5-3），处于三级的科数最多，但所含的种数次于一级所含的种数，而处于一级的科数最少，仅占维管药用植物总科数的12.09%，但所含的种数在4个等级中最多，占维管药用植物总科数的51.31%，说明全州县维管药用植物具有明显的优势科现象。

表5-3 全州县维管药用植物科内种的数量统计

类型	科数	占维管药用植物总科数比例（%）	含种数	占维管药用植物总种数比例（%）	代表科
单种科（1种）	45	20.93	45	2.35	蚌壳蕨科、肾蕨科、百部科、古柯科、列当科
寡种科（2~10种）	118	54.89	540	28.18	姜科、金丝桃科、景天科、石竹科、小檗科
中等种科（11~20种）	26	12.09	348	18.16	葡萄科、菝葜科、鳞毛蕨科、锦葵科、鼠李科
多种科（>20种）	26	12.09	983	51.31	菊科、蝶形花科、蔷薇科、唇形科、大戟科
合计	215	100	1916	100	

（一）野生药用植物资源

1. 分布特点

全州县地处南岭山脉，其南部、西北部及东南部高山环绕，地势较高，自然植被丰富，水热条件充足，是药用植物的主要分布区。县域中部为丘陵地带，湘江由南西往北东纵贯县境，湘江两岸呈狭长的丘陵——盆地，俗称"湘桂走廊"，是农作物主要种植地带，野生药用植物分布较少。县境西南部和东北部地势较低平，人为活动干扰较大，以次生灌木丛为主，其岩溶地貌发育，在村寨附近有少量原始的"风水林"，因此，县境西南部和东北部也有一定数量的野生药用植物分布，且在原始的"风水林"及其周边，药用植物的分布相对较集中。

2. 种类组成

据统计，全州县野生药用植物有1678种，隶属213科784属，分别占全县药用植物总种数的86.49%，总科数的91.03%和总属数的83.05%，野生药用植物的科、属、种数均占全州县药用植物总科、属、种数的83%以上，充分说明了野生药用植物在全州县药用植物中所占的比例极大。在全州县野生药用植物中，非维管野生药用植物仅有17种，而维管野生药用植物有1661种，占县域野生药用植物所含种数的98.99%。在维管野生药用植物中，蕨类植物133种，隶属37科68属；裸子植物10种，隶属6科6属；被子植物1518种，隶属155科694属（表5-4）。

表5-4　全州县维管野生药用植物科含种数统计

分类群	科	属	种
维管野生药用蕨类植物	37	68	133
维管野生药用裸子植物	6	6	10
维管野生药用被子植物	155	694	1518
合计	198	768	1661

根据维管野生药用植物各科所含种数的多少及其所占的比例，把全州县维管野生药用植物198科分成4个等级，其中一级为多种科，含20种及以上，二级为中等种科，含11~20种，三级为寡种科，含2~10种，四级为单种科，仅含1种。据统计，处于一级的科有23个，包括菊科、蔷薇科、蝶形花科等，处于二级的科有22个，包括荨麻科、葡萄科、菝葜科等，处于三级的科有109个，包括金丝桃科、爵床科、猕猴桃科等，处于四级的科有44个，包括百部科、肾蕨科、伯乐树科等（表5-5）。从统计结果看，处于三级的科数最多，但其所含的种数次于一级所含的种数，处于一级的科数占野生维管药用植物总科数的11.62%，所含的种数达到813种，占野生维管药用植物总种数的48.95%，说明全州县野生维管药用植物的优势科现象非常明显。

表5-5　全州县维管野生药用植物科内种的数量统计

类型	科数	占总科数比例（%）	含种数	占总种数比例（%）	代表科
单种科（1种）	44	22.22	44	2.65	百部科、肾蕨科、伯乐树科、列当科、古柯科
寡种科（2~10种）	109	55.05	508	30.58	金丝桃科、爵床科、猕猴桃科、茄科、石竹科
中等种科（11~20种）	22	11.11	296	17.82	荨麻科、葡萄科、菝葜科、鳞毛蕨科、鼠李科
多种科（>20种）	23	11.62	813	48.95	菊科、蔷薇科、蝶形花科、大戟科、唇形科
合计	198	100	1661	100	

（二）栽培药用植物

1. 种植种类

全州县栽培药用植物有262种，隶属82科207属，分别占药用植物总种数的13.51%，总科数的35.04%和总属数的21.90%。根据栽培药用植物主要用途来看，食用类和观赏类占主要地位。食用类绝大多数是蝶形花科、菊科、葫芦科、茄科、芸香科和唇形科等的瓜果蔬菜，如花生*Arachis hypogaea*、大豆*Glycine max*、西瓜*Citrullus lanatus*、黄瓜*Cucumis sativus*、辣椒*Capsicum annuum*、柑橘*Citrus reticulata*等。观赏类绝大多数集中在菊科、蔷薇科、百合科、石蒜科等科，如大丽花*Dahlia pinnata*、月季花*Rosa chinensis*、文殊兰*Crinum asiaticum* var. *sinicum*、吊兰*Chlorophytum comosum*

等。县域内重点以药用为目的进行栽培的种类较少，栽培面积不成规模，如杜仲*Eucommia ulmoides*、香橼*Citrus medica*和佛手*C. medica* var. *sarcodactylis*等。此外，还有一些利用野生种质进行栽培的种类，如罗汉果*Siraitia grosvenorii*、白及*Bletilla striata*、华重楼*Paris polyphylla* var. *chinensis*、多花黄精*Polygonatum cyrtonema*、千斤拔*Flemingia prostrata*、黄花倒水莲*Polygala fallax*等，这些种类在全州县有野生分布，故不列入栽培种类的统计中。

2. 种植现状

全州县地处桂东北山区，除罗汉果和金银花的栽培历史较悠久外，其他品种栽培历史不长。已形成一定栽培面积及栽培历史的药材有天花粉、罗汉果、金银花和槐米。全州县境内丘陵地面积较大，海拔较高，属于亚热带季风气候区，四季分明，土壤肥沃，土壤有机质含量高，酸碱度适中，光热资源丰富，年平均气温17.9 ℃，具有发展中草药种植的自然条件和气候优势。

通过对全州县药用植物栽培历史的了解，全州县医药公司于1973年开始发展规模化药材种植，包括金银花在内共24个品种，1990年又发展种植黄柏、厚朴、天麻、川芎等。目前，全州县栽培药材种植的品种主要有姜、葛根、天花粉、罗汉果、金银花、杜仲、黄柏、厚朴、千斤拔、玉竹、槐米、栀子等。

根据2017年全州县药材品种的栽培统计，姜的种植面积约为22500亩，主要种植区域在石塘、安和、龙水、大西江等乡镇；葛根的种植面积约为1200亩，主要种植区域在石塘、咸水、凤凰、白宝、文桥、安和、庙头等乡镇；金银花的种植面积约为1300亩，全县各乡镇均有种植，主要种植区域在蕉江、安和、才湾、大西江、永岁等乡镇；罗汉果的种植面积约为3900亩，全县各乡镇均有种植；千斤拔的种植面积约为500亩，主要种植区域在咸水、凤凰、才湾、文桥等乡镇；天花粉的种植面积约为2000亩，主要种植区域在石塘、两河、文桥等乡镇；玉竹的种植面积约为200亩，主要种植区域在大西江、蕉江、石塘、凤凰等乡镇；杜仲的种植面积约为1500亩，全县各乡镇均有种植；黄柏的种植面积约为150亩，全县各乡镇均有种植；厚朴的种植面积约为24000亩，全县各乡镇均有种植；栀子的种植面积约为300亩，主要种植区域在白宝乡、东山乡和蕉江乡；槐米的种植面积约为178000亩，全县各乡镇均有种植。

（三）珍稀濒危及特有野生药用植物资源

1. 珍稀濒危野生药用植物组成

长期以来，人们对药用植物的索取不断加剧，对中药资源的开发利用认识不足。由于长期过度采挖、生态环境遭受破坏、采收方式不科学以及药用植物自身的生物学特性等，许多经济价值高、分布狭域、种群数量稀少的药用植物已成为珍稀濒危药用植物。虽然部分药用植物能够进行人工栽培，但其数量仍不能满足市场需求。因此，对区域内珍稀濒危药用植物开展调查统计，摸清其生境状况及生长规律，对珍稀濒危药用植物的科学保护具有重要意义。

根据《中国高等植物受威胁物种名录》《国家重点保护野生植物名录》和《广西壮族自治区第一批重点保护野生植物名录》，对全州县珍稀濒危野生药用植物种类进行统计。全州县有珍稀濒危野生药用植物共63种，隶属23科47属，占全州县野生药用植物总数的3.75%，包含蕨类植物5种、裸子植物5种、被子植物53种。其中，被列为国家一级重点保护药用植物1种，被列为国家二级重点保护药用植物33种，被列为自治区级重点保护药用植物29种，包括22种兰科植物（表5-6）。在IUCN物种红色名录濒危等级和标准（3.1版）中，划分了9个评估等级，分别为灭绝（EX）、野生灭绝（EW）、极危（CR）、濒危（EN）、易危（VU）、近危（NT）、无危（LC）、数据不足（DD）、未予评估（NE）。而在地域性的实际应用中，还需结合IUCN物种红色名录标准在地区水平应用指南（3.0版）中规定的具体标准和操作。据此，对全州县65种珍稀濒危野生药用植物进行初步的IUCN评估，并对部分种类的保护价值、药用功效、资源现状等方面进行简述。

表5-6　全州县重点保护野生药用植物统计

序号	科名	种名	学名	保护等级	濒危程度
1	石杉科	蛇足石杉	*Huperzia serrata*	国家二级	EN
2	石杉科	四川石杉	*Huperzia sutchueniana*	国家二级	NT
3	观音座莲科	福建观音座莲	*Angiopteris fokiensis*	国家二级	LC
4	蚌壳蕨科	金毛狗脊	*Cibotium barometz*	国家二级	LC
5	水蕨科	水蕨	*Ceratopteris thalictroides*	国家二级	EN
6	松科	华南五针松	*Pinus kwangtungensis*	国家二级	NT
7	罗汉松科	罗汉松	*Podocarpus macrophyllus*	国家二级	VU
8	罗汉松科	短叶罗汉松	*Podocarpus macrophyllus var. maki*	国家二级	VU
9	三尖杉科	海南粗榧	*Cephalotaxus mannii*	广西重点	VU
10	红豆杉科	南方红豆杉	*Taxus wallichiana var. mairei*	国家一级	VU
11	木兰科	鹅掌楸	*Liriodendron chinense*	国家二级	LC
12	樟科	沉水樟	*Cinnamomum micranthum*	广西重点	VU
13	樟科	闽楠	*Phoebe bournei*	国家二级	VU
14	毛茛科	短萼黄连	*Coptis chinensis var. brevisepala*	国家二级	EN
15	小檗科	小八角莲	*Dysosma difformis*	国家二级	VU
16	蓼科	金荞麦	*Fagopyrum dibotrys*	国家二级	LC
17	山茶科	茶	*Camellia sinensis*	国家二级	VU
18	山茶科	紫茎	*Stewartia sinensis*	广西重点	LC
19	猕猴桃科	中华猕猴桃	*Actinidia chinensis*	国家二级	LC
20	猕猴桃科	条叶猕猴桃	*Actinidia fortunatii*	国家二级	NT
21	蝶形花科	胡豆莲	*Euchresta japonica*	国家二级	EN

续表

序号	科名	种名	学名	保护等级	濒危程度
22	蝶形花科	野大豆	*Glycine soja*	国家二级	LC
23	蝶形花科	花榈木	*Ormosia henryi*	国家二级	VU
24	蝶形花科	木荚红豆	*Ormosia xylocarpa*	国家二级	LC
25	榆科	青檀	*Pteroceltis tatarinowii*	广西重点	NT
26	榆科	大叶榉树	*Zelkova schneideriana*	国家二级	NT
27	伯乐树科	伯乐树	*Bretschneidera sinensis*	国家二级	NT
28	省沽油科	银鹊树	*Tapiscia sinensis*	广西重点	NT
29	五加科	竹节参	*Panax japonicus*	国家二级	CR
30	安息香科	白辛树	*Pterostyrax psilophyllus*	广西重点	NT
31	延龄草科	球药隔重楼	*Paris fargesii*	国家二级	EN
32	延龄草科	华重楼	*Paris polyphylla* var. *chinensis*	国家二级	VU
33	兰科	无柱兰	*Amitostigma gracile*	广西重点	NT
34	兰科	花叶开唇兰	*Anoectochilus roxburghii*	国家二级	EN
35	兰科	黄花白及	*Bletilla ochracea*	广西重点	EN
36	兰科	白及	*Bletilla striata*	国家二级	EN
37	兰科	齿瓣石豆兰	*Bulbophyllum levinei*	广西重点	VU
38	兰科	钩距虾脊兰	*Calanthe graciliflora*	广西重点	NT
39	兰科	金兰	*Cephalanthera falcata*	广西重点	NT
40	兰科	多花兰	*Cymbidium floribundum*	国家二级	VU
41	兰科	寒兰	*Cymbidium kanran*	国家二级	VU
42	兰科	兔耳兰	*Cymbidium lancifolium*	广西重点	NT
43	兰科	河南石斛	*Dendrobium henanense*	国家二级	VU
44	兰科	细茎石斛	*Dendrobium moniliforme*	国家二级	EN
45	兰科	天麻	*Gastrodia elata*	国家二级	EN
46	兰科	光萼斑叶兰	*Goodyera henryi*	广西重点	VU
47	兰科	高斑叶兰	*Goodyera procera*	广西重点	NT
48	兰科	斑叶兰	*Goodyera schlechtendaliana*	广西重点	NT
49	兰科	毛葶玉凤花	*Habenaria ciliolaris*	广西重点	NT
50	兰科	鹅毛玉凤花	*Habenaria dentata*	广西重点	NT
51	兰科	橙黄玉凤花	*Habenaria rhodocheila*	广西重点	NT
52	兰科	叉唇角盘兰	*Herminium lanceum*	广西重点	NT

续表

序号	科名	种名	学名	保护等级	濒危程度
53	兰科	镰翅羊耳蒜	*Liparis bootanensis*	广西重点	NT
54	兰科	见血青	*Liparis nervosa*	广西重点	NT
55	兰科	长叶山兰	*Oreorchis fargesii*	广西重点	VU
56	兰科	狭穗阔蕊兰	*Peristylus densus*	广西重点	VU
57	兰科	阔蕊兰	*Peristylus goodyeroides*	广西重点	NT
58	兰科	石仙桃	*Pholidota chinensis*	广西重点	NT
59	兰科	小舌唇兰	*Platanthera minor*	广西重点	NT
60	兰科	独蒜兰	*Pleione bulbocodioides*	国家二级	VU
61	兰科	毛唇独蒜兰	*Pleione hookeriana*	广西重点	VU
62	兰科	朱兰	*Pogonia japonica*	广西重点	NT
63	兰科	绶草	*Spiranthes sinensis*	广西重点	DD

2. 珍稀濒危野生药用植物简述

蛇足石杉*Huperzia serrata*：国家二级重点保护野生植物，草本植物。全草可入药，具有清热解毒、燥湿敛疮、止血定痛、散瘀、消肿的功效。该种在全州县域内分布零星，野外资源量日趋减少，在此评估为濒危种（EN）。

四川石杉*Huperzia sutchueniana*：国家二级重点保护野生植物，草本植物。全草可入药，具有活血散瘀、消肿止痛、清热解毒的功效，可用于跌打损伤、瘀血肿痛，外用治无名肿毒、水火烫伤。该种在全州县域内分布零星，野外资源量少，在此评估为近危种（NT）。

福建观音座莲*Angiopteris fokiensis*：国家二级重点保护野生植物，草本植物。根状茎入药，具有清热解毒、疏风散瘀、凉血止血、安神的功效，可用于跌打损伤、风湿痹痛、风热咳嗽、痒腮、崩漏、蛇咬伤、外伤出血。该种在全州县域内分布普遍，野外资源量大，在此评估为无危种（LC）。

金毛狗脊*Cibotium barometz*：国家二级重点保护野生植物，草本植物，是蕨类植物中较为原始的类群，在热带植物系统演化及植物区系上具有重要的科研价值。其根状茎可入药，具有祛风湿、补肝肾和强腰膝的作用；其金黄色茸毛是良好的止血药。该种在全州县域内分布较广，野外资源量充足，在此评估为无危种（LC）。

水蕨*Ceratopteris thalictroides*：国家二级重点保护野生植物，水生草本蕨类植物，曾经在广西极为常见，但目前野生资源极少。全株可入药，有消积、散瘀、解毒、止血的作用，可用于腹中痞块、痢疾、小儿胎毒、疮疖、跌打损伤、外伤出血。该种在全州县域内分布零星，主要威胁来自生境遭受破坏及人类或家禽的重度干扰，现已难发现野生植株，在此评估为濒危种（EN）。

华南五针松*Pinus kwangtungensis*：国家二级重点保护野生植物，为分布较南的松科树种，对于研究松科植物的分类、分布有一定的科研价值。其根、分枝节可入药，用于风湿骨痛、关节不利。该种在全州县域内分布罕见，野生种群数量稀少，在此评估为近危种（NT）。

罗汉松*Podocarpus macrophyllus*：国家二级重点保护野生植物，乔木。根皮入药，具有活血、止痛、杀虫的功效；叶、树皮入药，具有止血的功效；球果种子入药，具有益气补中、补肾益肺的功效。该种在全州县域内分布零星，野外资源量极少，在此评估为易危种（VU）。

短叶罗汉松*Podocarpus macrophyllus* var. *maki*：国家二级重点保护野生植物，小乔木或灌木状。种子入药，具有活血补血、舒筋活络的功效；鲜根皮、叶入药，具有活血止痛、杀虫的功效；球果入药，具有益气补中的功效。该种在全州县域内分布零星，野外资源量极少，在此评估为易危种（VU）。

海南粗榧*Cephalotaxus mannii*：广西重点保护野生植物，树皮、枝叶中含有多种三尖杉酯碱，对治疗白血病及淋巴肉瘤有一定疗效；果实可治腹部痞积块。该种在全州县域内分布罕见，受过度砍伐及生境破坏的威胁，在此评估为易危种（VU）。

南方红豆杉*Taxus wallichiana* var. *mairei*：国家一级重点保护野生植物，为常绿乔木，树形优美，可种植于园林中供观赏。从其树皮中可提取的紫杉醇具有良好的抗癌作用，能够开发成重要的抗癌药物。该种在全州县域内分布罕见，受过度砍伐及生境破坏的威胁，也有少量人工栽培，在此评估为易危种（VU）。

鹅掌楸*Liriodendron chinense*：国家二级重点保护野生植物，为落叶乔木，中国特有珍稀植物，其叶、树皮、根可入药，具有祛风除湿、散寒止咳的作用。该种在全州县域内分布罕见，主要分布于蕉江瑶族乡建干村，受人为破坏严重，在此评估为易危种（VU）。

闽楠*Phoebe bournei*：国家二级重点保护野生植物，我国特有植物，闽楠木材淡黄色，有香气，芳香耐久，材质致密坚韧，不易反翘开裂，是驰名中外的珍贵材用树种。因闽楠具有极高的材用价值，对其盗挖、滥砍的现象极为严重，目前闽楠的野生种群数量极为稀少。其木材、枝叶、树皮可入药，用于止吐泻，外用治转筋、水肿。本种在县域内分布零星，野生种群数量较少，受到的威胁主要是生境破坏及人为砍伐，在此评估为易危种（VU）。

短萼黄连*Coptis chinensis* var. *brevisepala*：广西重点保护野生植物，为草本植物，全株可入药，有清热燥湿、泻火解毒的作用。本种在全州县域内分布罕见，野生种群数量较极少，受到的威胁主要是生境破坏及人为滥挖，在此评估为濒危种（EN）。

小八角莲*Dysosma difformis*：国家二级重点保护野生植物，多年生草本。根和根状茎入药，具有清热解毒、化痰散结、祛瘀止痛的功效。该种在全州县域内分布零星，野外资源量极少，在此评估为易危种（VU）。

金荞麦*Fagopyrum dibotrys*：国家二级重点保护野生植物，为草本植物，其茎叶可入药，有祛风除湿、利水渗湿的作用。本种在全州县域内分布较广，在此评估为无危种（LC）。

茶*Camellia sinensis*：国家二级重点保护野生植物，灌木或小乔木。芽、叶入药，具有清头目、除烦渴、化痰消食、利尿解毒的功效；根入药，具有强心利尿、抗菌消炎、收敛止泻的功效；果实入药，可用于痰喘、咳嗽。该种在全州县域内虽然有普遍栽培，但野生资源分布零星，资源量少，在此评估为易危种（VU）。

紫茎*Stewartia sinensis*：广西重点保护野生植物，落叶灌木或小乔木，对研究东亚—北美植物区系有一定的科研价值。其根、树皮均可入药，用于跌打损伤、风湿麻木。本种在全州县域内分布少见，自然更新率低，在此评估为无危种（LC）。

中华猕猴桃*Actinidia chinensis*：国家二级重点保护野生植物，木质藤本。果实入药，具有解热通淋、止渴的功效；根皮入药，具有清热解毒、活血消肿的功效。该种在全州县域内分布广泛，通常在林缘路旁常见，在此评估为无危种（LC）。

条叶猕猴桃*Actinidia fortunatii*：国家二级重点保护野生植物，木质藤本。根入药，用于跌打损伤。该种在全州县域内分布零星，野生资源较少，在此评估为近危种（NT）。

胡豆莲*Euchresta japonica*：国家二级重点保护野生植物，对研究豆科植物的系统发育及中国—日本植物区系有一定的科研价值。全株可入药，有清热、解毒、消肿、止痛等作用，可用于治疗喉癌、食道癌等。本种在全州县域内分布罕见，受人为采挖、生境破坏等因素影响严重，在此评估为濒危种（EN）。

野大豆*Glycine soja*：国家二级重点保护野生植物，一年生缠绕草本植物。野大豆作为我国重要的原生种质资源，加强资源调查、监测与保护具有重要意义。其种子可入药，有益肾、止汗的作用。本种在全州县域内分布少见，野生资源较少，在此评估为无危种（LC）。

花榈木*Ormosia henryi*：国家二级重点保护野生植物，常绿乔木。其根、根皮、茎和叶均可入药，有活血化瘀、祛风消肿的作用。本种在全州县域内分布零星，数量极少，无节制地采挖是其数量减少的主要原因，在此评估为易危种（VU）。

木荚红豆*Ormosia xylocarpa*：国家二级重点保护野生植物，常绿乔木。种子入药，具有理气、通经的功效；根入药，具有清热解毒、镇虚气痛的功效。该种在全州县域内分布零星，野生资源量少，通常生于常绿阔叶林下货林缘，受人为干扰程度较低，在此评估为无危种（LC）。

青檀*Pteroceltis tatarinowii*：广西重点保护野生植物，落叶乔木，其茎、叶有祛风、止血、止痛的作用。本种在全州县仅分布于岩溶山坡，受人为影响较大，受到威胁的重要原因是人为砍伐和林相残破，在此评估为近危种（NT）。

大叶榉树*Zelkova schneideriana*：国家二级重点保护野生植物，作为亚热带常绿阔叶林的组成树种，其对生态环境的保护与维持具有重要作用。其根皮可入药，有清热、利水的作用。本种在全州县域内分布罕见，野生资源较少，在此评估为无危种（LC）。

伯乐树*Bretschneidera sinensis*：国家二级重点保护野生植物，我国特有的单种科植物，属古老的残遗种类，对研究被子植物的系统发育及古地理、古气候等均有较高的科学价值。其树皮可入药，有舒筋活络的作用。本种在全州县域内零星分布于常绿落叶阔叶混交林中，受人为影响较大，受威胁的重要原因是人为砍伐和林相残破，在此评估为近危种（NT）。

银鹊树*Tapiscia sinensis*：又名瘿椒树，广西重点保护野生植物，落叶乔木，第三纪孑遗树种，我国特有的珍稀物种，对省沽油科植物的系统进化研究具有重要的科学价值。其根、果实可入药，有解表、清热、祛湿的作用。本种在全州县域内零星分布于常绿落叶阔叶混交林中，受威胁的重要原因是人为砍伐和林相残破，在此评估为近危种（NT）。

竹节参*Panax japonicus*：国家二级重点保护野生植物，在我国西南地区土家族和苗族聚居地广泛应用，在土家族医药中被视为"草药之王"。其干燥根茎可入药，有滋补强壮、止血祛痰、止痛的作用。本种在全州县域内分布罕见，野生资源已濒临枯竭，在此评估为极危种（CR）。

白辛树*Pterostyrax psilophyllus*：广西重点保护野生植物，落叶乔木，本种具有萌芽性强和生长迅速的特点，可作为低温地造林或护堤树种。其根皮入药，有散瘀的作用。本种在全州县域内零星分布于常绿落叶阔叶混交林中，受威胁的重要原因是人为砍伐和林相残破，在此评估为近危种（NT）。

球药隔重楼*Paris fargesii*：国家二级重点保护野生植物，多年生草本。根状茎入药，具有清热解毒、消肿止痛的功效。该种在全州县域内分布罕见，野生资源量极少，通常生于常绿阔叶林下阴湿处，常被人为采挖，在此评估为濒危种（EN）。

华重楼*Paris polyphylla* var. *Chinensis*：国家二级重点保护野生植物，多年生草本。根状茎入药，具有清热解毒、消肿止痛、凉肝定惊的功效。该种在全州县域内分布少见，野生资源量少，通常生于常绿阔叶林下阴湿处，常被人为采挖，在此评估为易危种（VU）。

兰科植物：兰科植物的形态变异多样，花部结构高度特化，在植物系统演化上属最进化、最高级的类群，是生物学研究的热点类群之一，对研究植物多样性演化和区系地理具有重要的科学价值；并且，兰科植物具有极高的观赏和药用价值，对兰科植物的研究，在产业化可持续发展方面有着重要意义。

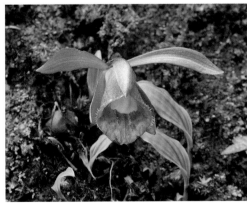 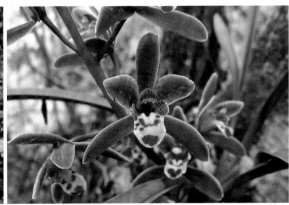

国家二级重点保护野生植物
独蒜兰 *Pleione bulbocodioides*

国家二级重点保护野生植物
多花兰 *Cymbidium floribundum*

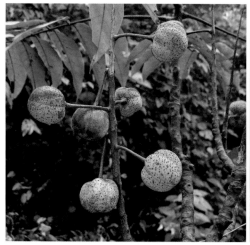

国家二级重点保护野生植物
伯乐树 *Bretschneidera sinensis*

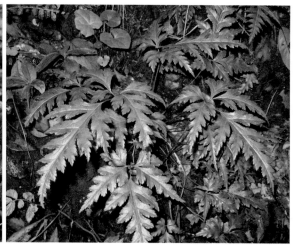

国家二级重点保护野生植物
短萼黄连 *Coptis chinensis* **var.** *brevisepala*

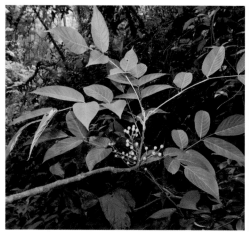

广西重点保护野生植物
瘿椒树 *Tapiscia sinensis*

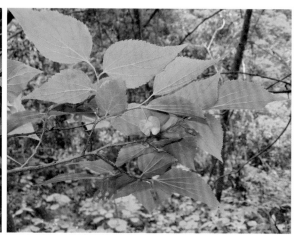

广西重点保护野生植物
青檀 *Pteroceltis tatarinowii*

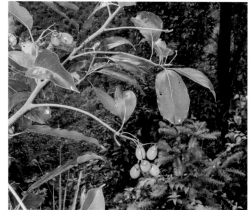

广西重点保护野生植物
沉水樟 *Cinnamomum micranthum*

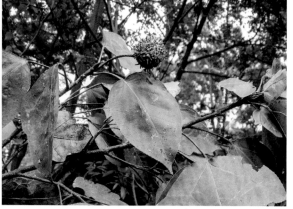

广西重点保护野生植物
半枫荷 *Semiliquidambar cathayensis*

3. 特有药用植物

特有植物是一个地区最重要的物种资源之一，其中特有药用植物除具有药用价值和科研价值外，因当地居民的长期使用和经验积累，使其具有丰厚的文化底蕴，属于当地传统文化的组成部分。

据统计，全州县有中国特有或广西特有药用植物共计443种（表5-7），隶属99科241属，占全县药用植物总数的22.83%。其中广西特有药用植物7种，包括短序十大功劳*Mahonia breviracema*、大旗瓣凤仙花*Impatiens macrovexilla*、翼蛇莲*Hemsleya dipterygia*、三脉叶荚蒾*Viburnum triplinerve*、广西蒲儿根*Sinosenecio guangxiensis*、桂林小花苣苔*Primulina repanda* var. *guilinensis*和细根姜*Zingiber leptorrhizum*。

表5-7　全州县特有药用植物统计

序号	科名	中文名	学名	特有程度
1	松科	马尾松	*Pinus massoniana*	中国特有
2	三尖杉科	粗榧	*Cephalotaxus sinensis*	中国特有
3	木兰科	阔瓣含笑	*Michelia cavaleriei* var. *platypetala*	中国特有
4	木兰科	深山含笑	*Michelia maudiae*	中国特有
5	木兰科	玉兰	*Yulania denudata*	中国特有
6	八角科	红茴香	*Illicium henryi*	中国特有
7	八角科	假地枫皮	*Illicium jiadifengpi*	中国特有
8	八角科	红毒茴	*Illicium lanceolatum*	中国特有
9	八角科	八角	*Illicium verum*	中国特有
10	五味子科	南五味子	*Kadsura longipedunculata*	中国特有
11	五味子科	冷饭藤	*Kadsura oblongifolia*	中国特有
12	五味子科	绿叶五味子	*Schisandra arisanensis* subsp. *viridis*	中国特有
13	五味子科	翼梗五味子	*Schisandra henryi*	中国特有
14	番荔枝科	瓜馥木	*Fissistigma oldhamii*	中国特有
15	樟科	毛桂	*Cinnamomum appelianum*	中国特有
16	樟科	野黄桂	*Cinnamomum jensenianum*	中国特有
17	樟科	川桂	*Cinnamomum wilsonii*	中国特有
18	樟科	黑壳楠	*Lindera megaphylla*	中国特有
19	樟科	香粉叶	*Lindera pulcherrima* var. *attenuata*	中国特有
20	樟科	山橿	*Lindera reflexa*	中国特有
21	樟科	华南木姜子	*Litsea greenmaniana*	中国特有
22	樟科	宜昌润楠	*Machilus ichangensis*	中国特有
23	樟科	薄叶润楠	*Machilus leptophylla*	中国特有
24	樟科	建润楠	*Machilus oreophila*	中国特有
25	樟科	大叶新木姜子	*Neolitsea levinei*	中国特有
26	樟科	闽楠	*Phoebe bournei*	中国特有
27	樟科	石山楠	*Phoebe calcarea*	中国特有
28	毛茛科	狭盔高乌头	*Aconitum sinomontanum* var. *angustius*	中国特有
29	毛茛科	打破碗花花	*Anemone hupehensis*	中国特有
30	毛茛科	裂叶星果草	*Asteropyrum peltatum* subsp. *cavaleriei*	中国特有

续表

序号	科名	中文名	学名	特有程度
31	毛茛科	钝齿铁线莲	*Clematis apiifolia* var. *argentilucida*	中国特有
32	毛茛科	两广铁线莲	*Clematis chingii*	中国特有
33	毛茛科	山木通	*Clematis finetiana*	中国特有
34	毛茛科	单叶铁线莲	*Clematis henryi*	中国特有
35	毛茛科	裂叶铁线莲	*Clematis parviloba*	中国特有
36	毛茛科	扬子铁线莲	*Clematis puberula* var. *ganpiniana*	中国特有
37	毛茛科	黄连	*Coptis chinensis*	中国特有
38	毛茛科	短萼黄连	*Coptis chinensis* var. *brevisepala*	中国特有
39	毛茛科	蕨叶人字果	*Dichocarpum dalzielii*	中国特有
40	毛茛科	尖叶唐松草	*Thalictrum acutifolium*	中国特有
41	毛茛科	盾叶唐松草	*Thalictrum ichangense*	中国特有
42	小檗科	南岭小檗	*Berberis impedita*	中国特有
43	小檗科	豪猪刺	*Berberis julianae*	中国特有
44	小檗科	湖南淫羊藿	*Epimedium hunanense*	中国特有
45	小檗科	黔岭淫羊藿	*Epimedium leptorrhizum*	中国特有
46	小檗科	三枝九叶草	*Epimedium sagittatum*	中国特有
47	小檗科	阔叶十大功劳	*Mahonia bealei*	中国特有
48	小檗科	小果十大功劳	*Mahonia bodinieri*	中国特有
49	小檗科	短序十大功劳	*Mahonia breviracema*	广西特有
50	木通科	白木通	*Akebia trifoliata* subsp. *australis*	中国特有
51	木通科	野木瓜	*Stauntonia chinensis*	中国特有
52	木通科	尾叶那藤	*Stauntonia obovatifoliola* subsp. *urophylla*	中国特有
53	防己科	四川轮环藤	*Cyclea sutchuenensis*	中国特有
54	防己科	金线吊乌龟	*Stephania cephalantha*	中国特有
55	马兜铃科	管花马兜铃	*Aristolochia tubiflora*	中国特有
56	马兜铃科	小叶马蹄香	*Asarum ichangense*	中国特有
57	马兜铃科	五岭细辛	*Asarum wulingense*	中国特有
58	胡椒科	山蒟	*Piper hancei*	中国特有
59	金粟兰科	丝穗金粟兰	*Chloranthus fortunei*	中国特有
60	金粟兰科	宽叶金粟兰	*Chloranthus henryi*	中国特有
61	金粟兰科	多穗金粟兰	*Chloranthus multistachys*	中国特有
62	罂粟科	血水草	*Eomecon chionantha*	中国特有
63	堇菜科	柔毛堇菜	*Viola fargesii*	中国特有
64	远志科	黄花倒水莲	*Polygala fallax*	中国特有
65	远志科	香港远志	*Polygala hongkongensis*	中国特有
66	远志科	狭叶远志	*Polygala hongkongensis* var. *stenophylla*	中国特有
67	远志科	曲江远志	*Polygala koi*	中国特有

续表

序号	科名	中文名	学名	特有程度
68	景天科	紫花八宝	*Hylotelephium mingjinianum*	中国特有
69	景天科	凹叶景天	*Sedum emarginatum*	中国特有
70	虎耳草科	天胡荽金腰	*Chrysosplenium hydrocotylifolium*	中国特有
71	虎耳草科	蒙自虎耳草	*Saxifraga mengtzeana*	中国特有
72	石竹科	中国繁缕	*Stellaria chinensis*	中国特有
73	蓼科	蓼子草	*Polygonum criopolitanum*	中国特有
74	蓼科	愉悦蓼	*Polygonum jucundum*	中国特有
75	凤仙花科	睫毛萼凤仙花	*Impatiens blepharosepala*	中国特有
76	凤仙花科	大旗瓣凤仙花	*Impatiens macrovexilla*	广西特有
77	凤仙花科	黄金凤	*Impatiens siculifer*	中国特有
78	小二仙草科	穗状狐尾藻	*Myriophyllum spicatum*	中国特有
79	瑞香科	了哥王	*Wikstroemia indica*	中国特有
80	山龙眼科	小果山龙眼	*Helicia cochinchinensis*	中国特有
81	山龙眼科	网脉山龙眼	*Helicia reticulata*	中国特有
82	海桐花科	光叶海桐	*Pittosporum glabratum*	中国特有
83	海桐花科	海金子	*Pittosporum illicioides*	中国特有
84	海桐花科	薄萼海桐	*Pittosporum leptosepalum*	中国特有
85	天料木科	天料木	*Homalium cochinchinenense*	中国特有
86	葫芦科	翼蛇莲	*Hemsleya dipterygia*	广西特有
87	葫芦科	芋叶栝楼	*Trichosanthes homophylla*	中国特有
88	葫芦科	长萼栝楼	*Trichosanthes laceribractea*	中国特有
89	葫芦科	中华栝楼	*Trichosanthes rosthornii*	中国特有
90	葫芦科	多卷须栝楼	*Trichosanthes rosthornii* var. *multicirrata*	中国特有
91	秋海棠科	紫背天葵	*Begonia fimbristipula*	中国特有
92	秋海棠科	秋海棠	*Begonia grandis*	中国特有
93	秋海棠科	中华秋海棠	*Begonia grandis* var. *sinensis*	中国特有
94	山茶科	川杨桐	*Adinandra bockiana*	中国特有
95	山茶科	尖萼川杨桐	*Adinandra bockiana* var. *acutifolia*	中国特有
96	山茶科	亮叶杨桐	*Adinandra nitida*	中国特有
97	山茶科	心叶毛蕊茶	*Camellia cordifolia*	中国特有
98	山茶科	连蕊茶	*Camellia cuspidata*	中国特有
99	山茶科	西南红山茶	*Camellia pitardii*	中国特有
100	山茶科	尖萼毛柃	*Eurya acutisepala*	中国特有
101	山茶科	翅柃	*Eurya alata*	中国特有
102	山茶科	短柱柃	*Eurya brevistyla*	中国特有
103	山茶科	米碎花	*Eurya chinensis*	中国特有
104	山茶科	微毛柃	*Eurya hebeclados*	中国特有

续表

序号	科名	中文名	学名	特有程度
105	山茶科	细枝柃	*Eurya loquaiana*	中国特有
106	山茶科	金叶柃	*Eurya obtusifolia* var. *aurea*	中国特有
107	山茶科	四角柃	*Eurya tetragonoclada*	中国特有
108	山茶科	紫茎	*Stewartia sinensis*	中国特有
109	山茶科	尖萼厚皮香	*Ternstroemia luteoflora*	中国特有
110	猕猴桃科	异色猕猴桃	*Actinidia callosa* var. *discolor*	中国特有
111	猕猴桃科	京梨猕猴桃	*Actinidia callosa* var. *henryi*	中国特有
112	猕猴桃科	中华猕猴桃	*Actinidia chinensis*	中国特有
113	猕猴桃科	毛花猕猴桃	*Actinidia eriantha*	中国特有
114	猕猴桃科	条叶猕猴桃	*Actinidia fortunatii*	中国特有
115	猕猴桃科	黄毛猕猴桃	*Actinidia fulvicoma*	中国特有
116	猕猴桃科	糙毛猕猴桃	*Actinidia fulvicoma* var. *hirsuta*	中国特有
117	猕猴桃科	两广猕猴桃	*Actinidia liangguangensis*	中国特有
118	桃金娘科	轮叶蒲桃	*Syzygium grijsii*	中国特有
119	野牡丹科	叶底红	*Bredia fordii*	中国特有
120	野牡丹科	锦香草	*Phyllagathis cavaleriei*	中国特有
121	金丝桃科	扬子小连翘	*Hypericum faberi*	中国特有
122	金丝桃科	衡山金丝桃	*Hypericum hengshanense*	中国特有
123	椴树科	椴树	*Tilia tuan*	中国特有
124	杜英科	褐毛杜英	*Elaeocarpus duclouxii*	中国特有
125	杜英科	薄果猴欢喜	*Sloanea leptocarpa*	中国特有
126	锦葵科	华木槿	*Hibiscus sinosyriacus*	中国特有
127	锦葵科	梵天花	*Urena procumbens*	中国特有
128	大戟科	绿背山麻杆	*Alchornea trewioides* var. *sinica*	中国特有
129	大戟科	重阳木	*Bischofia polycarpa*	中国特有
130	大戟科	红叶野桐	*Mallotus paxii*	中国特有
131	大戟科	野桐	*Mallotus tenuifolius*	中国特有
132	大戟科	广东地构叶	*Speranskia cantonensis*	中国特有
133	鼠刺科	腺鼠刺	*Itea glutinosa*	中国特有
134	绣球花科	四川溲疏	*Deutzia setchuenensis*	中国特有
135	绣球花科	蜡莲绣球	*Hydrangea strigosa*	中国特有
136	蔷薇科	毛叶木瓜	*Chaenomeles cathayensis*	中国特有
137	蔷薇科	木瓜	*Chaenomeles sinensis*	中国特有
138	蔷薇科	柔毛路边青	*Geum japonicum* var. *chinense*	中国特有
139	蔷薇科	中华绣线梅	*Neillia sinensis*	中国特有
140	蔷薇科	小叶石楠	*Photinia parvifolia*	中国特有
141	蔷薇科	全缘火棘	*Pyracantha atalantioides*	中国特有
142	蔷薇科	楔叶豆梨	*Pyrus calleryana* var. *koehnei*	中国特有

续表

序号	科名	中文名	学名	特有程度
143	蔷薇科	麻梨	*Pyrus serrulata*	中国特有
144	蔷薇科	软条七蔷薇	*Rosa henryi*	中国特有
145	蔷薇科	粉团蔷薇	*Rosa multiflora* var. *cathayensis*	中国特有
146	蔷薇科	白叶莓	*Rubus innominatus*	中国特有
147	蔷薇科	灰毛泡	*Rubus irenaeus*	中国特有
148	蔷薇科	广西悬钩子	*Rubus kwangsiensis*	中国特有
149	蔷薇科	棠叶悬钩子	*Rubus malifolius*	中国特有
150	蔷薇科	灰白毛莓	*Rubus tephrodes*	中国特有
151	蔷薇科	无腺灰白毛莓	*Rubus tephrodes* var. *ampliflorus*	中国特有
152	蔷薇科	美脉花楸	*Sorbus caloneura*	中国特有
153	蔷薇科	石灰花楸	*Sorbus folgneri*	中国特有
154	蔷薇科	毛序花楸	*Sorbus keissleri*	中国特有
155	蔷薇科	中华绣线菊	*Spiraea chinensis*	中国特有
156	蔷薇科	野珠兰	*Stephanandra chinensis*	中国特有
157	蔷薇科	毛萼红果	*Stranvaesia amphidoxa*	中国特有
158	蔷薇科	波叶红果树	*Stranvaesia davidiana* var. *undulata*	中国特有
159	苏木科	紫荆	*Cercis chinensis*	中国特有
160	苏木科	华南皂荚	*Gleditsia fera*	中国特有
161	苏木科	皂荚	*Gleditsia sinensis*	中国特有
162	蝶形花科	绿花崖豆藤	*Callerya championii*	中国特有
163	蝶形花科	香花鸡血藤	*Callerya dielsiana*	中国特有
164	蝶形花科	亮叶崖豆藤	*Callerya nitida*	中国特有
165	蝶形花科	藤黄檀	*Dalbergia hancei*	中国特有
166	蝶形花科	黄檀	*Dalbergia hupeana*	中国特有
167	蝶形花科	中南鱼藤	*Derris fordii*	中国特有
168	蝶形花科	宜昌木蓝	*Indigofera decora* var. *ichangensis*	中国特有
169	蝶形花科	中华胡枝子	*Lespedeza chinensis*	中国特有
170	蝶形花科	美丽胡枝子	*Lespedeza formosa*	中国特有
171	蝶形花科	褶皮黧豆	*Mucuna lamellata*	中国特有
172	蝶形花科	花榈木	*Ormosia henryi*	中国特有
173	蝶形花科	木荚红豆	*Ormosia xylocarpa*	中国特有
174	旌节花科	中国旌节花	*Stachyurus chinensis*	中国特有
175	金缕梅科	瑞木	*Corylopsis multiflora*	中国特有
176	金缕梅科	蜡瓣花	*Corylopsis sinensis*	中国特有
177	金缕梅科	杨梅蚊母树	*Distylium myricoides*	中国特有
178	金缕梅科	金缕梅	*Hamamelis mollis*	中国特有
179	金缕梅科	半枫荷	*Semiliquidambar cathayensis*	中国特有
180	金缕梅科	水丝梨	*Sycopsis sinensis*	中国特有

续表

序号	科名	中文名	学名	特有程度
181	黄杨科	匙叶黄杨	*Buxus harlandii*	中国特有
182	黄杨科	大叶黄杨	*Buxus megistophylla*	中国特有
183	黄杨科	板凳果	*Pachysandra axillaris*	中国特有
184	黄杨科	长叶柄野扇花	*Sarcococca longipetiolata*	中国特有
185	黄杨科	野扇花	*Sarcococca ruscifolia*	中国特有
186	桦木科	亮叶桦	*Betula luminifera*	中国特有
187	壳斗科	锥栗	*Castanea henryi*	中国特有
188	壳斗科	栗	*Castanea mollissima*	中国特有
189	壳斗科	米槠	*Castanopsis carlesii*	中国特有
190	壳斗科	锥	*Castanopsis chinensis*	中国特有
191	壳斗科	甜槠	*Castanopsis eyrei*	中国特有
192	壳斗科	罗浮锥	*Castanopsis faberi*	中国特有
193	壳斗科	鳘蒴锥	*Castanopsis fissa*	中国特有
194	壳斗科	钩锥	*Castanopsis tibetana*	中国特有
195	壳斗科	青冈	*Cyclobalanopsis glauca*	中国特有
196	壳斗科	小叶青冈	*Cyclobalanopsis myrsinifolia*	中国特有
197	壳斗科	水青冈	*Fagus longipetiolata*	中国特有
198	壳斗科	木姜叶柯	*Lithocarpus litseifolius*	中国特有
199	壳斗科	麻栎	*Quercus acutissima*	中国特有
200	壳斗科	大叶栎	*Quercus griffithii*	中国特有
201	榆科	光叶山黄麻	*Trema cannabina*	中国特有
202	桑科	藤构	*Broussonetia kaempferi* var. *australis*	中国特有
203	桑科	小构树	*Broussonetia kazinoki*	中国特有
204	桑科	竹叶榕	*Ficus stenophylla*	中国特有
205	冬青科	刺叶冬青	*Ilex bioritsensis*	中国特有
206	冬青科	冬青	*Ilex chinensis*	中国特有
207	冬青科	细刺枸骨	*Ilex hylonoma*	中国特有
208	冬青科	广东冬青	*Ilex kwangtungensis*	中国特有
209	冬青科	小果冬青	*Ilex micrococca*	中国特有
210	冬青科	铁冬青	*Ilex rotunda*	中国特有
211	卫矛科	过山枫	*Celastrus aculeatus*	中国特有
212	卫矛科	大芽南蛇藤	*Celastrus gemmatus*	中国特有
213	卫矛科	滇边南蛇藤	*Celastrus hookeri*	中国特有
214	卫矛科	独子藤	*Celastrus monospermus*	中国特有
215	卫矛科	显柱南蛇藤	*Celastrus stylosus*	中国特有
216	卫矛科	棘刺卫矛	*Euonymus echinatus*	中国特有
217	卫矛科	中华卫矛	*Euonymus nitidus*	中国特有

续表

序号	科名	中文名	学名	特有程度
218	卫矛科	密花假卫矛	*Microtropis gracilipes*	中国特有
219	卫矛科	粉背雷公藤	*Tripterygium hypoglaucum*	中国特有
220	铁青树科	华南青皮木	*Schoepfia chinensis*	中国特有
221	铁青树科	青皮木	*Schoepfia jasminodora*	中国特有
222	桑寄生科	木兰寄生	*Taxillus limprichtii*	中国特有
223	桑寄生科	桑寄生	*Taxillus sutchuenensis*	中国特有
224	桑寄生科	大苞寄生	*Tolypanthus maclurei*	中国特有
225	桑寄生科	槲寄生	*Viscum coloratum*	中国特有
226	桑寄生科	枫香槲寄生	*Viscum liquidambaricola*	中国特有
227	鼠李科	马甲子	*Paliurus ramosissimus*	中国特有
228	鼠李科	长叶冻绿	*Rhamnus crenata*	中国特有
229	鼠李科	钩齿鼠李	*Rhamnus lamprophylla*	中国特有
230	鼠李科	薄叶鼠李	*Rhamnus leptophylla*	中国特有
231	鼠李科	尼泊尔鼠李	*Rhamnus napalensis*	中国特有
232	鼠李科	皱叶雀梅藤	*Sageretia rugosa*	中国特有
233	鼠李科	枣	*Ziziphus jujuba*	中国特有
234	胡颓子科	蔓胡颓子	*Elaeagnus glabra*	中国特有
235	胡颓子科	胡颓子	*Elaeagnus pungens*	中国特有
236	葡萄科	广东蛇葡萄	*Ampelopsis cantoniensis*	中国特有
237	葡萄科	蛇葡萄	*Ampelopsis glandulosa*	中国特有
238	葡萄科	显齿蛇葡萄	*Ampelopsis grossedentata*	中国特有
239	葡萄科	绿叶地锦	*Parthenocissus laetevirens*	中国特有
240	葡萄科	栓翅地锦	*Parthenocissus suberosa*	中国特有
241	葡萄科	三叶崖爬藤	*Tetrastigma hemsleyanum*	中国特有
242	芸香科	千里香	*Murraya paniculata*	中国特有
243	芸香科	枳	*Poncirus trifoliata*	中国特有
244	芸香科	芸香	*Ruta graveolens*	中国特有
245	芸香科	岭南花椒	*Zanthoxylum austrosinense*	中国特有
246	芸香科	花椒	*Zanthoxylum bungeanum*	中国特有
247	芸香科	刺壳花椒	*Zanthoxylum echinocarpum*	中国特有
248	芸香科	异叶花椒	*Zanthoxylum ovalifolium*	中国特有
249	苦木科	苦树	*Picrasma quassioides*	中国特有
250	无患子科	倒地铃	*Cardiospermum halicacabum*	中国特有
251	无患子科	无患子	*Sapindus saponaria*	中国特有
252	槭树科	青榨槭	*Acer davidii*	中国特有
253	清风藤科	香皮树	*Meliosma fordii*	中国特有
254	清风藤科	毛泡花树	*Meliosma velutina*	中国特有

续表

序号	科名	中文名	学名	特有程度
255	清风藤科	灰背清风藤	*Sabia discolor*	中国特有
256	清风藤科	凹萼清风藤	*Sabia emarginata*	中国特有
257	清风藤科	清风藤	*Sabia japonica*	中国特有
258	省沽油科	锐尖山香圆	*Turpinia arguta*	中国特有
259	漆树科	南酸枣	*Choerospondias axillaris*	中国特有
260	漆树科	盐肤木	*Rhus chinensis*	中国特有
261	漆树科	山漆树	*Toxicodendron sylvestre*	中国特有
262	山茱萸科	头状四照花	*Cornus capitata*	中国特有
263	山茱萸科	香港四照花	*Cornus hongkongensis*	中国特有
264	山茱萸科	青荚叶	*Helwingia japonica*	中国特有
265	八角枫科	阔叶八角枫	*Alangium faberi* var. *platyphyllum*	中国特有
266	八角枫科	毛八角枫	*Alangium kurzii*	中国特有
267	珙桐科	蓝果树	*Nyssa sinensis*	中国特有
268	五加科	树参	*Dendropanax dentigerus*	中国特有
269	五加科	白簕	*Eleutherococcus trifoliatus*	中国特有
270	伞形科	卵叶水芹	*Oenanthe javanica* subsp. *rosthornii*	中国特有
271	伞形科	台湾前胡	*Peucedanum formosanum*	中国特有
272	伞形科	南岭前胡	*Peucedanum longshengense*	中国特有
273	伞形科	华中前胡	*Peucedanum medicum*	中国特有
274	伞形科	前胡	*Peucedanum praeruptorum*	中国特有
275	伞形科	杏叶茴芹	*Pimpinella candolleana*	中国特有
276	伞形科	变豆菜	*Sanicula chinensis*	中国特有
277	桤叶树科	云南桤叶树	*Clethra delavayi*	中国特有
278	杜鹃花科	灯笼吊钟花	*Enkianthus chinensis*	中国特有
279	杜鹃花科	齿缘吊钟花	*Enkianthus serrulatus*	中国特有
280	杜鹃花科	毛滇白珠	*Gaultheria leucocarpa* var. *crenulata*	中国特有
281	杜鹃花科	滇白珠	*Gaultheria leucocarpa* var. *yunnanensis*	中国特有
282	杜鹃花科	耳叶杜鹃	*Rhododendron auriculatum*	中国特有
283	杜鹃花科	腺萼马银花	*Rhododendron bachii*	中国特有
284	杜鹃花科	云锦杜鹃	*Rhododendron fortunei*	中国特有
285	杜鹃花科	西施花	*Rhododendron latoucheae*	中国特有
286	杜鹃花科	满山红	*Rhododendron mariesii*	中国特有
287	杜鹃花科	羊踯躅	*Rhododendron molle*	中国特有
288	杜鹃花科	毛棉杜鹃	*Rhododendron moulmainense*	中国特有
289	杜鹃花科	马银花	*Rhododendron ovatum*	中国特有
290	杜鹃花科	毛果杜鹃	*Rhododendron seniavinii*	中国特有
291	杜鹃花科	杜鹃	*Rhododendron simsii*	中国特有
292	鹿蹄草科	长叶鹿蹄草	*Pyrola elegantula*	中国特有

续表

序号	科名	中文名	学名	特有程度
293	乌饭树科	南烛	*Vaccinium bracteatum*	中国特有
294	乌饭树科	黄背越橘	*Vaccinium iteophyllum*	中国特有
295	乌饭树科	江南越橘	*Vaccinium mandarinorum*	中国特有
296	柿科	山柿	*Diospyros japonica*	中国特有
297	柿科	君迁子	*Diospyros lotus*	中国特有
298	紫金牛科	小紫金牛	*Ardisia chinensis*	中国特有
299	紫金牛科	紫金牛	*Ardisia japonica*	中国特有
300	安息香科	白辛树	*Pterostyrax psilophyllus*	中国特有
301	安息香科	赛山梅	*Styrax confusus*	中国特有
302	安息香科	白花龙	*Styrax faberi*	中国特有
303	安息香科	野茉莉	*Styrax japonicus*	中国特有
304	安息香科	栓叶安息香	*Styrax suberifolius*	中国特有
305	山矾科	光亮山矾	*Symplocos lucida*	中国特有
306	马钱科	白背枫	*Buddleja asiatica*	中国特有
307	马钱科	密蒙花	*Buddleja officinalis*	中国特有
308	木犀科	华素馨	*Jasminum sinense*	中国特有
309	木犀科	川素馨	*Jasminum urophyllum*	中国特有
310	木犀科	女贞	*Ligustrum lucidum*	中国特有
311	木犀科	光萼小蜡	*Ligustrum sinense* var. *myrianthum*	中国特有
312	木犀科	桂花	*Osmanthus fragrans*	中国特有
313	夹竹桃科	筋藤	*Alyxia levinei*	中国特有
314	夹竹桃科	大花帘子藤	*Pottsia grandiflora*	中国特有
315	夹竹桃科	紫花络石	*Trachelospermum axillare*	中国特有
316	夹竹桃科	短柱络石	*Trachelospermum brevistylum*	中国特有
317	萝藦科	白前	*Cynanchum glaucescens*	中国特有
318	萝藦科	朱砂藤	*Cynanchum officinale*	中国特有
319	萝藦科	青羊参	*Cynanchum otophyllum*	中国特有
320	萝藦科	柳叶白前	*Cynanchum stauntonii*	中国特有
321	萝藦科	贵州娃儿藤	*Tylophora silvestris*	中国特有
322	茜草科	剑叶耳草	*Hedyotis caudatifolia*	中国特有
323	茜草科	拟金草	*Hedyotis consanguinea*	中国特有
324	茜草科	粗毛耳草	*Hedyotis mellii*	中国特有
325	茜草科	羊角藤	*Morinda umbellata* subsp. *obovata*	中国特有
326	茜草科	广州蛇根草	*Ophiorrhiza cantoniensis*	中国特有
327	茜草科	中华蛇根草	*Ophiorrhiza chinensis*	中国特有
328	茜草科	白毛鸡矢藤	*Paederia pertomentosa*	中国特有
329	茜草科	柄花茜草	*Rubia podantha*	中国特有

续表

序号	科名	中文名	学名	特有程度
330	茜草科	华钩藤	*Uncaria sinensis*	中国特有
331	忍冬科	皱叶忍冬	*Lonicera rhytidophylla*	中国特有
332	忍冬科	接骨木	*Sambucus williamsii*	中国特有
333	忍冬科	桦叶荚蒾	*Viburnum betulifolium*	中国特有
334	忍冬科	金佛山荚蒾	*Viburnum chinshanense*	中国特有
335	忍冬科	金腺荚蒾	*Viburnum chunii*	中国特有
336	忍冬科	伞房荚蒾	*Viburnum corymbiflorum*	中国特有
337	忍冬科	南方荚蒾	*Viburnum fordiae*	中国特有
338	忍冬科	球核荚蒾	*Viburnum propinquum*	中国特有
339	忍冬科	茶荚蒾	*Viburnum setigerum*	中国特有
340	忍冬科	合轴荚蒾	*Viburnum sympodiale*	中国特有
341	忍冬科	台东荚蒾	*Viburnum taitoense*	中国特有
342	忍冬科	三脉叶荚蒾	*Viburnum triplinerve*	广西特有
343	菊科	纤枝兔儿风	*Ainsliaea gracilis*	中国特有
344	菊科	灯台兔儿风	*Ainsliaea macroclinidioides*	中国特有
345	菊科	二色香青	*Anaphalis bicolor*	中国特有
346	菊科	奇蒿	*Artemisia anomala*	中国特有
347	菊科	密毛奇蒿	*Artemisia anomala* var. *tomentella*	中国特有
348	菊科	小花金挖耳	*Carpesium minus*	中国特有
349	菊科	短冠东风菜	*Doellingeria marchandii*	中国特有
350	菊科	短葶飞蓬	*Erigeron breviscapus*	中国特有
351	菊科	广西蒲儿根	*Sinosenecio guangxiensis*	广西特有
352	菊科	蒲公英	*Taraxacum mongolicum*	中国特有
353	龙胆科	福建蔓龙胆	*Crawfurdia pricei*	中国特有
354	龙胆科	五岭龙胆	*Gentiana davidii*	中国特有
355	龙胆科	流苏龙胆	*Gentiana panthaica*	中国特有
356	龙胆科	匙叶草	*Latouchea fokienensis*	中国特有
357	报春花科	广西过路黄	*Lysimachia alfredii*	中国特有
358	报春花科	山萝过路黄	*Lysimachia melampyroides*	中国特有
359	报春花科	落地梅	*Lysimachia paridiformis*	中国特有
360	报春花科	狭叶落地梅	*Lysimachia paridiformis* var. *stenophylla*	中国特有
361	报春花科	巴东过路黄	*Lysimachia patungensis*	中国特有
362	报春花科	叶头过路黄	*Lysimachia phyllocephala*	中国特有
363	报春花科	显苞过路黄	*Lysimachia rubiginosa*	中国特有
364	桔梗科	杏叶沙参	*Adenophora petiolata* subsp. *hunanensis*	中国特有
365	桔梗科	无柄沙参	*Adenophora stricta* subsp. *sessilifolia*	中国特有
366	桔梗科	管花党参	*Codonopsis tubulosa*	中国特有

续表

序号	科名	中文名	学名	特有程度
367	紫草科	瘤果附地菜	*Trigonotis macrophylla* var. *verrucosa*	中国特有
368	玄参科	台湾泡桐	*Paulownia kawakamii*	中国特有
369	玄参科	粗茎返顾马先蒿	*Pedicularis resupinata* subsp. *crassicaulis*	中国特有
370	玄参科	玄参	*Scrophularia ningpoensis*	中国特有
371	玄参科	华中婆婆纳	*Veronica henryi*	中国特有
372	玄参科	四方麻	*Veronicastrum caulopterum*	中国特有
373	玄参科	长穗腹水草	*Veronicastrum longispicatum*	中国特有
374	玄参科	大叶腹水草	*Veronicastrum robustum* subsp. *grandifolium*	中国特有
375	苦苣苔科	牛耳朵	*Primulina eburnea*	中国特有
376	苦苣苔科	蚂蟥七	*Primulina fimbrisepala*	中国特有
377	苦苣苔科	羽裂报春苣苔	*Primulina pinnatifida*	中国特有
378	苦苣苔科	桂林小花苣苔	*Primulina repanda* var. *guilinensis*	广西特有
379	苦苣苔科	东南长蒴苣苔	*Didymocarpus hancei*	中国特有
380	苦苣苔科	短茎半蒴苣苔	*Hemiboea subacaulis*	中国特有
381	苦苣苔科	半蒴苣苔	*Hemiboea subcapitata*	中国特有
382	苦苣苔科	长瓣马铃苣苔	*Oreocharis auricula*	中国特有
383	苦苣苔科	大叶石上莲	*Oreocharis benthamii*	中国特有
384	苦苣苔科	石上莲	*Oreocharis benthamii* var. *reticulata*	中国特有
385	苦苣苔科	湘桂马铃苣苔	*Oreocharis xiangguiensis*	中国特有
386	苦苣苔科	石山苣苔	*Petrocodon dealbatus*	中国特有
387	马鞭草科	藤紫珠	*Callicarpa integerrima* var. *chinensis*	中国特有
388	马鞭草科	广东紫珠	*Callicarpa kwangtungensis*	中国特有
389	马鞭草科	秃红紫珠	*Callicarpa rubella* var. *subglabra*	中国特有
390	马鞭草科	四棱草	*Schnabelia oligophylla*	中国特有
391	唇形科	齿叶水蜡烛	*Dysophylla sampsonii*	中国特有
392	唇形科	小野芝麻	*Galeobdolon chinense*	中国特有
393	唇形科	显脉香茶菜	*Isodon nervosus*	中国特有
394	唇形科	龙头草	*Meehania henryi*	中国特有
395	唇形科	小叶假糙苏	*Paraphlomis javanica* var. *coronata*	中国特有
396	唇形科	贵州鼠尾草	*Salvia cavaleriei*	中国特有
397	唇形科	华鼠尾草	*Salvia chinensis*	中国特有
398	唇形科	鼠尾草	*Salvia japonica*	中国特有
399	唇形科	佛光草	*Salvia substolonifera*	中国特有
400	唇形科	长毛韩信草	*Scutellaria indica* var. *elliptica*	中国特有
401	唇形科	偏花黄芩	*Scutellaria tayloriana*	中国特有
402	唇形科	地蚕	*Stachys geobombycis*	中国特有
403	唇形科	二齿香科科	*Teucrium bidentatum*	中国特有

续表

序号	科名	中文名	学名	特有程度
404	姜科	花叶山姜	*Alpinia pumila*	中国特有
405	姜科	三叶豆蔻	*Amomum austrosinense*	中国特有
406	姜科	细根姜	*Zingiber leptorrhizum*	广西特有
407	百合科	薤头	*Allium chinense*	中国特有
408	百合科	山文竹	*Asparagus acicularis*	中国特有
409	百合科	开口箭	*Campylandra chinensis*	中国特有
410	百合科	白丝草	*Chionographis chinensis*	中国特有
411	百合科	散斑竹根七	*Disporopsis aspersa*	中国特有
412	百合科	紫萼	*Hosta ventricosa*	中国特有
413	百合科	野百合	*Lilium brownii*	中国特有
414	百合科	百合	*Lilium brownii* var. *viridulum*	中国特有
415	百合科	药百合	*Lilium speciosum* var. *gloriosoides*	中国特有
416	百合科	棒叶沿阶草	*Ophiopogon clavatus*	中国特有
417	百合科	宽叶沿阶草	*Ophiopogon platyphyllus*	中国特有
418	百合科	疏花沿阶草	*Ophiopogon sparsiflorus*	中国特有
419	百合科	阴生沿阶草	*Ophiopogon umbraticola*	中国特有
420	百合科	多花黄精	*Polygonatum cyrtonema*	中国特有
421	百合科	长梗黄精	*Polygonatum filipes*	中国特有
422	百合科	湖北黄精	*Polygonatum zanlanscianense*	中国特有
423	百合科	牯岭藜芦	*Veratrum schindleri*	中国特有
424	百合科	丫蕊花	*Ypsilandra thibetica*	中国特有
425	菝葜科	黑果菝葜	*Smilax glaucochina*	中国特有
426	菝葜科	凹脉菝葜	*Smilax lanceifolia* var. *impressinervia*	中国特有
427	菝葜科	红果菝葜	*Smilax polycolea*	中国特有
428	菝葜科	短梗菝葜	*Smilax scobinicaulis*	中国特有
429	天南星科	磨芋	*Amorphophallus konjac*	中国特有
430	天南星科	灯台莲	*Arisaema bockii*	中国特有
431	天南星科	螃蟹七	*Arisaema fargesii*	中国特有
432	天南星科	花南星	*Arisaema lobatum*	中国特有
433	天南星科	瑶山南星	*Arisaema sinii*	中国特有
434	天南星科	虎掌	*Pinellia pedatisecta*	中国特有
435	薯蓣科	大青薯	*Dioscorea benthamii*	中国特有
436	薯蓣科	山薯	*Dioscorea fordii*	中国特有
437	薯蓣科	细叶日本薯蓣	*Dioscorea japonica* var. *oldhamii*	中国特有
438	薯蓣科	马肠薯蓣	*Dioscorea simulans*	中国特有
439	薯蓣科	绵萆薢	*Dioscorea spongiosa*	中国特有
440	兰科	钩距虾脊兰	*Calanthe graciliflora*	中国特有
441	兰科	长叶山兰	*Oreorchis fargesii*	中国特有

续表

序号	科名	中文名	学名	特有程度
442	兰科	独蒜兰	*Pleione bulbocodioides*	中国特有
443	禾本科	篲竹	*Pseudosasa hindsii*	中国特有

二、药用动物资源

动物药是传统中药的重要组成部分，其应用历史悠久，早在战国时期的《山海经》中便有关于麝、鹿、犀、熊、牛等药用动物的记载。我国现存最早的药学专著《神农本草经》记载了僵蚕、地龙等动物药67种。明代著名医药学家李时珍编撰的《本草纲目》共记载药物1892种，其中动物药461种。根据现代本草中动物药的收载情况，我国最新出版的《中国药用动物志》第2版收载了多达2341种动物药。根据药典中动物药的收载情况，我国《中药大辞典》中收载动物药740种，而《中国药典》（2020年版）中收载动物药98种。

全州县的动物资源较为丰富，根据第三、第四次全国中药资源普查结果统计，全州县有药用动物236种，其中绝大部分种类在广西各地均有分布。

三、药用矿物资源

在我国矿物药被应用于治疗各种疑难杂症已有2000多年的历史，因药源常备，疗效显著，历代医药业者均非常重视其临床应用，其在医疗、养生和保健等方面发挥着重要作用，是我国医药宝库中的重要组成部分。我国现存最早的药学专著《神农本草经》收载了矿物药46种。我国第一部矿物药专著《中国矿物药》记载了矿物药70种，而在《中国药典》（2020年版）仅收录矿物药23种，约占《中国矿物药》中记载矿物药的32.9%。因此，我国矿物药的传承、研究开发与应用有着广阔的前景。

相比药用植物资源和药用动物资源，全州县药用矿物资源相对较少。根据第三、第四次全国中药资源普查结果统计，全州县有矿物药9种，包括密陀僧、铅丹、铅粉、伏龙肝、黄土、钟乳石、钟乳鹅管石、石灰、寒水石等。

第六章　药用资源应用

一、市场流通

全州县药用植物种类繁多，通过对当地药材市场调查，发现有交易的药用植物主要有64种，其中每年交易量超过1000 kg的主要中药材种类近39种（表6-1），如土茯苓 *Smilax glabra*、钩藤 *Uncaria rhynchophylla*、骨碎补 *Davallia mariesii*、半夏 *Pinellia ternata*、银杏 *Ginkgo biloba*、栀子 *Gardenia jasminoides*、淡竹叶 *Lophatherum gracile*、女贞 *Ligustrum lucidum*、白花蛇舌草 *Hedyotis diffusa*、厚朴 *Houpoea officinalis*、何首乌 *Fallopia multiflora* 等。在这些市场交易的药用植物中，还有部分珍稀濒危种类，如金线兰 *Anoectochilus roxburghii*、白及 *Bletilla striata*、毛唇芋兰 *Nervilia fordii* 以及一些石斛属 *Dendrobium* 植物，此类药材主要销往各地药厂及药材市场（如广西玉林中药材市场）。

表6-1　全州县药材市场流通的主要中药材种类统计

交易品种	主要市场名称	交易量（kg）	类型（国家集散地、区域集散地、产地交易市场）	类别（野生/栽培）	入药部位	可持续供给能力
土茯苓	咸水乡市场、文桥镇市场、石塘镇市场、绍水镇市场、庙头镇市场、龙水镇市场、蕉江瑶族乡市场、东山瑶族乡市场、才湾镇市场、安和乡市场、大西江镇市场	75300	产地	野生、栽培	根茎	良好
钩藤	安和乡市场、才湾镇市场、大西江镇市场、东山瑶族乡市场、蕉江瑶族乡市场、龙水镇市场、文桥镇市场、咸水乡市场、绍水镇市场	48500	产地	野生、栽培	枝干	良好
骨碎补	大西江镇市场、东山瑶族乡市场、蕉江瑶族乡市场、庙头镇市场、文桥镇市场、龙水镇市场	47000	产地	野生	根茎	较差
半夏	大西江镇市场、龙水镇市场、庙头镇市场、文桥镇市场	20400	产地	野生、栽培	根茎	一般
栀子	石塘镇市场、两河乡市场	14000	产地	野生、栽培	果	一般
钻骨风	大西江镇市场、东山瑶族乡市场、蕉江瑶族乡市场、龙水镇市场	11200	产地	野生	藤	一般
银杏	绍水镇市场	10000	产地	栽培	叶	良好
淡竹叶	文桥镇市场、石塘镇市场、庙头镇市场、两河乡市场、安和乡市场	7300	产地	野生	全草	一般
白花蛇舌草	庙头镇市场、文桥镇市场、大西江镇市场、龙水镇市场、绍水镇市场、咸水乡市场、才湾镇市场	5350	产地	野生	全草	一般
女贞	全州县市场	5000	产地	野生	枝干	一般
朱砂根	文桥镇市场、石塘镇市场、绍水镇市场、龙水镇市场、两河乡市场、大西江镇市场	3650	产地	野生	全株	一般

续表

交易品种	主要市场名称	交易量（kg）	类型（国家集散地、区域集散地、产地交易市场）	类别（野生/栽培）	入药部位	可持续供给能力
十大功劳	绍水镇市场、咸水乡市场	3000	产地	野生、栽培	枝干	一般
黄柏	咸水乡市场、绍水镇市场、龙水镇市场、才湾镇市场、大西江镇市场	2850	产地	栽培	茎皮	良好
杜仲	文桥镇市场、庙头镇市场、龙水镇市场、东山瑶族乡市场、大西江市场	2620	产地	栽培	茎皮	一般
何首乌	两河乡市场、庙头镇市场、文桥镇市场	2600	产地	野生	根茎	一般
白及	大西江镇市场、蕉江瑶族乡市场、龙水镇市场、全州县市场	2300	产地	野生、栽培	根茎	一般
葛花	文桥镇市场、全州县市场	2300	产地	野生	花	一般
威灵仙	蕉江瑶族乡市场、东山瑶族乡市场、才湾镇市场、大西江镇市场、两河乡市场、龙水镇市场、绍水镇市场	2150	产地	野生	根	一般
决明	绍水镇市场、咸水乡市场	2000	产地	野生	果实	一般
续断	全州县市场	2000	产地	野生	枝干	一般
血节	绍水镇市场	2000	产地	野生	根茎	一般
厚朴	大西江镇市场、龙水镇市场	2000	产地	栽培	茎皮	良好
野菊	安和乡市场、石塘镇市场、庙头镇市场、文桥镇市场	1900	产地	野生	花	一般
重楼	龙水镇市场、蕉江瑶族乡市场、东山瑶族乡市场、大西江市场	1800	产地	野生、栽培	根茎	一般
千里光	石塘镇市场、绍水镇市场、安和乡市场	1650	产地	野生	全株	一般
九节风	绍水镇市场、蕉江瑶族乡市场、东山瑶族乡市场、大西江镇市场	1400	产地	野生	全株	一般
夏枯草	两河乡市场、石塘镇市场	1250	产地	野生	全株	一般
穿心莲	才湾镇市场、绍水镇市场	1000	产地	野生	枝干	一般
金银花	两河乡市场	1000	产地	野生、栽培	花	一般

二、传统知识

中医药传统知识源于中华民族历经数千年的医疗实践活动，形成具有中国传统文化特色的中医药学体系，是我国传统知识的重要组成部分。虽然我国重视中医药发展，但是中医药传统知识仍然面临着"中医西化"、后继无人等严重问题。

全州县为多民族地区，民族医药传承也存在着许多突出问题。比如祖传医学知识或经验传内不传外，年轻人不愿跟师从医，年轻医师较少，年龄结构老化，有些老医师的医疗经验尚未得到传承便已去世。基于多方面原因，通过走访调查，收集到的传统知识材料也极为有限，一些传统知识用于接骨、烧烫伤、骨质增生等，只得其名而不得其法。

第七章　药用资源保护与管理

一、保护与管理现状

　　全州县西北、东南、西南高山环绕，西部为越城岭山脉，主峰真宝顶海拔2123 m，是华南第二高峰，东南部是都庞岭，南面为海洋山，西北部为五福宝顶自然保护区。县域内过半的山地为中低山地，也有岩溶峰丛洼地。在这些高山及岩溶区域，水热条件充沛且地貌复杂，人为干扰不大，孕育了丰富的野生植物资源，特别是五福宝顶自然保护区，分布有野生维管植物1000种，也有南方红豆杉、华南五针松、鹅掌楸等国家重点保护野生植物。这些是药用植物分布的主要区域，也是全州县药用植物保护最完整、最集中的区域。

　　近年来，全州县围绕建设生态文明示范县和林业强县的目标，实施"绿满八桂"造林绿化工程，深化集体林权权制改革，加大森林资源保护力度，推进林业产业发展，使得全州县绿化面积和森林资源总量得到了大幅度的增加，森林资源质量也得到明显提高。森林面积的增加，森林资源质量的提高，明显缓和了药用植物资源的环境压力，对药用植物资源的保护起到了显著的促进作用。

　　然而，随着市场对中药材需求量增加以及当地居民、民族医生对野生药用植物的大量使用，全州县的药用植物资源还在逐年递减。与此同时，人们对药用植物资源的使用仍存在许多问题，比如开发不合理、利用率低、资源破坏严重；资源开发利用科技含量低、种植规模小、经营管理缺乏科学性；环境破坏严重、野生药用植物资源生境受到威胁等，对全州县药用植物资源的保护与管理造成巨大的压力。

二、存在的主要问题

　　1. 开发不合理，利用率低，资源破坏严重。

　　全州县药用植物资源的开发利用主要以销往药材市场、制药厂以及供当地居民、民族医生使用为主，对资源开发的随意性很大。就采挖而言，至今仍为掠夺式开发，许多野生药材都在逐年减少并有消失的风险；对药材的利用缺乏综合考虑，多数仅选取其中的某些部位，资源浪费大，同时，对药材的使用仅限于原始状态的直接切片使用，无法充分利用药物的药效。

　　2. 资源开发利用科技含量低，种植规模小，经营管理缺乏科学性

　　全州县药用植物资源目前多以民用、外卖为主。药材种植规模小，尚未形成产业化发展。因为缺乏中药材研究和种植管理方面的专业技术人员，对药用植物资源的种植、驯化、加工和研究等缺乏技术扶持，投入严重不足，所以药用植物资源开发利用科学技术含量低，资源浪费严重，缺乏合理的科学规划、管理、指导，群众对药材种植的积极性也不高，种植规模很有局限性。

3. 环境破坏严重，野生药用植物资源生境受到威胁

全州县人口密度较大，随着社会经济的发展，人们的生活水平不断提高，对自然资源的索取也不断加剧。虽然全州县南面有海洋山余脉，西有越城岭余脉和五福宝顶水源林保护区，但是随着人工造林面积的增加，天然植被面积正不断减少，特别是杉树林及桉树林等人工植被密度大，成年的林下几乎没有草本植物生长，间接造成了药用植物资源的大量流失；在低山丘陵及峰丛洼地，多以水稻种植为主，在种植区也很少发现药用植物分布。

4. 中草药加工和制药企业缺失，中草药产业链无法形成

全州县中药材加工和制药业发展较为落后，中药材加工简单粗陋，仅依靠药材收购商进行初步的清洗、晒干和切片等，有部分瑶族药医具有炮制药材的能力，但也只供给自己的品牌药使用。除了中药材深加工能力不足，全州县还缺乏正规的制药企业，没有大型的制药厂或有影响力的中成药品牌，以致中草药产业链无法形成，种植出来的药材无法自行加工和开发高附加值的产品，只能低价卖给收购商。

5. 中药材产业人才队伍缺乏，民族医药发展存在诸多严峻问题

全州县缺乏中药材产业相关专业人员，从业人员少，产业难以发展壮大。同时，全州县本土的民族医药发展存在着诸多问题，比如瑶族医药管理机构尚不完善，无法充分发挥瑶族医药的潜在价值；瑶族医药也存在严重的传承危机，已经呈现出民族医药后继无人的趋势。

三、发展策略与建议

（1）统筹规划，根据各乡镇不同的道地药材资源情况、产业发展基础和自然地理优势，因地制宜建设中草药种植示范基地，同时加大技术力量投入，加大招商引资，建立起较完整的集中药材繁育、种植、加工、生产、物流、贸易、医疗服务等为一体的中医药民族医药产业体系。

（2）大力发展中药材与民族药材的种植，充分利用当地丰富的自然资源满足民族医生对药材的需求，同时又不会破坏原始环境。此外，把中药材种植与精准扶贫工作结合起来，发展具有区域特色、道地性强、价值高的药用植物品种，形成极具竞争力的相对低成本、高效益的林药复合经济，实现乡村振兴。

（3）加强政府部门对民族医药的管理、引导和监督工作。制定全州县发展民族医药的优惠政策和瑶族医药中长期发展规划，逐渐规范瑶族医生的行医标准，促进群众对民族医药的认识和自信。

（4）整合民间医师行医规范，改善民族医生行医环境。严厉管制打击非法行医、滥竽充数的江湖医生，改善患者的就医环境，加强对民族医师的引导和监督，避免其行医过程中夸大患者病情、欺骗患者。同时，加大对民族医药的经费投入，对于某些资历深厚、信誉优良的医师的诊疗活动，可以将其纳入新型农村合作医疗管理范围，鼓励患者就诊。

（5）做好民族医药的传承工作，全面收集失散于民间的医药古籍、手抄本、经卷、验方以及诊病、治病的方法与注意事项等；调查民间民族医生使用药物的种类、使用方法及禁忌等；整理民族医药的本底资料并订制成册，提供给当地民间民族医生参考交流；增进年轻一代对民族医药的了解和信任，鼓励他们学习民族医药知识并参与民族医药事业。

各论

千层塔

【基原】为石杉科蛇足石杉*Huperzia serrata* (Thunb. ex Murray) Trevis. 的全草。

【别名】蛇足草、虱婆草、虱子草。

【形态特征】多年生草本，常丛生。茎直立或斜升，高10~30 cm。叶螺旋状排列；叶片纸质，披针形，长1~3 cm，宽1~8 mm，基部楔形，下延有柄，先端急尖或渐尖，边缘有不规则的齿；孢子叶与营养叶同形。孢子囊肾形，淡黄色，横生于叶腋。

【分布】生于山谷、山坡或林荫下湿地。产于广西、广东、云南、福建、四川、浙江等地。

【性能主治】全草味辛、甘、微苦，性平；有小毒。具有清热解毒、燥湿敛疮、止血定痛、散瘀消肿的功效。主治肺炎，肺痈，劳伤吐血，痔疮便血，白带异常，跌打损伤，肿毒，水湿膨胀，溃疡久不收口，烧烫伤。

【采收加工】夏末、秋初采收，除去泥土，晒干。

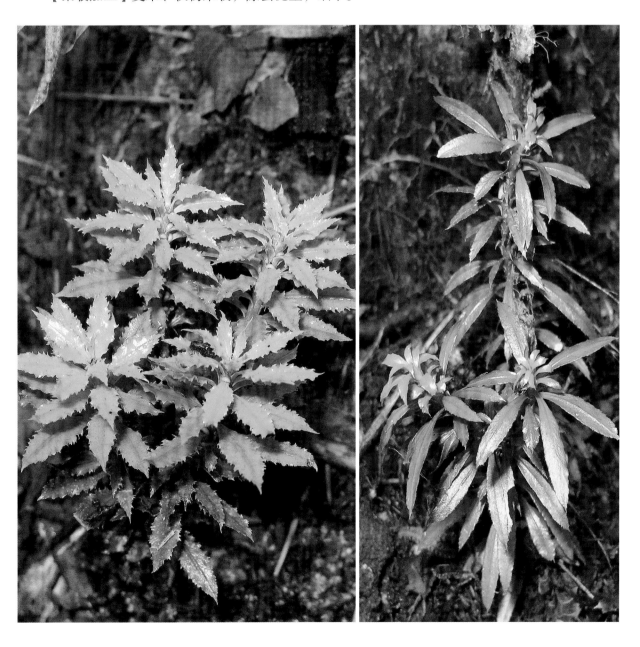

舒筋草

【基原】为石松科藤石松 *Lycopodiastrum casuarinoides* (Spring) Holub 的地上部分。

【别名】吊壁伸筋、浸骨风、伸筋草。

【形态特征】攀缘藤本植物。地上圆柱状主枝可达数米。侧枝柔软，多回二叉分枝，小枝扁平，柔软下垂，常分化为营养枝和孢子枝。叶片革质，钻形，基部下延贴生枝上。孢子囊穗每簇6~12个，排成复圆锥状，顶生，具直立小柄；孢子囊内藏于孢子叶腋，圆肾形；孢子表面粗糙，具颗粒状纹饰。

【分布】生于灌木丛及疏林中，常攀缘于林中树冠上。产于华南、华东、华中及西南等地。

【性能主治】地上部分味微甘，性温。具有舒筋活血、祛风除湿的功效。主治风湿关节痛，跌打损伤，月经不调，盗汗，夜盲症。

【采收加工】全年均可采收，除去杂质，晒干。

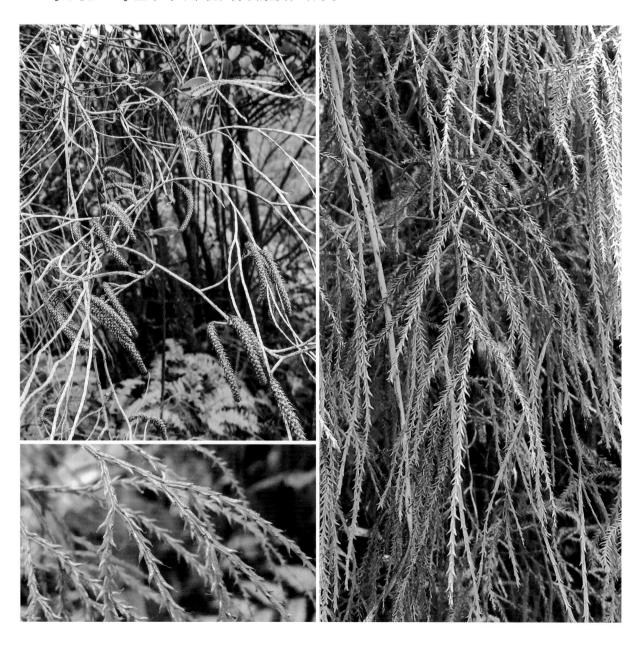

伸筋草

【基原】为石松科石松*Lycopodium japonicum* Thunb. 的全草。

【别名】绿毛伸筋、小伸筋、舒筋草。

【形态特征】多年生草本。主茎横卧，长可达数米；侧枝斜升，分枝较稀疏。叶稀疏，叶片薄而软，钻形或针形；孢子叶阔卵形，先端急尖，具芒状长尖头，纸质。孢子囊穗圆柱形，长2~5 cm，有柄，通常2~6个生于总柄顶部成总状囊穗序，远高出不育枝；孢子囊内藏于孢子叶腋，圆肾形。

【分布】生于林下、灌木丛中、草坡、路边或岩石上。除东北、华北地区以外，全国各地均有分布。

【性能主治】全草味微苦、辛，性温。具有祛风除湿、舒筋活络的功效。主治关节酸痛，屈伸不利。

【采收加工】夏、秋季茎叶茂盛时采收，除去杂质，晒干。

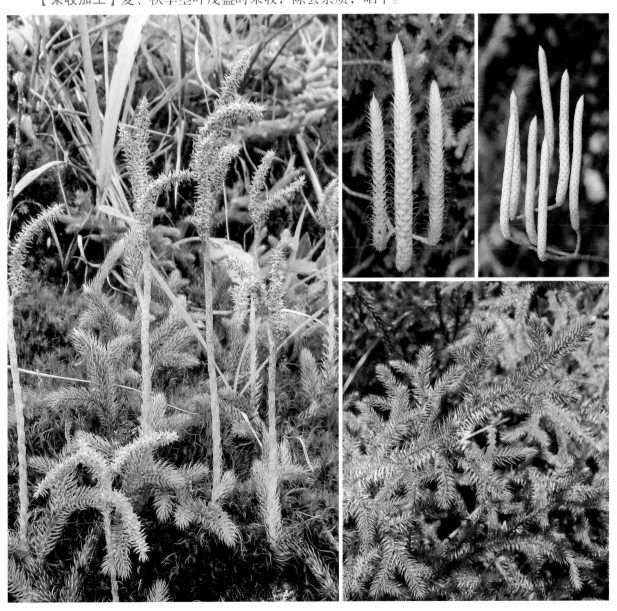

翠云草

【基原】为卷柏科翠云草 Selaginella uncinata (Desv.) Spring 的全草。

【别名】细风藤、金猫草、铁皮青。

【形态特征】草本植物。主茎伏地蔓生，节上生不定根。主茎上的叶较大，叶片卵形或卵状椭圆形；分枝上的叶二型，排成平面，叶片边缘具白边，全缘；孢子叶穗单生于枝顶，四棱柱形，孢子叶一型，密生，卵状三角形，边缘全缘。大孢子灰白色或暗褐色，小孢子淡黄色。

【分布】生于常绿阔叶林下。产于广西、广东、贵州、重庆、湖南、湖北、安徽等地。

【性能主治】全草味淡、微苦，性凉。具有清热利湿、解毒、止血的功效。主治黄疸，痢疾，泄泻，水肿，淋病，筋骨痹痛，吐血，咳血，便血，外伤出血，痔漏，烧烫伤，蛇咬伤。

【采收加工】全年均可采收，洗净，鲜用或晒干。

【附注】羽叶密似云纹，一般有蓝绿色荧光，且嫩叶翠蓝色，故名翠云草。

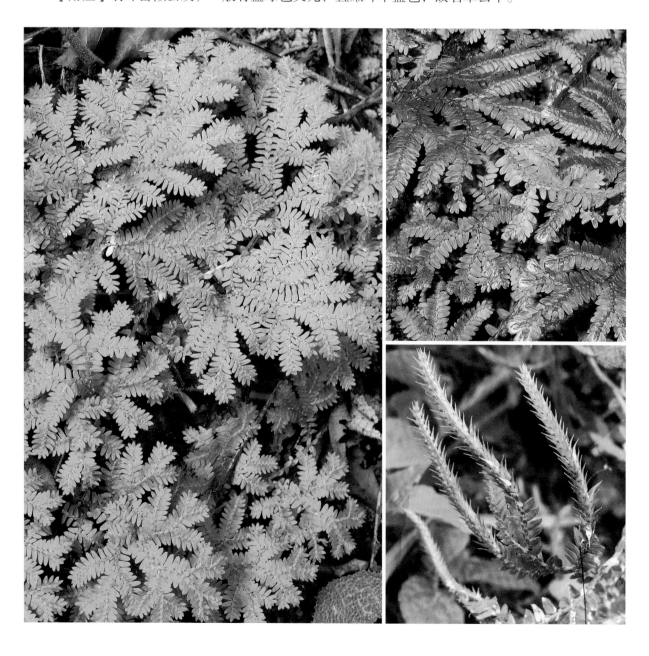

马蹄蕨

【基原】为观音座莲科福建观音座莲*Angiopteris fokiensis* Hieron. 的根状茎。

【别名】马蹄树、马蹄附子、马蹄香。

【形态特征】植株高2 m。根状茎肥大，肉质，直立，突出地面20 cm，宿存的叶柄基部聚生，呈莲座状。叶簇生，奇数二回羽状，具粗壮的长柄，叶轴及叶柄具瘤状突起；叶片边缘具小齿，叶脉开展，在背面明显。孢子囊群长圆形，棕色，由10~15个孢子囊组成。

【分布】生于林中湿润处及山谷沟旁。产于广西、广东、贵州、湖北等地。

【性能主治】根状茎味苦，性寒。具有清热凉血、祛瘀止血、镇痛安神的功效。主治腮腺炎，痈肿疮毒，毒蛇咬伤，跌打肿痛，外伤出血，崩漏，乳痈，风湿痹痛，产后腹痛，心烦失眠。

【采收加工】全年均可采挖，洗净，除去须根，切片，鲜用或晒干。

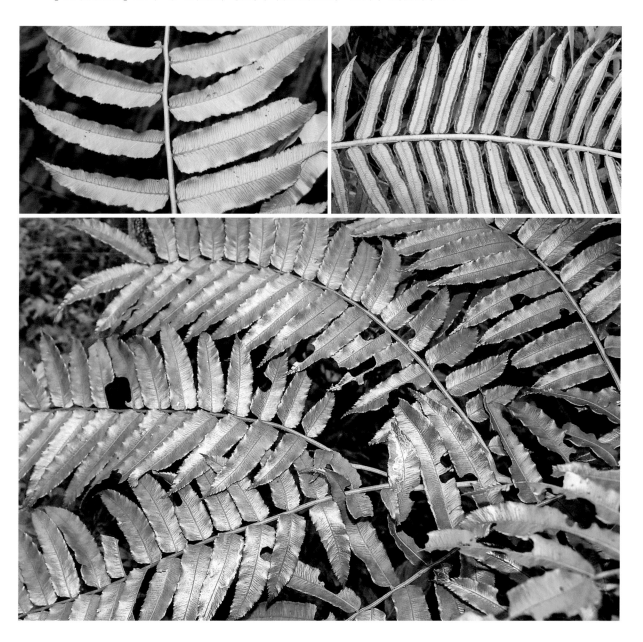

紫萁贯众

【基原】为紫萁科紫萁*Osmunda japonica* Thunb. 的根状茎和叶柄残基。

【别名】高脚贯众、老虎台。

【形态特征】多年生草本。根状茎短粗，或呈短树干状且稍弯。叶簇生，直立；柄禾秆色；叶片三角状广卵形，顶部一回羽状，其下为二回羽状；羽片3~5对，对生，长圆形；孢子叶与营养叶等高或稍高，羽片和小羽片均短缩，小羽片线形，沿中肋两侧背面密生孢子囊。

【分布】生于林下或溪边。产于广西、广东、四川、云南、贵州、山东等地。

【性能主治】根状茎和叶柄残基味苦，性微寒；有小毒。具有清热解毒、止血、杀虫的功效。主治疫毒感冒，热毒泻痢，痈疮肿毒，吐血，鼻出血，便血，崩漏，虫积腹痛。

【采收加工】春、秋季采挖，洗净，除去须根，晒干。

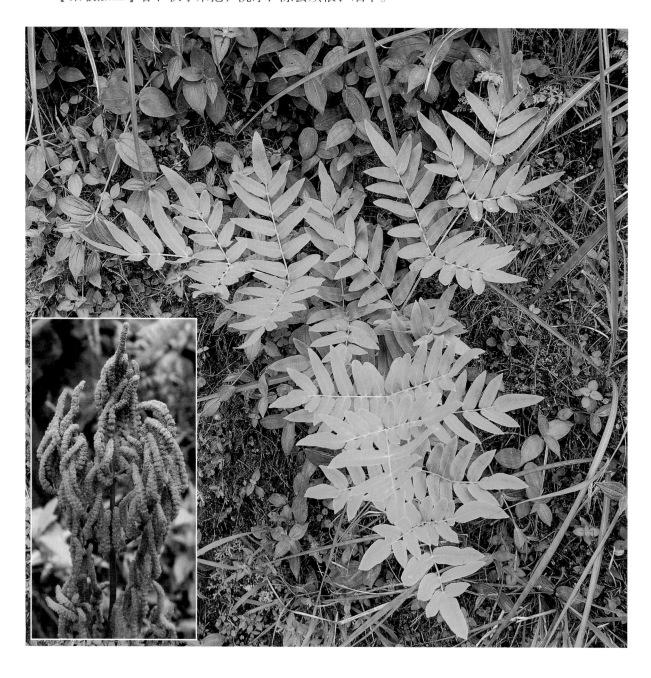

金沙藤

【基原】为海金沙科曲轴海金沙*Lygodium flexuosum* (L.) Sw. 的地上部分。

【别名】海金沙、牛抄蕨、牛抄藤。

【形态特征】多年生攀缘草本，植株可高达7 m。叶三回羽状，羽片多数，对生于叶轴上的短距上，向两侧平展；叶片长圆三角形，草质，羽轴多少向左右弯曲；顶生一回小羽片披针形，基部近圆形，钝头，叶缘有细齿。孢子囊穗线形，棕褐色，小羽片顶部常不育。

【分布】生于疏林下。产于广西、广东、贵州、云南等地。

【性能主治】地上部分味甘，性寒。具有清热解毒、利水通淋的功效。主治热淋，石淋，血淋，膏淋，尿道涩痛，湿热黄疸，风热感冒，咳嗽，咽喉肿痛，泄泻，痢疾。

【采收加工】夏、秋季采收，除去杂质，晒干。

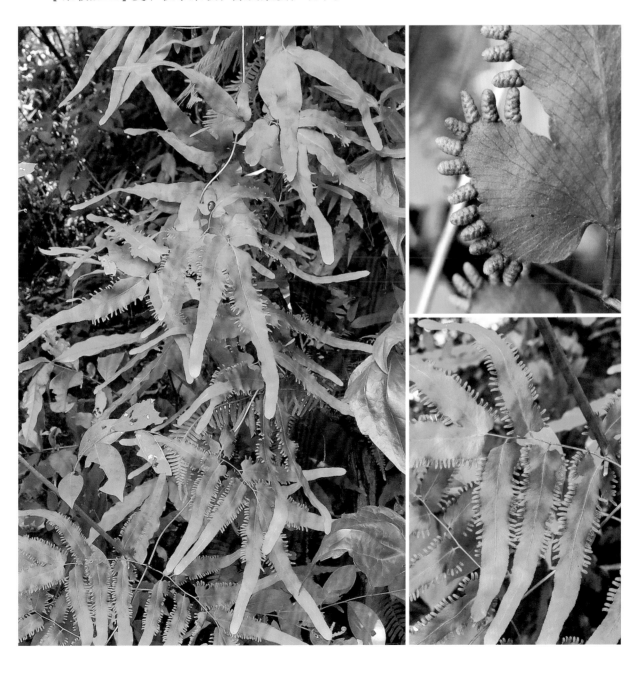

海金沙

【基原】为海金沙科海金沙*Lygodium japonicum* (Thunb.) Sw. 的成熟孢子。

【别名】金沙藤、望骨风。

【形态特征】攀缘草本，可长达4 m。茎细弱。叶轴上面有2条狭边，羽片多数，对生于叶轴上的短距两侧，平展；叶为一回至二回羽状复叶，小叶卵状披针形，边缘有齿或不规则分裂。能育羽片卵状三角形，长宽几相等。孢子囊生于能育羽片背面，排列稀疏；孢子表面具小疣。

【分布】生于林缘或灌木丛中。产于广西、广东、四川、湖南、江西、福建、陕西等地。

【性能主治】成熟孢子味甘、咸，性寒。具有清热利湿、通淋止痛的功效。主治热淋，石淋，血淋，膏淋，尿道涩痛。

【采收加工】秋季孢子未脱落时采割藤叶，晒干，搓揉或打下孢子，除去藤叶。

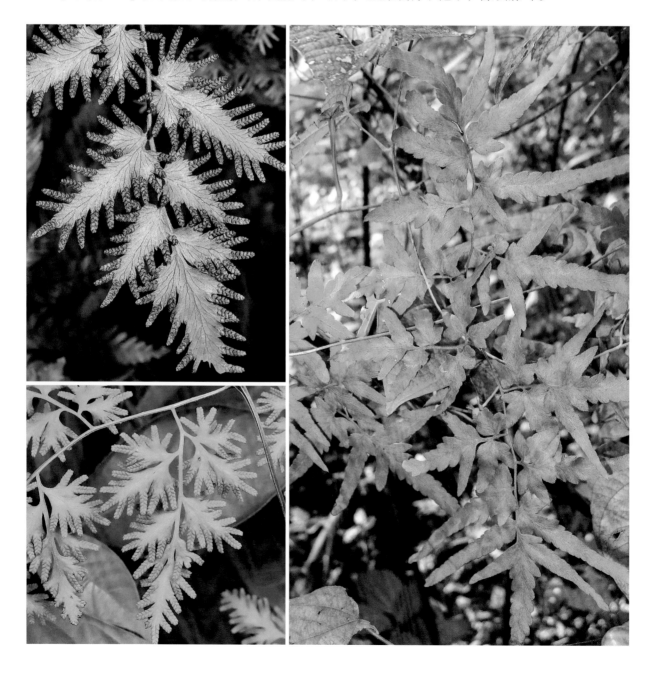

金花草

【基原】为鳞始蕨科乌蕨*Sphenomeris chinensis* (L.) Maxon 的全草。

【别名】大叶金花草、小叶野鸡尾。

【形态特征】植株高30~70 cm。根状茎横走，密生深褐色钻形鳞片。叶近生；叶片纸质，两面无毛，长卵形或披针形，四回羽状深裂；羽片15~20对，互生，密接，有短柄，斜展，卵状披针形。孢子囊群小，生在裂片先端或1条小脉顶端；囊群盖灰棕色，倒卵形或长圆形。

【分布】生于林下或灌木丛中阴湿处。产于广西、海南、四川、湖南、湖北、福建等地。

【性能主治】全草味苦，性寒。具有清热解毒、利湿的功效。主治感冒发热，咳嗽，扁桃体炎，腮腺炎，肠炎，痢疾，肝炎，食物中毒，农药中毒；外用治烧烫伤，皮肤湿疹。

【采收加工】全年均可采收，夏、秋季采收较佳，洗净，鲜用或晒干。

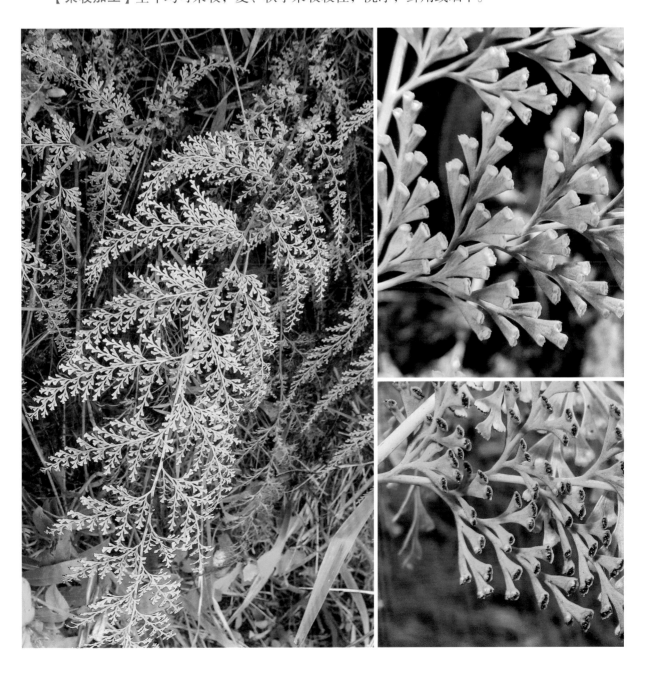

蕨

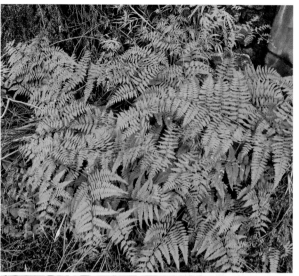

【基原】为蕨科蕨*Pteridium aquilinum* (L.) Kuhn var. *latiusculum* (Desv.) Underw. ex A. Heller 的根状茎或全草。

【别名】蕨菜、蕨萁、龙头菜。

【形态特征】植株高可达1 m。根状茎长而横走，密被锈黄色柔毛，以后逐渐脱落。叶远生，柄褐棕色或棕禾秆色；叶片阔三角形或长圆状三角形，三回羽状；羽片4~6对，对生或近对生，斜展；叶脉稠密，仅背面明显。叶轴及羽轴均光滑，各回羽轴腹面均有深纵沟1条。

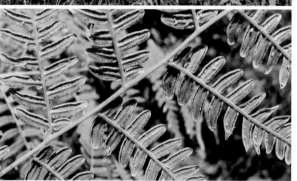

【分布】生于山地林缘、林下草地及向阳山坡。产于全国各地。

【性能主治】根状茎或全草味甘，性寒。具有清热利湿、消肿、安神的功效。主治发热，痢疾，湿热黄疸，高血压病，头昏失眠，风湿性关节炎，白带异常，痔疮，脱肛。

【采收加工】夏、秋季采收，鲜用或晒干。

凤尾草

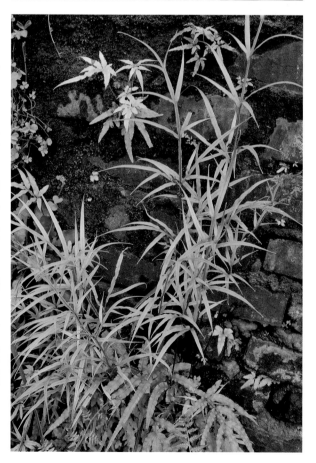

【基原】为凤尾蕨科井栏凤尾蕨*Pteris multifida* Poir. 的全草。

【别名】井栏边草、井边凤尾、井栏草。

【形态特征】多年生草本。根状茎短而直立，先端被黑褐色鳞片。叶多数，密而簇生，二型；营养叶卵状长圆形，一回羽状，羽片常3对，线状披针形，边缘具不整齐的尖齿。孢子叶狭线形，其上部几对的羽片基部下延，在叶轴两侧形成狭翅。孢子囊群沿叶缘连续分布。

【分布】生于井边、沟边、墙缝及石灰岩缝隙中。产于全国各地。

【性能主治】全草味淡、微苦，性寒。具有清热利湿、凉血止血、解毒止痢的功效。主治痢疾，胃肠炎，肝炎，泌尿系感染，感冒发烧，咽喉肿痛；外用治外伤出血，烧烫伤。

【采收加工】全年均可采收，鲜用或晒干。

小叶金花草

【基原】为中国蕨科野雉尾金粉蕨*Onychium japonicum* (Thunb.) Kunze 的全草。

【别名】野鸡尾、小鸡尾草、柏香莲。

【形态特征】植株高25~60 cm。根状茎长而横走，疏被鳞片。叶散生；叶片几与叶柄等长，卵状三角形或卵状披针形，四回羽状细裂；羽片12~15对，互生，长圆披针形或三角状披针形，先端渐尖，并具羽裂尾头，三回羽裂。孢子囊群长3~6 mm；囊群盖线形或短长圆形，全缘。

【分布】生于山坡路边、林下沟边或灌木丛阴处。产于长江以南各地，北至河北、西至甘肃南部。

【性能主治】全草味苦，性寒。具有清热解毒、利湿、止血的功效。主治风热感冒，肺热咳嗽，急性肠胃炎，痢疾，黄疸，吐血，便血，尿血，农药中毒，砷中毒，木薯中毒，野生薯中毒；外用治烧烫伤。

【采收加工】夏、秋季采收，晒干。

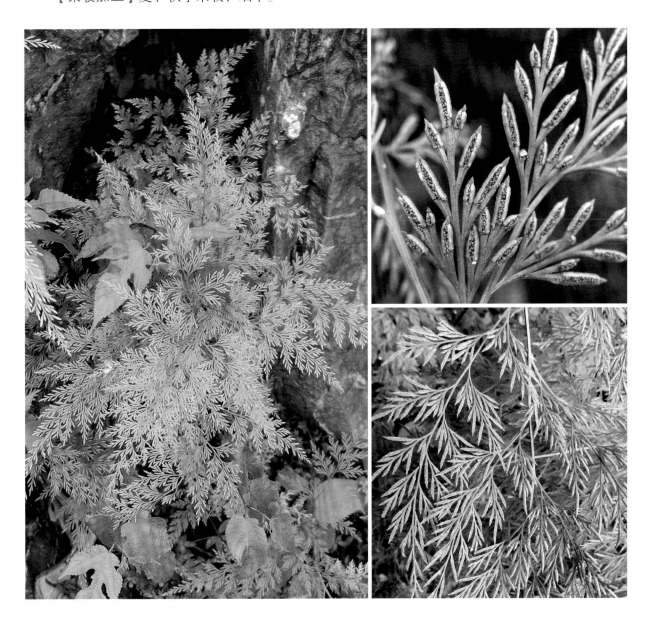

书带蕨

【基原】为书带蕨科书带蕨*Haplopteris flexuosa* (Fée) E. H. Crane 的全草。

【别名】晒不死、柳叶苇、小石韦。

【形态特征】多年生草本。根状茎横走，密被黄褐色鳞片。叶近生，常密集成丛；叶柄短，下部浅褐色，基部被小鳞片；叶片薄草质，线形，边缘反卷，遮盖孢子囊群。孢子囊群线形，生于叶缘内侧；叶片下部和先端不育。孢子长椭圆形，无色透明，单裂缝。

【分布】附生于林中树干或岩石上。产于广西、广东、海南、四川、湖北、江苏、浙江、江西等地。

【性能主治】全草味苦、涩，性凉。具有疏风清热、舒筋止痛、健脾消疳、止血的功效。主治小儿急惊风，小儿疳积，风湿痹痛，跌打损伤，妇女干血痨，咯血，吐血。

【采收加工】全年或夏、秋季采收，洗净，鲜用或晒干。

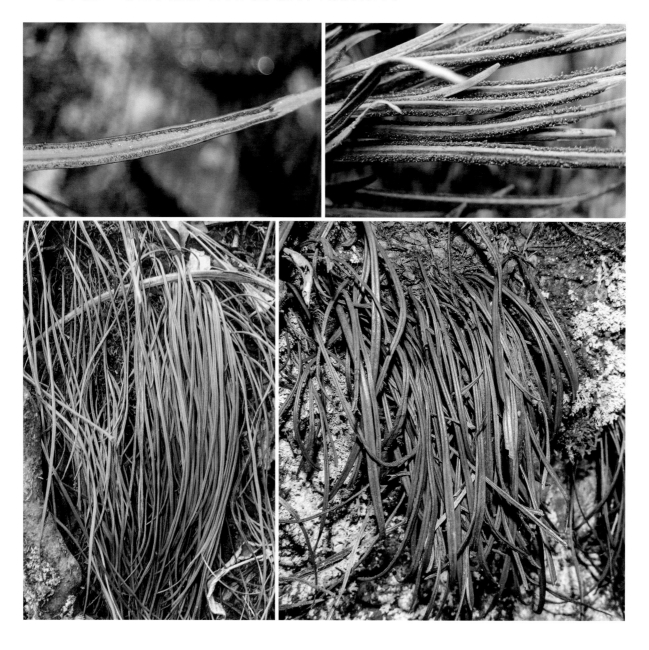

倒挂草

【基原】为铁角蕨科倒挂铁角蕨*Asplenium normale* D. Don 的全草。

【别名】青背连。

【形态特征】植株高15~40 cm。根状茎直立或斜升，粗壮，黑色，密被黑褐色鳞片。叶簇生；叶柄栗褐色至紫黑色，基部疏被鳞片；叶片披针形，一回羽状，草质至薄纸质，两面无毛；羽片20~44对，互生，平展，无柄，中部羽片同大。孢子囊群椭圆形，棕色，远离主脉伸达叶缘，彼此疏离。

【分布】生于密林下、溪边石上或路边阴湿处。产于广西、广东、云南、贵州、湖南等地。

【性能主治】全草味微苦，性平。具有清热解毒、止血的功效。主治肝炎，痢疾，外伤出血，蜈蚣咬伤。

【采收加工】全年均可采收，洗净，鲜用或晒干。

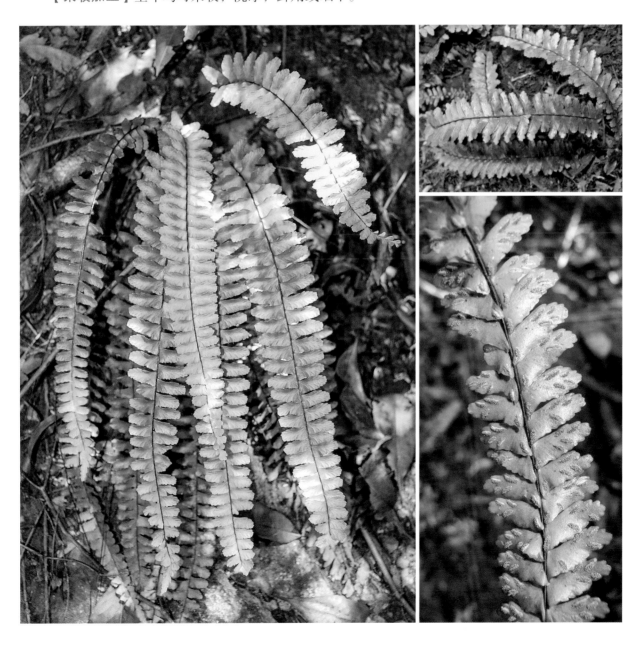

镰羽贯众

【基原】为鳞毛蕨科镰羽贯众*Cyrtomium balansae* (Christ) C. Chr 的根茎。

【别名】巴兰贯众。

【形态特征】植株高25~60 cm。根茎直立，密被披针形棕色鳞片。叶簇生，叶柄被鳞片；叶片披针形或宽披针形，一回羽状；羽片12~18对，互生，镰状披针形，先端渐尖或近尾状，边缘具齿；叶片纸质，腹面光滑，背面疏生棕色小鳞片或秃净。孢子囊位于中脉两侧各成2行；囊群盖圆形，盾状。

【分布】生于山谷溪沟边或林下阴湿处。产于广西、海南、安徽、福建、浙江、江西、湖南、贵州等地。

【性能主治】根茎味苦，性寒。具有清热解毒、驱虫的功效。主治流行性感冒，肠道寄生虫病。

【采收加工】全年均可采挖，除去泥沙及叶，鲜用或晒干。

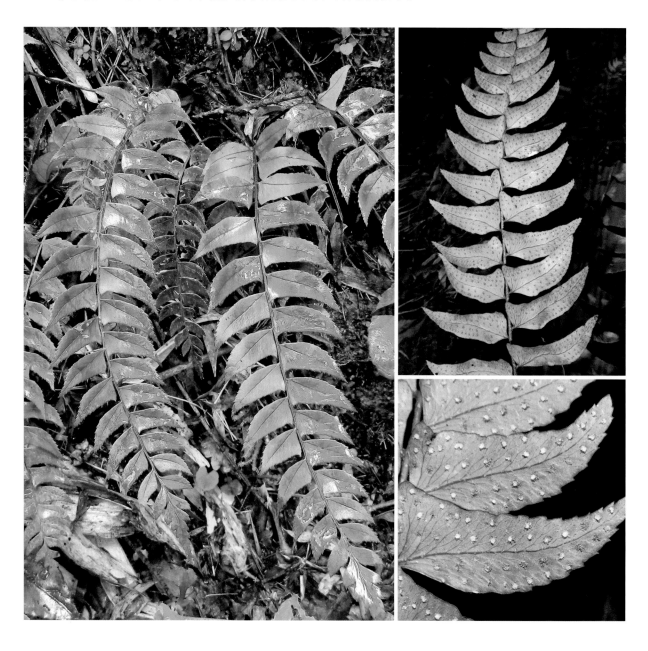

小贯众

【基原】为鳞毛蕨科贯众*Cyrtomium fortunei* J. Sm. 的根状茎、叶柄残基。

【别名】昏鸡头、鸡脑壳、鸡公头。

【形态特征】植株高25~50 cm。根茎直立，密被棕色鳞片。叶簇生，叶柄禾秆色，密生棕色鳞片；叶片长圆状披针形，一回羽状；侧生羽片7~16对，互生，披针形，多少上弯成镰状，先端渐尖少数成尾状；顶生羽片狭卵形。孢子囊群遍布羽片背面；囊群盖圆形。

【分布】生于林下或石灰岩缝中。产于广西、广东、云南、江西、福建、台湾、湖南、江苏、山东、河北、甘肃等地。

【性能主治】根状茎、叶柄残基味苦，性微寒；有小毒。具有清热平肝、解毒杀虫、止血的功效。主治头晕目眩、高血压、痢疾、尿血、便血、崩漏、白带异常、钩虫病。

【采收加工】全年均可采挖，以秋季采挖较好，除去须根和部分叶柄，晒干。

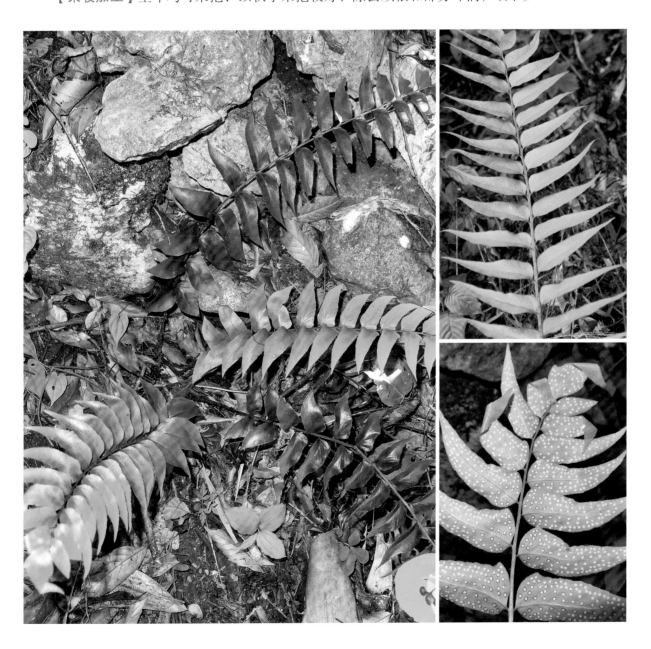

白毛蛇

【基原】为骨碎补科圆盖阴石蕨*Humata tyer-mannii* T. Moore 的根状茎。

【别名】白伸筋、石上蚂蟥、马骝尾。

【形态特征】植株高可达20 cm。根状茎长而横走，密被蓬松的淡棕色鳞片。叶远生；柄长6~8 cm，棕色或深禾秆色；叶片长阔卵状三角形，3~4回羽状深裂；羽片约10对，有短柄，互生，彼此密接。孢子囊群生于小脉顶端；囊群盖近圆形，全缘，浅棕色。

【分布】生于林下树干或岩石上。产于广西、湖南、贵州、云南、重庆等地。

【性能主治】根状茎味微苦、甘，性凉。具有祛风除湿、止血、利尿的功效。主治风湿性关节炎，慢性腰腿痛，腰肌劳损，跌打损伤，骨折，黄疸性肝炎，吐血，便血，血尿；外用治疮疖。

【采收加工】全年均可采挖，洗净，晒干。

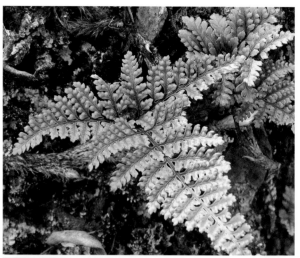

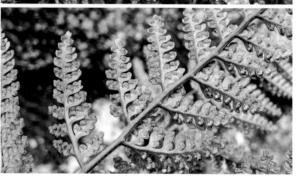

鱼鳖金星

【基原】为水龙骨科抱石莲*Lepidogrammitis drymoglossoides* (Baker) Ching 的全草。

【别名】抱石蕨、瓜子草、瓜子莲。

【形态特征】多年生小型附生草本。根状茎细长而横走，疏被鳞片。叶远生，二型；叶片肉质，营养叶长圆形至卵形，圆头或钝圆头，基部楔形全缘，几无柄；孢子叶倒披针形或舌状，有时与营养叶同形，背面疏被鳞片。孢子囊群圆形，沿主脉两侧各有1行，位于主脉与叶缘之间。

【分布】附生于林下阴湿树干或岩石上。产于广西、广东、贵州、陕西、甘肃等地。

【性能主治】全草味甘、苦，性寒。具有清热解毒、祛风化痰、凉血祛瘀的功效。主治小儿高热，肺结核，内、外伤出血，风湿关节痛，跌打损伤；外用治疗疮肿毒。

【采收加工】全年均可采收，洗净，鲜用或晒干。

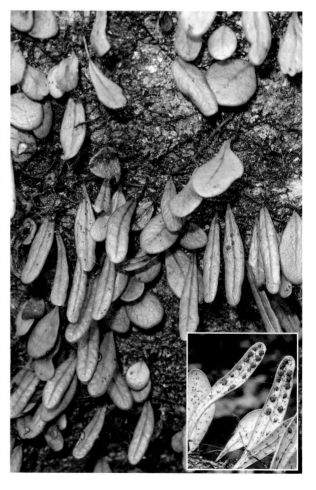

瓦韦

【基原】为水龙骨科瓦韦*Lepisorus thunbergianus* (Kaulf.) Ching 的全草。

【别名】剑丹、金星草、骨牌草。

【形态特征】多年生草本，植株高6~20 cm。根状茎横走，密生黑色鳞片。叶垂直生于根状茎上；叶片长条状披针形，革质，基部渐狭并下延；有短柄或几无柄；除主脉外，叶脉不明显。孢子囊群圆形或椭圆形，沿着主脉2列排列，幼时被圆形褐棕色的隔丝覆盖。

【分布】附生于山坡林下树干或岩石上。产于广西、云南、湖南、湖北、台湾、福建、江西、安徽、甘肃、浙江等地。

【性能主治】全草味苦，性平。具有清热解毒、利尿消肿、止血、止咳的功效。主治尿路感染，肾炎，痢疾，肝炎，眼结膜炎，口腔炎，肺热咳嗽，百日咳，咯血，血尿，发背痈疮。

【采收加工】全年均可采收，洗净，晒干。

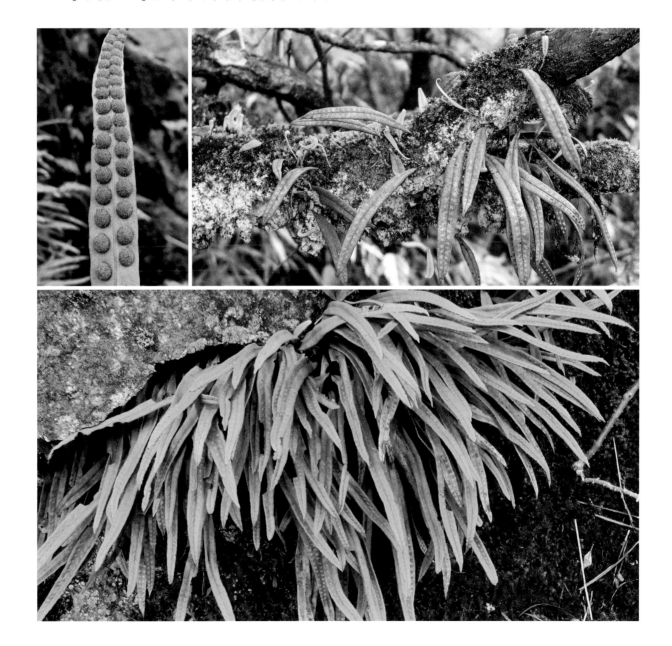

大叶骨牌草

【基原】为水龙骨科江南星蕨 *Microsorum fortunei* (T. Moore) Ching 的全草。

【别名】七星剑、斩蛇剑、一包针。

【形态特征】根状茎长，横走，肉质，顶部被棕褐色鳞片。叶远生，直立；叶片厚纸质带状披针形，顶端长渐尖，基部渐狭，下延于叶柄并形成狭翅，全缘，有软骨质的边；中脉两面明显隆起，侧脉不明显。孢子囊群大，圆形，靠近主脉各成1行或不整齐的2行排列。

【分布】生于山坡林下、溪边树干或岩石上。产于广西、湖南、陕西、江苏、安徽等地。

【性能主治】全草味苦，性寒。具有清热利湿、凉血解毒的功效。主治热淋，小便不利，痔疮出血，瘰疬结核，痈肿疮毒，毒蛇咬伤，风湿疼痛，跌打骨折。

【采收加工】全年均可采收，洗净，鲜用或晒干。

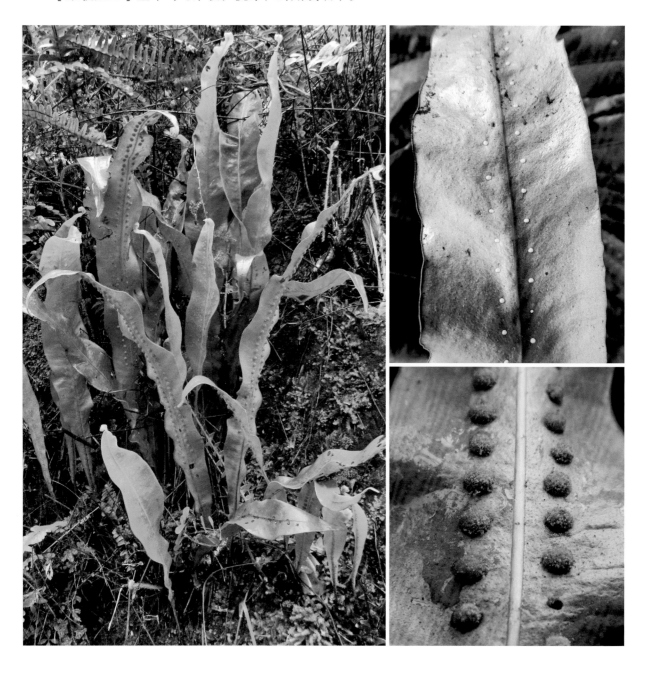

友水龙骨

【基原】为水龙骨科友水龙骨*Polypodiodes amoena* (Wall. ex Mett.) Ching. 的根状茎。

【别名】猴子蕨、水龙骨、土碎补。

【形态特征】附生草本。根状茎横走，密被暗棕色鳞片。叶疏生，叶柄禾秆色；叶片厚纸质，卵状披针形，羽状深裂，基部略收缩，顶端羽裂渐尖；裂片20~25对，披针形，有齿。孢子囊群圆形，在裂片中脉两侧各成1行，着生于内藏小脉顶端，位于中脉与叶缘间，无盖。

【分布】附生于岩石上或树干基部。产于广西、云南、湖南、贵州、四川、西藏、江西等地。

【性能主治】根状茎味甘、苦，性平。具有清热解毒、祛风除湿的功效。主治风湿性关节疼痛，咳嗽，小儿高烧；外用治背痈，无名肿毒，骨折。

【采收加工】全年均可采挖，洗净，鲜用或晒干。

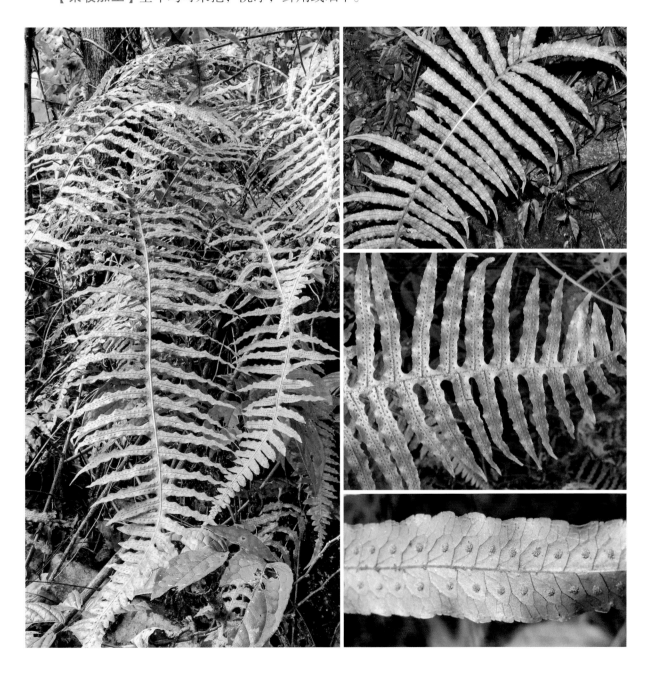

石蕨

【基原】为水龙骨科石蕨*Pyrrosia angustissima* (Gies. ex Diels) Tagawa et K. Iwats. 的全草。

【别名】拟石韦、卷叶蕨、石小豆。

【形态特征】附生草本，植株高10~12 cm。根状茎细长，横走，密被鳞片。叶远生，近无柄，基部以关节着生；叶片线形，边缘向下强烈反卷，幼时腹面疏生星状毛，背面密被黄色星状毛，宿存。孢子囊群线形，位于主脉与叶缘之间，囊群初时被反卷的叶缘覆盖，成熟时挤开叶缘而裸露。

【分布】生于阴湿岩石或树干上。产于广西、广东、湖南、贵州、四川、台湾、福建等地。

【性能主治】全草味苦，性平。具有清热利湿、凉血止血的功效。主治目赤，咽喉肿痛，小便不利，白带异常，风湿腰腿痛，咯血，吐血，鼻出血，崩漏。

【采收加工】全年均可采收，连根挖出，洗净，晒干。

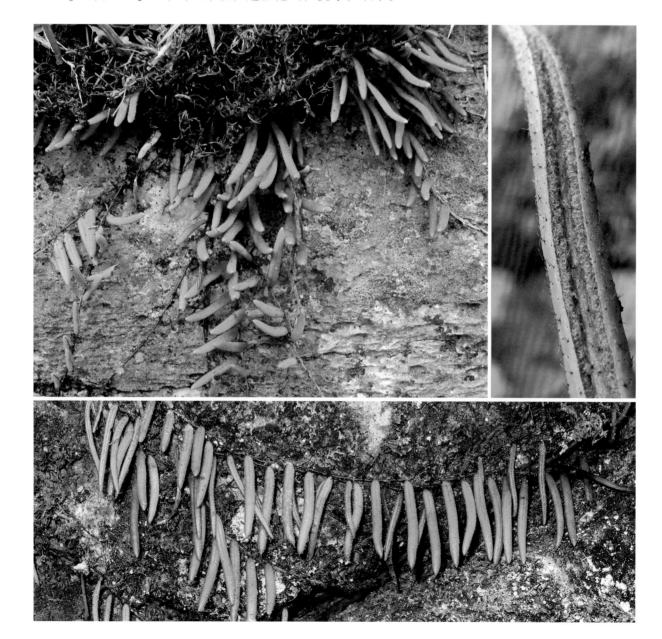

石韦

【基原】为水龙骨科石韦*Pyrrosia lingua* (Thunb.) Farwell 的叶。

【别名】石耳朵、蛇舌风、小叶下红。

【形态特征】植株高10~30 cm。根状茎长，横走，密被淡棕色鳞片。叶远生，近二型；叶片具长柄，革质，披针形至矩圆披针形，腹面绿色，并有小凹点，背面密被灰棕色星状毛；能育叶远比营养叶高而狭窄。孢子囊群沿着叶背侧脉整齐排列，初为星状毛包被，成熟后开裂外露呈砖红色。

【分布】附生于林中树干或溪边岩石上。产于华东、中南、西南地区。

【性能主治】叶味苦、甘，性微寒。具有利尿通淋、清肺止咳、凉血止血的功效。主治热淋，血淋，石淋，小便不通，淋沥涩痛，肺热喘咳，吐血，鼻出血，尿血，崩漏。

【采收加工】全年均可采收，除去根状茎和根，晒干或阴干。

【附注】水龙骨科庐山石韦*P. sheareri* 的叶具有相同功效，亦可作为药材石韦使用。

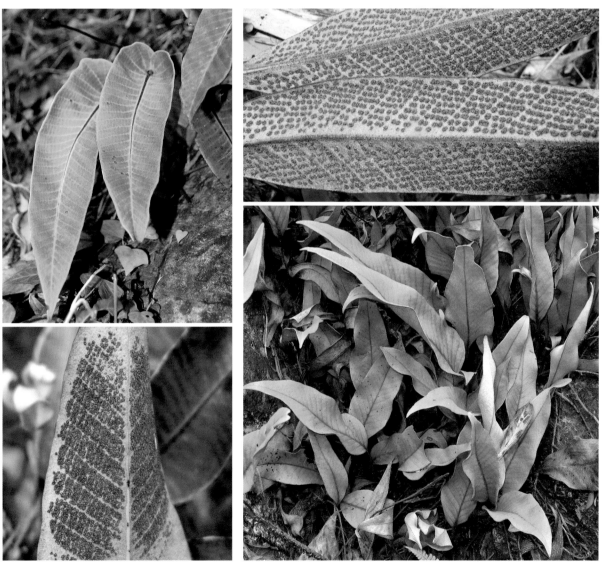

庐山石韦 *P. sheareri*　　石韦 *P. lingua*

骨碎补

【基原】为槲蕨科槲蕨*Drynaria roosii* Nakaike 的根状茎。

【别名】猴子姜、飞蛾草。

【形态特征】附生草本，植株高25~40 cm。根状茎横走，粗壮肉质，为扁平条状或块状，密被鳞片。叶二型；营养叶枯棕色，厚干膜质，覆盖于根状茎上；孢子叶高大，绿色，中部以上深羽裂；裂片7~13对，披针形。孢子囊群生于内藏小脉的交叉处，在主脉两侧各有2~3行。

【分布】附生于树干或岩石上。产于广西、广东、海南、云南、江西、湖北、江苏等地。

【性能主治】根状茎味苦，性温。具有疗伤止痛、补肾强骨、消风祛斑的功效。主治跌仆闪挫，筋骨折伤，肾虚腰痛，筋骨痿软，耳鸣耳聋，牙齿松动；外用治斑秃，白癜风。

【采收加工】全年均可采挖，除去泥沙，干燥或再燎去鳞片。

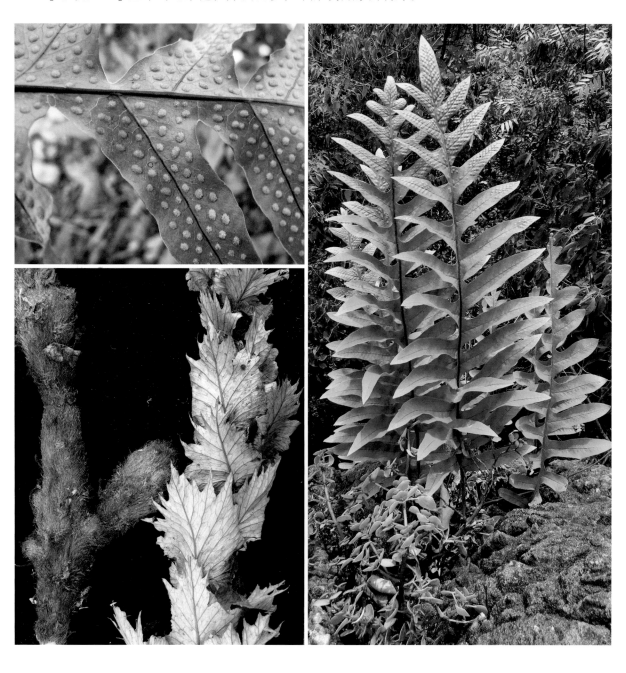

银杏

【基原】为银杏科银杏*Ginkgo biloba* L. 的叶及成熟种子。

【别名】白果树、公孙树。

【形态特征】乔木。一年生长枝淡褐黄色，二年生以上长枝变灰色，短枝密被叶痕。叶扇形，具长柄，淡绿色，在一年生长枝上螺旋状散生，在短枝上3~8叶呈簇生状，秋季落叶前变为黄色。球花雌雄异株，生于短枝顶端鳞片状叶腋内，呈簇生状。种子椭圆形、倒卵圆形或近球形。花期3~4月，种子9~10月成熟。

【分布】生于天然林中，常见栽培。产于广西、四川、河南、山东、湖北、辽宁等地。

【性能主治】叶味甘、苦、涩，性平。具有活血化瘀、通络止痛、敛肺平喘、化浊降脂的功效。主治瘀血阻络，胸痹心痛，中风偏瘫，肺虚咳喘，高脂血症。种子味甘、苦、涩，性平；有毒。具有敛肺定喘、止带缩尿的功效。主治痰多喘咳，带下白浊，遗尿尿频。

【采收加工】秋季叶尚绿时采收，及时干燥。秋季种子成熟时采收，除去肉质外种皮，洗净，稍蒸或略煮后，烘干。

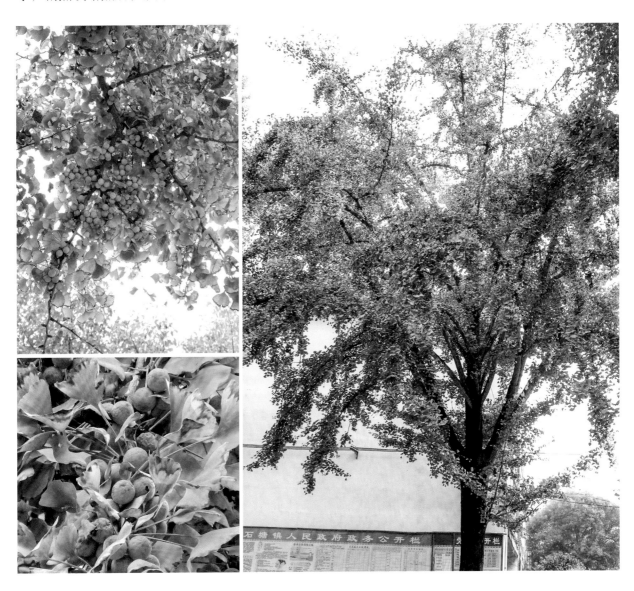

侧柏

【基原】为柏科侧柏*Platycladus orientalis* (L.) Franco 的枝梢、叶和成熟种仁。

【别名】扁柏。

【形态特征】常绿乔木。树皮薄，浅灰褐色，纵裂成条片。多分枝；小枝扁平，羽状排列。叶十字对生，细小鳞片状。雌雄同株，雄球花多生于小枝的下部，具短柄；雌球花多生于小枝的上部。种子卵圆形或近椭圆形，顶端微尖，稍有棱脊。花期3~4月，种子10月成熟。

【分布】产于广西、广东、云南、贵州、四川、湖南、湖北、辽宁、河北、甘肃等地。

【性能主治】枝梢及叶味苦、涩，性寒。具有凉血止血、化痰止咳、生发乌发的功效。主治吐血，鼻出血，咯血，便血，崩漏下血，肺热咳嗽，血热脱发，须发早白。成熟种仁味甘，性平。具有养心安神、润肠通便、止汗的功效。主治阴血不足，虚烦失眠，肠燥便秘，阴虚盗汗。

【采收加工】枝梢和叶夏、秋季采收，阴干。种子秋、冬季采收，晒干去种皮，收集种仁。

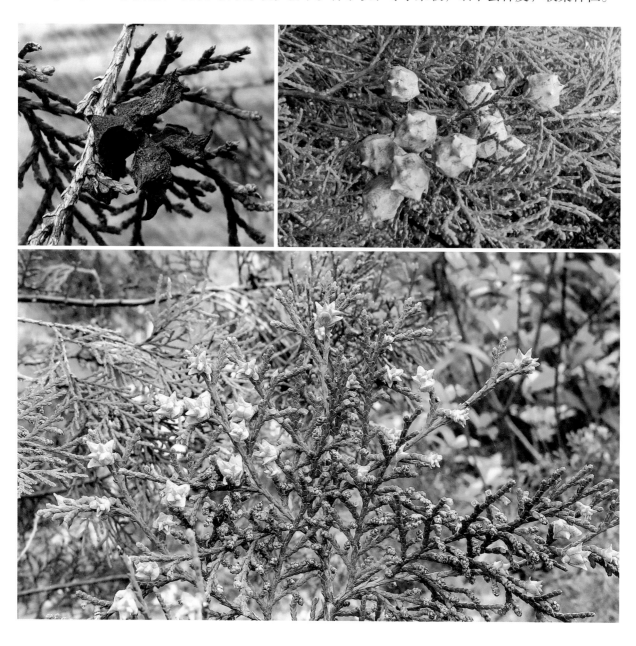

三尖杉

【基原】为三尖杉科三尖杉*Cephalotaxus fortunei* Hook. 的种子及枝、叶。

【别名】沙巴豆、岩杉木、杉巴果。

【形态特征】常绿乔木，高可达20 m。树皮褐色或红褐色，片状脱落。叶排成2列；叶片披针状线形，长约13.5 cm，先端有长尖头，基部楔形或宽楔形，背面白色气孔带较绿色边带宽3~5倍。雌雄异株。种子卵圆形，成熟时假种皮紫色或红紫色。花期3~4月，果期9~10月。

【分布】生于常绿针阔叶混交林中。产于广西、广东、云南、贵州、湖南、湖北、四川、浙江、安徽、福建、江西、河南、陕西、甘肃等地。

【性能主治】种子味甘、涩，性平。具有驱虫、消积的功效。主治蛔虫病，钩虫病，食积。枝、叶味苦、涩，性寒。具有抗癌的功效。主治恶性肿瘤。

【采收加工】种子秋季采收；枝、叶全年均可采收，鲜用或晒干。

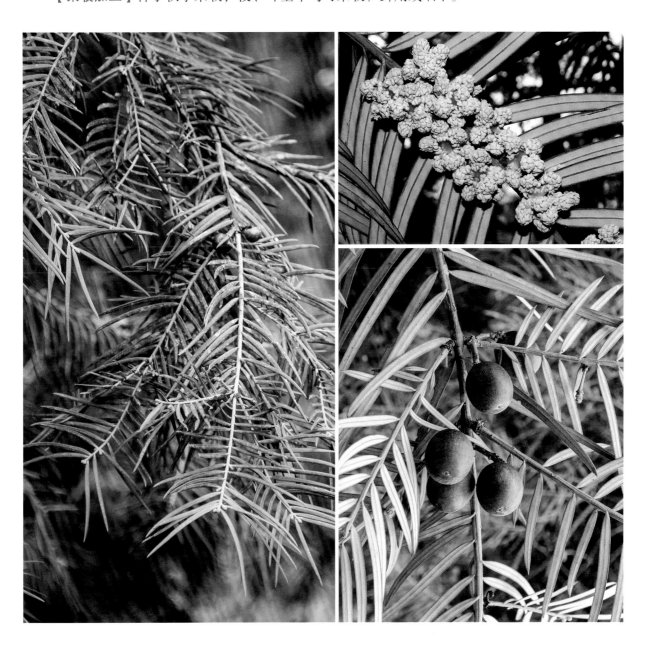

南方红豆杉

【基原】为红豆杉科南方红豆杉*Taxus wallichiana* var. *mairei* (Lemée et H. Lév.) L. K. Fu et Nan Li 的种子。

【别名】红豆杉、酸把果。

【形态特征】常绿乔木，高达30 m。树皮纵裂成长条薄片剥落。叶二列，弯镰状条形，长2~4.5 cm，宽3~5 mm；叶片背面中脉带明晰可见，其色泽与气孔带相异，呈淡黄绿色或绿色，绿色边带较宽。种子倒卵圆形，生于杯状红色肉质的假种皮中。花期2~3月，种子10~11月成熟。

【分布】生于天然林中或栽培。产于广西、云南、湖南、湖北、四川、甘肃等地。

【性能主治】种子具有驱虫的功效。主治食积，蛔虫病。

【采收加工】秋季种子成熟时采摘，鲜用或晒干。

【附注】国家一级重点保护野生植物。野生资源量少，现有人工栽培。

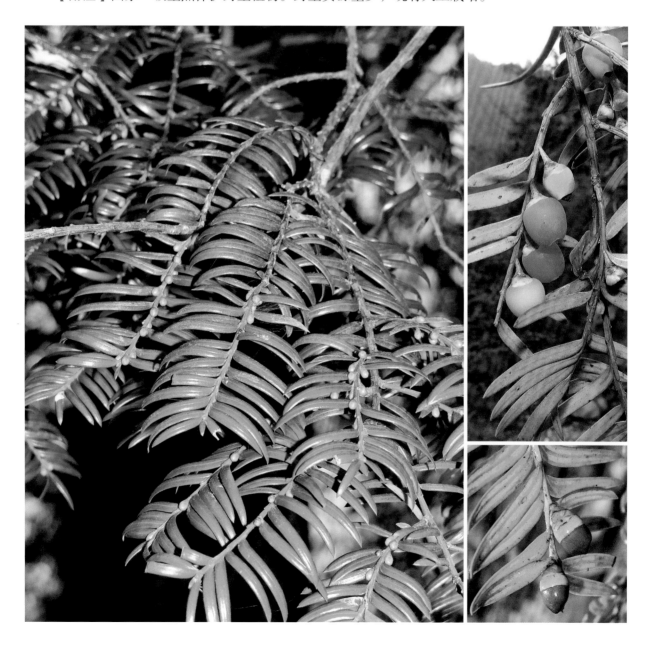

凹朴皮

【基原】为木兰科鹅掌楸*Liriodendron chinense* (Hemsl.) Sargent. 的树皮。

【别名】马挂木皮、双飘树。

【形态特征】乔木，高可达40 m。叶马褂状，近基部每边具1侧裂片，先端具2浅裂。花杯状；花被片9，外轮3片绿色，萼片状，向外弯垂，内两轮6片，直立，花瓣状倒卵形，具黄色纵条纹；心皮黄绿色。聚合果长7~9 cm，具翅的小坚果长约6 mm，顶端钝或钝尖。花期5月，果期9~10月。

【分布】生于山地林中。产于广西、湖南、四川、贵州、云南、陕西、安徽、浙江、江西、福建、湖北等地。

【性能主治】树皮味辛，性温。具有祛风湿、散寒止咳的功效。主治风湿痹痛，风寒咳嗽。

【采收加工】夏、秋季采割，晒干。

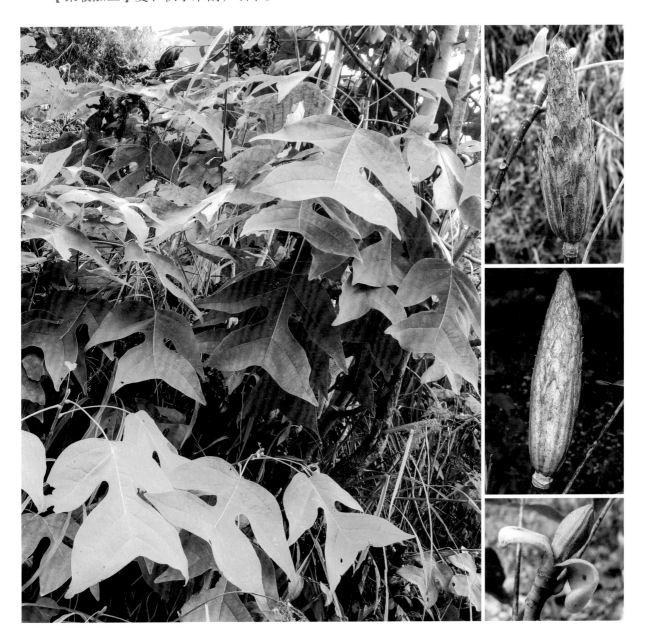

八角茴香

【基原】为木兰科八角*Illicium verum* Hook. f. 的果实。

【别名】唛角、大茴香、大料。

【形态特征】乔木。树皮深灰色。叶不整齐互生，近轮生或松散簇生；叶片革质或厚革质，倒卵状椭圆形、倒披针形或椭圆形，在阳光下可见密布透明油点。花粉红色至深红色，常具不明显的半透明腺点。聚合果，饱满平直。正糙果3~5月开花，9~10月成熟，春糙果8~10月开花，翌年3~4月成熟。

【分布】产于广西西南部和南部、广东西部、云南东南部和南部、福建南部。

【性能主治】果实味辛，性温。具有温阳散寒、理气止痛的功效。主治寒疝腹痛，肾虚腰痛，胃寒呕吐，脘腹冷痛。

【采收加工】秋、冬季果实由绿变黄时采摘，置沸水中略烫后干燥或直接干燥。

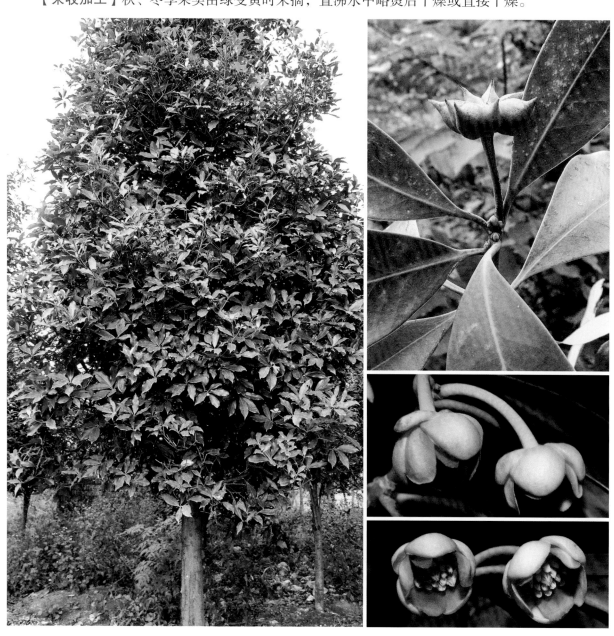

大钻

【基原】为五味子科黑老虎*Kadsura coccinea* (Lem.) A. C. Smith 的根。

【别名】大叶钻骨风、过山风。

【形态特征】藤本，全株无毛。叶片革质，长圆形至卵状披针形，基部宽楔形或近圆形，全缘。花单生于叶腋，稀成对，雌雄异株。聚合果近球形，红色或暗紫色；小浆果倒卵形，外果皮革质，不显出种子。种子心形或卵状心形。花期4~7月，果期7~11月。

【分布】生于林中。产于广西、广东、香港、云南、贵州、四川、湖南等地。

【性能主治】根味辛、微苦，性温。具有行气活血、祛风止痛的功效。主治胃痛，腹痛，风湿痹痛，跌打损伤，痛经，产后瘀血腹痛，疝气痛。

【采收加工】全年均可采挖，洗净，晒干。

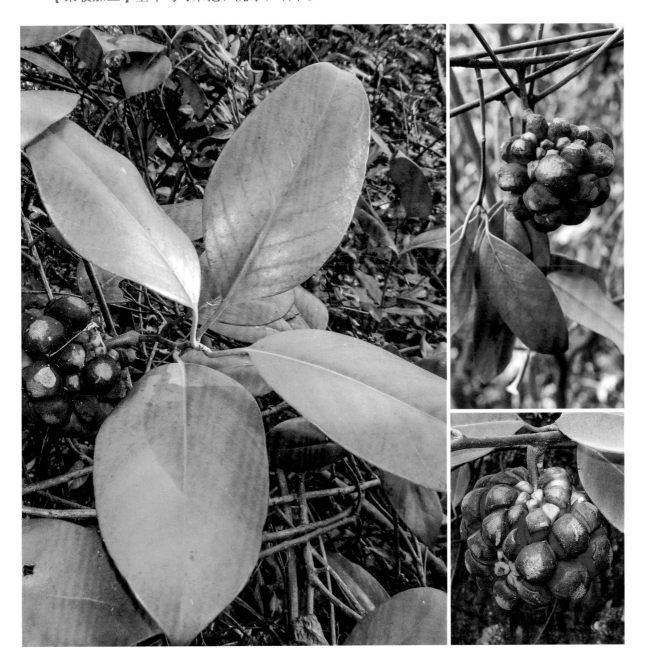

南五味子

【基原】为五味子科南五味子*Kadsura longipedunculata* Finet et Gagnep. 的根、根皮及茎。

【别名】钻骨风、小钻、风沙藤。

【形态特征】藤本，各部无毛。叶片长圆状披针形、倒卵状披针形或卵状长圆形，先端渐尖或尖，边有疏齿，腹面具淡褐色透明腺点。花单生于叶腋，雌雄异株。聚合果球形，小浆果倒卵圆形，外果皮薄革质，干时显出种子。种子肾形或肾状椭圆形。花期6~9月，果期9~12月。

【分布】生于山坡、林中。产于广西、广东、云南、四川、湖南、湖北、安徽、浙江、江苏、江西、福建等地。

【性能主治】根、根皮及茎味辛、苦，性温。具有活血理气、祛风活络、消肿止痛的功效。主治溃疡病，胃肠炎，中暑腹痛，月经不调，风湿性关节炎，跌打损伤。

【采收加工】全年均可采收，晒干。

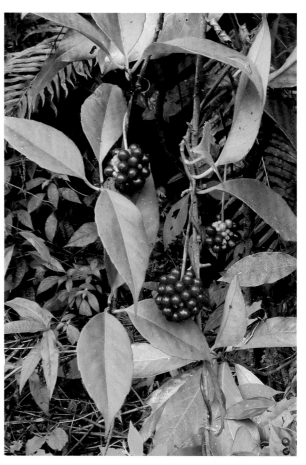

灯盏

【基原】为五味子科冷饭藤*Kadsura oblongifolia* Merr. 的根和茎。

【别名】吹风散、入地射香、细风藤。

【形态特征】藤本，全株无毛。叶片纸质，长圆状披针形、狭长圆形或狭椭圆形，边缘具不明显的疏齿。花单生于叶腋，雌雄异株。聚合果近球形或椭圆形，小浆果椭圆形或倒卵圆形，顶端外果皮薄革质，不增厚，干时显出种子。种子肾形或肾状椭圆形。花期7~9月，果期10~11月。

【分布】生于疏林中。产于广西、广东、海南等地。

【性能主治】根和茎味甘，性温。具有祛风除湿、壮骨强筋、补肾健脾、散寒、行气止痛的功效。主治感冒，风湿痹痛，活血消肿，理气止痛，跌打损伤，心胃气痛，痛经。

【采收加工】全年均可采挖，鲜用或晒干。

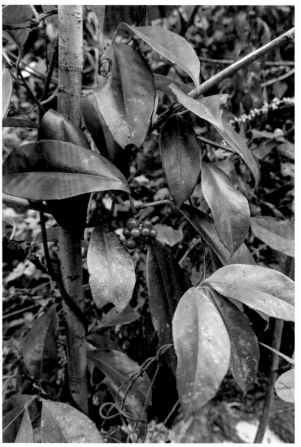

绿叶五味子

【基原】为五味子科绿叶五味子*Schisandra arisanensis* Hayata subsp. *viridis* (A. C. Sm.) R. M. K. Saunders 的藤茎或根。

【别名】过山风、内风消、小血藤。

【形态特征】落叶木质藤本，全株无毛。叶片纸质，卵状椭圆形，先端渐尖，基部钝或阔楔形，中上部边缘有胼胝质齿尖的粗齿或波状疏齿。雄蕊群倒卵圆形或近球形，花托椭圆状圆柱形。聚合果，成熟心皮红色，果皮具黄色腺点。种子肾形，种皮具皱纹或小瘤点。花期4~6月，果期7~9月。

【分布】生于沟谷边、山坡林下或灌木丛中。产于广西、广东、贵州、湖南、安徽等地。

【性能主治】藤茎或根味辛，性温。具有祛风活血、行气止痛的功效。主治风湿骨痛，胃痛，疝气痛，月经不调，荨麻疹，带状疱疹。

【采收加工】全年均可采收，切片，鲜用或晒干。

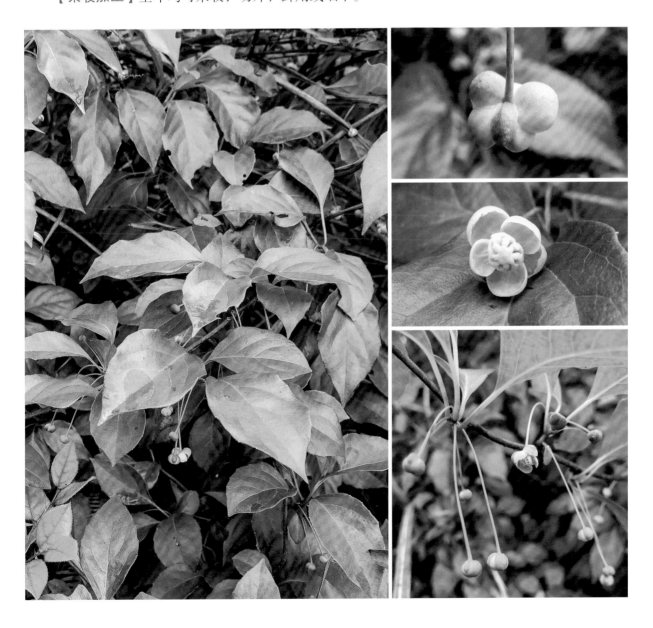

山桂皮

【基原】为樟科毛桂*Cinnamomum appelianum* Schewe 的树皮。

【别名】假桂皮、土桂皮、香桂子。

【形态特征】小乔木。枝条略芳香，当年生枝密被污黄色硬毛状茸毛，老枝无毛，黄褐色或棕褐色。叶互生或近对生；叶片椭圆形、椭圆状披针形至卵形或卵状椭圆形。圆锥花序生于当年生枝条基部的叶腋内；花白色，密被黄褐色微硬毛状微柔毛或柔毛。未成熟果椭圆形，绿色。花期4~6月，果期6~8月。

【分布】生于山坡、谷地的灌木丛和疏林中。产于广西、广东、贵州、四川、云南等地。

【性能主治】树皮味辛，性温。具有温中理气、发汗解肌的功效。主治虚寒胃痛，泄泻，腰膝冷痛，风寒感冒，月经不调。

【采收加工】全年均可采收，洗净切碎，晒干。

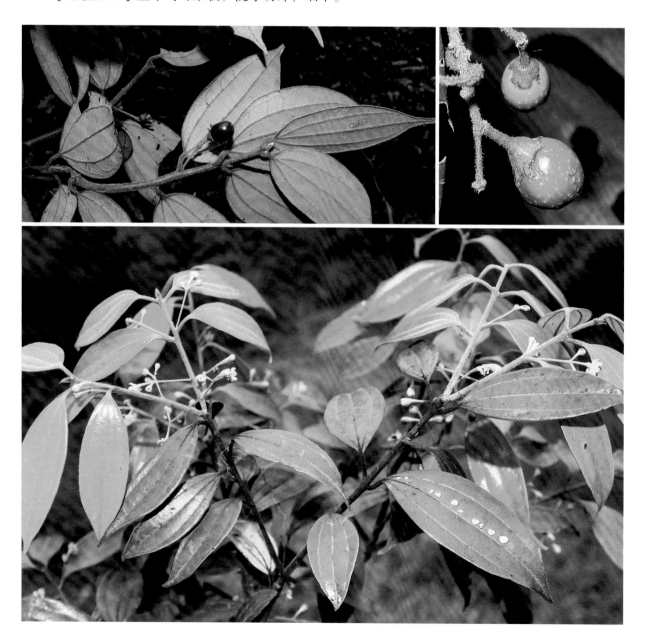

香樟

【基原】为樟科樟*Cinnamomum camphora* (L.) Presl 的根。

【别名】土沉香、樟子、香通。

【形态特征】常绿大乔木，树冠广卵形。枝、叶及木材均有樟脑气味。树皮黄褐色，具不规则的纵裂。叶互生，卵状椭圆形，具离基三出脉。花绿白色或带黄色。花被外面无毛或被微柔毛，内面密被短柔毛，花被筒倒锥形。果卵球形或近球形，紫黑色。花期4~5月，果期8~11月。

【分布】常生于山坡或沟谷中。产于南方及西南各省区。

【性能主治】根味辛，性温。具有祛风散寒、行气止痛的功效。主治胃痛，胃肠炎，风湿痹痛，痛经，跌打损伤，感冒。

【采收加工】全年均可采挖，洗净，切片，晒干。

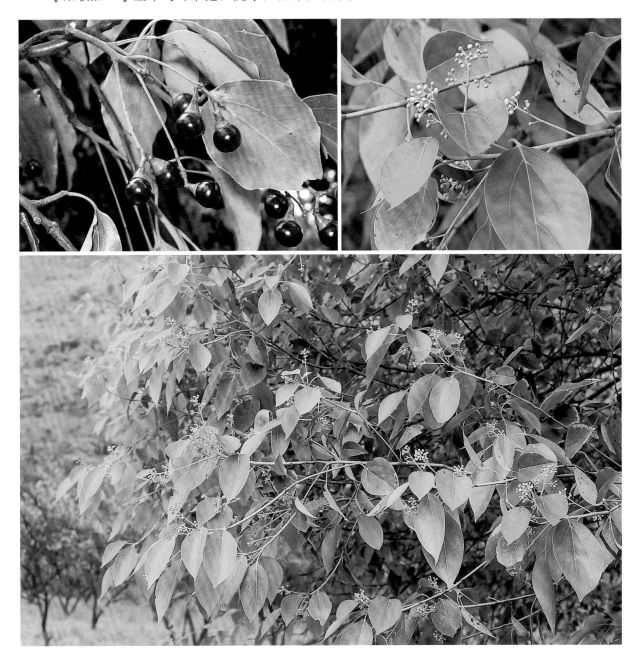

山胡椒

【基原】为樟科山胡椒*Lindera glauca* (Sieb. et Zucc.) Blume 的果实及根。

【别名】牛筋条、山花椒、牛筋条根。

【形态特征】落叶灌木或小乔木。树皮平滑，灰色或灰白色。叶互生；叶片纸质，宽椭圆形、椭圆形、倒卵形到狭倒卵形，腹面深绿色，背面淡绿色，被白色柔毛。伞形花序腋生；雄花花被片黄色，椭圆形；雌花花被片黄色，椭圆或倒卵形。果熟时红色、黑褐色。花期3~4月，果期7~8月。

【分布】生于山坡、林缘。产于广西、广东、湖南、湖北、四川、福建、台湾、安徽、浙江、江苏、江西等地。

【性能主治】果实味辛，性温。具有温中散寒、行气止痛、平喘的功效。主治脘腹冷痛，哮喘。根味辛，性温。具有祛风通络、理气活血、利湿消肿、化痰止咳的功效。主治风湿痹痛，跌打损伤，胃脘疼痛，脱力劳伤，支气管炎，水肿。

【采收加工】秋季果实成熟时采收，晾干。根秋季采挖，晒干。

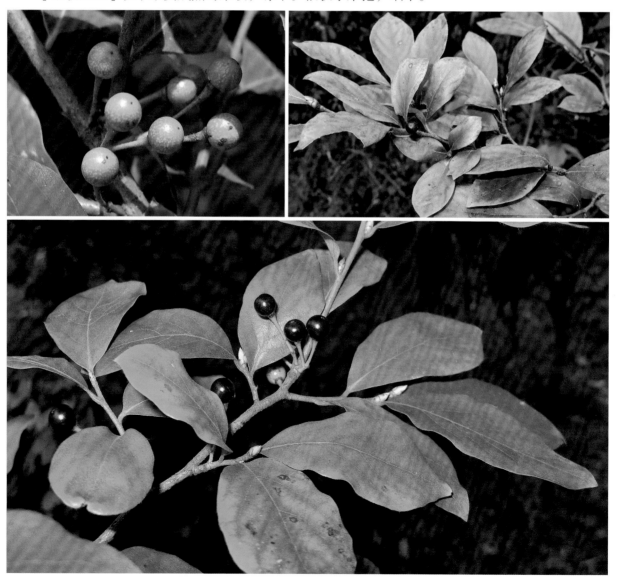

荜澄茄

【基原】为樟科山鸡椒*Litsea cubeba* (Lour.) Per. 的果实。

【别名】山苍子、山香椒、豆豉姜。

【形态特征】落叶灌木或小乔木。幼树树皮黄绿色，光滑；老树树皮灰褐色。小枝细长，绿色，无毛，枝、叶具芳香味。叶互生；叶片纸质，披针形或长圆形，腹面深绿色，背面粉绿色，两面均无毛。伞形花序单生或簇生。果幼时绿色，熟时黑色。花期2~3月，果期7~8月。

【分布】生于向阳的山地、灌木丛中、林缘路边。产于广西、广东、云南、湖南、四川、浙江、福建、台湾等地。

【性能主治】果实味辛，性温。具有温中散寒、行气止痛的功效。主治胃寒呕逆，脘腹冷痛，寒疝腹痛，寒湿郁滞，小便浑浊。

【采收加工】秋季果实成熟时采收，除去杂质，晒干。

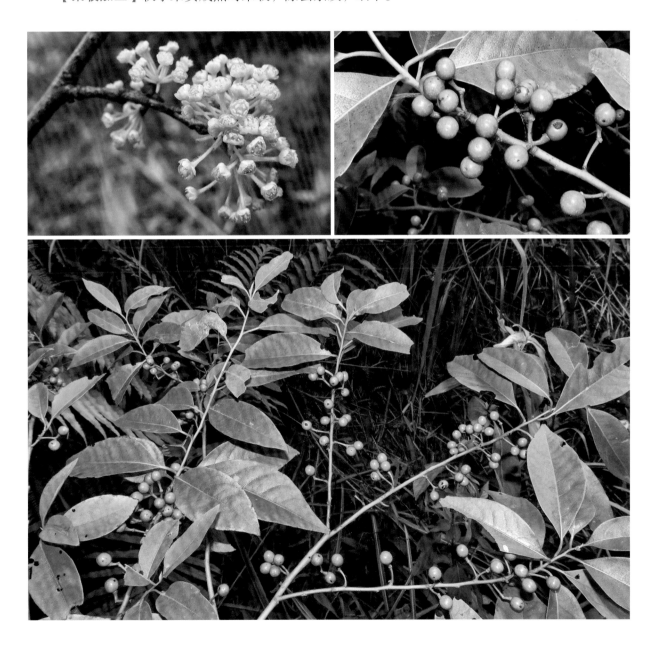

紫楠叶

【基原】为樟科紫楠*Phoebe sheareri* (Hemsl.) Gamble 的叶。

【别名】紫金楠、大叶紫楠、金心楠。

【形态特征】大灌木至乔木。小枝、叶柄及花序密被黄褐色或灰黑色柔毛或茸毛。叶片倒卵形、椭圆状倒卵形或阔倒披针形，先端突渐尖或突尾状渐尖，腹面完全无毛或沿脉上有毛，背面密被黄褐色长柔毛。圆锥花序长7~15（18）cm，在顶端分枝。果卵形，果梗略增粗，被毛。花期4~5月，果期9~10月。

【分布】生于山地阔叶林中。产于长江流域及以南地区。

【性能主治】叶味辛，性微温。具有顺气、暖胃、祛湿、散瘀的功效。主治气滞，脘腹胀痛，脚气浮肿，转筋。

【采收加工】全年均可采收，晒干。

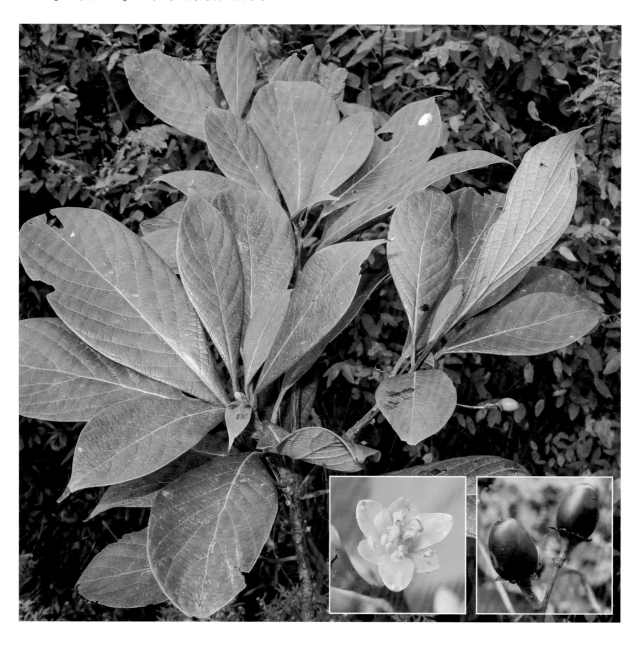

川乌

【基原】为毛茛科乌头*Aconitum carmichaelii* Debeaux 的母根。

【别名】乌头、五毒根、草乌。

【形态特征】多年生草本。块根倒圆锥形。叶片薄革质或纸质，五角形，基部浅心形3裂达或近基部，中央全裂片宽菱形，有时倒卵状菱形或菱形，急尖，有时短渐尖，近羽状分裂。顶生总状花序；轴及花梗多少密被反曲而紧贴的短柔毛。种子三棱形。花期9~10月。

【分布】生于山地草坡或灌木丛中。产于广西北部、广东北部、云南东部、贵州、四川、湖南、湖北、江西、安徽、江苏、浙江、陕西南部、河南南部、山东东部、辽宁南部等地。

【性能主治】母根味辛、苦，性热；有大毒。具有祛风除湿、温经止痛的功效。主治风寒湿痹，关节疼痛，心腹冷痛，寒疝作痛。

【采收加工】6月下旬至8月上旬采挖，除去子根、须根及泥沙，晒干。

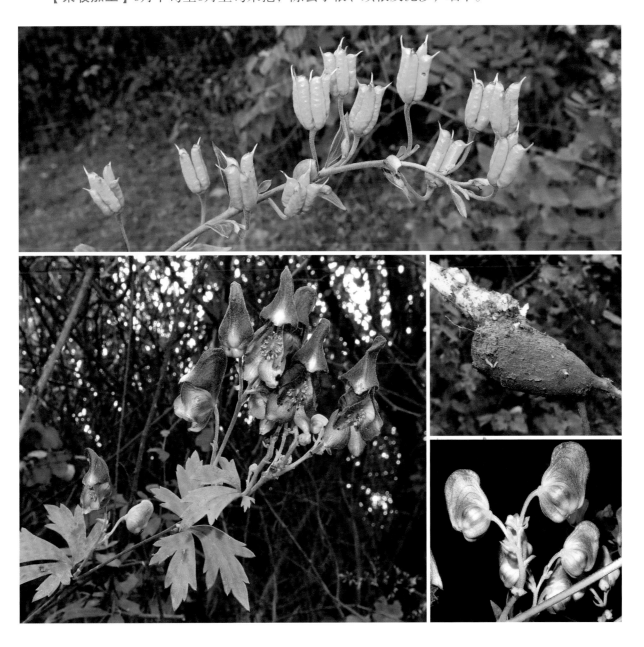

打破碗花花

【基原】为毛茛科打破碗花花*Anemone hupehensis* (Lemoine) Lemoine 的全草。

【别名】野棉花、大头翁、山棉花。

【形态特征】多年生草本。基生叶3~5，具长柄，通常为三出复叶，有时1~2个或全部为单叶；小叶卵形或宽卵形，顶端急尖或渐尖，基部圆形或心形。花葶直立，疏被柔毛；聚伞花序2~3回分枝，有较多花。聚合果球形；瘦果长约3.5 mm，具细柄，密被绵毛。花期7~10月。

【分布】生于低山或丘陵的草坡或沟边。产于广西北部、广东北部、云南东部、贵州、四川、陕西南部等地。

【性能主治】全草味辛、苦，性平；有小毒。具有去湿、杀虫的功效。用于灭蛆，杀孑孓；主治体癣，脚癣。

【采收加工】夏、秋季茎叶茂盛时采挖，除去泥沙，晒干。

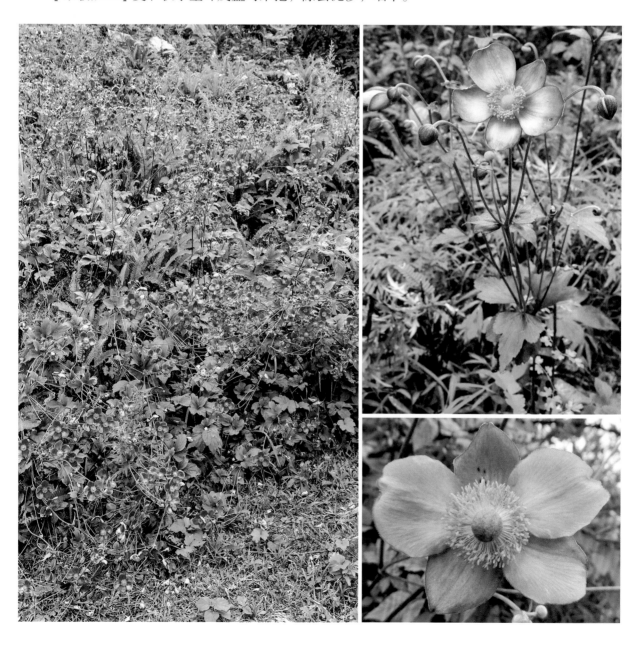

川木通

【基原】为毛茛科小木通*Clematis armandii* Franch. 的藤茎。

【别名】淮通、淮木通、小木通。

【形态特征】木质藤本。三出复叶；小叶片革质，卵状披针形、长椭圆状卵形至卵形，两面无毛。聚伞花序或圆锥状聚伞花序，腋生或顶生；萼片开展，白色，偶带淡红色，长圆形或长椭圆形，大小变异极大。瘦果扁，卵形至椭圆形，疏生柔毛。花期3~4月，果期4~7月。

【分布】生于山坡、山谷、路边灌木丛中、林边或水沟旁。产于广西、广东、福建、湖南、湖北、贵州、云南、四川、陕西、甘肃等地。

【性能主治】藤茎味苦，性寒。具有清热利尿、利尿通淋、清心除烦、通经下乳的功效。主治淋证，水肿，心烦尿赤，口舌生疮，经闭乳少，湿热痹痛。

【采收加工】春、秋季采收，除去粗皮，晒干，或趁鲜切薄片，晒干。

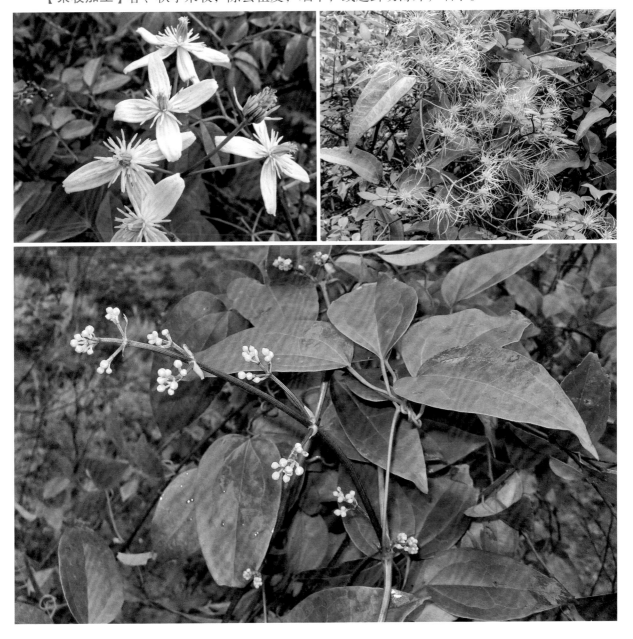

威灵仙

【基原】为毛茛科威灵仙*Clematis chinensis* Osbeck 的根及根状茎。

【别名】铁脚威灵仙、百条根、老虎须。

【形态特征】木质藤本。茎、小枝近无毛或疏生短柔毛。一回羽状复叶有5小叶；小叶纸质，窄卵形至披针形，边缘全缘，两面近无毛。常为圆锥状聚伞花序，腋生或顶生，多花；萼片4，开展，白色，长圆形或长圆状倒卵形。瘦果卵形至宽椭圆形，有柔毛。花期6~9月，果期8~11月。

【分布】生于山坡、山谷灌木丛中或沟边、路边草丛中。产于广西、广东、贵州、四川、湖南、湖北、浙江、江苏、河南、陕西、江西、福建、台湾等地。

【性能主治】根及根状茎味辛、咸，性温。具有祛风除湿、通经活络的功效。主治风湿痹痛，肢体麻木，筋脉拘挛，屈伸不利。

【采收加工】秋季采挖，除去泥沙，晒干。

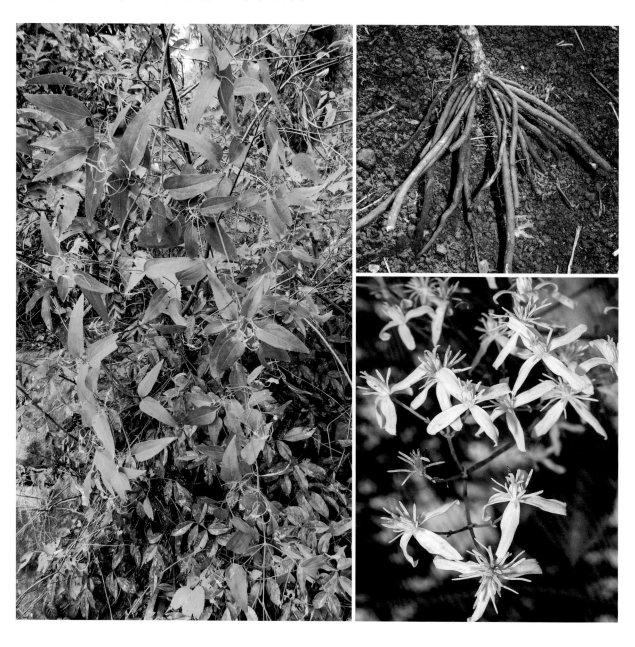

柱果铁线莲

【基原】为毛茛科柱果铁线莲*Clematis uncinata* Champ. ex Benth. 的根及叶。

【别名】铁脚威灵仙、黑木通、一把扇。

【形态特征】藤本。干时常带黑色；除花柱有羽状毛及萼片外边缘有短柔毛外，其余光滑。一回至二回羽状复叶；小叶纸质或薄革质，宽卵形、卵形、长圆状卵形至卵状披针形。圆锥状聚伞花序腋生或顶生；萼片4，白色。瘦果圆柱状钻形，无毛。花期6~7月，果期7~9月。

【分布】生于山地、山谷、溪边的灌木丛中或林边，或石灰岩灌木丛中。产于广西、广东、云南东南部、贵州、四川、湖南、江西、福建、台湾等地。

【性能主治】根及叶味辛，性温。具有祛风除湿、舒筋活络、镇痛的功效。根主治风湿关节痛，牙痛，骨鲠喉。叶外用治外伤出血。

【采收加工】夏、秋季采收，分别晒干。

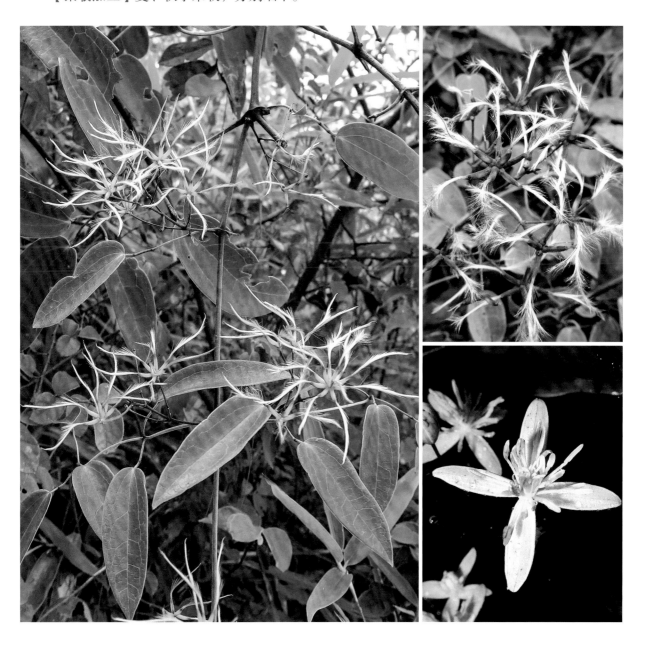

黄连

【基原】为毛茛科短萼黄连*Coptis chinensis* Franch. var. *brevisepala* W. T. Wang et P. G. Xiao 的根状茎。

【形态特征】多年生草本。根状茎灰褐色，呈连珠状的圆柱形，分枝少，多弯曲，密生多数须根。叶均基生，具细柄；叶片无毛，掌状全裂。花黄绿色。花期2~4月，果期3~6月。

【分布】生于山地林中或山谷阴处。产于广西、贵州、湖南、四川、陕西等地。

【性能主治】根状茎味苦，性寒。具有清热解毒、燥湿、泻火的功效。主治湿热痞满，呕吐吞酸，黄疸，高热神昏，心火亢盛，血热吐衄，目赤，牙痛；外用治湿疹，耳道流脓。

【采收加工】秋季采挖，除去须根及泥沙，干燥。

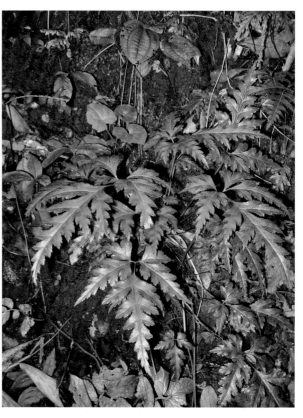

还亮草

【基原】为毛茛科还亮草*Delphinium anthriscifolium* Hance 的全草。

【别名】芫荽七、牛疔草、还魂草。

【形态特征】一年生草本。叶二至三回近羽状复叶，间或三出复叶，近基部叶在开花时常枯萎；叶片菱状卵形或三角状卵形，羽片2~4对。总状花序具2~15朵花；花瓣紫色，无毛。蓇葖果长1.1~1.6 cm。种子扁球形，上部有螺旋状生长的横膜翅。花期3~5月，果期4~7月。

【分布】生于丘陵或低山的山坡草丛或溪边草地。产于广西、广东、贵州、湖南、江西、福建、浙江、江苏、安徽、河南、山西南部。

【性能主治】全草味辛、苦，性温；有毒。具有祛风除湿、通络止痛、化食、解毒的功效。主治风湿痹痛，半身不遂，食积腹胀，荨麻疹，痈疮癣疥。

【采收加工】夏、秋季采收，洗净，切段，鲜用或晒干。

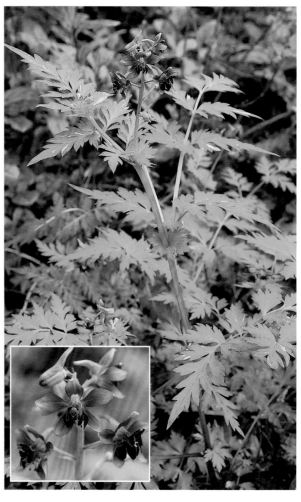

岩节连

【基原】为毛茛科蕨叶人字果*Dichocarpum dalzielii* (J. R. Drumm. et Hutch.) W. T. Wang et P. G. Xiao 的根状茎及根。

【别名】野黄连、龙节七。

【形态特征】根状茎较短，密生多数黄褐色的须根。叶基生，为鸟趾状复叶。复单歧聚伞花序；花萼片白色，倒卵状椭圆形，顶端钝尖；花瓣金黄色，瓣片近圆形，顶端微凹或有时全缘，常在凹缺中央具一小短尖。蓇葖倒人字状叉开，狭倒卵状披针形。花期4~5月，果期5~6月。

【分布】生于山地密林下、溪旁及沟边等阴湿处。产于广西、广东、贵州、四川、江西、福建西部、浙江等地。

【性能主治】根状茎及根味辛、微苦，性寒。具有清热解毒、消肿止痛的功效。主治痈疮肿毒，外伤肿痛，跌打疼痛。

【采收加工】栽培3~4年后，于冬季将根挖出，除去地上部分，洗净，晒干或烘干。

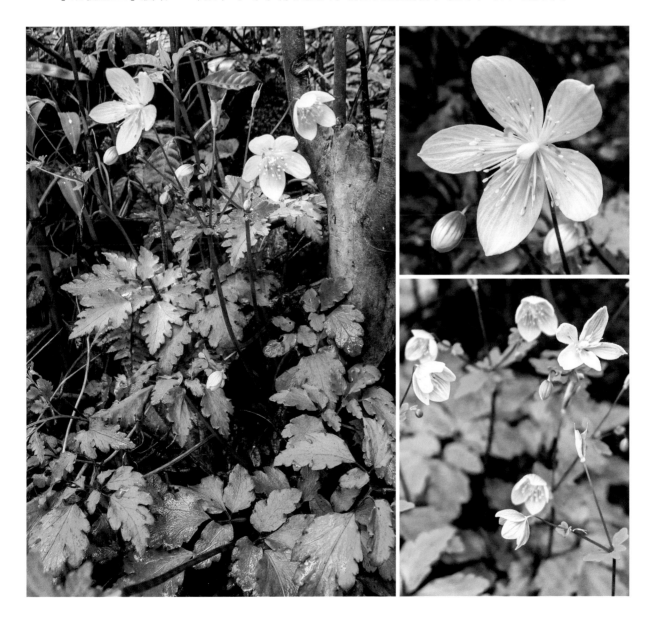

天葵子

【基原】为毛茛科天葵 *Semiaquilegia adoxoides* (DC.) Makino 的块根。

【别名】夏无踪、散血球、金耗子屎。

【形态特征】多年生草本。块根外皮棕黑色。茎被稀疏的白色柔毛。基生叶多数，为掌状三出复叶；叶片轮廓卵圆形至肾形；小叶扇状菱形或倒卵状菱形，三深裂。茎生叶与基生叶相似，较小。花小，萼片白色，常带淡紫色。蓇葖卵状长椭圆形。花期3~4月，果期4~5月。

【分布】生于疏林、路边或山谷较阴处。产于广西、贵州、四川、湖南、湖北、安徽、福建、江西、浙江、江苏、陕西等地。

【性能主治】块根味甘、苦，性寒。具有清热解毒、消肿散结的功效。主治痈肿疔疮，乳痈，瘰疬，毒蛇咬伤。

【采收加工】夏初采挖块根，除去须根，洗净，晒干。

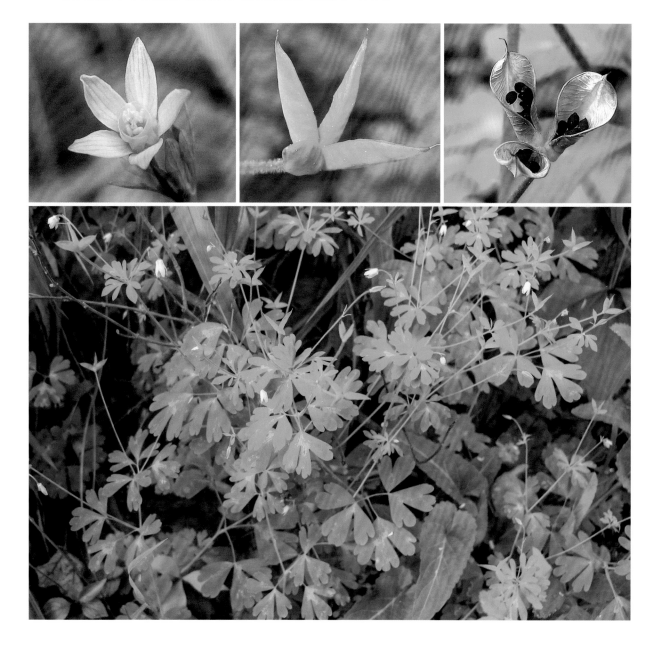

盾叶唐松草

【基原】为毛茛科盾叶唐松草*Thalictrum ichangense* Lecoy. ex Oliv. 的全草、根。

【别名】倒地挡、岩扫把、龙眼草。

【形态特征】植株全部无毛。根状茎斜升，密生须根；茎高14~32 cm。基生叶有长柄，为一回至三回三出复叶；小叶草质，顶生小叶卵形、宽卵形、宽椭圆形或近圆形；茎生叶渐变小。复单歧聚伞花序有稀疏分枝；花梗丝形；萼片白色，卵形。瘦果近镰形。花期5~7月。

【分布】生于山地沟边、灌木丛中或林中。产于广西、贵州、云南、四川、湖北、浙江、陕西、辽宁等地。

【性能主治】全草、根味苦，性寒；具有小毒。具有清热解毒、除湿、通经、活血的功效。主治黄疸，蛔虫病引起的腹痛，跌打损伤，骨折肿痛，泄泻等。

【采收加工】秋季采收根和全草，分别晒干。

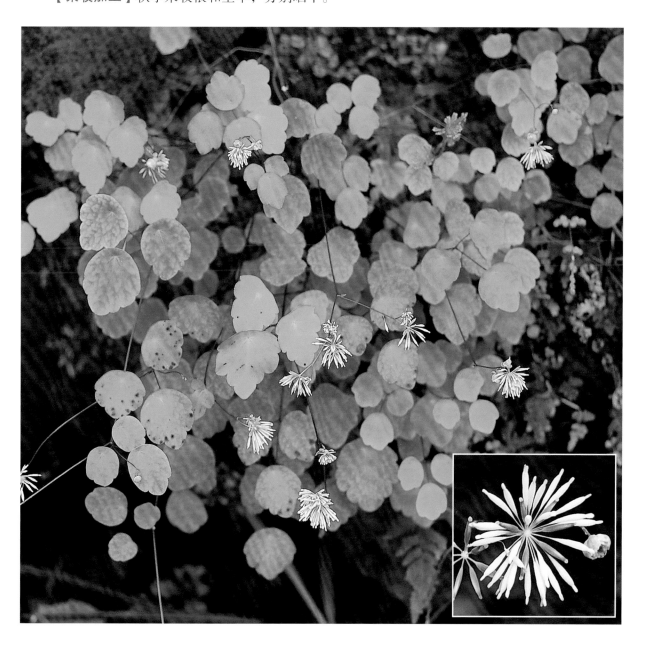

小檗

【基原】为小檗科豪猪刺*Berberis julianae* C. K. Schneid. 的根、根皮、茎。

【别名】三颗针、狗奶子、酸醋溜。

【形态特征】常绿灌木。老枝黄褐色或灰褐色，幼枝淡黄色，具条棱和稀疏黑色疣点；茎刺粗壮，三分叉，腹面具槽，与枝同色。叶片革质，椭圆形、披针形或倒披针形。花10~25朵簇生，黄色。浆果长圆形，蓝黑色，顶端具宿存花柱，被白粉。花期3月，果期5~11月。

【分布】生于山坡、林中、林缘、灌木丛中。产于广西、贵州、湖南、湖北、四川等地。

【性能主治】根、根皮、茎味苦，性寒。具有清热燥湿、泻火解毒的功效。主治细菌性痢疾，胃肠炎，副伤寒，消化不良，黄疸，肝硬化腹水，泌尿系感染，急性肾炎，扁桃体炎，口腔炎，支气管炎；外用治中耳炎，目赤肿痛，外伤感染。

【采收加工】春、秋季采挖，除去枝叶、须根及泥土，将皮剥下，切片，晒干。

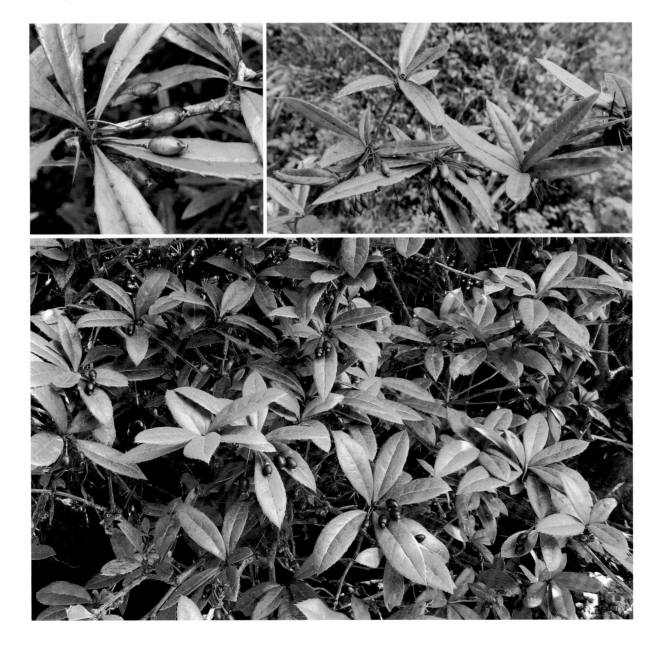

淫羊藿

【基原】为小檗科三枝九叶草*Epimedium sagittatum* (Sieb. et Zucc.) Maxim. 的叶。

【别名】仙灵脾、牛角花、三叉风。

【形态特征】多年生草本。根状茎粗短，节结状，质硬，多须根。一回三出复叶基生和茎生，小叶3枚；小叶革质，卵形至卵状披针形，大小变化大，先端急尖或渐尖，叶缘具刺齿。圆锥花序顶生，通常无毛，偶被少数腺毛；花较小，白色；花瓣囊状，淡棕黄色，先端钝圆。蒴果。花期4~5月，果期5~7月。

【分布】生于山坡草丛中、疏林下或水沟石缝中。产于福建、江西、广西、广东、四川、湖南、湖北、安徽、浙江、陕西、甘肃等地。

【性能主治】叶味辛、甘，性温。具有补肾阳、强筋骨、祛风湿的功效。主治肾阳虚衰，阳痿遗精，筋骨痿软，风湿痹痛，麻木拘挛。

【采收加工】夏、秋季叶茂盛时采收，晒干或阴干。

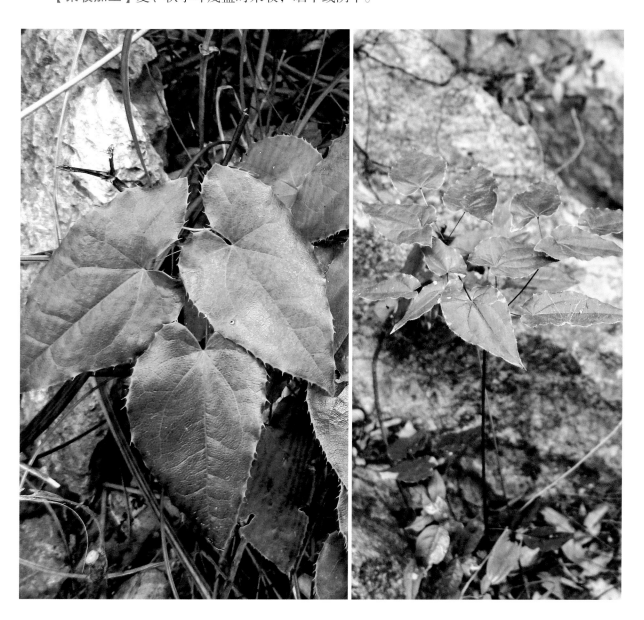

十大功劳

【基原】为小檗科小果十大功劳*Mahonia bodinieri* Gagnep. 的茎。

【形态特征】灌木或小乔木。叶片倒卵状长圆形，具小叶8~13对；最下一对小叶生于叶柄基部，近圆形，基部偏斜、平截至楔形，叶缘每边具3~10粗大刺齿，齿间距通常1~2 cm，网脉微隆起；侧生小叶无叶柄；顶生小叶具柄。总状花序5~11个簇生，长10~25 cm；花黄色；花瓣长圆形，先端缺裂或微凹。浆果球形，有时梨形，直径4~6 mm，紫黑色，被白霜。花期6~9月，果期8~12月。

【分布】生于阔叶林和针叶林下、林缘或溪旁。产于贵州、四川、湖南、广东、广西、浙江等地。

【性能主治】茎味苦，性寒。具有清热解毒、泻火解毒的功效。主治湿热泻痢，黄疸，尿赤，目赤肿痛，胃火牙痛，疮疖痈肿。

【采收加工】全年均可采收，切片，晒干。

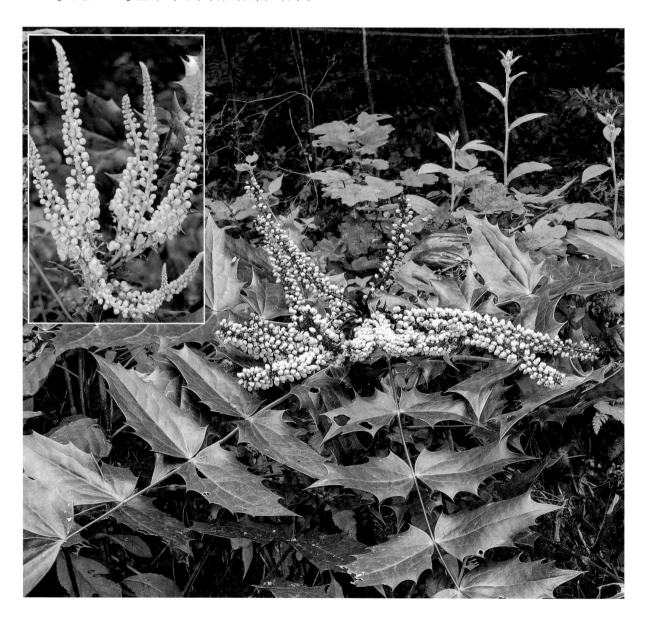

大血藤

【基原】为大血藤科大血藤*Sargentodoxa cuneata* (Oliv.) Rehder et E. H. Wilson 的藤茎。

【别名】槟榔钻、红藤、血藤。

【形态特征】落叶木质藤本。藤直径达9 cm，全株无毛；当年枝条暗红色，老树皮有时纵裂。叶互生，三出复叶，顶生小叶菱状倒卵形，侧生小叶较大，斜卵形，两侧极不对称。总状花序，花多数，黄色或黄绿色。浆果近球形，熟时黑蓝色。种子卵球形；种皮黑色。花期4~5月，果期6~9月。

【分布】生于山坡灌木丛、疏林中和林缘等，海拔常为数百米。产于广西、广东、海南、云南、贵州、四川、浙江、陕西等地。

【性能主治】藤茎味苦，性平。具有清热解毒、活血、祛风止痛的功效。主治肠痈腹痛，热毒疮疡，闭经，痛经，跌仆肿痛，风湿痹痛。

【采收加工】秋、冬季采收，除去侧枝，切段，干燥。

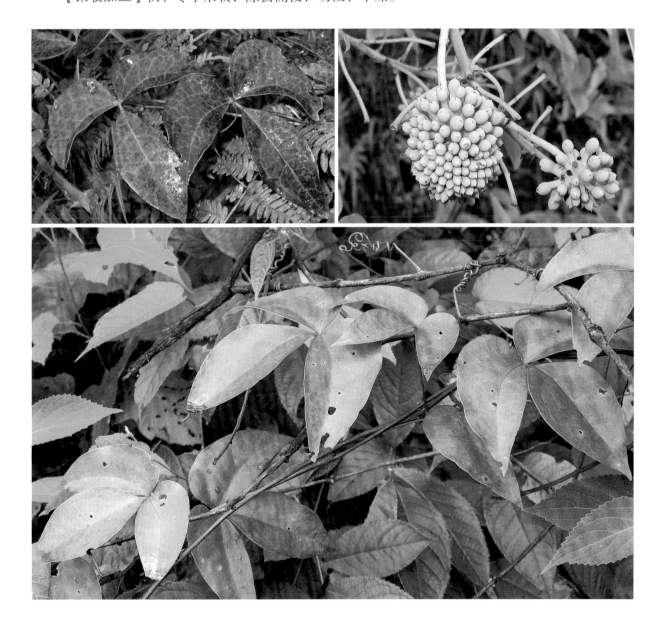

百解藤

【基原】为防己科粉叶轮环藤*Cyclea hypoglauca* (Schauer) Diels 的根。

【别名】金线风、凉粉藤、金锁匙。

【形态特征】藤本。老茎木质，小枝纤细。植株除叶腋有簇毛外，其余部位无毛。叶片阔卵状三角形至卵形，顶端渐尖，基部截平至圆形，边缘全缘而稍反卷，两面无毛或背面被稀疏而长的白毛。花序腋生，雄花序为间断的穗状花序状，花序轴常不分枝或有时基部有短小分枝，纤细而无毛。核果熟时红色，无毛。花期5~7月，果期7~9月。

【分布】生于林缘和山地灌木丛中。产于广西、广东、海南、湖南、江西、福建、云南等地。

【性能主治】根味苦，性寒。具有清热解毒、祛风止痛的功效。主治风热感冒，咽喉肿痛，牙痛，气管炎，痢疾，尿道感染，风湿性关节痛，疮疡肿毒。

【采收加工】全年均可采收，除去须根或枝叶，洗净，切段，晒干。

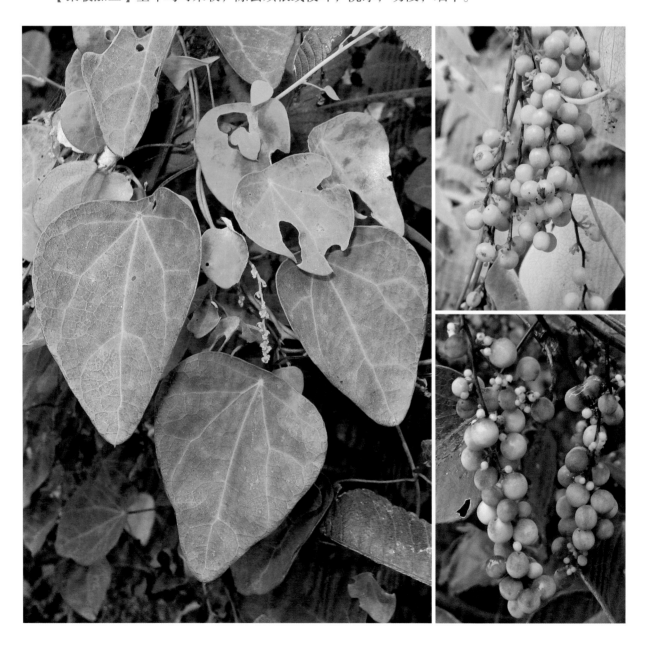

黑风散

【基原】为防己科细圆藤*Pericampylus glaucus* (Lam.) Merr. 的藤茎或叶。

【别名】广藤、小广藤、土藤。

【形态特征】木质藤本。小枝通常被灰黄色茸毛，有条纹，老枝无毛。叶片三角状卵形至三角状近圆形，有小突尖，基部近截平至心形，边缘有圆齿或近全缘，两面被茸毛或腹面被疏柔毛至近无毛，很少两面近无毛。聚伞花序伞房状，被茸毛。核果熟时红色或紫色；果核直径5~6 mm。花期4~6月，果期9~10月。

【分布】生于林中、林缘和灌木丛中。产于长江流域以南各地，尤以广西、广东、云南较常见。

【性能主治】藤茎或叶味苦，性凉。具有清热解毒、息风止疫、扶除风湿的功效。主治疮疡肿毒，咽喉肿痛，惊风抽搐，风湿痹痛。

【采收加工】全年均可采收，晒干。

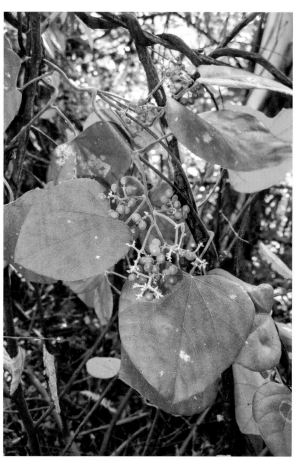

金果榄

【基原】为防己科青牛胆*Tinospora sagittata* (Oliv.) Gagnep. 的块根。

【别名】山慈菇、金牛胆、地苦胆。

【形态特征】草质藤本。具连珠状块根，膨大部分常为不规则球形，黄色。叶片纸质至薄革质，披针状箭形或有时披针状戟形，通常仅在脉上被短硬毛，有时腹面或两面近无毛。花序腋生，常数个或多个簇生，聚伞花序或分枝成疏花的圆锥状花序。核果熟时红色，近球形；果核近半球形。花期4月，果期秋季。

【分布】生于林下、林缘、竹林及草地上。产于广西、广东、海南、贵州、四川等地。

【性能主治】块根味苦，性寒。具有清热解毒、利咽、止痛的功效。主治咽喉肿痛，痈疽疔毒，泄泻，痢疾，脘腹热痛。

【采收加工】秋、冬季采挖，洗净，晒干。

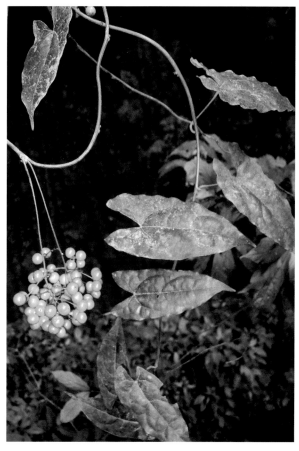

尾花细辛

【基原】为马兜铃科尾花细辛*Asarum caudigerum* Hance 的全草。

【别名】马蹄金、土细辛、金耳环。

【形态特征】多年生草本。全株被散生柔毛。根状茎粗壮，有多条纤维根。叶片阔卵形、三角状卵形或卵状心形，基部耳状或心形。花被绿色，被紫红色圆点状短毛丛；花被裂片上部卵状长圆形，先端骤窄成细长尾尖，尾长可达1.2 cm。果近球状，具宿存花被。花期4~5月，广西可晚至11月。

【分布】生于林下、溪边和路边阴湿处。产于广西、广东、云南、贵州、四川、湖南、湖北、台湾、福建等地。

【性能主治】全草味辛、微苦，性温；有小毒。具有温经散寒、消肿止痛、化痰止咳的功效。主治头痛，风寒感冒，咳嗽哮喘，口舌生疮，风湿痹痛，跌打损伤，毒蛇咬伤，疮疡肿毒。

【采收加工】全年均可采收，阴干。

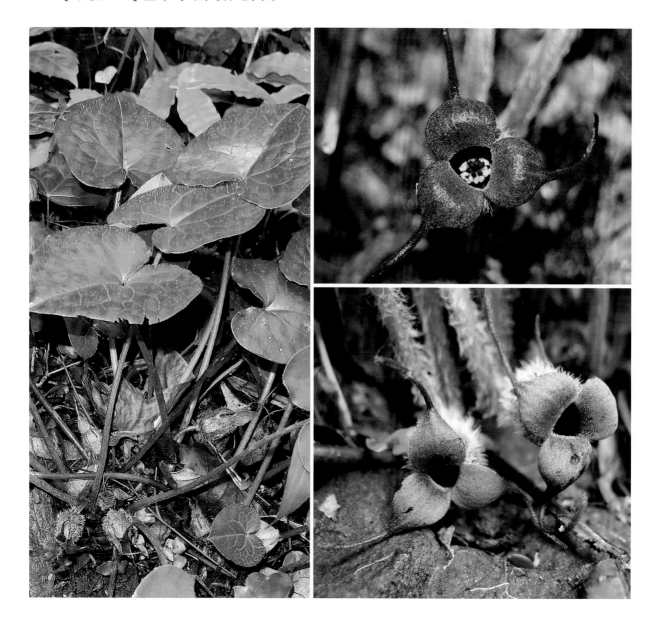

山蒟

【基原】为胡椒科山蒟*Piper hancei* Maxim.的茎叶或根。

【别名】酒饼藤、爬岩香、石蒟。

【形态特征】攀缘藤本。除花序轴和苞片柄外，其余部位均无毛。叶片纸质或近革质，卵状披针形或椭圆形，顶端短尖或渐尖，基部渐狭或楔形。花单性，雌雄异株，聚集成与叶对生的穗状花序；花序梗与叶柄等长或略长，花序轴被毛。浆果球形，熟时黄色。花期3~8月。

【分布】生于山地溪涧边、密林或疏林中，攀缘于树上或石上。产于广西、广东、云南、贵州、湖南、江西、福建、浙江等地。

【性能主治】茎叶或根味辛，性温。具有祛风除湿、活血消肿、行气止痛、化痰止咳的功效。主治风湿痹痛，胃痛，痛经，跌打损伤，风寒咳喘，疝气痛。

【采收加工】秋季采收，切段，晒干。

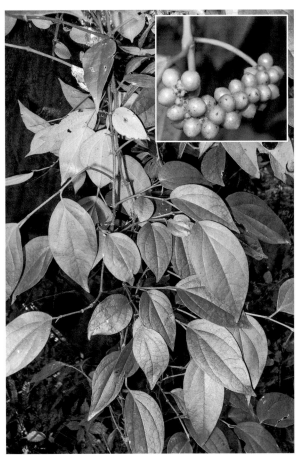

三白草

【基原】为三白草科三白草*Saururus chinensis* (Lour.) Baill. 的地上部分。

【别名】水木通、五路白、三点白。

【形态特征】湿生草本。茎粗壮，有纵长粗棱和沟槽，下部伏地，常带白色，上部直立，绿色。叶片纸质，密生腺点，阔卵形至卵状披针形，顶端短尖或渐尖，基部心形或斜心形，两面均无毛。花序白色，花序梗无毛，花序轴密被短柔毛；苞片近匙形，无毛或有疏缘毛，被柔毛。花期4~6月。

【分布】生于低湿沟边、塘边或溪边。产于广西、广东、山东、河南、河北等地。

【性能主治】地上部分味甘、辛，性寒。具有利尿消肿、清热解毒的功效。主治水肿，小便不利，淋沥涩痛，带下；外用治疮疡肿毒，湿疹。

【采收加工】全年均可采收，洗净，晒干。

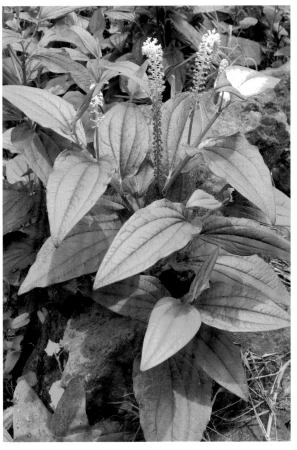

剪草

【基原】为金粟兰科丝穗金粟兰 *Chloranthus fortunei* (A. Gray) Solms 的全草或根。

【别名】四块瓦、四叶对、银线草。

【形态特征】多年生草本。根状茎粗短，密生多数细长须根；茎直立，单生或数个丛生，下部节上对生2片鳞状叶。叶对生；叶通常4片生于茎上部，纸质，宽椭圆形或倒卵形；嫩叶背面密生细小腺点。穗状花序单一；花白色，有香气。核果球形，有纵条纹。花期4~5月，果期5~6月。

【分布】生于山坡或低山林下阴湿处和山沟草丛中。产于广西、广东、四川、湖南、湖北、江西、安徽、浙江、江苏、山东、台湾等地。

【性能主治】全草味辛、苦，性平；有毒。具有祛风活血、解毒消肿的功效。主治风湿痹痛，跌打损伤，疮疖癣疥，毒蛇咬伤。

【采收加工】夏季采收，洗净，晒干。

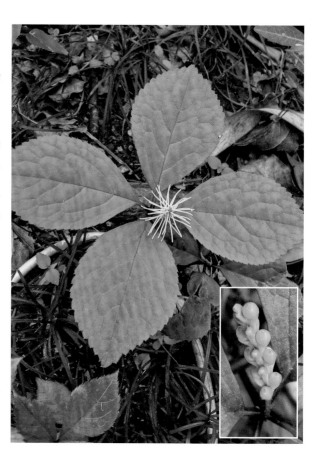

肿节风

【基原】为金粟兰科草珊瑚 *Sarcandra glabra* (Thunb.) Nakai 的全株。

【别名】九节茶、九节风、接骨莲。

【形态特征】常绿小灌木。叶片革质，椭圆形、卵形至卵状披针形，边缘具粗锐齿，齿尖有1个腺体，两面均无毛；叶柄基部合生成鞘状。穗状花序顶生，通常分枝，多少呈圆锥花序状；花黄绿色；子房球形或卵形，无花柱。核果球形，直径3~4 mm，熟时亮红色。花期6月，果期8~10月。

【分布】生于山谷林下阴湿处。产于广西、广东、云南、贵州、四川、湖南、江西等地。

【性能主治】全株味苦、辛，性平。具有清热凉血、活血消斑、祛风通络的功效。主治血热紫斑、紫癜，风湿痹痛，跌打损伤。

【采收加工】夏、秋季采收，除去杂质，晒干。

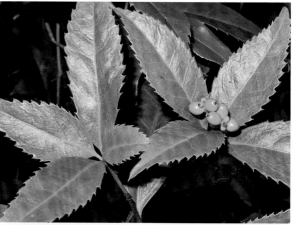

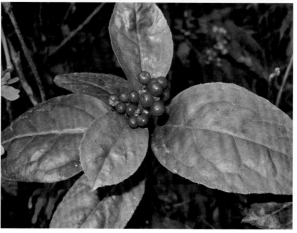

血水草根

【基原】为罂粟科血水草*Eomecon chionantha* Hance 的根及根状茎。

【别名】广扁线、捆仙绳、斗蓬草。

【形态特征】多年生无毛草本。具红黄色汁液。根橙黄色，根茎匍匐。叶全部基生；叶片心形或心状肾形，稀心状箭形；掌状脉5~7条，网脉明显；叶柄带蓝灰色。花葶灰绿色略带紫红色，排列成聚伞状伞房花序；花白色，花药黄色。蒴果狭椭圆形。花期3~6月，果期6~10月。

【分布】生于林中、灌木丛中或路边。产于广西、广东、云南、贵州、湖南、安徽、江西、福建等地。

【性能主治】根及根状茎味苦、辛，性凉；有小毒。具有清热解毒、散瘀止痛的功效。主治风热目赤肿痛，咽喉疼痛，尿路感染，疮疡疖肿，毒蛇咬伤，产后小腹瘀痛，跌打损伤，湿疹，疥癣等。

【采收加工】9~10月采收，鲜用或晒干。

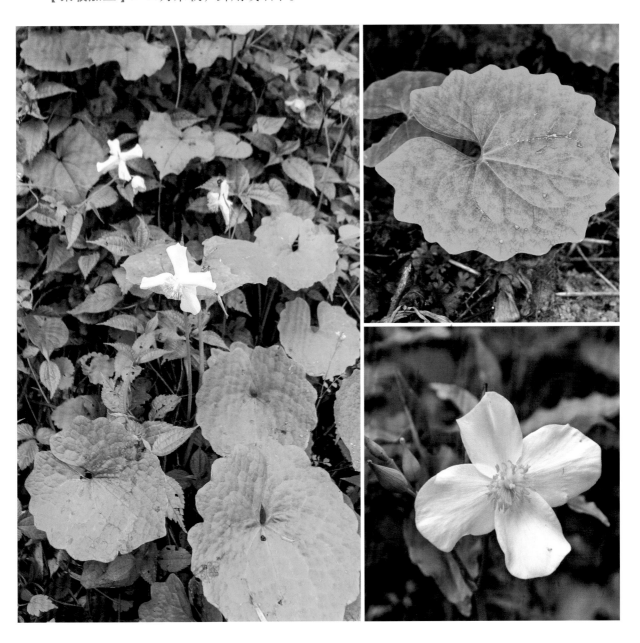

博落回

【基原】为罂粟科博落回*Macleaya cordata* (Willd.) R. Br. 的全草。

【别名】三钱三、号筒草、勃逻回。

【形态特征】直立草本。基部木质化，具乳黄色浆汁。叶片宽卵形或近圆形，通常7或9深裂或浅裂；裂片半圆形、方形、兰角形等，边缘波浪状、缺刻状、粗齿或多细齿，腹面绿色，无毛，背面多白粉，被易脱落的细茸毛。大型圆锥花序多花。蒴果狭倒卵形或倒披针形。花期6~8月，果期7~10月。

【分布】生于丘陵或低山林中、灌木丛中或草丛中。产于我国长江以南、南岭以北的大部分省区，南至广东，西至贵州，西北达甘肃南部。

【性能主治】全草味苦，性寒；有剧毒。具有活血散瘀、清热解毒、杀虫止痒的功效。主治痛疮疗肿，下肢溃疡，湿疹，阴痒，跌打损伤，风湿关节痛，顽癣，烧烫伤。

【采收加工】夏、秋季采收，除去杂质，干燥。

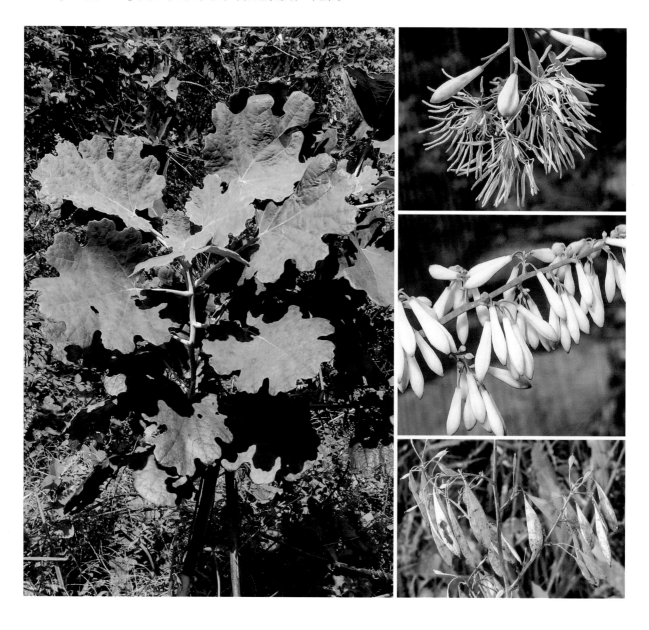

荠

【基原】为十字花科荠*Capsella bursa-pastoris* (L.) Medic. 的全草。

【别名】护生草、荠花、荠实。

【形态特征】一年生或二年生草本。基生叶丛生呈莲座状，大头羽状分裂，顶裂片卵形至长圆形，侧裂片长圆形至卵形；茎生叶窄披针形或披针形，基部箭形，抱茎，边缘具缺刻或齿。总状花序顶生或腋生；花瓣白色，卵形，有短爪。短角果倒三角形或倒心状三角形，扁平，顶端微凹。花果期4~6月。

【分布】生于山坡、田边及路旁。产于全国大部分地区。

【性能主治】全草味甘、淡，性凉。具有凉肝止血、平肝明目、清热利湿的功效。主治鼻出血，咳血，尿血，崩漏，目赤疼痛，眼底出血，高血压病，赤白痢疾，肾炎水肿，乳糜尿。

【采收加工】3~5月采收，洗净，晒干。

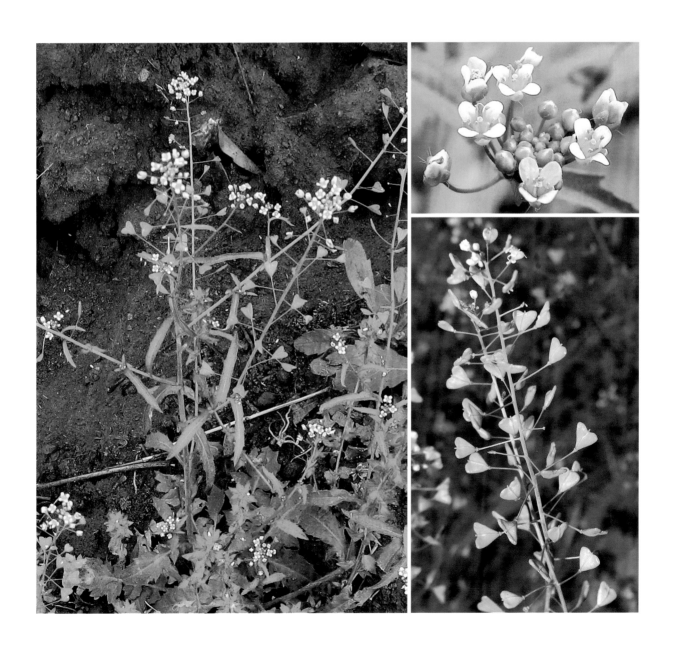

白带草

【基原】为十字花科碎米荠*Cardamine hirsuta* L. 的全草。

【别名】雀儿菜、野养菜、米花香荠菜。

【形态特征】一年生小草本。茎直立或斜升，下部有时淡紫色，被较密柔毛，上部毛渐少。基生叶具叶柄，有小叶2~5对；顶生小叶肾形或肾圆形，边缘有3~5枚圆齿；侧生小叶卵形或圆形；茎生叶具短柄，有小叶3~6对。总状花序生于枝顶；花瓣白色，倒卵形。长角果线形，稍扁。花期2~4月，果期4~6月。

【分布】生于山坡、路边、荒地及耕地的草丛中。产于全国大部分地区。

【性能主治】全草味甘、淡，性凉。具有清热利湿、安神、止血的功效。主治湿热泻痢，热淋，白带异常，心悸，失眠，虚火牙痛，小儿疳积，吐血，便血，疔疮。

【采收加工】2~5月采收，鲜用或晒干。

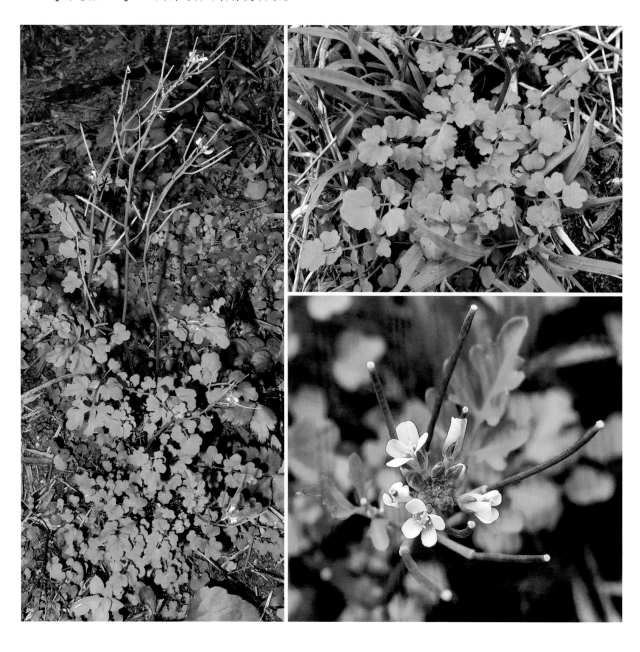

蔊菜

【基原】为十字花科蔊菜*Rorippa indica* (L.) Hiern 的全草。

【别名】辣米菜、野油菜、塘葛菜。

【形态特征】一年生或二年生直立草本，植株无毛或具疏毛。叶互生；基生叶及茎下部叶具长柄，叶形多变，通常大头羽状分裂，边缘具不整齐的齿；茎上部叶宽披针形或匙形，具短柄或基部耳状抱茎。总状花序顶生或侧生；花黄色。长角果线状圆柱形。花期4~6月，果期6~8月。

【分布】生于路边、田边、园圃、河边、屋边墙脚及山坡路边等较潮湿处。产于广西、广东、云南、四川、湖南、陕西、江西、福建、台湾、浙江、山东、河南、甘肃等地。

【性能主治】全草味辛、苦，性微凉。具有祛痰止咳、解表散寒、活血解毒、利湿退黄的功效。主治咳嗽痰喘，感冒发热，风湿痹痛，咽喉肿痛，疔疮痈肿，跌打损伤，黄疸，水肿。

【采收加工】5~7月采收，鲜用或晒干。

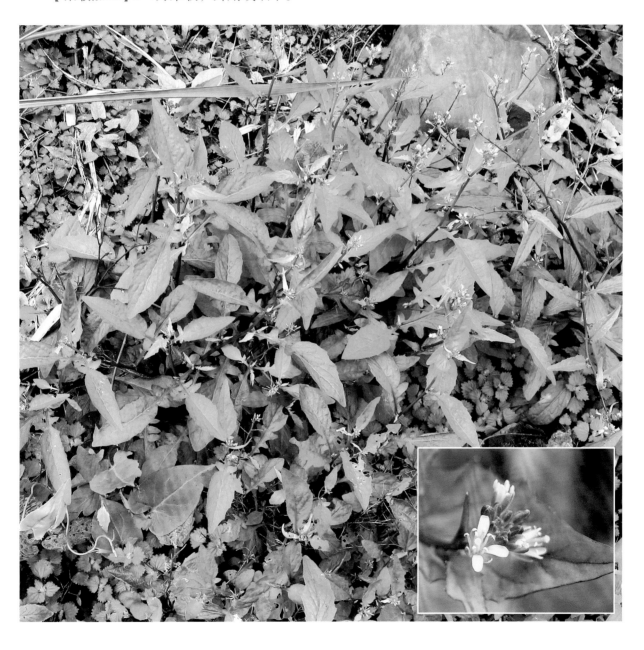

如意草

【基原】为堇菜科如意草*Viola arcuata* Blume 的全草。

【别名】白三百棒、红三百棒。

【形态特征】多年生草本。根状茎横走，褐色，密生多数纤维状根，向上发出多条地上茎或匍匐枝。叶基生；叶片深绿色，三角状心形或卵状心形，弯缺呈新月形，边缘具浅而内弯的疏齿，两面通常无毛或背面沿脉被疏柔毛。花淡紫色或白色，均自茎生叶或匍匐枝的叶腋抽出，具长梗。花期3~6月。

【分布】生于溪谷潮湿地、沼泽地、灌木丛中、林缘。产于广西、广东、云南、台湾等地。

【性能主治】全草味辛麻、微酸，性寒。具有清热解毒、散瘀止血的功效。用于疮疡肿毒，乳痈，跌打损伤，开放性骨折，外伤出血。

【采收加工】秋季采收，洗净，晒干。

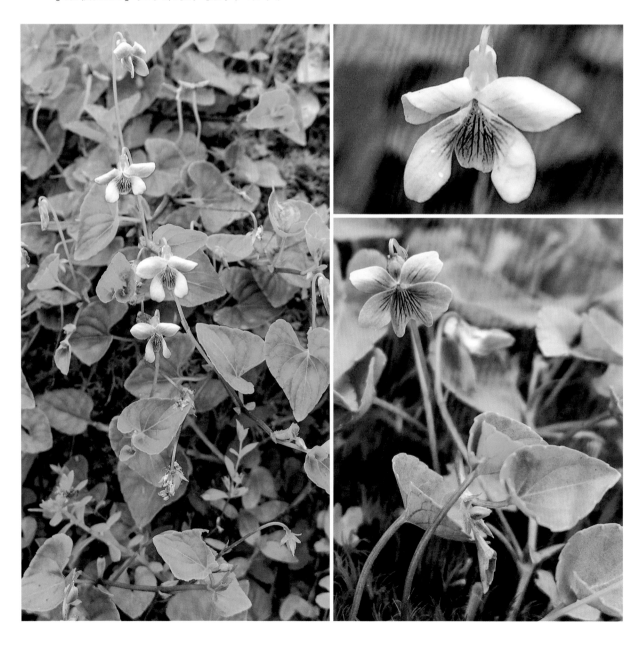

地白草

【基原】为堇菜科七星莲*Viola diffusa* Ging. 的全草。

【别名】白菜仔、狗儿草、黄瓜菜。

【形态特征】一年生草本。全体被糙毛或白色柔毛，或近无毛。花期生出地上匍匐枝。匍匐枝先端具莲座状叶丛，通常生不定根。基生叶丛生，呈莲座状，或于匍匐枝上互生；叶片卵形或卵状长圆形，边缘具钝齿及缘毛。花较小，淡紫色或浅黄色。蒴果长圆形，顶端常具宿存的花柱。花期3~5月，果期5~8月。

【分布】生于山地林下、草坡、岩石缝隙中。产于广西、云南、四川、浙江、台湾等地。

【性能主治】全草味苦、辛，性寒。具有清热解毒、散瘀消肿的功效。主治疮疡肿毒，肺热咳嗽，百日咳，黄疸型肝炎，带状疱疹，烧烫伤，跌打损伤，毒蛇咬伤。

【采收加工】夏、秋季采收，洗净，除去杂质，鲜用或晒干。

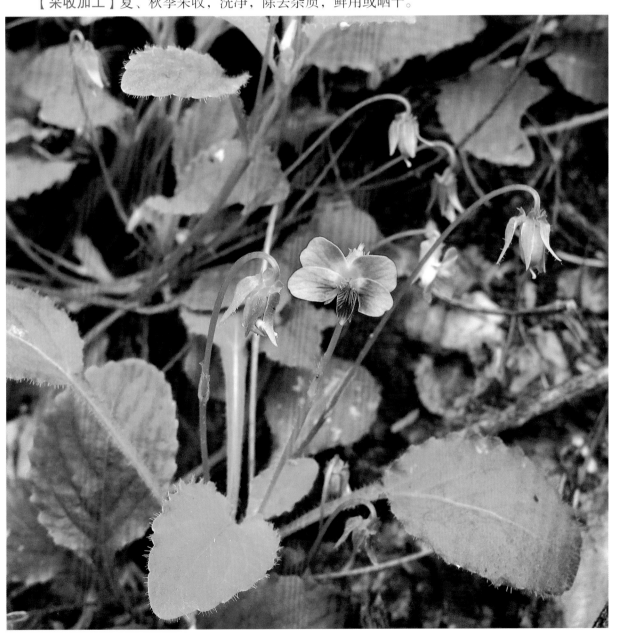

紫花地丁

【基原】为堇菜科紫花地丁 *Viola philippica* Sasaki 的全草。

【别名】铧头草、光瓣堇菜、箭头草。

【形态特征】多年生草本。无地上茎，节密生，有数条淡褐色或近白色的细根。叶多数，基生，莲座状；叶片三角状卵形或狭卵形，边缘具较平的圆齿，两面无毛或被细短毛。花中等大，紫堇色或淡紫色，稀白色，喉部色泽较淡并带有紫色条纹。蒴果长圆形。种子卵球形，淡黄色。花果期4月中下旬至9月。

【分布】生于田间、山坡草丛或灌木丛中。产于广西、云南、贵州、四川、湖南等地。

【性能主治】全草味苦、辛，性寒。具有清热解毒、凉血消肿的功效。主治疔疮肿毒，痈疽发背，丹毒，毒蛇咬伤。

【采收加工】春、秋季采收，除去杂质，晒干。

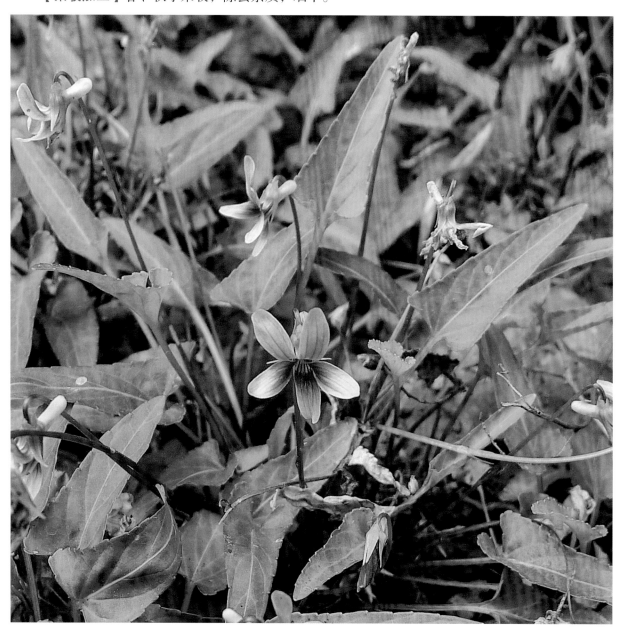

瓜子金

【基原】为远志科瓜子金*Polygala japonica* Houtt. 的全草。

【别名】银不换、小金不换、蓝花草。

【形态特征】多年生草本。单叶互生；叶片厚纸质或亚革质，卵形或卵状披针形，全缘，腹面绿色，背面淡绿色，两面无毛或被短柔毛。总状花序与叶对生或腋外生；花瓣3片，白色至紫色。蒴果圆形，具喙状突尖，边缘具横脉的阔翅，无缘毛。种子黑色，密被白色短柔毛。花期4~5月，果期5~8月。

【分布】生于山坡草地或田埂上。产于东北、华北、西北、华东、华中和西南地区。

【性能主治】全草微辛、苦，性平。具有祛痰止咳、活血消肿、解毒止痛的功效。主治咳嗽痰多，咽喉肿痛；外用治跌打损伤，疗疮疖肿，蛇虫咬伤。

【采收加工】春末花开放时采收，除去泥沙，晒干。

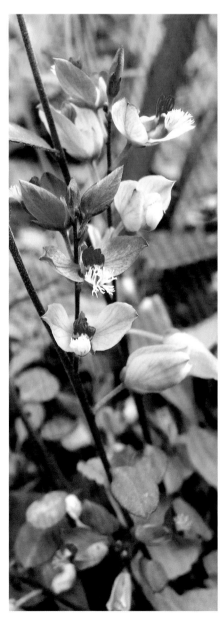
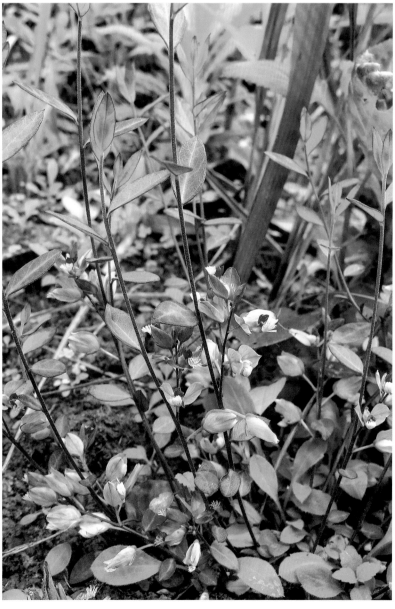

一包花

【基原】为远志科曲江远志*Polygala koi* Merr. 的全草。

【别名】红花倒水莲。

【形态特征】直立或平卧亚灌木。茎木质，具半圆形叶痕，无毛或幼嫩部分被紧贴短柔毛。单叶互生；叶片近肉质，椭圆形，腹面绿色，背面淡绿带紫色。总状花序顶生；花序轴被短柔毛；花多而密，花瓣3片，紫红色。蒴果圆形，淡绿色，边缘带紫色，具翅。花期4~9月，果期6~10月。

【分布】生于阔叶林中岩石上。产于广西、广东、湖南等地。

【性能主治】全草味辛、苦，性平。具有化痰止咳、活血调经的功效。主治咳嗽痰多，咽喉肿痛，小儿疳积，跌打损伤，月经不调。

【采收加工】春、夏季采收，切段，晒干。

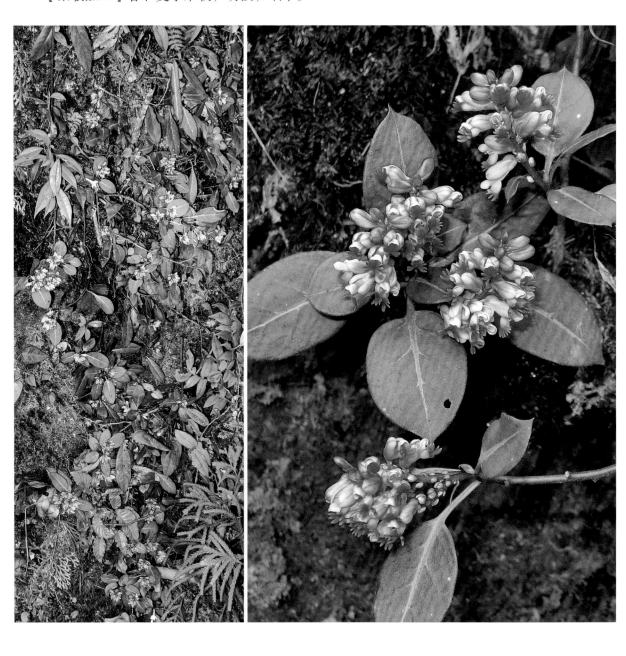

马牙半支

【基原】为景天科凹叶景天*Sedum emarginatum* Migo 的全草。

【别名】旱半支、马牙苋、山半支。

【形态特征】多年生草本。叶对生；叶片匙状倒卵形至宽卵形，先端圆，有微缺，基部渐狭，有短距。聚伞状花序顶生，有多花，常有3个分枝；花无梗；萼片5片，披针形至狭长圆形；花瓣5枚，黄色，线状披针形至披针形。蓇葖略叉开，腹面有浅囊状隆起。种子细小，褐色。花期5~6月，果期6月。

【分布】生于山坡阴湿处。产于广西、云南、四川、湖南、湖北、江西、安徽、浙江等地。

【性能主治】全草味苦、酸，性凉。具有清热解毒、凉血止血、利湿的功效。主治痈疖、疔疮、带状疱疹、瘰疬、咳血、吐血、鼻出血、便血、痢疾、淋病、黄疸、崩漏、带下。

【采收加工】夏、秋季采收，晒干。

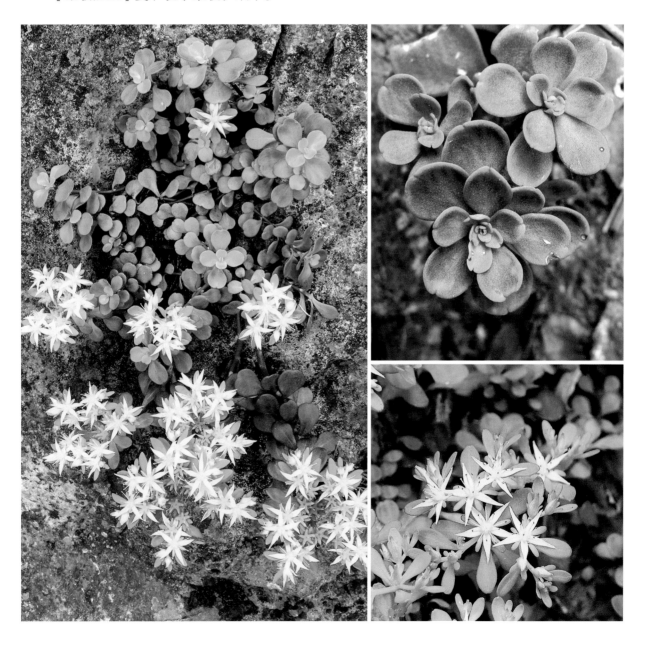

虎耳草

【基原】为虎耳草科虎耳草*Saxifraga stolonifera* Curtis 的全草。

【别名】石荷叶、天荷叶、老虎耳。

【形态特征】多年生小草本。鞭匐枝细长，密被卷曲长腺毛，具鳞片状叶。基生叶具长柄，叶片近心形、肾形至扁圆形；裂片边缘具不规则的齿和腺睫毛，背面通常红紫色，两面被腺毛，有斑点。聚伞花序圆锥状；花瓣5片，白色，中上部具紫红色斑点，基部具黄色斑点。花期5~8月，果期7~11月。

【分布】生于林下、草丛中和阴湿岩隙。产于广西、广东、云南、贵州、四川、江西、福建、台湾、湖南、湖北、安徽、江苏、浙江、河南、河北、陕西、甘肃等地。

【性能主治】全草味辛、苦，性寒；有小毒。具有疏风清热、凉血解毒的功效。主治风热咳嗽，肺痈，吐血，风火牙痛，风疹瘙痒，痈肿丹毒，痔疮肿痛，毒虫咬伤，外伤出血。

【采收加工】全年均可采收，鲜用或晒干。

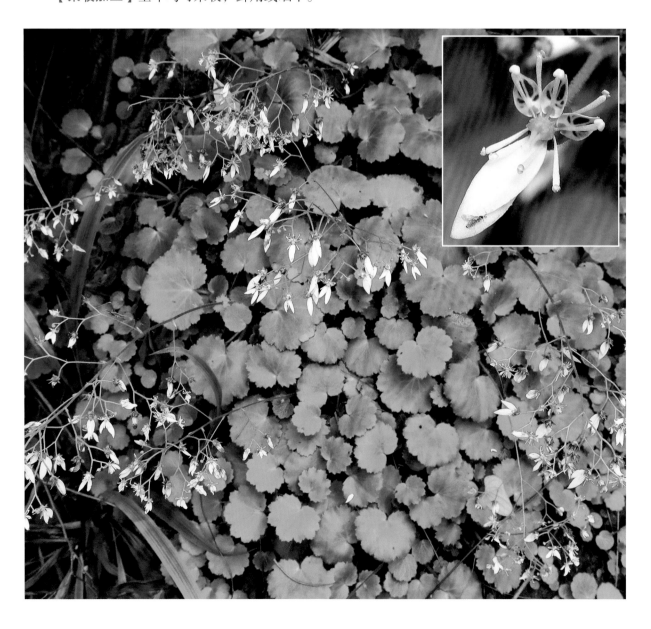

婆婆指甲菜

【基原】为石竹科球序卷耳*Cerastium glomeratum* Thuill. 的全草。

【别名】卷耳、瓜子草、鹅不食草。

【形态特征】一年生草本。茎单生或丛生，密被长柔毛，上部混生腺毛。茎下部叶匙形，上部叶倒卵状椭圆形，两面被长柔毛，边缘具缘毛，中脉明显。聚伞花序呈簇生状或头状，花序轴密被腺柔毛；苞片草质，卵状椭圆形，密被柔毛；花瓣5片，白色。蒴果长圆柱形，长于宿萼。花期3~4月，果期5~6月。

【分布】生于山坡草地。产于广西、云南、湖南、湖北、江西、福建、浙江、江苏、山东、西藏等地。

【性能主治】全草味甘、微苦，性凉。具有清热利湿、凉血解毒的功效。主治感冒发热，湿热泄泻，肠风下血，乳痈，疔疮，高血压病。

【采收加工】春、夏季采收，鲜用或晒干。

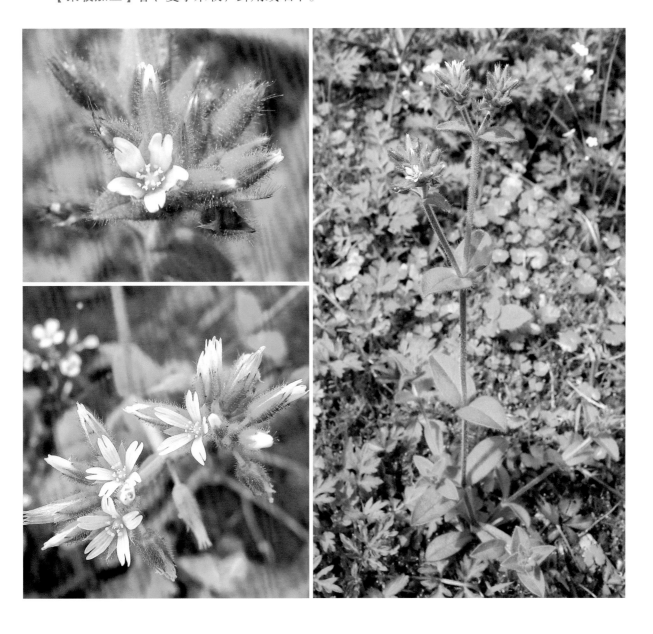

鹅肠草

【基原】为石竹科鹅肠菜*Myosoton aquaticum* (L.) Moench 的全草。

【别名】抽筋草、伸筋藤、伸筋草。

【形态特征】二年生或多年生草本。茎上升，多分枝，上部被腺毛。叶片卵形或宽卵形，有时边缘具毛；上部叶常无柄或具短柄，疏生柔毛。顶生二歧聚伞花序；苞片叶状，边缘具腺毛；花瓣白色，2深裂至基部，裂片线形或披针状线形。蒴果卵圆形。种子近肾形，褐色，具小疣。花期5~8月，果期6~9月。

【分布】生于河流两旁冲积沙地的低湿处或灌木丛林缘和水沟旁边。产于我国南北各省区。

【性能主治】全草味甘、酸，性平。具有清热解毒、散瘀消肿的功效。主治肺热喘咳，痢疾，痈疽，痔疮，牙痛，月经不调，小儿疳积。

【采收加工】春季生长旺盛时采收，鲜用或晒干。

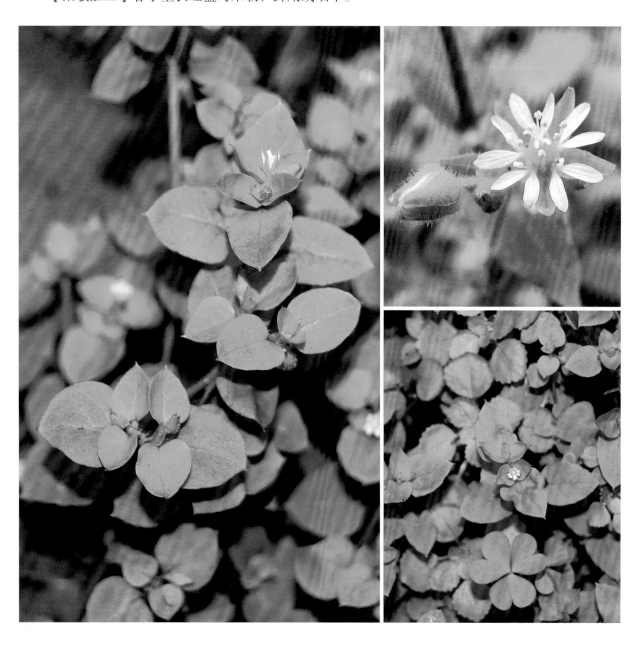

粟米草

【基原】为粟米草科粟米草*Mollugo stricta* L. 的全草。

【别名】地麻黄、地杉树、鸭脚瓜子草。

【形态特征】铺散一年生草本。茎纤细，多分枝，无毛，老茎常淡红褐色。叶3~5片，近轮生或对生；叶片披针形或线状披针形，全缘，中脉明显。花极小，组成疏松聚伞花序，花序梗细长，顶生或与叶对生。蒴果近球形，3瓣裂。种子多数，肾形，栗色，具多数颗粒状突起。花期6~8月，果期8~10月。

【分布】生于空旷荒地、农田和海岸沙地。产于秦岭、黄河以南，东南至西南各地。

【性能主治】全草味淡、涩，性凉。具有清热化湿、解毒消肿的功效。主治腹痛泄泻，痢疾，感冒咳嗽，中暑，皮肤热疹，目赤肿痛，疮疖肿毒，毒蛇咬伤，烧烫伤。

【采收加工】秋季采收，鲜用或晒干。

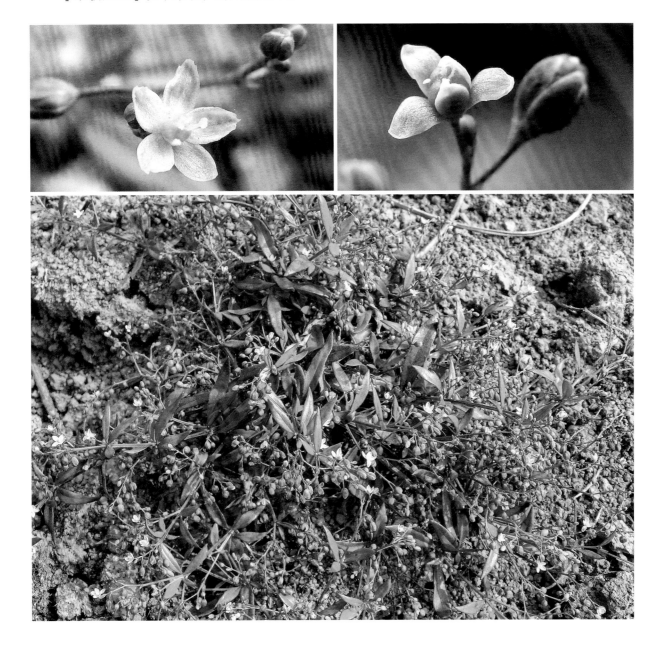

金线草

【基原】为蓼科金线草*Antenoron filiforme* (Thunb.) Roberty et Vautier 的全草。

【别名】人字草、九盘龙、毛血草。

【形态特征】多年生草本。茎直立，具糙伏毛，有纵沟，节部膨大。叶片椭圆形或长圆形，两面有长糙伏毛；托叶鞘筒状，膜质，褐色。总状花序穗状，通常数个顶生或腋生；花序轴延伸；花排列稀疏。瘦果卵形，双突镜状，褐色。花期7~8月，果期9~10月。

【分布】生于山坡林缘、山谷路边。产于陕西南部、甘肃南部、华东、华中、华南及西南地区。

【性能主治】全草味苦、辛，性微凉；有小毒。具有凉血止血、清热解毒、散瘀止痛的功效。主治咳血，吐血，便血，血崩，泄泻，痢疾，胃痛，痛经，跌打损伤，风湿痹痛，烧烫伤。

【采收加工】夏、秋季采收，鲜用或晒干。

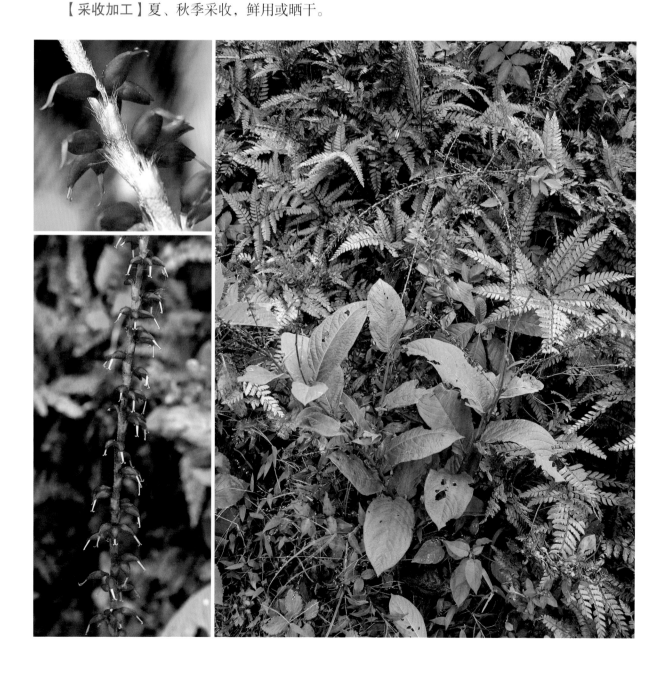

金荞麦

【基原】为蓼科金荞麦*Fagopyrum dibotrys* (D. Don) H. Hara 的根茎。

【别名】野荞麦、荞麦三七、金锁银开。

【形态特征】多年生草本。根状茎木质化，黑褐色。叶片三角形，边缘全缘，两面具乳头状突起或被柔毛；托叶鞘筒状，膜质，褐色，无缘毛。伞房状花序，顶生或腋生；苞片卵状披针形，顶端尖，边缘膜质，花被5深裂，白色，花被片长椭圆形。瘦果宽卵形，熟时黑褐色，无光泽。花期7~9月，果期8~10月。

【分布】生于山谷湿地、山坡灌木丛中。产于陕西、华东、华中、华南及西南地区。

【性能主治】根茎味微辛、涩，性凉。具有清热解毒、排脓祛瘀的功效。主治肺痈吐脓，肺热喘咳，乳蛾肿痛。

【采收加工】冬季采挖，除去茎和须根，洗净，晒干。

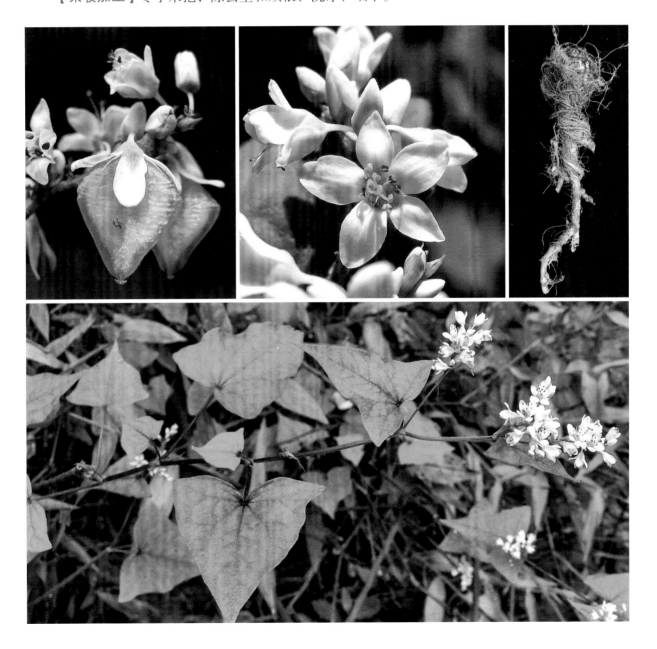

何首乌

【基原】为蓼科何首乌*Fallopia multiflora* (Thunb.) Haraldson 的块根。

【别名】首乌、赤首乌、铁秤砣。

【形态特征】多年生草本。块根肥厚，黑褐色。茎缠绕，多分枝，具纵棱，无毛，下部木质化。叶片卵状心形，全缘。花序圆锥状，顶生或腋生；苞片三角状卵形，具小突起，每苞内具2~4朵花；花被5深裂，白色或淡绿色，果时增大，花被果时外形近圆形。瘦果卵形，熟时黑褐色。花期8~9月，果期9~10月。

【分布】生于山谷路边、灌木丛中、山坡及沟边石隙。产于广西、贵州、四川、河南等地。

【性能主治】块根味苦、甘、涩，性微温。具有解毒、消痈、截疟、润肠通便的功效。主治疮痈，瘰疬，风疹瘙痒，久疟体虚，肠燥便秘。

【采收加工】秋、冬季叶枯萎时采挖，削去两端，洗净，个大的切块，干燥。

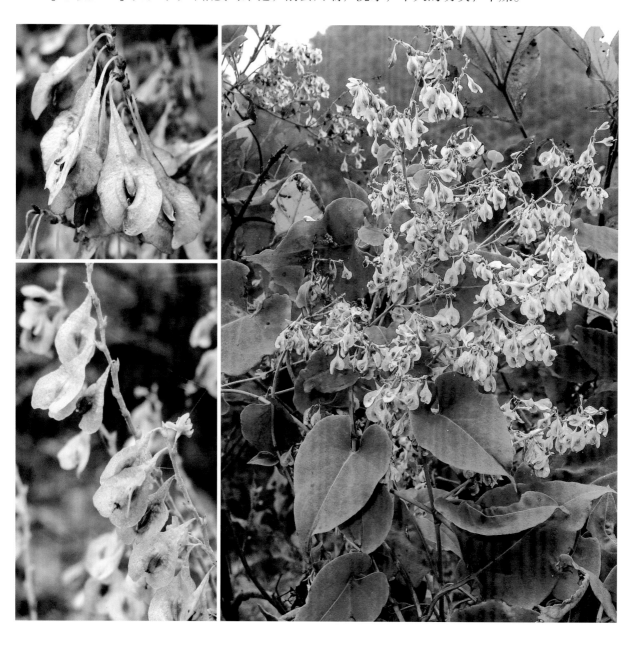

火炭母

【基原】为蓼科火炭母*Polygonum chinense* L. 的全草。

【别名】火炭毛、乌炭子、运药。

【形态特征】多年生草本。茎直立，通常无毛。叶片卵形或长卵形，边缘全缘，两面无毛，有时背面沿叶脉疏生短柔毛。花序头状，通常数个排成圆锥状，顶生或腋生；花序梗被腺毛；花被5深裂，白色或淡红色，裂片卵形，果时增大呈肉质，熟时蓝黑色。瘦果宽卵形，黑色。花期7~9月，果期8~10月。

【分布】生于山谷湿地、山坡草地。产于陕西南部、甘肃南部、华东、华中、华南和西南地区。

【性能主治】全草味酸、涩，性凉；有毒。具有清热解毒、利湿止痒、明目退翳的功效。主治痢疾，肠炎，扁桃体炎，咽喉炎；外用治角膜云翳，子宫颈炎，霉菌性阴道炎，皮炎湿疹。

【采收加工】夏、秋季采收，除去泥沙，晒干。

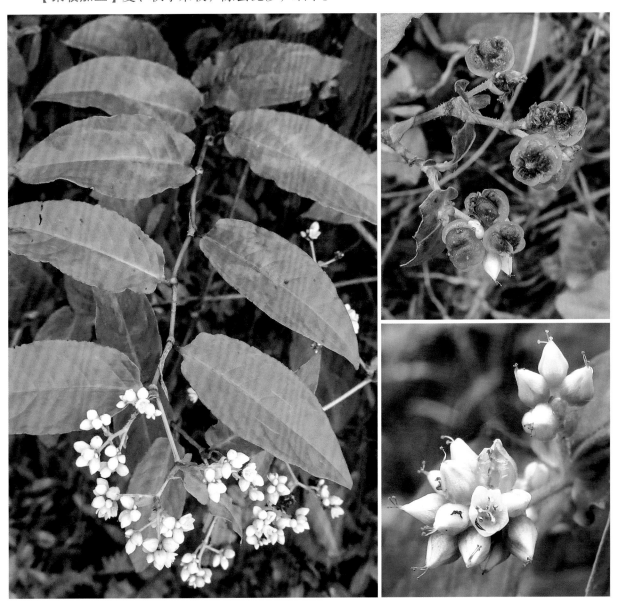

杠板归

【基原】为蓼科杠板归*Polygonum perfoliatum* L. 的全草。

【别名】方胜板、刺犁头、蛇不过。

【形态特征】一年生草本。茎攀缘，多分枝，沿棱具稀疏的倒生皮刺。叶片三角形，薄纸质，腹面无毛，背面沿叶脉疏生皮刺。总状花序短穗状，不分枝，顶生或腋生；花被5深裂，白色或淡红色，果时增大呈肉质，果熟时深蓝色。瘦果球形，黑色，有光泽，包于宿存花被内。花期6~8月，果期7~10月。

【分布】生于田边、路边、山谷湿地。产于广西、广东、云南、贵州、四川、海南、江西、福建、台湾、湖南、湖北、安徽、浙江、江苏、山东、河南、河北、陕西等地。

【性能主治】全草味酸，性微寒。有利水消肿、清解热毒、止咳的作用。主治肾炎水肿，上呼吸道感染，百日咳，泻痢，湿疹，疖肿，毒蛇咬伤。

【采收加工】夏、秋季采收，鲜用或晾干。

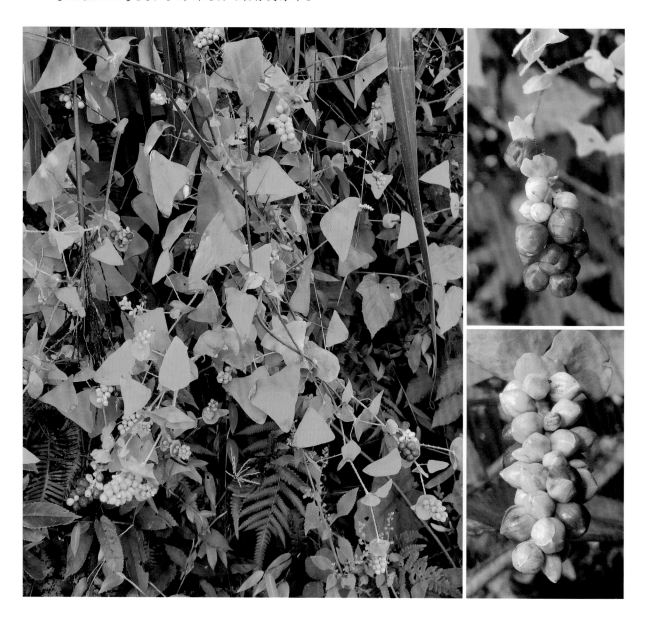

小萹蓄

【基原】为蓼科习见蓼*Polygonum plebeium* R. Br. 的全草。

【别名】姑巴草、扁竹、水米草。

【形态特征】一年生草本。茎平卧，自基部分枝，通常小枝的节间比叶片短。叶片窄椭圆形或倒披针形，两面无毛，侧脉不明显；托叶鞘膜质，白色，透明，顶端撕裂。花3~6朵簇生于叶腋，遍布全植株；花被5深裂，绿色，边缘白色或淡红色。瘦果宽卵形，黑褐色，包于宿存花被内。花期5~8月，果期6~9月。

【分布】生于田边、路边、水边湿地。除西藏外，产于全国大部分省区。

【性能主治】全草味苦，性凉。具有清热解毒、利尿通淋、化湿杀虫的功效。主治热淋，石淋，黄疸，痢疾，恶疮疥癣，蛔虫病。

【采收加工】开花时采收，晒干。

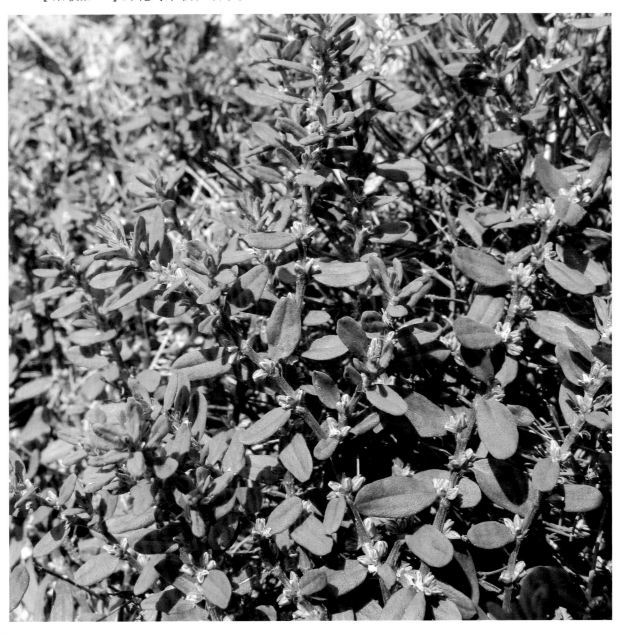

虎杖

【基原】为蓼科虎杖*Reynoutria japonica* Houtt. 的根茎及根。

【别名】花斑竹、酸筒杆、酸汤梗。

【形态特征】多年生草本。根状茎粗壮，横走；茎直立，具小突起，无毛，散生红色或紫红斑点。叶片宽卵形或卵状椭圆形，近革质，两面无毛，沿叶脉具小突起。花单性，雌雄异株，花序圆锥状；花被5深裂，淡绿色，雄花花被片具绿色中脉，无翅。瘦果卵形，熟时黑褐色。花期8~9月，果期9~10月。

【分布】生于山坡灌木丛、山谷、路边、田边湿地。产于华东、华中、华南及广西、四川、云南、贵州、陕西南部、甘肃南部。

【性能主治】根茎及根味咸，性寒。具有消痰、软坚散结、利水消肿的功效。主治瘿瘤，瘰疬，睾丸肿痛，痰饮水肿。

【采收加工】夏、秋季采收，晒干。

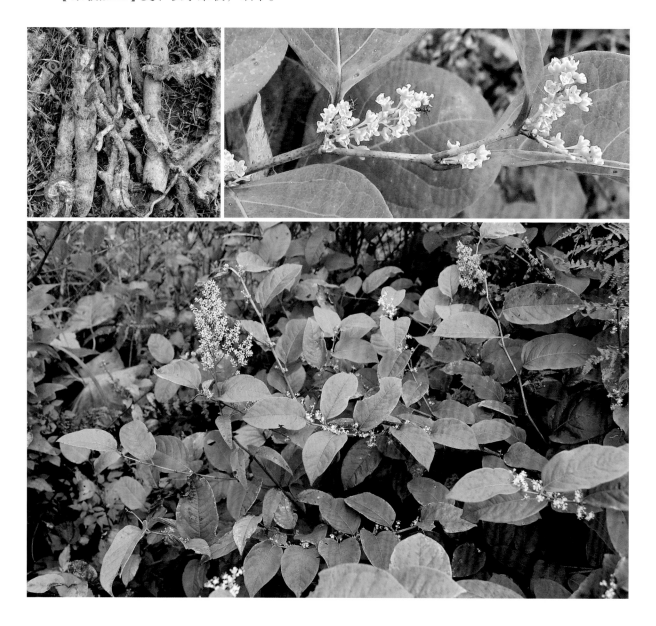

商陆

【基原】为商陆科垂序商陆*Phytolacca americana* L. 的根。

【别名】地萝卜、章柳、金七娘。

【形态特征】多年生草本。根粗壮，肥大，倒圆锥形。茎直立，圆柱形，绿色或有时带紫红色。叶片椭圆状卵形或卵状披针形。总状花序顶生或侧生；花白色，微带红晕；花被片5枚；雄蕊、心皮及花柱通常均为10，心皮合生。果序下垂；浆果扁球形，熟时紫黑色。种子肾圆形。花期6~8月，果期8~10月。

【分布】生于山坡、路边、田边。产于广西、广东、云南、四川、江西、福建、湖北、浙江、江苏、山东、河南、河北、陕西等地。

【性能主治】根味苦，性寒；有毒。具有逐水消肿、通利二便的功效；外用解毒散结。主治水肿胀满，二便不通；外用治痈肿疮毒。

【采收加工】秋季至翌年春季采挖，除去须根和泥沙，切块或切片，晒干或阴干。

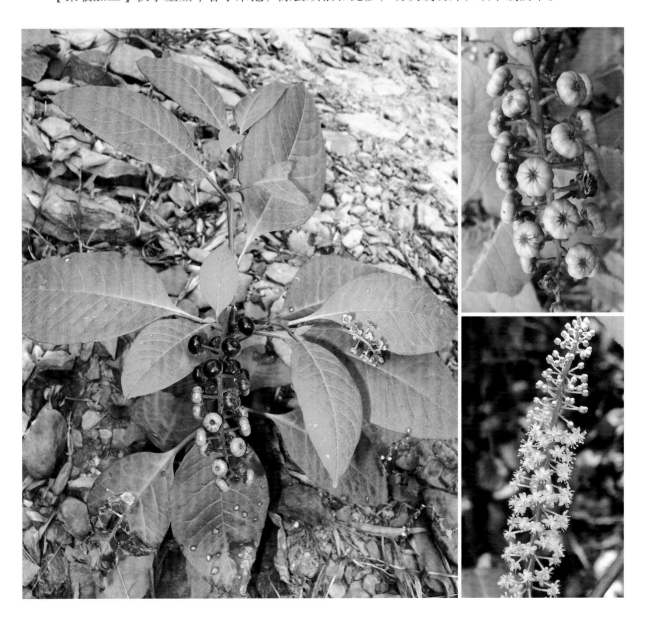

土牛膝

【基原】为苋科柳叶牛膝*Achyranthes longifolia* (Makino) Makino 的根及根茎。

【别名】杜牛膝。

【形态特征】多年生草本。茎有棱角或四方形，绿色或带紫色，有白色贴生或开展的柔毛，或近无毛，分枝对生。本种和牛膝相近，区别为本种叶片披针形或宽披针形，长10~20 cm，宽2~5 cm，顶端尾尖；小苞片针状，长约3.5 mm，基部有2耳状薄片，仅有缘毛；退化雄蕊方形，顶端有不明显的齿。花果期9~11月。

【分布】生于山坡、沟边。产于广西、广东、云南、贵州、湖南、江西、湖北、四川等地。

【性能主治】根及根茎味甘、微苦、微酸，性寒。具有活血化瘀、泻火解毒、利尿通淋的功效。主治闭经，跌打损伤，风湿关节痛，痢疾，白喉，咽喉肿痛，疮痈，淋证，水肿。

【采收加工】秋季或冬春间采挖，除去茎叶及须根，洗净，晒干或用硫黄熏后晒干。

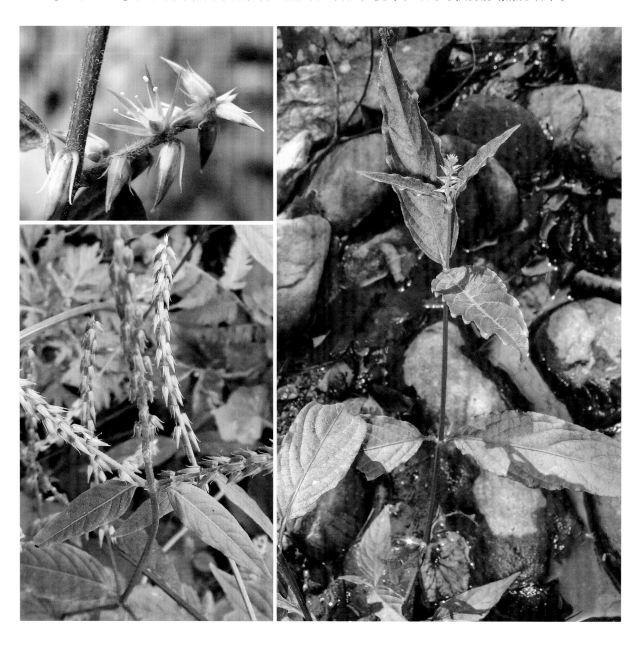

节节花

【基原】为苋科莲子草*Alternanthera sessilis* (L.) R. Br. ex DC. 的全草。

【别名】耐惊菜、蓬子草、满天星。

【形态特征】多年生草本。茎上升或匍匐，绿色或稍带红紫色。叶片形状及大小有变化，条状披针形、矩圆形、倒卵形、卵状矩圆形，全缘或有不明显的齿，两面无毛或疏生柔毛。腋生头状花序1~4个，无花序梗，初为球形，后渐成圆柱形；花密生，白色。花期5~7月，果期7~9月。

【分布】生于村庄附近的草坡、水沟、田边或沼泽、海边潮湿处。产于广西、广东、云南、贵州、四川、江西、福建、台湾、湖南等地。

【性能主治】全草味微甘，性寒。具有凉血散瘀、清热解毒、除湿通淋的功效。主治咳血，湿热黄疸，痢疾，牙龈肿痛，咽喉肿痛，肠痈。

【采收加工】夏、秋季采收，洗净，晒干。

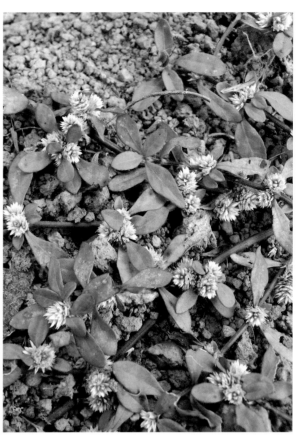

青葙子

【基原】为苋科青葙*Celosia argentea* L. 的成熟种子。

【别名】野鸡冠花、狗尾花、狗尾苋。

【形态特征】一年生草本。茎直立，有分枝，绿色或红色，具显明的条纹。叶片矩圆状披针形、披针形或披针状条形，绿色常带红色。花多数，密生，在茎端或枝端成单一、无分枝的塔状或圆柱状穗状花序。胞果小，包裹在宿存花被片内。花期5~8月，果期6~10月。

【分布】生于平原、田边、丘陵、山坡。分布几遍全国。

【性能主治】种子味苦、辛，性寒。具有清虚热、除骨蒸、解暑热、截疟、退黄的功效。主治温邪伤阴，夜热早凉，阴虚发热，骨蒸劳热，暑邪发热，疟疾寒热，湿热黄疸。

【采收加工】秋季果实成熟时采割植株或摘取果穗，晒干，收集种子，除去杂质。

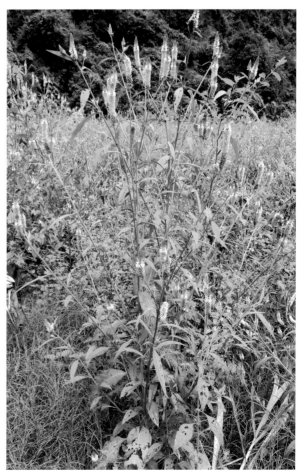

老鹳草

【基原】为牻牛儿苗科野老鹳草*Geranium carolinianum* L. 的地上部分。

【别名】鹳嘴、老鸦嘴、贯筋。

【形态特征】多年生草本。茎直立或仰卧，密被倒向短柔毛。基生叶早枯；茎生叶互生或最上部对生；托叶披针形或三角状披针形；叶片圆肾形，掌状5~7裂近基部；裂片楔状倒卵形或菱形。花序腋生或顶生，花序梗具2朵花，花瓣淡紫红色，倒卵形。蒴果被短糙毛。花期4~7月，果期5~9月。

【分布】生于平原和低山荒坡杂草丛中。产于广西、云南、四川、江西、湖南、湖北、安徽、江苏、浙江、山东等地。

【性能主治】地上部分味辛、苦，性平。具有祛风湿、通经络、止泻痢的功效。主治风湿痹痛，麻木拘挛，筋骨酸痛，泄泻痢疾。

【采收加工】夏、秋季果实近成熟时采割，捆成把，晒干。

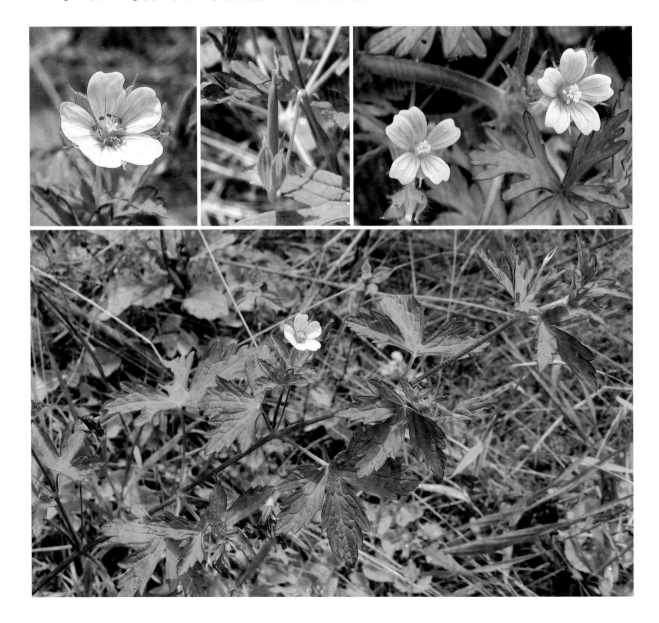

酢浆草

【基原】为酢浆草科酢浆草*Oxalis corniculata* L. 的全草。

【别名】酸箕、酸咪咪、酸草。

【形态特征】草本。全株被柔毛。根状茎稍肥厚。茎细弱，多分枝。叶基生或茎上互生；托叶基部与叶柄合生；叶片两面被柔毛或表面无毛，沿脉被毛较密，边缘具贴伏的缘毛。花单生或数朵集成伞形花序状，腋生；花序梗淡红色，花瓣5枚，黄色。蒴果长圆柱形。种子长卵形，褐色或红棕色。花果期2~9月。

【分布】生于山坡草地、河谷沿岸、路边、田边、荒地或林下阴湿处等。产于全国各地。

【性能主治】全草味酸，性寒。具有清热利湿、凉血散瘀、解毒消肿的功效。主治湿热泄泻，痢疾，黄疸，淋症，带下，吐血，鼻出血，尿血，月经不调，跌打损伤，咽喉肿痛，痈肿疔疮，丹毒，湿疹，疥癣，痔疮，麻疹，烧烫伤，蛇虫咬伤。

【采收加工】全年均可采收，以夏、秋季有花果时采收药效较好，除去泥沙，晒干。

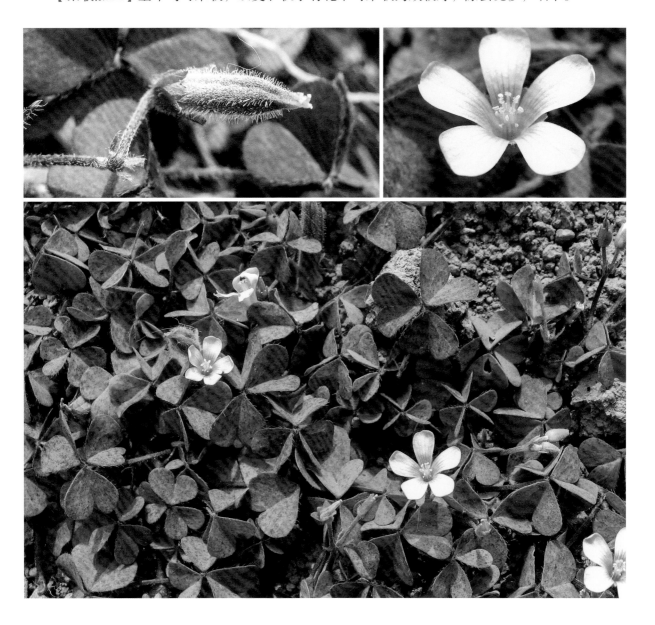

软皮树

【基原】为瑞香科白瑞香*Daphne papyracea* Wall. ex Steud. 的根皮、茎皮或全株。

【别名】雪花皮、雪花构、小构皮。

【形态特征】常绿灌木，高1~1.5 m。树皮灰色，小枝圆柱形，纤细，灰褐色至灰黑色。叶片较薄，长圆形或长圆状披针形，侧脉不明显。花白色，多花簇生于小枝顶端成头状花序。核果卵球形、卵形或倒梨形。种子圆球形。花期11~12月，果期翌年4~5月。

【分布】生于山地和山谷密林下、灌木丛中。产于广西、广东、贵州、四川、云南、湖南、湖北等地区。

【性能主治】根皮、茎皮或全株味甘、辛，性微温；有小毒。具有祛风止痛、活血调经的功效。主治风湿痹痛，跌打损伤，月经不调，痛经。

【采收加工】夏、秋季采收全株，剥取根皮和茎皮，洗净，晒干。

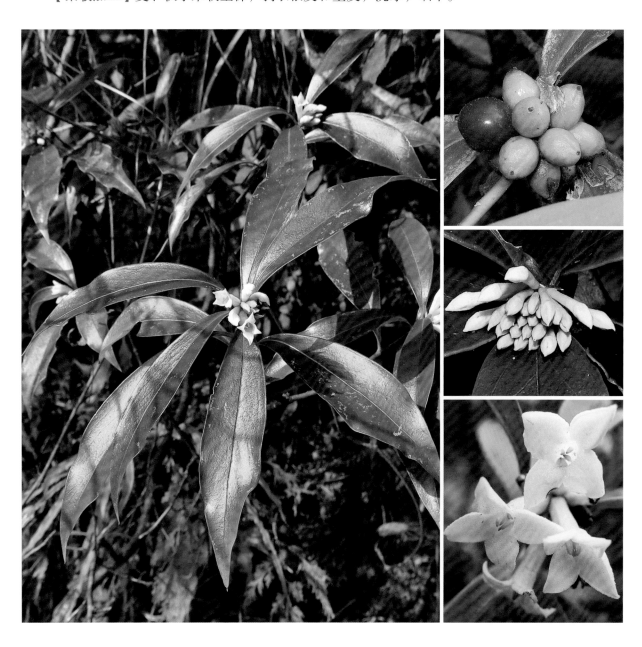

了哥王

【基原】为瑞香科了哥王 *Wikstroemia indica* (L.) C. A. Mey. 的根或根皮。

【别名】九信菜、九信药、鸡仔麻。

【形态特征】灌木。小枝红褐色，无毛。叶对生；叶片纸质至近革质，倒卵形、椭圆状长圆形或披针形，干时棕红色，无毛，侧脉细密。花黄绿色，数朵组成顶生头状总状花序，花序梗长5~10 mm，无毛；花梗长1~2 mm；花近无毛，裂片4片，宽卵形至长圆形。果椭圆形，熟时红色至暗紫色。花果期夏秋间。

【分布】生于开旷林下或石山上。产于广西、广东、四川、湖南、浙江、江西、福建等地。

【性能主治】根或根皮味苦、辛，性微寒；有毒。具有清热解毒、散瘀逐水的功效。主治支气管炎，肺炎，腮腺炎，淋巴结炎，风湿痛，晚期腹水型血吸虫病，疮疖痈疽。

【采收加工】全年均可采挖，洗净，干燥，或剥取根皮，干燥。

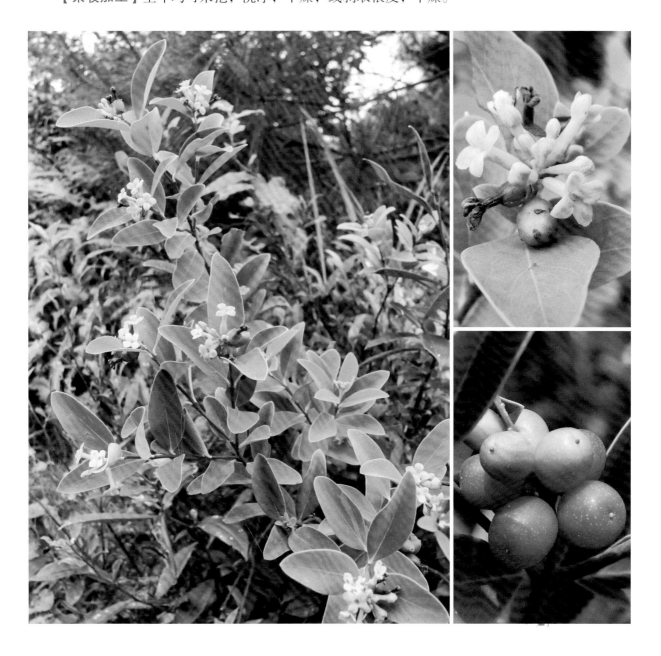

紫茉莉

【基原】为紫茉莉科紫茉莉*Mirabilis jalapa* L. 的叶、果实。

【别名】胭脂花、胭粉豆、白粉果。

【形态特征】一年生草本。茎直立，多分枝，无毛或疏生细柔毛，节稍膨大。叶片卵形或卵状三角形，全缘，两面均无毛。花常数朵簇生于枝端，紫红色、黄色、白色或杂色；花被筒高脚碟状。瘦果球形，熟时黑色，表面具皱纹。花期6~10月，果期8~11月。

【分布】我国南北各地常栽培，为观赏花卉，有时逸为野生。

【性能主治】叶味甘、淡，性微寒。具有清热解毒、祛风渗湿、活血的功效。主治痈肿疮毒，疥癣，跌打损伤。果实味甘，性微寒。有清热化斑、利湿解毒的作用。主治斑痣，脓疱疮。

【采收加工】叶生长茂盛而花未开放时采收，洗净，鲜用。9~10月果实成熟时采收，除去杂质，晒干。

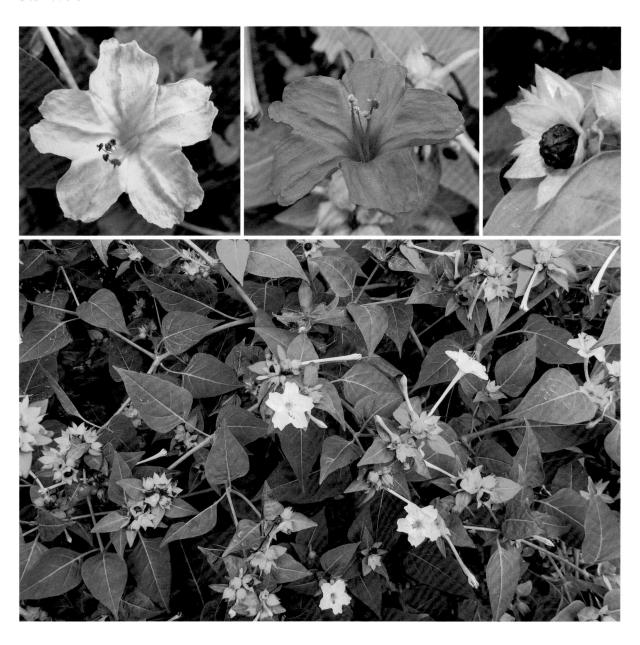

金刚口摆

【基原】为海桐花科狭叶海桐*Pittosporum glabratum* Lindl. var. *neriifolium* Rehder et E. H. Wilson 的果实或全株。

【别名】黄栀子、斩蛇剑、金刚摆。

【形态特征】常绿灌木，高约1.5 m。嫩枝无毛，叶片带状或狭窄披针形，长6~18 cm，或更长，宽1~2 cm，无毛。伞形花序顶生，有花多朵，花梗长约1 cm，有微毛，萼片长约2 mm，有睫毛；花瓣长8~12 mm；雄蕊比花瓣短；子房无毛。蒴果，3片裂开。种子红色。花期3~5月，果期6~11月。

【分布】生于山地林下或林缘。产于广西、广东、江西、湖南、湖北、贵州等地。

【性能主治】果实或全株味微甘，性凉。具有清热利湿的功效。主治黄疸，子宫脱出。

【采收加工】秋季采收，干燥。

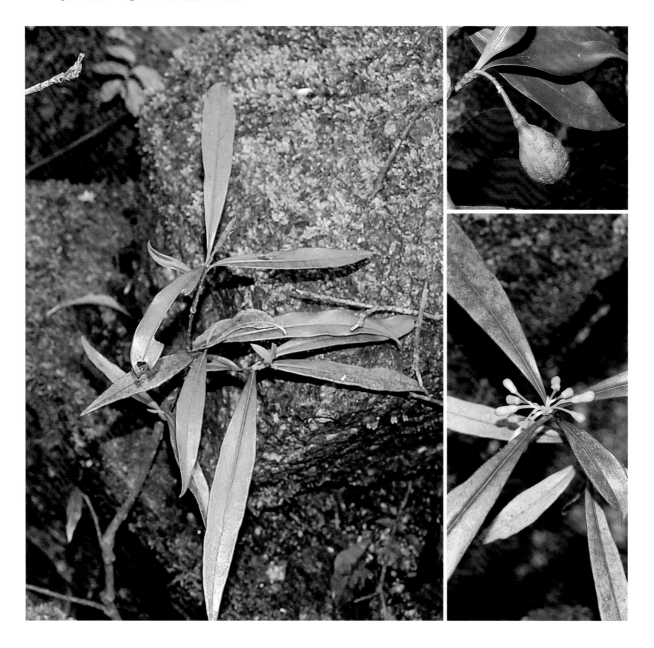

海金子

【基原】为海桐花科少花海桐*Pittosporum pauciflorum* Hook. et Arn. 的茎、枝。

【别名】上山虎、山玉桂。

【形态特征】常绿灌木。嫩枝无毛，老枝有皮孔。叶散布于嫩枝上，有时呈假轮生状；叶片薄革质，狭窄矩圆形或狭倒披针形，先端渐尖。花3~5朵生于枝顶叶腋内，呈假伞形状；子房长卵形，被灰茸毛。蒴果椭圆形或卵形，3片裂开，果片阔椭圆形。种子红色。花期4~5月，果期5~10月。

【分布】生于山坡林下或灌木丛中。产于广西、广东、江西等地。

【性能主治】茎、枝味甘、苦、辛，性凉。具有祛风活络、散寒止痛、镇静的功效。主治腰腿疼痛，牙痛，胃痛，神经衰弱，遗精，早泄，毒蛇咬伤。

【采收加工】全年均可采收，切段，晒干。

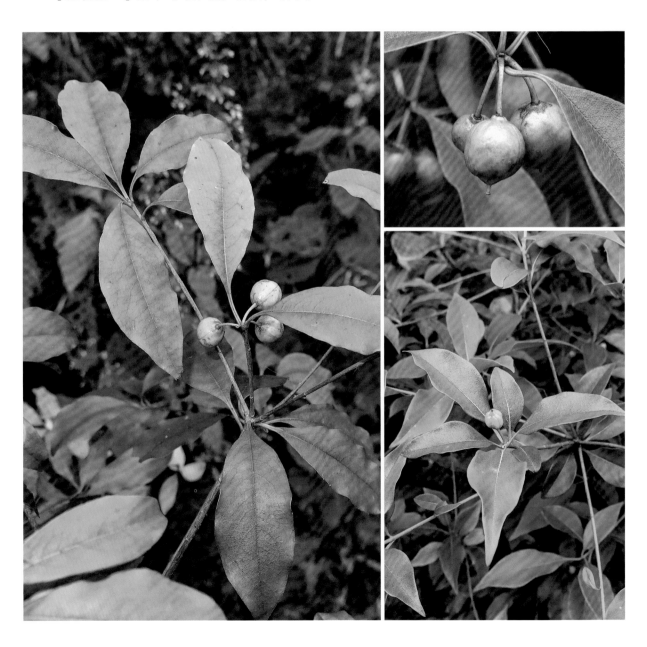

绞股蓝

【基原】为葫芦科绞股蓝*Gynostemma pentaphyllum* (Thunb.) Makino 的全草。

【别名】盘王茶、五叶参。

【形态特征】常绿草质藤本。茎具纵棱及槽。鸟足状复叶具5~7片小叶，叶片膜质或纸质。卷须纤细，二歧，稀单一。花雌雄异株；雄花圆锥花序，花绿白色；雌花圆锥花序远较雄花短小，花萼及花冠似雄花。果肉质不裂，球形，熟后黑色。种子卵状心形。花期3~11月，果期4~12月。

【分布】生于沟谷林下、山坡或灌木丛中。产于我国南部。

【性能主治】全草味苦、微甘，性寒。具有清热解毒、止咳祛痰、益气养阴、延缓衰老的功效。主治胸膈痞闷，痰阻血瘀，心悸气短，眩晕头痛，健忘耳鸣，自汗乏力，高脂血症，单纯性肥胖，老年咳嗽。

【采收加工】夏、秋季采收，除去杂质，洗净，晒干。

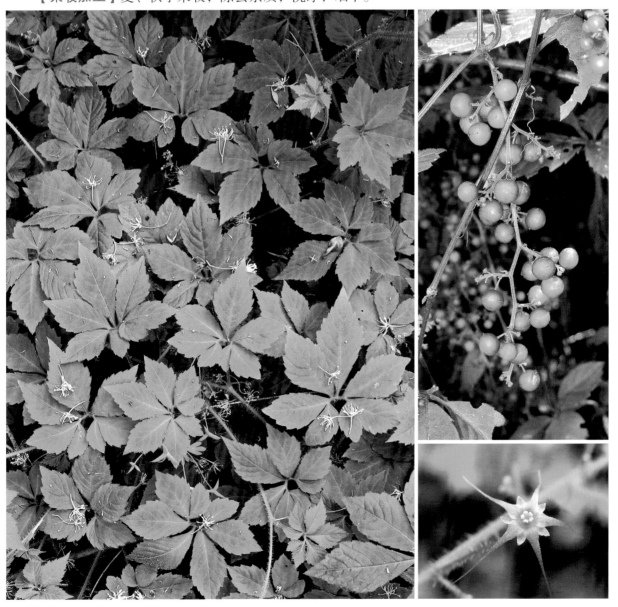

罗汉果

【基原】为葫芦科罗汉果Siraitia grosvenorii (Swingle) C. Jeffrey ex A. M. Lu et Z. Y. Zhang 的果实。

【别名】野栝楼、光果木鳖。

【形态特征】多年生攀缘草本。根肥大，纺锤形或近球形。全株被黄褐色柔毛和黑色疣状腺鳞。叶片膜质，卵状心形，近全缘。雌雄异株；花黄色，被黑色腺点。果阔椭圆形或近球形，被黄色柔毛，老后脱落变光滑。种子压扁状，有放射状沟纹。花期2~5月，果期7~9月。

【分布】生于山地林中，多为栽培。产于广西、贵州、湖南、广东和江西等地。

【性能主治】果实味甘，性凉。具有清热润肺、利咽开音、滑肠通便的功效。主治肺火燥咳，咽痛失音，肠燥便秘。

【采收加工】秋季果实由嫩绿色变为深绿色时采收，晾数天后，低温干燥。

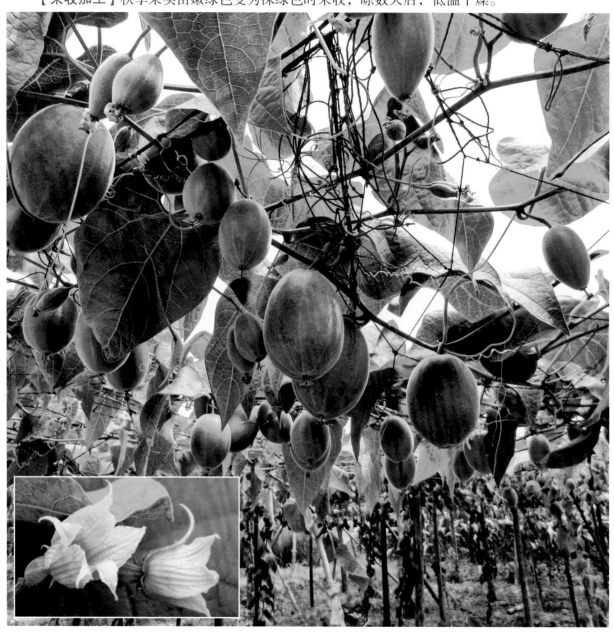

钮子瓜

【基原】为葫芦科钮子瓜*Zehneria maysorensis* (Wight et Arn.) Arn. 的全草或根。

【别名】野苦瓜、三角枫。

【形态特征】草质藤本。叶片宽卵形或稀三角状卵形，长、宽均为3~10 cm。雌雄同株；雄花常3~9朵生于总梗顶端呈近头状或伞房状花序，花白色；雌花单生，稀几朵生于总梗顶端或极稀雌雄同序。果球状或卵状，浆果状。种子卵状长圆形，压扁状。花期4~8月，果期8~11月。

【分布】生于村边、林边或山坡潮湿处。产于广西、广东、云南、四川、贵州、福建等地。

【性能主治】全草或根味甘，性平。具有清热解毒、通淋的功效。主治发热，惊厥，头痛，咽喉肿痛，疮疡肿毒，淋症。

【采收加工】夏、秋季采收，洗净，鲜用或晒干。

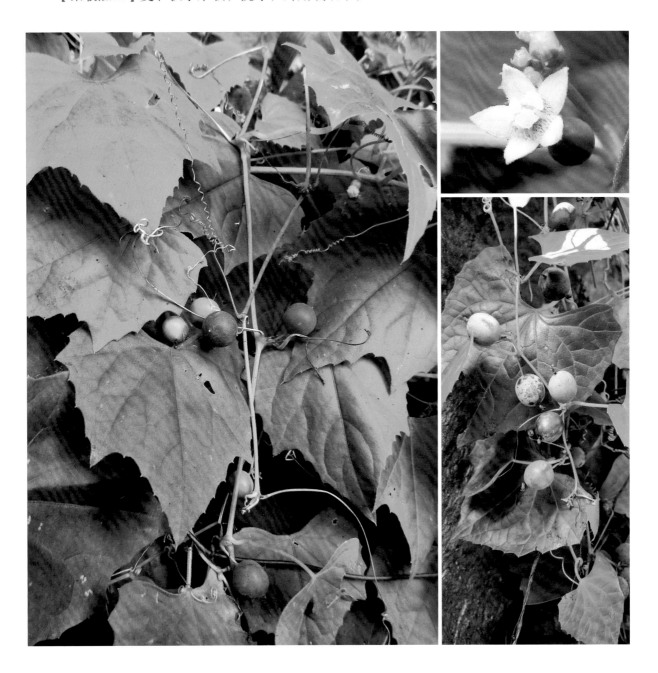

红孩儿

【基原】为秋海棠科裂叶秋海棠*Begonia palmata* D. Don 的根状茎。

【别名】红天葵、鸡爪莲、半边莲。

【形态特征】多年生具茎草本植物，高可达50 cm。根状茎葡匐，节膨大；茎直立，有明显的沟纹。叶片阔斜卵形，不规则浅裂，边缘被紫红色小齿和缘毛，背面淡绿色或淡紫色，叶柄被褐色长毛。聚伞花序，花粉红色或白色。蒴果具不等的3翅。花期6月开始，果期7~11月。

【分布】生于林下、溪谷边阴湿处。产于长江以南各地。

【性能主治】根状茎味酸、涩，性凉。具有清热解毒、消肿止痛的功效。主治咽喉肿痛，风湿骨痛，跌打肿痛，牙痛，毒蛇咬伤，烧烫伤。

【采收加工】全年均可采挖，除去须根，洗净，干燥。

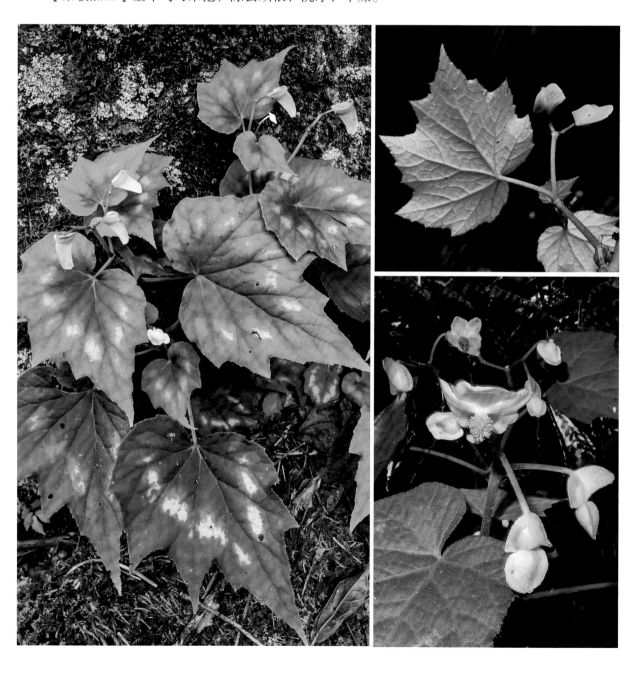

茶

【基原】为山茶科茶*Camellia sinensis* (L.) O. Kuntze 的嫩叶或嫩芽。

【别名】茶实、茗。

【形态特征】灌木或小乔木。嫩枝无毛。叶片革质，长圆形或椭圆形，先端渐尖，基部楔形，无毛，边缘有齿。花1~3朵腋生，白色，花瓣基部稍连生；萼片5片，阔卵形至圆形，宿存；花瓣5~6片，阔卵形；子房密生白毛。蒴果3个或1~2个连成球形，每球有种子1~2粒。花期10月至翌年2月。

【分布】野生种遍布于长江以南各省区的山区，现为广泛栽培，毛被及叶型变化很大。

【性能主治】嫩叶或嫩芽味苦、甘，性微寒。具有清头目、除烦渴、消食化痰、利尿止泻的功效。主治头痛目晕，心烦口渴，食积痰滞，小便不利，中暑，烧烫伤。

【采收加工】清明至夏至分批采摘，摊晾至三至五成干时，放热锅中揉搓至干燥，或鲜叶烘干。

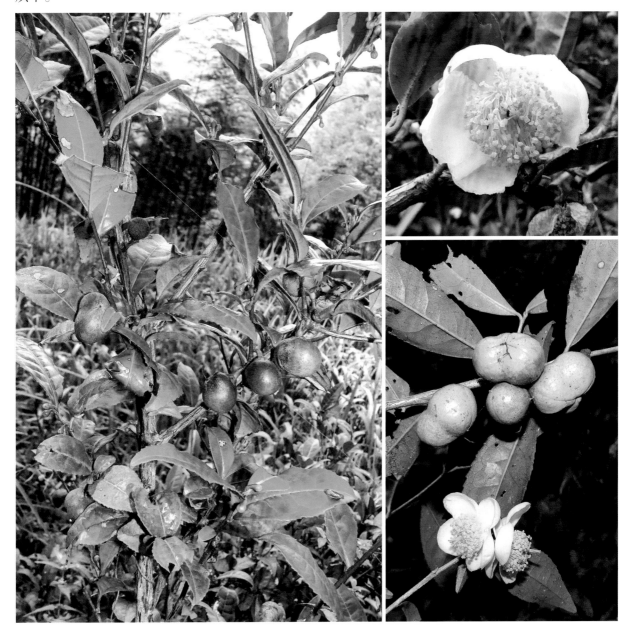

阔叶猕猴桃

【基原】为猕猴桃科阔叶猕猴桃*Actinidia latifolia* (Gardn. et Champ.) Merr 的茎、叶。

【别名】红蒂砣、多果猕猴桃。

【形态特征】大型落叶藤本。髓白色，片层状或中空或实心。叶片坚纸质，边缘具疏生的突尖状硬头小齿。花序为3~4歧多花的大型聚伞花序；萼片5片，瓢状卵形；花瓣5~8片，前半部及边缘部分为白色，后半部的中央部分为橙黄色。果暗绿色，具斑点。花期5月上旬至6月中旬，果期11月。

【分布】生于山地的山谷或山沟地带的灌木丛中或森林迹地上。产于广西、广东、云南、贵州、四川、安徽、浙江、台湾、福建、江西、湖南等地。

【性能主治】果实味淡、涩，性平。具有清热解毒、消肿止痛、除湿的功效。主治咽喉肿痛，痈肿疔疮，毒蛇咬伤，烧烫伤，泄泻。

【采收加工】春、夏季采收，鲜用或晒干。

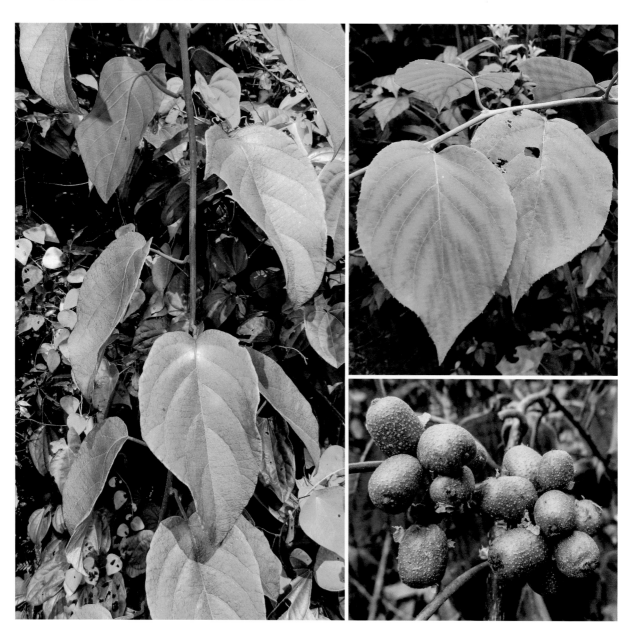

赤楠

【基原】为桃金娘科赤楠*Syzygium buxifolium* Hooker & Arnott 的根或根皮、叶。

【别名】牛金子、鱼鳞木、赤兰。

【形态特征】灌木或小乔木。嫩枝有棱，干后黑褐色。叶片革质，阔椭圆形至椭圆形，有时阔倒卵形，腹面干后暗褐色，无光泽，背面稍浅色，有腺点，侧脉多而密，离边缘1~1.5 mm处结合成边脉。聚伞花序顶生，有花数朵；花瓣4片，分离。果实球形，直径5~7 mm。花期6~8月。

【分布】生于低山疏林或灌木丛中。产于广西、广东、贵州、江西、福建、台湾、湖南等地。

【性能主治】根或根皮味甘、微苦、辛，性平。具有健脾利湿、平喘、散瘀消肿的功效。主治喘咳，浮肿，淋浊，尿路结石，痢疾，肝炎，子宫脱垂，风湿痛，疝气，睾丸炎，痔疮，痈肿，烧烫伤，跌打肿痛。叶味苦，性寒。具有清热解毒的功效。主治痈疽疔疮，漆疮，烧烫伤。

【采收加工】根夏、秋季采挖，洗净，切片，晒干。挖取根部时，及时剥割根皮，切碎，晒干。叶全年均可采收，鲜用或晒干。

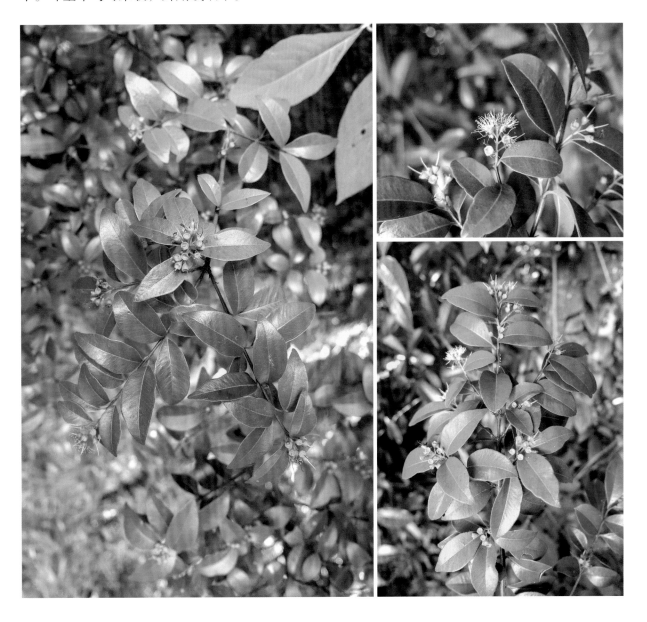

地菍

【基原】为野牡丹科地菍 *Melastoma dodecandrum* Lour. 的全草。

【别名】铺地锦、地枇杷、山地菍。

【形态特征】小灌木。茎匍匐上升，逐节生根，分枝多，披散。叶对生；叶片坚纸质，卵形或椭圆形，3~5基出脉。聚伞花序顶生；花淡紫红色，菱状倒卵形，上部略偏斜，顶端有1束刺毛。果实坛状球形，平截，近顶端略缢缩，肉质，熟时紫黑色。花期5~7月，果期7~9月。

【分布】生于丘陵山地，为酸性土壤常见的植物。产于广西、广东、贵州、湖南、江西、福建等地。

【性能主治】全草味甘、微涩，性凉。具有清热解毒、活血止血的功效。主治呕血，便血，咽肿，牙痛，黄疸，水肿，痛经，产后腹痛，疔疮痈肿，毒蛇咬伤。

【采收加工】夏、秋季采收，洗净，除去杂质，晒干或烘干。

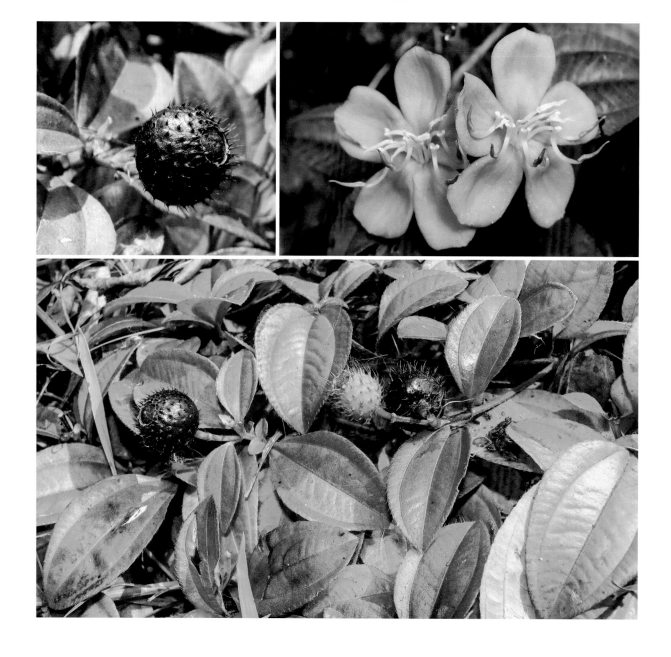

朝天罐

【基原】为野牡丹科朝天罐*Osbeckia opipara* C. Y. Wu et C. Chen 的根、枝叶。

【别名】抗劳草、公石榴。

【形态特征】灌木，高0.3~1.2 m。茎四棱形或稀六棱形，被糙伏毛。叶对生或有时3枚轮生；叶片卵形至卵状披针形，两面除被糙伏毛外尚密被微柔毛及透明腺点，基出脉5条。圆锥花序顶生，花深红色至紫色。蒴果长卵形，宿存萼长坛状，被刺毛。花果期7~9月。

【分布】生于山坡、山谷、水边、路边、疏林或灌木丛中。产于广西、贵州至台湾、长江流域以南各省区。

【性能主治】根味甘，性平。具有止血、解毒的功效。主治咳血，痢疾，咽喉痛。枝叶味苦、甘，性平。有清热利湿、止血调经的作用。主治湿热泻痢，淋痛，劳嗽，咳血，月经不调。

【采收加工】根秋后采挖，洗净，切片，晒干。枝叶全年均可采收，切段，晒干。

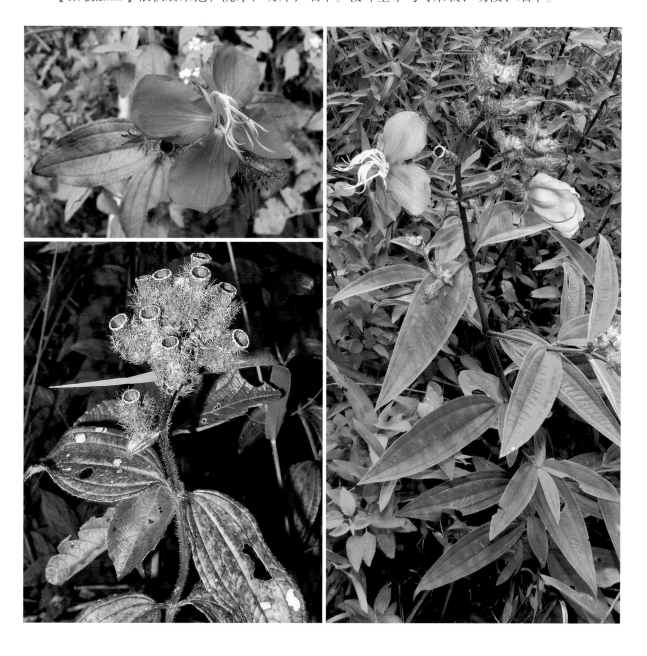

金纳香

【基原】为椴树科长勾刺蒴麻 *Triumfetta pilosa* Roth 的根和叶。

【别名】狗屁藤、牛虱子、小桦叶。

【形态特征】木质草本或亚灌木。嫩枝被黄褐色长茸毛。叶片厚纸质，卵形或长卵形，腹面有稀疏星状茸毛，背面密被黄褐色厚星状茸毛，边缘有不整齐的齿。聚伞花序1个至数个腋生；花瓣黄色，与萼片等长；雄蕊10枚；子房被毛。蒴果具长刺，刺被毛，先端有勾。花期夏季。

【分布】生于路边、田边及灌木丛阳处。产于广西、广东、贵州、四川等地。

【性能主治】根和叶味甘、微辛，性温。具有活血行气、散瘀消肿的功效。主治月经不调，症积疼痛，跌打损伤。

【采收加工】根秋、冬季采挖，洗净，切片，晒干。叶春季采收，晒干。

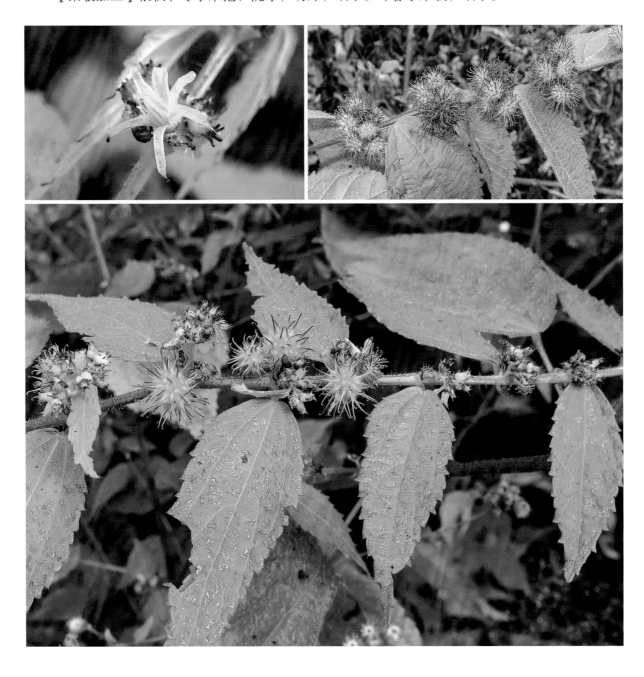

黄蜀葵花

【基原】为锦葵科黄蜀葵*Abelmoschus manihot* (L.) Medik. 的花冠。

【别名】秋葵、野棉花、假芙蓉。

【形态特征】一年生或多年生草本，高1~2 m，疏被长硬毛。叶片卵形至近圆形，掌状5~9深裂，有粗锯齿，两面疏被长硬毛。花单生于枝端叶腋；萼佛焰苞状近全缘，果时脱落；花大，淡黄色，内面基部紫色。蒴果长圆形，被硬毛。种子多数，肾形，被柔毛组成的条纹。花期8~10月。

【分布】生于山谷草丛或沟旁灌木丛中。产于广西、广东、云南、贵州、湖南、四川、河北、山东、湖北、福建等地。

【性能主治】花冠味甘，性寒。具有清热利湿、消肿解毒的功效。主治淋证，痈肿疮毒，烧烫伤。

【采收加工】夏、秋季采摘，晒干。

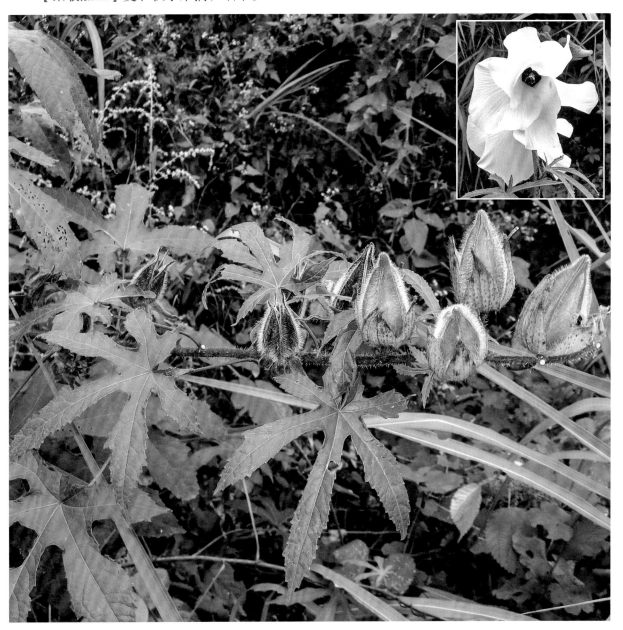

木芙蓉

【基原】为锦葵科木芙蓉*Hibiscus mutabilis* L. 的叶。

【别名】芙蓉木、芙蓉。

【形态特征】落叶灌木或小乔木，高2~5 m。小枝、叶柄、花梗和花萼均密被星状毛与直毛相混的细绵毛。叶片宽卵形至圆卵形或心形，常5~7裂，裂片三角形；叶柄长5~20 cm。花单生于枝端叶腋，花初开时白色或淡红色，后变深红色。蒴果扁球形，直径约2.5 cm。花期8~10月。

【分布】生于山坡路边、草地、庭园中，常栽培。产于广西、广东、湖南、贵州、云南、山东、陕西、江西、湖北、四川等地。

【性能主治】叶味微辛，性平。具有清热解毒、消肿止痛、凉血止血的功效。主治痈肿疮疖，缠身蛇丹，目赤肿痛，跌打损伤，烧烫伤。

【采收加工】夏、秋季采收，阴干，研粉贮存。

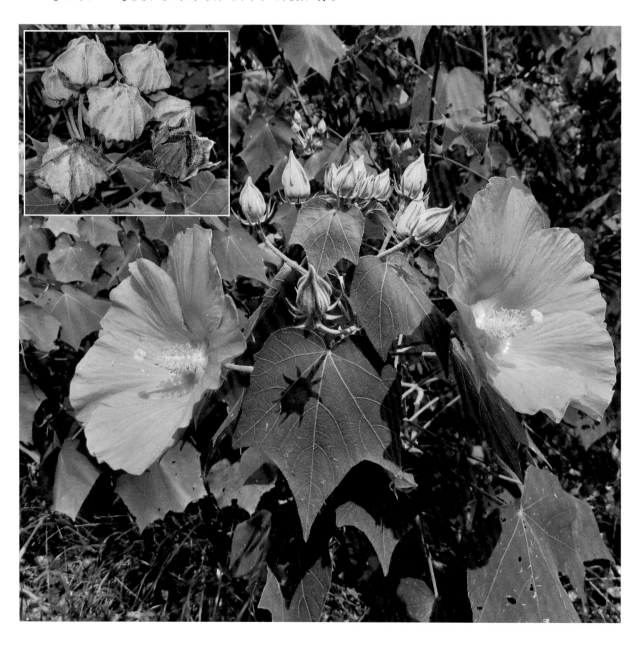

梵天花

【基原】为锦葵科梵天花*Urena procumbens* L. 的全草。

【别名】狗脚迹、野棉花、铁包金。

【形态特征】直立小灌木。小枝、叶柄、花梗均被星状柔毛。叶下部生的轮廓为掌状3~5深裂，裂口深达中部以下，圆形而狭。花单生于叶腋或簇生；花冠淡红色；雄蕊柱无毛，与花瓣等长。果球形，直径约6 mm，具刺和长硬毛，刺端有倒钩。种子平滑，无毛。花期6~9月。

【分布】生于山坡灌木丛中或路边。产于广西、广东、湖南、福建、江西、浙江等地。

【性能主治】全草味甘、苦，性凉。具有祛风除湿、消热解毒的功效。主治风湿痹痛，泄泻，感冒，咽喉肿痛，肺热咳嗽，风毒流注，跌打损伤，毒蛇咬伤。

【采收加工】夏、秋季采收，洗净，除去杂质，切碎，晒干。

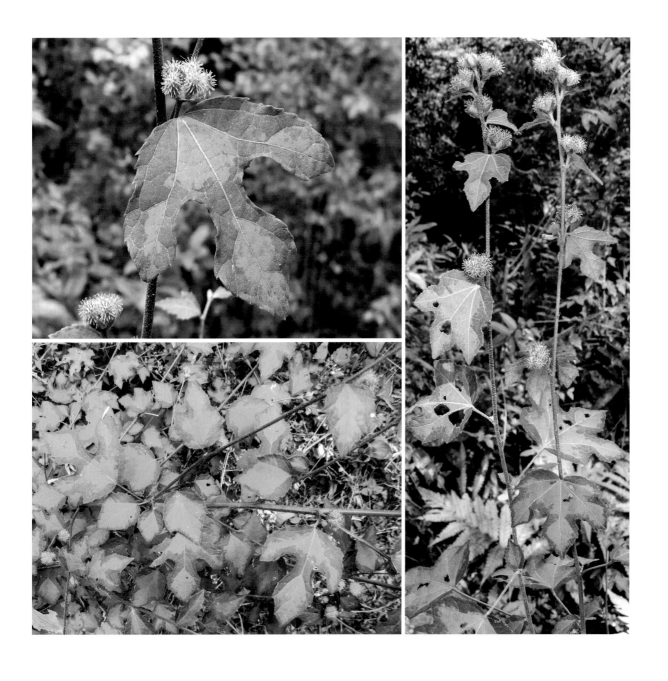

红背叶

【基原】为大戟科红背山麻杆*Alchornea trewioides* (Benth.) Muell. Arg. 的全株。

【别名】红背娘、新妇木。

【形态特征】灌木。小枝被灰色微柔毛，后变无毛。叶片薄纸质，阔卵形，背面暗红色，基出脉3条，基部有5个红色腺体和2个线状附属体。花雌雄异株，雌花序顶生；雄花序腋生且为总状花序。蒴果球形，被灰色柔毛。种子扁卵状，种皮浅褐色，具瘤体。花期3~6月，果期9~10月。

【分布】生于路边灌木丛中或林下，尤以石灰岩石山坡脚最常见。产于广西、广东、湖南南部、福建南部和西部、海南。

【性能主治】全株味甘，性凉。具有清热除湿、杀虫止痒的功效。主治痢疾，石淋，血尿，崩漏，风疹，湿疹，牙痛，褥疮，外伤出血，疥疮。

【采收加工】全年均可采收，洗净，晒干。

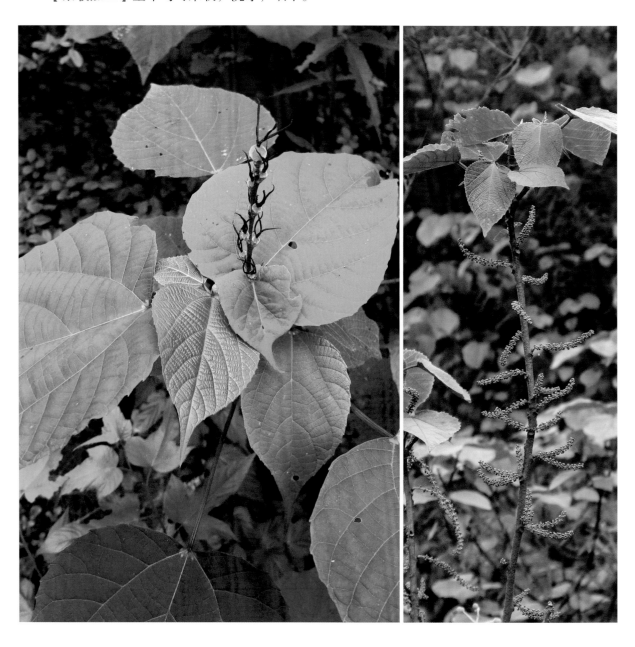

小叶双眼龙

【基原】为大戟科毛果巴豆*Croton lachynocarpus* Benth. 的根、叶。

【别名】山猪刨、土巴豆、鸡骨香。

【形态特征】灌木，高1~3 m。幼枝、幼叶、花序和果均密被星状毛。叶片长圆形或椭圆状卵形，稀长圆状披针形，基部近圆形或微心形，边缘具不明显细钝齿，齿间常有具柄腺体；老叶背面密被星状毛，叶基部或叶柄顶端有2个具柄腺体。总状花序顶生。蒴果扁球形，被毛。花期4~5月。

【分布】生于山地、灌木林下。产于我国南部各省区。

【性能主治】根、叶味辛、苦，性温；有毒。具有散寒除湿、祛风活血的功效。主治寒湿痹痛，瘀血腹痛，产后风瘫，跌打肿痛，皮肤瘙痒。

【采收加工】全年均可采收，根洗净，切片，晒干；叶鲜用或晒干。

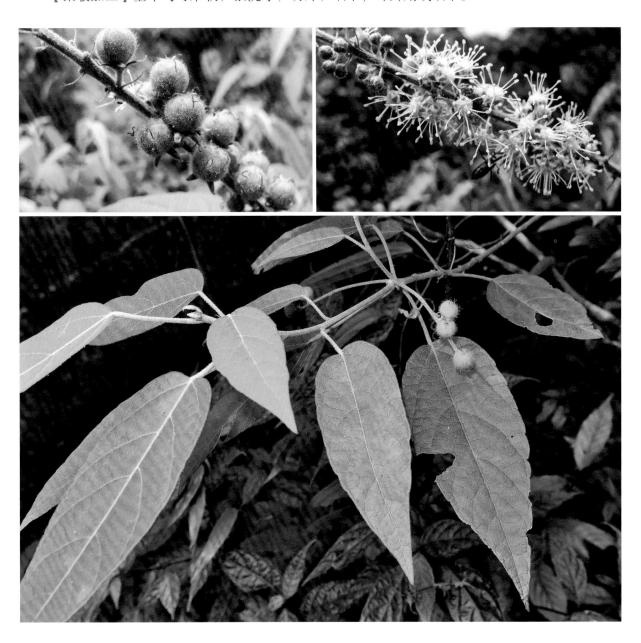

飞扬草

【基原】为大戟科飞扬草*Euphorbia hirta* L. 的全草。

【别名】大飞扬、奶母草、奶汁草。

【形态特征】一年生草本。茎单一，自中部向上分枝或不分枝，被褐色或黄褐色的粗硬毛。叶对生；叶片先端极尖或钝，基部略偏斜，边缘于中部以上有细齿。花序多数，于叶腋处密集成头状，基部近无梗。蒴果三棱状，被短柔毛，熟时分裂为3个分果爿。花果期6~12月。

【分布】生于山坡、山谷、草丛或灌木丛中，多见于砂质土。产于广西、广东、湖南、海南、江西、贵州和云南等地。

【性能主治】全草味辛、酸，性凉；有小毒。具有清热解毒、止痒利湿、通乳的功效。主治肺痈，乳痈，疔疮肿毒，牙疳，痢疾，泄泻，热淋，血尿，湿疹，脚癣，皮肤瘙痒，产后少乳。

【采收加工】夏、秋季采收，洗净，晒干。

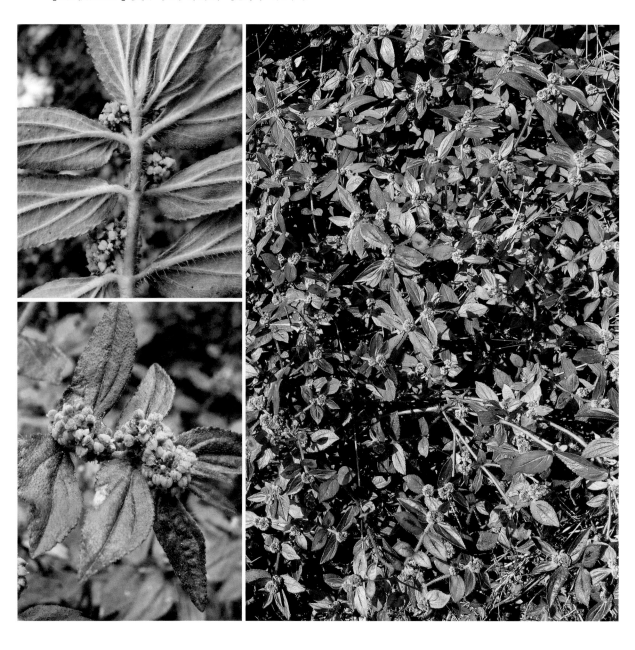

京大戟

【基原】为大戟科大戟*Euphorbia pekinensis* Rupr. 的根。

【别名】空心塔、龙虎草、天平一枝香。

【形态特征】多年生草本。茎单生或自基部多分枝。叶片椭圆形，少披针形或披针状椭圆形，变异大。总苞叶4~7枚，苞叶2枚。花序单生于二歧分枝顶端，无柄。总苞杯状，边缘4裂，腺体4个。蒴果球状，被稀疏的瘤状突起，熟时分裂为3个分果片。花期5~8月，果期6~9月。

【分布】生于山坡、路边、草丛及林下阴湿处。产于广西、广东、湖南、四川、河南、河北等地。

【性能主治】根味苦，性寒；有毒。具有泻水逐饮、消肿散结的功效。主治水肿胀满，胸腹积水，痰饮积聚，气逆咳喘，二便不利，痈肿疮毒，瘰疬痰核。

【采收加工】秋、冬季采挖，洗净，晒干。

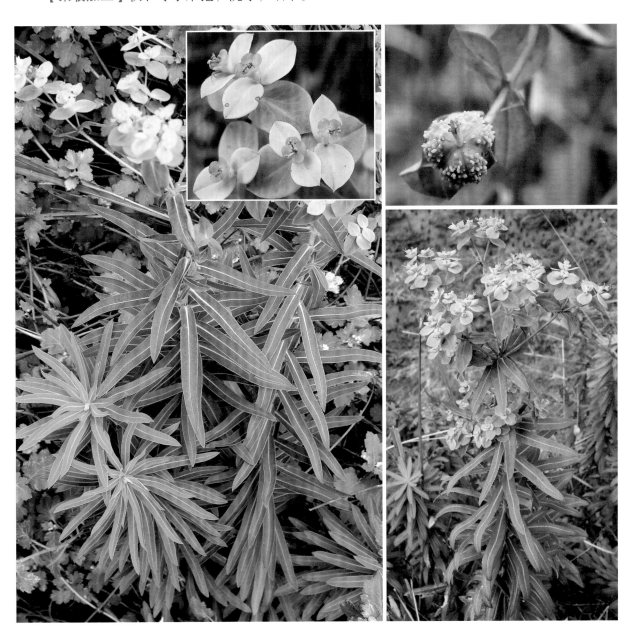

算盘子

【基原】为大戟科算盘子*Glochidion puberum* (L.) Hutch. 的全株。

【别名】算盘珠、八瓣橘、馒头果。

【形态特征】直立灌木。小枝、叶背面、花序和果均密被短柔毛。叶片长圆状披针形或长圆形，基部楔形，背面粉绿色。花小，雌雄同株或异株，2~4朵簇生于叶腋；雌花生于小枝上部，雄花则生于小枝下部。蒴果扁球状，具8~10条纵沟，熟时带红色。花期4~8月，果期7~11月。

【分布】生于山坡、路边或草地向阳处的灌木丛中。产于广西、广东、四川、福建、湖南、湖北、江西、河南等地。

【性能主治】全株味微苦、微涩，性凉；有小毒。具有清热利湿、消肿解毒的功效。主治痢疾，黄疸，疟疾，腹泻，感冒发热口渴，咽喉炎，淋巴结炎，白带异常，闭经，脱肛，大便下血，睾丸炎，瘰疬，跌打肿痛，蜈蚣咬伤，疮疖肿痛，外痔。

【采收加工】全年均可采收，洗净，干燥。

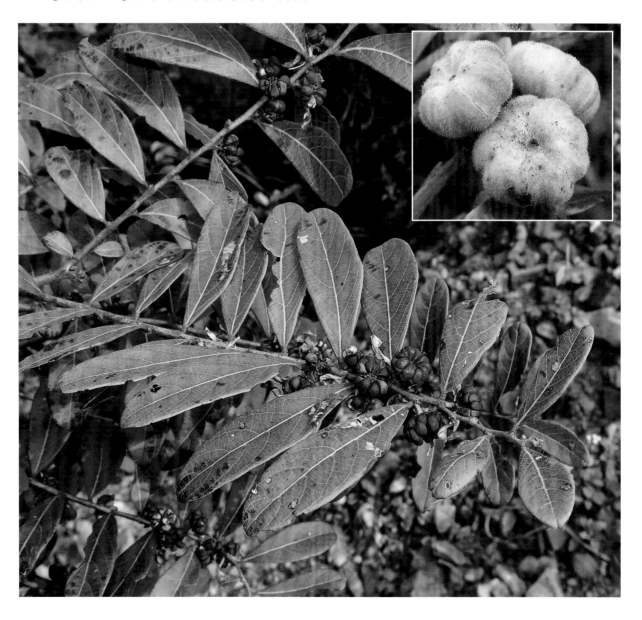

白背叶

【基原】为大戟科白背叶*Mallotus apelta* (Lour.) Muell. Arg. 的叶。

【别名】白吊粟、野桐、叶下白。

【形态特征】灌木或小乔木，高1~4 m。小枝、叶柄和花序均密被淡黄色星状柔毛和散生橙黄色颗粒状腺体。叶互生；叶片卵形或阔卵形。花雌雄异株；雄花序为开展的圆锥花序或穗状，雌花序穗状。蒴果近球形，密生被灰白色星状毛的软刺。种子近球形，具皱纹。花期6~9月，果期8~11月。

【分布】生于山坡或山谷灌木丛中。产于广西、广东、海南、云南、湖南、江西、福建。

【性能主治】叶味苦、涩，性平。具有清热解毒、利湿、止痛止血的功效。主治淋浊，胃痛，口疮，痔疮，溃疡，跌打损伤，外伤出血。

【采收加工】全年均可采收，洗净，晒干。

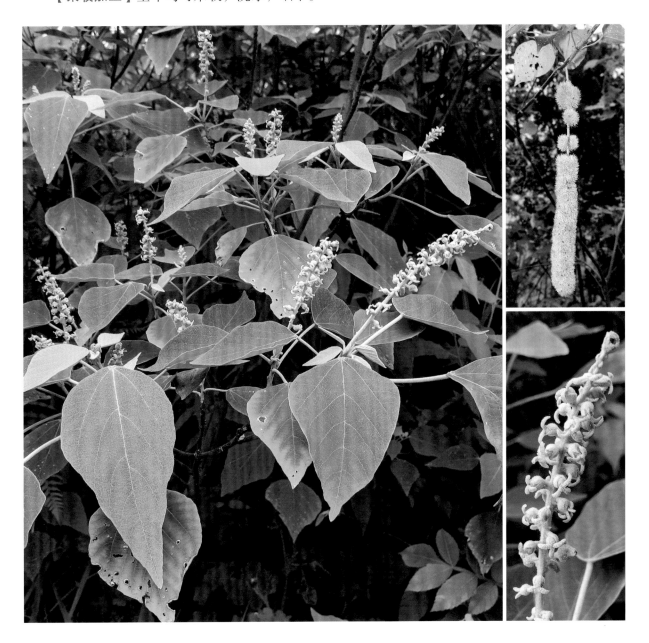

杠香藤

【基原】为大戟科石岩枫*Mallotus repandus* (Willd.) Muell. Arg. 的根、茎、叶。

【别名】黄豆树、倒挂茶、倒挂金钩。

【形态特征】攀缘状灌木。嫩枝、叶柄、花序和花梗均密生黄色星状柔毛，老枝无毛，常有皮孔。叶片卵形或椭圆状卵形。花雌雄异株，总状花序或下部有分枝；雄花序顶生，稀腋生；雌花序顶生。蒴果具2~3个分果爿，密生黄色粉末状毛和具颗粒状腺体。种子卵形。花期3~5月，果期8~9月。

【分布】生于山地疏林中或林缘。产于广西、广东、海南、台湾等地。

【性能主治】根、茎、叶味苦、辛，性温。具有祛风除湿、活血通络、解毒消肿、驱虫止痒的功效。主治风湿痹证，腰腿疼痛，跌打损伤，痈肿疮疡，绦虫病，湿疹，顽癣，蛇犬咬伤。

【采收加工】根、茎全年均可采收，洗净，切片，晒干。叶夏、秋季采收，鲜用或晒干。

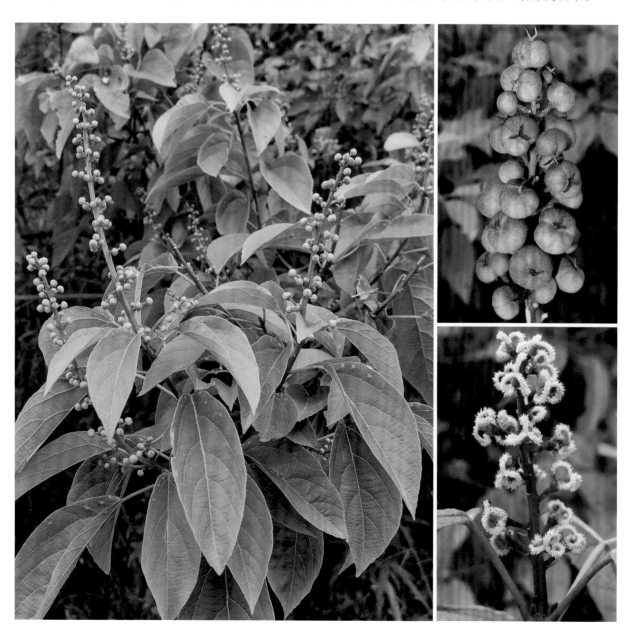

山乌桕

【基原】为大戟科山乌桕*Sapium discolor* (Champ. ex Benth.) Muell. Arg. 的根皮、树皮及叶。

【别名】红乌桕、红叶乌桕。

【形态特征】乔木或灌木。叶片椭圆形或长卵形，背面近缘常有数个圆形腺体；叶柄顶端具2个毗连的腺体。花单性，雌雄同株，密集成顶生总状花序；雌花生于花序轴下部；雄花生于花序轴上部或有时整个花序全为雄花。蒴果球形，熟时黑色。花期4~6月。

【分布】生于山坡或山谷林中。产于广西、广东、贵州、云南、湖南、四川、江西等地。

【性能主治】根皮、树皮及叶味苦，性寒；有小毒。具有泻下逐水、消肿散瘀的功效。根皮、树皮主治肾炎水肿，肝硬化腹水，二便不通。叶外用治跌打肿痛，毒蛇咬伤，过敏性皮炎。

【采收加工】根皮、树皮全年均可采收切段，晒干。叶夏、秋季采收，晒干。

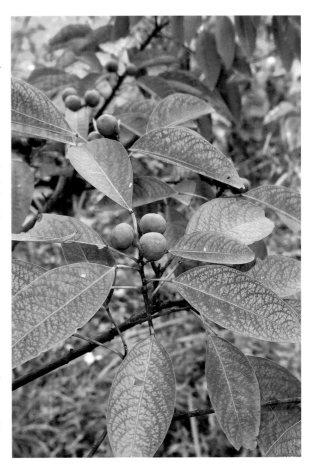

圆叶乌桕

【基原】为大戟科圆叶乌桕*Sapium rotundifolium* Hemsl. 的叶或果实。

【别名】妹妁。

【形态特征】乔木或灌木。叶互生；叶片厚，近圆形，顶端圆，稀突尖，全缘；叶柄圆柱形，顶端具2个腺体。花单性，雌雄同株，密集成顶生的总状花序；雌花生于花序轴下部，雄花生于花序轴上部或有时整个花序全为雄花。蒴果近球形。花期4~6月。

【分布】生于阳光充足的石灰岩石山山坡或山顶。产于广西、广东、湖南、贵州和云南。

【性能主治】叶、果实味辛、苦，性凉。具有解毒消肿、杀虫的功效。主治毒蛇咬伤，疥癣，湿疹，疮毒。

【采收加工】叶夏、秋季采收，鲜用或晒干。果实成熟时采摘，鲜用或晒干。

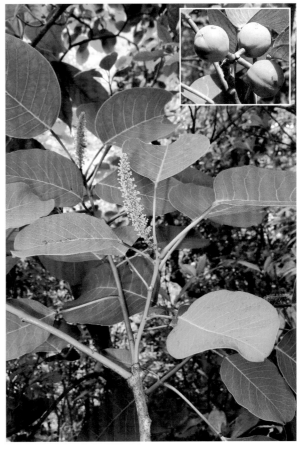

蛋不老

【基原】为大戟科广东地构叶*Speranskia cantonensis* (Hance) Pax et K. Hoffm. 的全草。

【别名】透骨草、黄鸡胆、矮五甲。

【形态特征】草本，高50~70 cm。叶片纸质，卵形或卵状椭圆形至卵状披针形，边缘具圆齿或钝齿，齿端有黄色腺体。花序总状；雄花1~2朵生于苞腋；花瓣倒心形或倒卵形，无毛，膜质；花盘有离生腺体5个；雌花无花瓣。蒴果扁球形，具瘤状突起。花期2~5月，果期10~12月。

【分布】生于草地或灌木丛中。产于广西、广东、贵州、湖南、云南、陕西、甘肃等地。

【性能主治】全草味苦，性平。具有祛风湿、通经络、破瘀止痛的功效。主治风湿痹痛，症瘕积聚，瘰疬，疔疮肿毒，跌打损伤。

【采收加工】全年均可采收，洗净，鲜用或晒干。

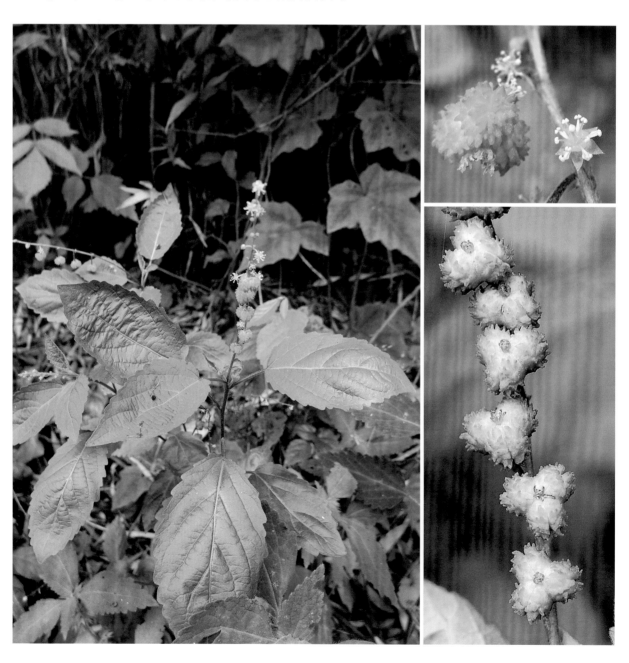

油桐

【基原】为大戟科油桐*Vernicia fordii* (Hemsl.) Airy Shaw 的根。

【别名】三年桐、光桐。

【形态特征】落叶乔木。树皮灰色，近光滑，枝条具明显的皮孔。叶片卵形或阔卵形；叶柄顶端有2个盘状、无柄的红色腺体。花雌雄同株，先于叶开放或与叶同时开放；花瓣白色，基部有淡红色斑纹。核果球形或扁球形，光滑。种子3~5颗，种皮木质。花期3~4月，果期8~9月。

【分布】通常栽培于丘陵山地。产于广西、广东、湖南、贵州、云南、四川、江西等地。

【性能主治】根味辛，性寒；有毒。具有消食、利水、化痰、杀虫的功效。主治食积痞满，水肿，哮喘，瘰疬，蛔虫病。

【采收加工】全年均可采挖，洗净，鲜用或晒干。

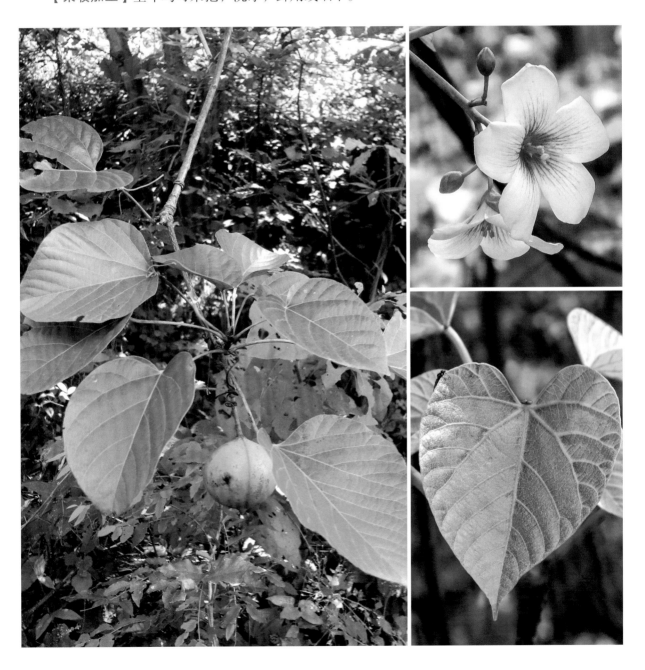

牛耳枫

【基原】为虎皮楠科牛耳枫*Daphniphyllum calycinum* Benth. 的全株。

【别名】假鸦胆子、羊屎子。

【形态特征】灌木，高1.5~4 m。叶片阔椭圆形或倒卵形，干后两面绿色，腹面具光泽，背面多少被白粉，具细小的乳突体；侧脉8~11对，在腹面清晰，在背面突起。总状花序腋生，长2~3 cm。果卵圆形，被白粉，具小疣状突起，先端具宿存柱头，基部具宿萼。花期4~6月，果期8~11月。

【分布】生于灌木丛、疏林中。产于广西、广东、福建、江西等地。

【性能主治】全株味辛、苦，性凉；有小毒。具有清热解毒、活血舒筋的功效。主治感冒发热，泄泻，扁桃体炎，风湿关节痛，跌打肿痛，骨折，毒蛇咬伤，疮疡肿毒，乳腺炎，皮炎，无名肿毒。

【采收加工】全年均可采收，除去杂质，鲜用或晒干。

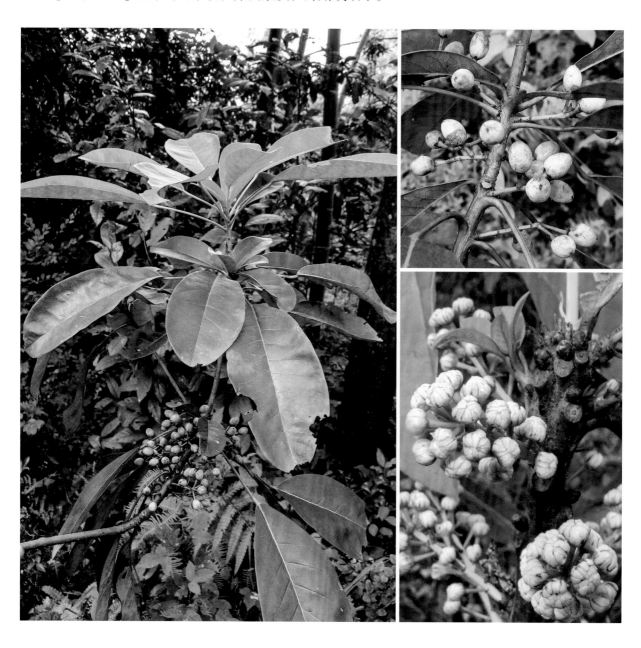

常山

【基原】为绣球花科常山*Dichroa febrifuga* Lour. 的根。

【别名】黄常山、鸡骨常山。

【形态特征】灌木，高1~2 m。小枝、叶柄和叶无毛或有微柔毛。叶片形状大小变异大，椭圆形、椭圆状长圆形或披针形，两端渐尖，边缘具齿。伞房状圆锥花序顶生，有时叶腋有侧生花序；花蓝色或白色。浆果蓝色，干时黑色。种子长约1 mm，具网纹。花期2~4月，果期5~8月。

【分布】生于山谷、林缘、沟边、路边等。产于广西、广东、云南、贵州、四川、西藏、江西、福建、台湾、湖南、湖北、安徽、江苏、浙江、陕西、甘肃等地。

【性能主治】根味苦、辛，性寒；有毒。具有涌吐痰涎、截疟的功效。主治痰饮停聚，胸膈痞塞，疟疾。

【采收加工】秋季采挖，除去须根，洗净，晒干。

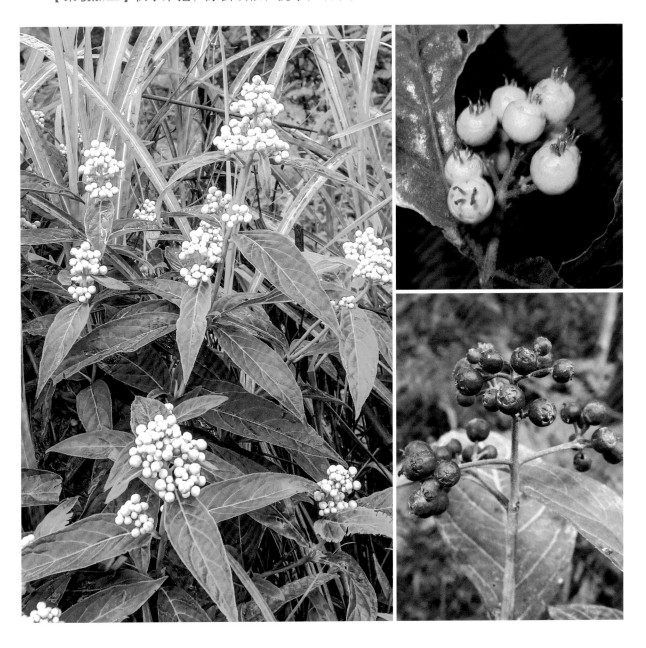

仙鹤草

【基原】为蔷薇科龙芽草*Agrimonia pilosa* Ledeb. 的地上部分。

【别名】鹤草芽、龙牙草。

【形态特征】多年生直立草本。根常呈块茎状，周围长出若干侧根，根茎短，基部常有1个至数个地下芽。奇数羽状复叶；小叶倒卵形，叶缘有锐齿或裂片，两面被毛且有腺点。花序穗状总状顶生；花瓣黄色，长圆形。瘦果倒圆锥形，表面有10条肋，顶端具钩刺。花果期5~12月。

【分布】生于村边、路边及溪边。产于广西、广东、湖南、云南、浙江、江苏、湖北、河北等地。

【性能主治】地上部分味苦、涩，性平。具有收敛止血、截疟、止痢、解毒、补虚的功效。主治咯血、吐血、尿血、疟疾、便血、劳伤脱力、痈肿、跌打损伤。

【采收加工】夏、秋季在枝叶茂盛未开花时，割取地上部分，洗净，晒干。

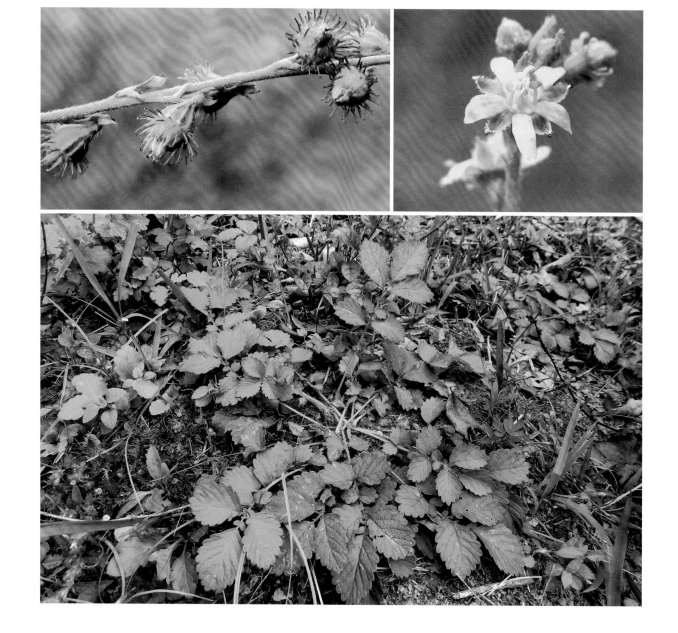

蛇莓

【基原】为蔷薇科蛇莓*Duchesnea indica* (Andrews) Focke 的全草。

【别名】落地杨梅、平地莓、地杨梅。

【形态特征】多年生草本。根状茎短，粗壮；匍匐茎纤细，有柔毛。叶互生，三出复叶；小叶卵圆形，有齿。花单生于叶腋；花瓣倒卵形，黄色；花托在果期膨大，海绵质，鲜红色，有光泽。瘦果卵形，光滑或具不显明的突起，鲜时有光泽。花期6~8月，果期8~10月。

【分布】生于山坡、路边、潮湿处。产于广西、广东、云南、贵州、湖南、四川、江苏、浙江、河南、河北、辽宁等地。

【性能主治】全草味甘、苦，性寒。具有清热解毒、散瘀消肿、凉血止血的功效。主治热病、惊痫、咳嗽、吐血、咽喉肿痛、痢疾、痈肿、疔疮、蛇虫咬伤、烧烫伤、感冒、黄疸、目赤、口疮、痄腮、崩漏、月经不调、跌打肿痛。

【采收加工】6~11月采收全草，晒干。

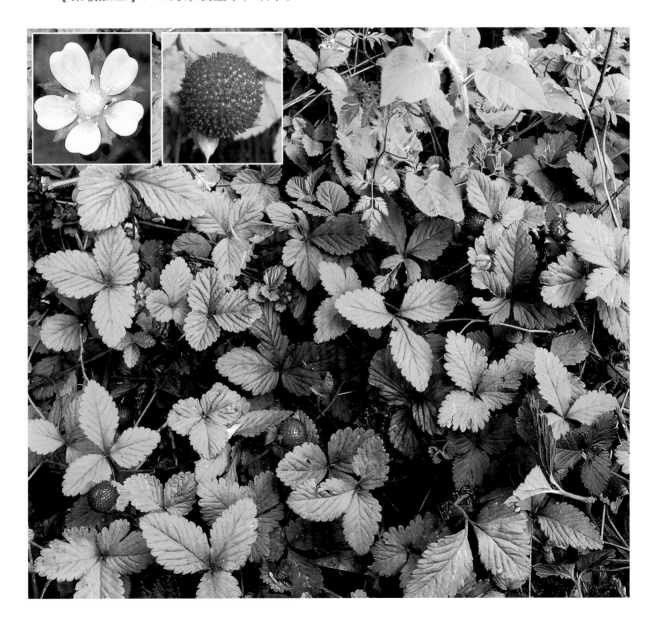

枇杷叶

【基原】为蔷薇科枇杷*Eriobotrya japonica* (Thunb.) Lindl. 的叶。

【别名】白花木。

【形态特征】常绿小乔木。枝及叶均密被锈色茸毛。叶片革质，长椭圆形或倒卵状披针形，边缘有疏齿，腹面光亮，多皱，背面密生灰棕色茸毛。圆锥花序顶生；花瓣白色，长圆形或卵形。果近圆形，熟时橙黄色；种子1~5粒，球形或扁球形。花期4~5月，果期5~10月。

【分布】多栽种于村边、平地或坡地。产于广西、贵州、云南、福建、江苏、安徽、浙江、江西等地。

【性能主治】叶味苦，性微寒。具有清肺止咳、降逆止呕的功效。主治肺热咳嗽，气逆喘急，胃热呕逆，烦热口渴。

【采收加工】全年均可采收，晒至七成干时扎成小把，再晒干。

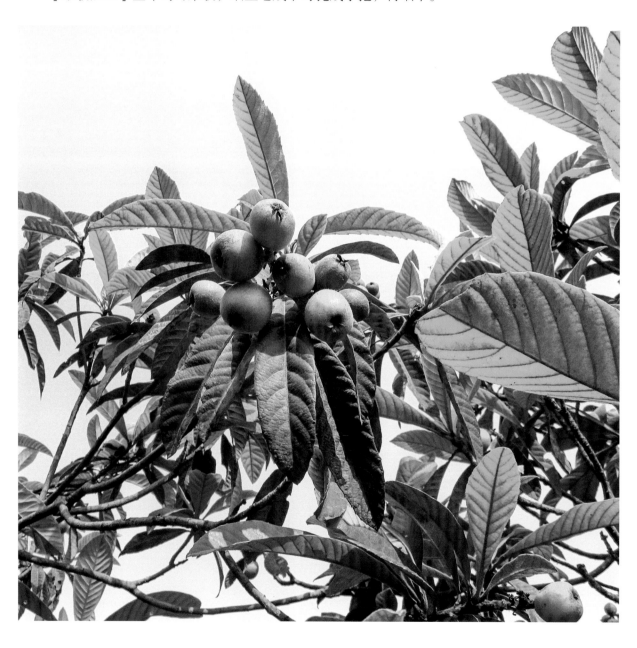

蓝布正

【基原】为蔷薇科柔毛路边青*Geum japonicum* Thunb. var. *chinense* F. Bolle 的全草。

【别名】野白、头晕草、柔毛水杨梅。

【形态特征】多年生草本。茎直立，高25~60 cm，被黄色短柔毛及粗硬毛。基生叶为大头羽状复叶，通常有小叶1~2对；下部茎生叶3小叶，上部茎生叶单叶，3浅裂。花序疏散，顶生数朵，花黄色。聚合果卵球形或椭球形；瘦果被长硬毛，顶端有小钩；果托被长硬毛。花果期5~10月。

【分布】生于山坡草地、路边、灌木丛及疏林中。产于广西、广东、贵州、湖南、湖北、四川、福建、山东、安徽、浙江、陕西、甘肃等地。

【性能主治】全草味甘、微苦，性凉。具有益气健脾、补血养阴、润肺化痰的功效。主治气血不足，虚痨咳嗽，脾虚带下。

【采收加工】夏、秋季采收，洗净，晒干。

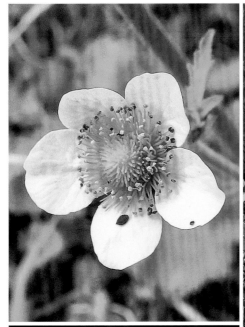

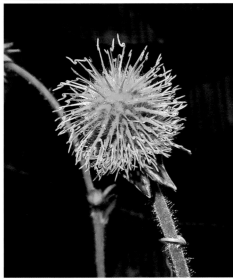

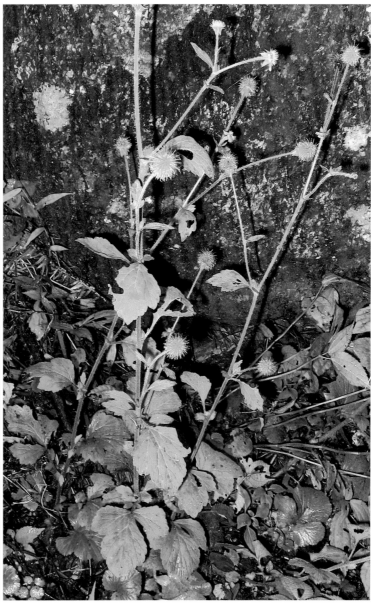

翻白草

【基原】为蔷薇科翻白草*Potentilla discolor* Bunge 的全草。

【别名】天青地白、鸡腿根、白头翁。

【形态特征】多年生草本。根粗壮，下部常肥厚呈纺锤形。茎、叶背面、花梗及总花梗、萼筒外面均密被白色绵毛。基生叶羽状复叶，有小叶2~4对；小叶长圆形或长圆披针形，腹面暗绿色，边缘具圆钝齿，茎生叶为掌状3~5片小叶。花茎直立，聚伞花序疏散，花黄色。瘦果近肾形。花果期5~9月。

【分布】生于山坡草丛中或草坪地上。产于广西、广东、江西、福建、台湾、湖南、湖北、四川、安徽、浙江、江苏等地。

【性能主治】全草味甘、微苦，性平。具有清热解毒、止痢、止血的功效。主治湿热泻痢，痈肿疮毒，血热吐衄，便血，崩漏。

【采收加工】夏、秋季花果期采收，除去杂质，干燥。

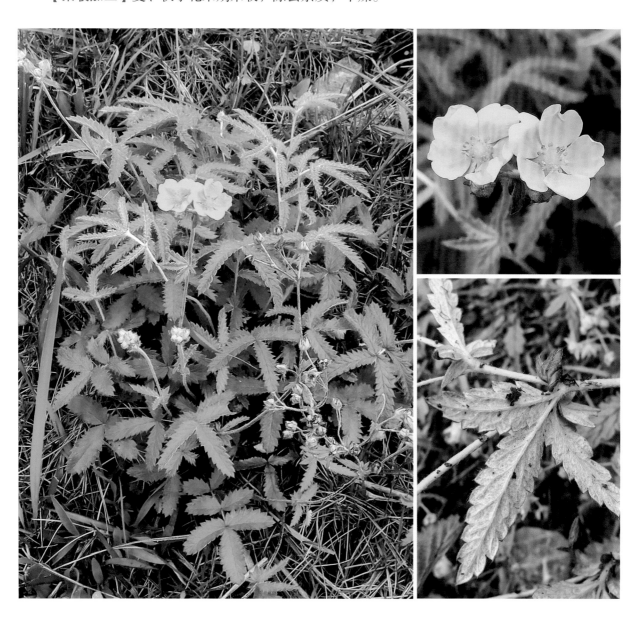

蛇含

【基原】为蔷薇科蛇含委陵菜*Potentilla kleiniana* Wight et Arn. 的全草。

【别名】五爪风、小龙牙、紫背龙牙。

【形态特征】一年生、二年生或多年生宿根草本。多须根。花茎上升或匍匐，常于节处生根并发育出新的植株，被疏柔毛或开展的长柔毛。基生叶为近鸟足状5小叶，下部茎生叶有5小叶，上部茎生叶有3片小叶。聚伞花序密集枝顶如假伞形，花黄色。瘦果近圆形，具皱纹。花果期4~9月。

【分布】生于山坡草地、田边、水边。产于广西、广东、四川、云南、贵州、湖南、湖北、福建、江苏、浙江、江西、辽宁、陕西等地。

【性能主治】全草味苦，性微寒。具有清热定惊、截疟、止咳化痰、解毒活血的功效。主治高热惊风，疟疾，肺热咳嗽，百日咳，痢疾，疮疖肿毒，咽喉肿痛，风火牙痛，带状疱疹，目赤肿痛，蛇虫咬伤，风湿麻木，跌打损伤，月经不调，外伤出血。

【采收加工】5月和9~10月采收，抖净泥沙，除去杂质，晒干。

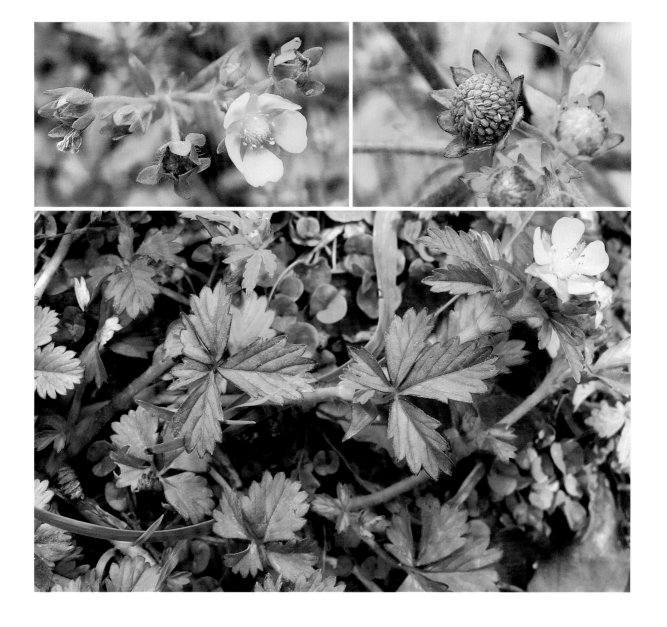

救军粮叶

【基原】为蔷薇科全缘火棘*Pyracantha atalantioides* (Hance) Stapf 的叶。

【别名】火把果、救兵粮。

【形态特征】常绿灌木或小乔木。常有枝刺。叶片椭圆形或长圆形，稀长圆状倒卵形，全缘或有不明显的细齿，背面微带白霜。复伞房花序；花梗和花萼外均被黄褐色柔毛；花瓣白色，卵形；子房上部密生白色茸毛。梨果扁球形，熟时亮红色。花期4~5月，果期9~11月。

【分布】生于山坡或谷地林中。产于广西、广东、贵州、湖北、陕西等地。

【性能主治】叶味微苦，性凉。具有清热解毒、止血的功效。主治疮疡肿痛，目赤，痢疾，便血，外伤出血。

【采收加工】全年均可采收，鲜用。

【附注】赤阳子为全缘火棘的果实入药，具有健脾消积、收敛止痢、止痛的功效。

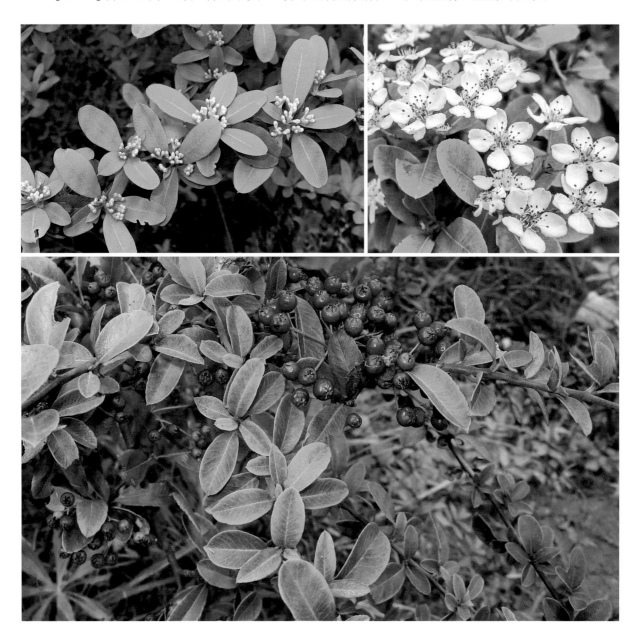

金樱根

【基原】为蔷薇科小果蔷薇*Rosa cymosa* Tratt. 的根及根状茎。

【别名】倒钩笋、山木香、小金樱。

【形态特征】常绿攀缘灌木。小枝圆柱形，有钩状皮刺。小叶3~5片，稀7片；小叶卵状披针形或椭圆形，稀长圆状披针形，边缘有紧贴或尖锐细齿。复伞房花序；花幼时密被长柔毛，老时渐无毛；花瓣白色，先端凹。果球形，熟时红色至黑褐色。花期5~6月，果期7~11月。

【分布】生于路边、溪边灌木丛或山坡疏林中。产于广西、广东、台湾、福建、安徽、浙江、江苏、湖南、贵州、云南、四川等地。

【性能主治】根及根状茎味甘、酸、涩，性平。具有清热解毒、利湿消肿、收敛止血、活血散瘀、固涩益肾的功效。主治滑精，遗尿，痢疾，泄泻，崩漏带下，子宫脱垂，痔疮。

【采收加工】全年均可采收，除去泥沙，趁鲜砍成段或切成厚片，干燥。

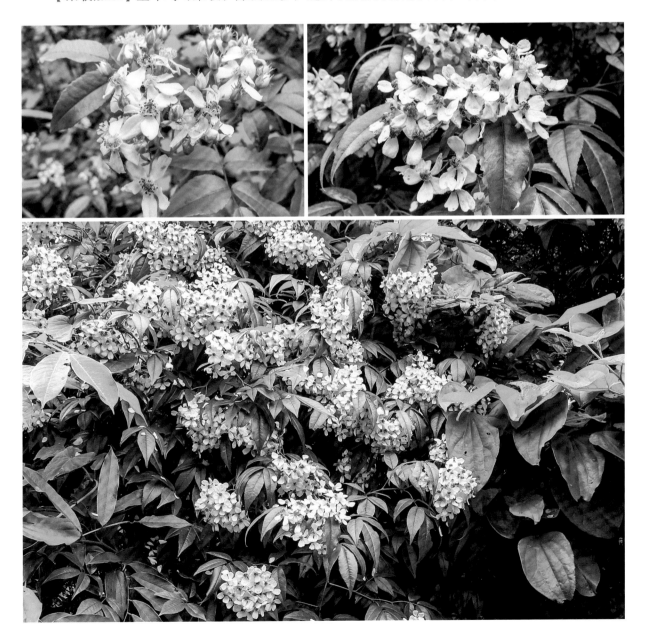

金樱子

【基原】为蔷薇科金樱子Rosa laevigata Michx. 的成熟果实。

【别名】刺糖果、倒挂金钩、黄茶瓶。

【形态特征】攀缘灌木。小枝粗壮，有疏钩刺，无毛，幼时被腺毛，老时逐渐脱落减少。三出复叶；小叶革质，椭圆状卵形，边缘有细齿。花单生于叶腋；花梗和萼筒均密被腺毛；花瓣白色，宽倒卵形，先端微凹。果梨形，熟时红褐色，外密被刺毛。花期4~6月，果期7~11月。

【分布】生于山野、田边、灌木丛中向阳处。产于广西、广东、湖南、四川、浙江、江西、安徽、福建等地。

【性能主治】成熟果实味酸、甘、涩，性平。具有固精缩尿、固崩止带、涩肠止泻的功效。主治遗精滑精，遗尿尿频，崩漏带下，久泻久痢。

【采收加工】10~11月果实成熟变红色时采收，干燥，除去毛刺。

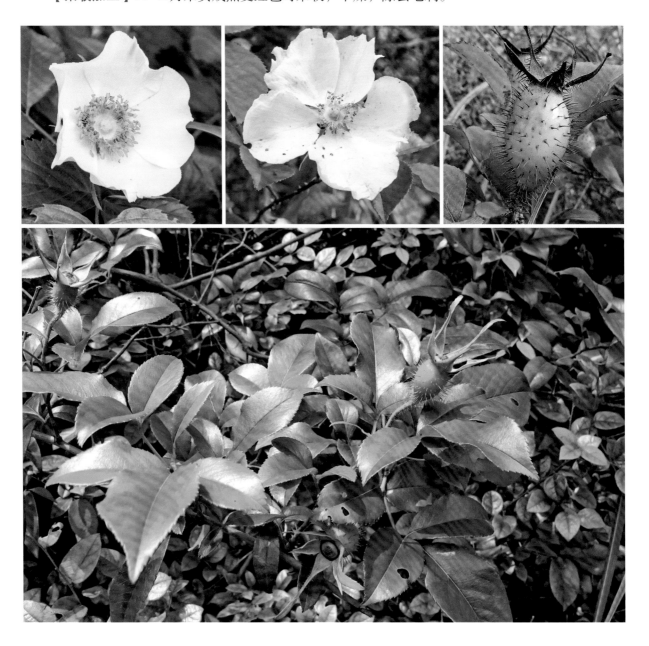

粗叶悬钩子

【基原】为蔷薇科粗叶悬钩子*Rubus alceifolius* Poir. 的根。

【别名】候罕、牛暗桐、大叶蛇泡簕。

【形态特征】攀缘灌木。枝被黄灰色至锈色茸毛状长柔毛，有稀疏皮刺。单叶；叶片近圆形或宽卵形，顶端圆钝，基部心形，边缘不规则3~7浅裂。花排成顶生狭圆锥花序或近总状，或成腋生头状花束，稀为单生；花白色。果实近球形，肉质，熟时红色；核有皱纹。花期7~9月，果期10~11月。

【分布】生于山坡、路边、山谷林中。产于广西、广东、云南、贵州、湖南、福建等地。

【性能主治】根味苦、涩，性平。具有清热利湿、止血、散瘀的功效。主治肝炎，痢疾，肠炎，乳腺炎，口腔炎，行军性血红蛋白尿，外伤出血，肝脾肿大，跌打损伤，风湿骨痛。

【采收加工】全年均可采收，洗净，晒干。

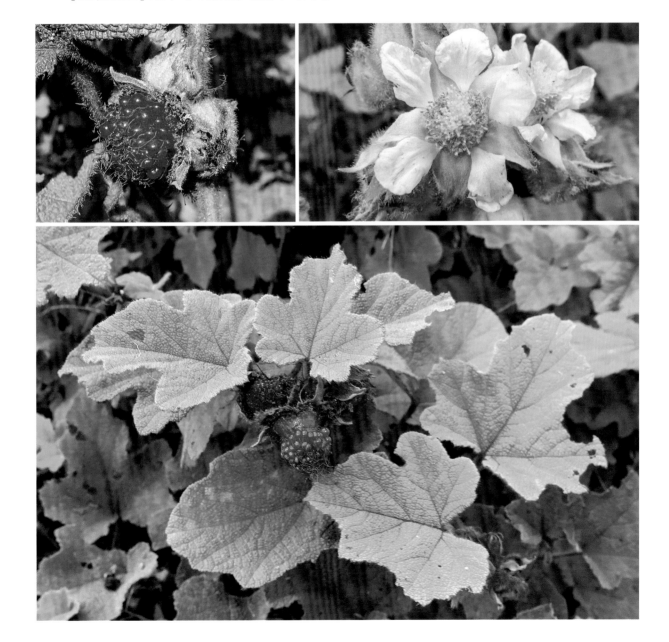

山莓

【基原】为蔷薇科山莓*Rubus corchorifolius* L. f. 的根和叶。

【别名】三角刺、五月泡、三月泡。

【形态特征】直立灌木。枝具皮刺。单叶，叶片卵形或卵状披针形，基部微心形，沿中脉疏生小皮刺，边缘不分裂或3裂，通常不育枝上的叶3裂，有不规则的锐齿或重齿。花单生或少数生于短枝上，花白色。果近球形或卵圆形，熟时红色；核具皱纹。花期2~3月，果期4~6月。

【分布】生于阳坡草地、山谷、溪边、荒地。产于华东、中南、西南等地区。

【性能主治】根味苦、涩，性平。具有活血、止血、祛风利湿的功效。主治吐血，便血，肠炎，痢疾，风湿关节痛，跌打损伤，月经不调，白带异常。叶味苦，性凉。具有消肿解毒的功效。外用治痈疖肿毒。

【采收加工】根秋季采挖，洗净，切片，晒干。叶春、秋季采收，洗净，切碎，晒干。

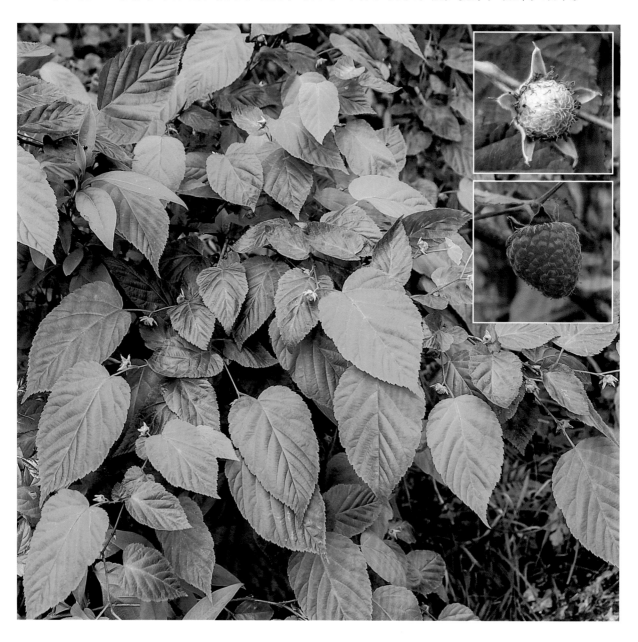

高粱泡叶

【基原】为蔷薇科高粱泡*Rubus lambertianus* Ser. 的叶。

【别名】十月莓、秧泡子。

【形态特征】半落叶藤状灌木。枝幼时被细柔毛或近无毛，有微弯小皮刺。单叶，叶片宽卵形，稀长圆状卵形，中脉常疏生小皮刺。圆锥花序顶生，生于枝上部叶腋内的花序常近总状，有时仅数朵花簇生于叶腋；花瓣倒卵形，白色。果近球形，熟时红色。花期7~8月，果期9~11月。

【分布】生于路边、山坡、山谷或林缘。产于广西、广东、云南、江西、湖南、河南等地。

【性能主治】叶味甘、苦，性平。具有清热凉血、解毒疗疮的功效。主治感冒发热，咳血，便血，崩漏，创伤出血，瘰疬溃烂，皮肤糜烂，黄水疮。

【采收加工】夏、秋季采收，晒干。

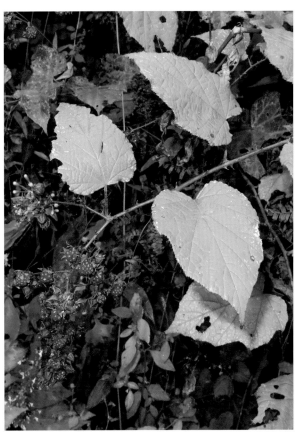

薅田藨

【基原】为蔷薇科茅莓*Rubus parvifolius* L. 的地上部分。

【别名】三月泡、铺地蛇。

【形态特征】落叶小灌木。茎被短毛和倒生皮刺。奇数羽状复叶，小叶3~5片，顶端小叶较大，阔倒卵形或近圆形，边缘有不规则的齿。伞房花序顶生或腋生，稀顶生花序短总状，具花数朵至多朵，被柔毛和细刺；花瓣卵圆形或长圆形，粉红色至紫红色。聚合果球形，熟时红色。花期5~6月，果期7~8月。

【分布】生于路边、山坡林下或荒野。产于广西、湖南、湖北、江苏、福建、江西等地。

【性能主治】地上部分味苦、涩，性微寒。具有清热解毒、活血消肿、祛风湿的功效。主治跌打损伤，疮痈肿毒，风湿痹痛。

【采收加工】春、夏季花开放时采收地上部分，除去杂质，晒干。

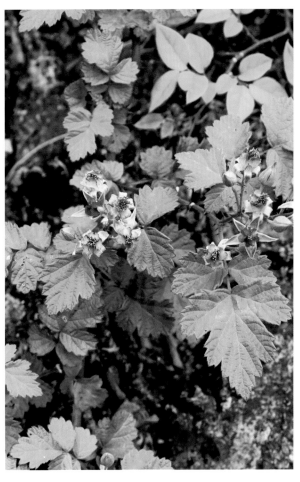

倒触伞

【基原】为蔷薇科空心泡*Rubus rosifolius* Sm. 的根或嫩枝、叶。

【别名】托盘子、覆盆子、蔷薇莓。

【形态特征】直立或攀缘灌木，高2~3 m。小枝圆柱形，疏生皮刺。小叶5~7片，卵状披针形或披针形，两面疏生柔毛，老时几无毛，有浅黄色发亮的腺点，背面沿中脉有稀疏小皮刺。花常1~2朵，顶生或腋生；花白色。果卵球形或长圆状卵圆形，红色。花期3~5月，果期6~7月。

【分布】生于草地、山地林中阴处。产于广西、广东、湖南、贵州、安徽、浙江、江西、台湾、福建、四川等地。

【性能主治】根或嫩枝、叶味微辛、苦、涩，性平。具有清热、止咳、收敛止血、解毒、接骨的功效。主治肺热咳嗽，百日咳，牙痛，小儿惊风，月经不调，跌打损伤，筋骨痹痛，烧烫伤。

【采收加工】嫩枝、叶夏季采收，鲜用或晒干。根秋、冬季采挖，洗净，晒干。

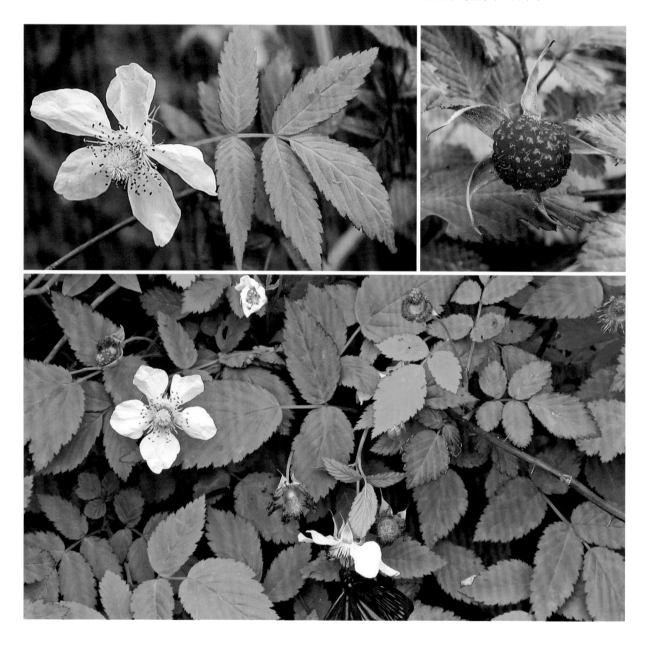

地榆

【基原】为蔷薇科地榆*Sanguisorba officinalis* L. 的根。

【别名】黄瓜香、玉札、山枣子。

【形态特征】多年生草本。根多呈纺锤形，表面棕褐色或紫褐色，横切面黄白色或紫红色。基生叶为羽状复叶；叶片卵形或长圆状卵形，基部心形至浅心形，边缘有粗大圆钝齿。穗状花序直立，椭圆形至卵球形，从花序顶端向下开放。果实包藏于宿存萼筒内，外面有斗棱。花果期7~10月。

【分布】生于山坡草地、灌木丛中以及山地路边。产于广西、云南、贵州、四川、西藏、江西、湖南、湖北、安徽、江苏、浙江、山东、山西等地。

【性能主治】根味苦、酸、涩，性微寒。具有凉血止血、解毒敛疮的功效。主治便血，痔血，血痢，崩漏，烧烫伤，痈肿疮毒。

【采收加工】春季将发芽时或秋季植株枯萎后采挖，除去须根，洗净，干燥；或趁鲜切片，干燥。

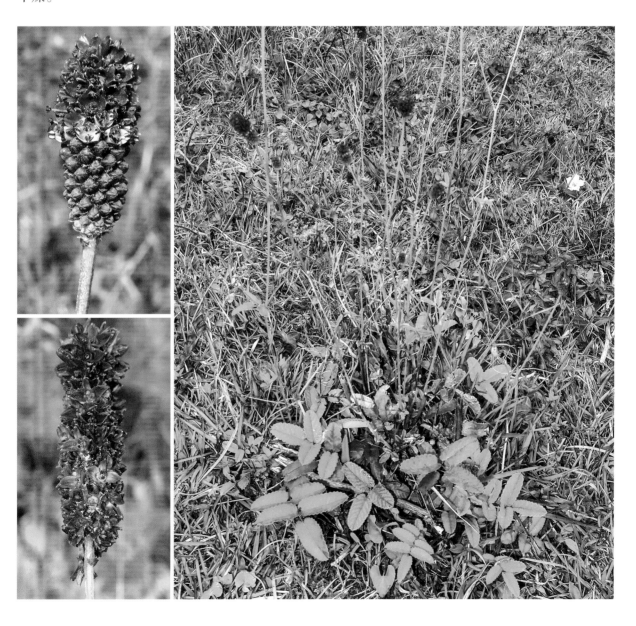

九龙藤

【基原】为云实科龙须藤*Bauhinia championii* (Benth.) Benth. 的藤茎。

【别名】燕子尾、过岗龙。

【形态特征】常绿攀缘木质藤本。藤茎圆柱形，稍扭曲，表面粗糙，切断面皮部棕红色，木质部浅棕色，有4~9圈深棕红色环纹，形似舞动的龙而得名。单叶互生；叶片卵形或心形，先端2浅裂或不裂，裂片尖。总状花序；花瓣白色，具瓣柄，瓣片匙形。荚果扁平，果瓣革质。花期6~10月，果期7~12月。

【分布】生于石山灌木丛或山地林中。产于广西、广东、湖南、贵州、浙江、湖北等地。

【性能主治】藤茎味苦，性平。具有祛风除湿、活血止痛、健脾理气的功效。主治风湿关节炎，腰腿疼痛，跌打损伤，胃痛，痢疾，月经不调，胃及十二指肠溃疡，老年人病后虚弱，小儿疳积。

【采收加工】全年均可采收，除去枝叶，切片，鲜用或晒干。

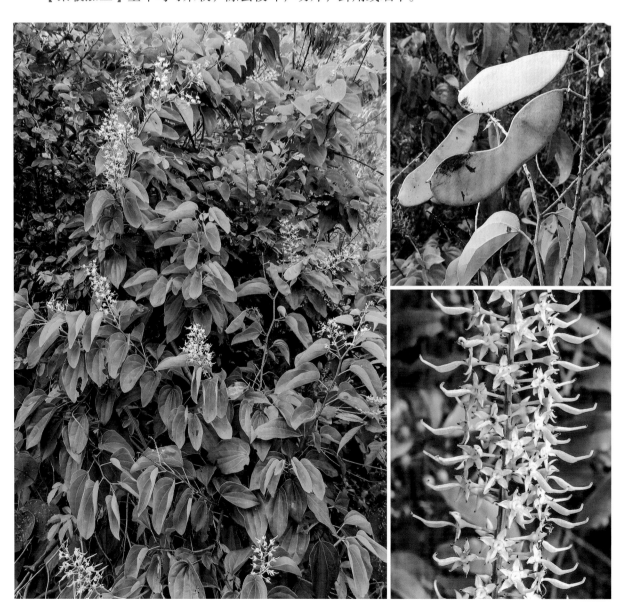

云实根

【基原】为云实科云实 *Caesalpinia decapetala* (Roth) Alston 的根或茎。

【别名】铁场豆、马豆、阎王刺根。

【形态特征】藤本。树皮暗红色；枝、叶轴和花序均被柔毛和钩刺。二回羽状复叶，长20~30 cm；羽片3~10对，基部有刺1对；小叶8~12对，长圆形。总状花序顶生，具多花；花瓣黄色，膜质，圆形或倒卵形。荚果长圆状舌形，熟时栗褐色，先端具尖喙。花果期4~10月。

【分布】生于山坡灌木丛中、平原、山谷及河边。产于广西、广东、云南、四川、湖北、江西、江苏、河南、河北等地。

【性能主治】根或茎味苦、辛，性温。具有解表散寒、祛风除湿的功效。主治感冒咳嗽，身痛，腰痛，喉痛，牙痛，跌打损伤，腹股沟溃疡，慢性气管炎。

【采收加工】全年均可采收，洗净，切片，晒干。

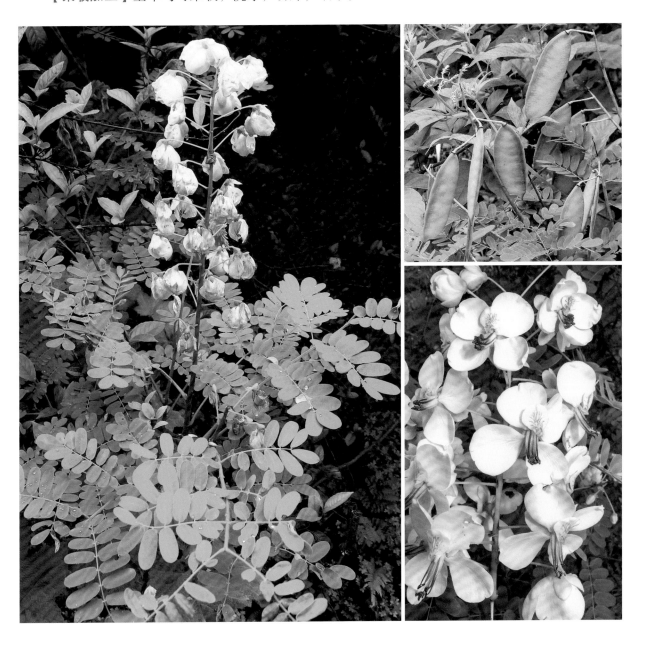

决明子

【基原】为云实科决明*Senna tora* (L.) Roxb. 的成熟种子。

【别名】草决明、假绿豆、枕头子。

【形态特征】一年生亚灌木状草本。叶柄上无腺体；叶轴上每对小叶间有棒状的腺体1个，小叶3对，膜质，倒卵形或倒卵状长椭圆形，顶端圆钝而有小尖头。花腋生，通常2朵聚生；花瓣黄色，下面2片略长。荚果细，近四棱柱形，长达15 cm；种子菱形，光亮。花果期8~11月。

【分布】生于山坡、河边，或栽培。产于广西、广东、湖南、四川、安徽等地。

【性能主治】成熟种子味甘、苦、咸，性微寒。具有清热明目、润肠通便的功效。主治目赤涩痛，羞明多泪，目暗不明，头痛眩晕，大便秘结。

【采收加工】秋季采收成熟果实，晒干，除去杂质，留下种子。

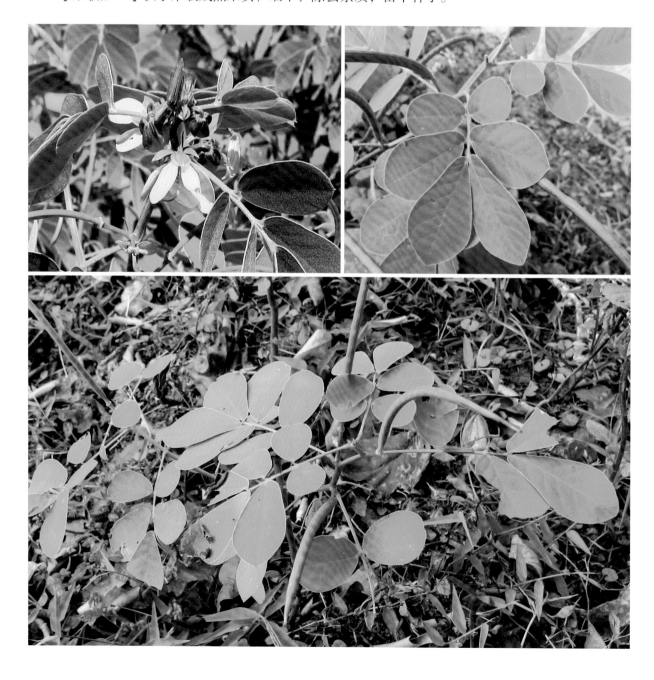

红花菜

【基原】为蝶形花科紫云英*Astragalus sinicus* L. 的全草。

【别名】米布袋、野蚕豆、荷花郎。

【形态特征】二年生草本。奇数羽状复叶，具7~13片小叶；小叶倒卵形或椭圆形，先端钝圆或微凹，基部宽楔形，腹面散生白色柔毛。总状花序具5~10朵花，伞形；花冠紫红色或橙黄色。荚果线状长圆形，具短喙，黑色。种子肾形，栗褐色。花期2~6月，果期3~7月。

【分布】生于山坡、溪边及潮湿处。产于长江流域各省区，广西有栽培或逸生。

【性能主治】全草味甘、辛，性平。具有清热解毒、祛风明目、凉血止血的功效。主治咽喉痛，风痰咳嗽，目赤肿痛，带状疱疹，疥癣，外伤出血，月经不调，带下，血小板减少性紫癜。

【采收加工】春、夏季采收，洗净，鲜用或晒干。

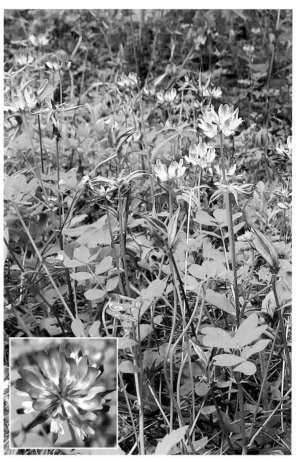

鸡眼草

【基原】为蝶形花科鸡眼草*Kummerowia striata* (Thunb.) Schindl. 的全草。

【别名】人字草、三叶人字草、夜关门。

【形态特征】一年生草本。披散或平卧，多分枝，茎和枝上被倒生的白色细毛。三出羽状复叶；小叶全缘，两面沿中脉及边缘具白色粗毛。花小，单生或2~3朵簇生于叶腋；花冠粉红色或紫色。荚果圆形或倒卵形，稍侧扁，先端短尖，被小柔毛。花期7~9月，果期8~10月。

【分布】生于路边、林中及山坡草地。产于我国西南、东北、华北、华东、中南等地区。

【性能主治】全草味甘、辛、微苦，性平。具有清热解毒、健脾利湿、活血止血的功效。主治感冒发热，暑湿吐泻，黄疸，痈肿疔疮，痢疾，血淋，鼻出血，跌打损伤，赤白带下。

【采收加工】7~8月采收，鲜用或晒干。

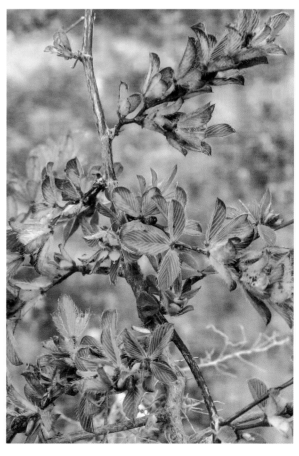

铁扫帚

【基原】为蝶形花科截叶铁扫帚*Lespedeza cuneata* (Dum. Cours.) G. Don 的地上部分。

【别名】夜关门、苍蝇翼、铁马鞭。

【形态特征】小灌木。茎直立或斜升，被毛，上部分枝；分枝斜升。叶密集；小叶楔形或线状楔形，先端截形成近截形，具短尖，基部楔形，腹面近无毛，背面密被白色伏毛。总状花序腋生；花淡黄色或白色。荚果宽卵形或近球形，被伏毛。花期7~8月，果期9~10月。

【分布】生于草地、荒地或路边向阳处。产于广西、广东、云南、湖南、陕西、甘肃等地。

【性能主治】地上部分味苦、辛，性凉。具有补肝肾、益肺阴、散瘀消肿的功效。主治遗精，遗尿，白浊，带下，哮喘，胃痛，劳伤，小儿疳积，泻痢，跌打损伤，视力减退，目赤，乳痈。

【采收加工】夏、秋季采挖，洗净切碎，晒干。

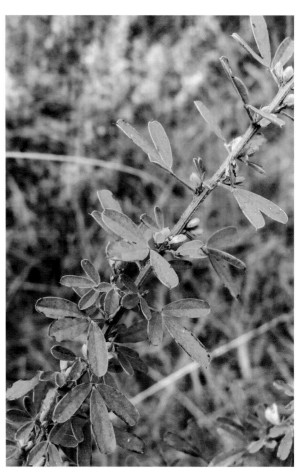

小槐花

【基原】为蝶形花科小槐花*Ohwia caudata* (Thunberg) H. Ohashi 的全株。

【别名】草鞋板、味噌草、拿身草。

【形态特征】直立灌木或亚灌木。树皮灰褐色，上部分枝略被柔毛。叶为羽状3小叶，两侧具狭翅；小叶近革质或纸质，顶生小叶披针形或阔披针形，干后黑色。总状花序顶生或腋生；花冠绿白色或黄白色。荚果线形，扁平，有4~6个荚节，被钩状毛。花期8~9月，果期10~12月。

【分布】生于山坡草地、路边和林缘。产于长江以南各省区，西至喜马拉雅山，东至台湾。

【性能主治】全株味苦、甘，性凉。具有清热解毒、祛风透疹、消积止痛的功效。主治感冒发烧，肠胃炎，痢疾，小儿疳积。

【采收加工】全年均可采收，洗净，鲜用或晒干。

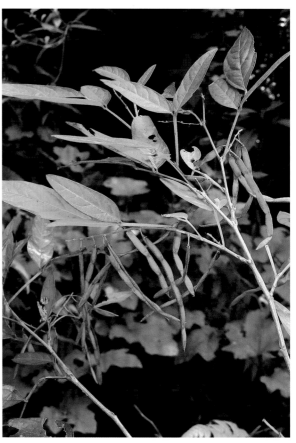

鹿藿

【基原】为蝶形花科鹿藿*Rhynchosia volubilis* Lour. 的根、茎、叶。

【别名】鹿豆、荳豆、野绿豆。

【形态特征】缠绕草质藤本。全株各部位多少被灰色至淡黄色柔毛。叶为羽状或有时近指状3小叶，顶生小叶菱形或倒卵状菱形。总状花序1~3个腋生；花冠黄色，旗瓣近圆形，有宽而内弯的耳，翼瓣倒卵状长圆形，基部一侧具长耳，龙骨瓣具喙。荚果长圆形。花期5~8月，果期9~12月。

【分布】生于山坡、路边、草丛中。产于广西、广东、贵州、湖南、福建、浙江等地。

【性能主治】根味苦，性平。具有活血止痛、解毒、消积的功效。主治痛经、瘰疬，疖肿，小儿疳积。茎、叶味苦、酸，性平。具有祛风除湿、活血、解毒的功效。主治风湿痹痛，头痛，牙痛，腰脊疼痛，瘀血腹痛，产褥热，瘰疬，痈肿疮毒，跌打损伤，烧烫伤。

【采收加工】根秋季采挖，除去泥土，洗净，鲜用或晒干。茎、叶5~6月采收，鲜用或晒干。

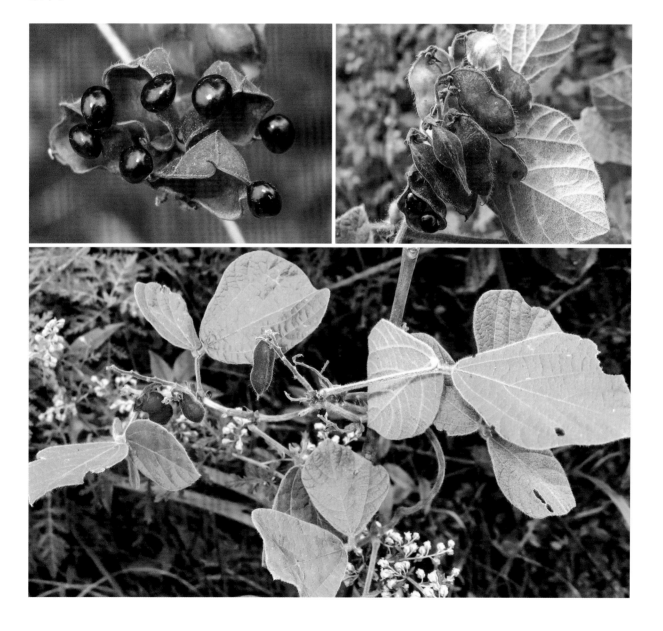

槐角

【基原】为蝶形花科槐*Sophora japonica* L. 的成熟果实。

【别名】金槐、白槐、槐米。

【形态特征】乔木。树皮灰褐色，当年生枝绿色，无毛。羽状复叶长达25 cm；小叶4~7对，卵状披针形或卵状长圆形，背面灰白色。圆锥花序顶生，常呈金字塔形；花冠白色或淡黄色。荚果肉质，串珠状，不开裂。种子卵球形，淡黄绿色，干后黑褐色。花期7~8月，果期8~10月。

【分布】原产于中国，南北各地广泛栽培，华北和黄土高原地区尤为多见。

【性能主治】成熟果实味苦，性寒。具有清热泻火，凉血止血的功效。主治肠热便血，痔肿出血，肝热头痛，眩晕目赤。

【采收加工】冬季采收，除去杂质，干燥。

【附注】槐花为槐树的花及花蕾也可入药，具有凉血止血、清肝泻火的功效。

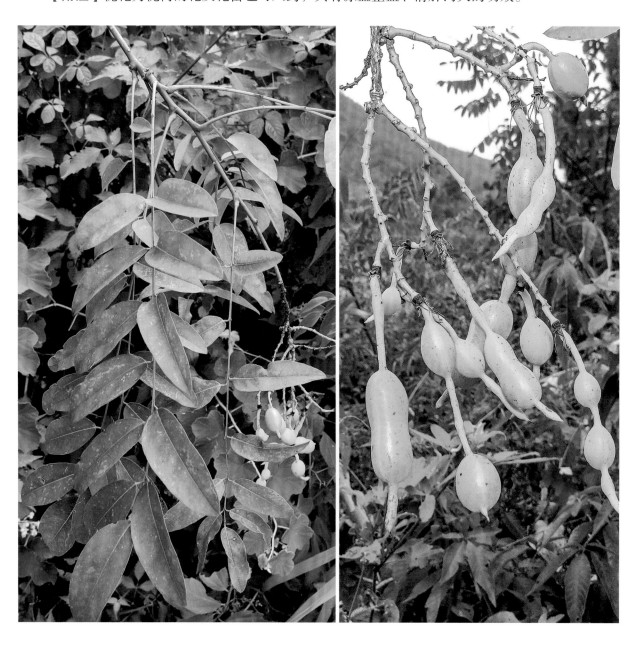

小通草

【基原】为旌节花科西域旌节花*Stachyurus himalaicus* Hook. f. et Thomson ex Benth. 的茎髓。

【别名】喜马山旌节花、通条树、小通花。

【形态特征】落叶灌木或小乔木。树皮平滑，棕色或深棕色。小枝褐色，具浅色皮孔。叶片坚纸质至薄革质，披针形至长圆状披针形。穗状花序腋生，无花序梗，通常下垂；花黄色；小苞片2枚，基部连合；萼片4枚；花瓣4片；雄蕊8枚。果实近球形。花期3~4月，果期5~8月。

【分布】生于山坡阔叶林下或灌木丛中。产于广西、广东、湖南、湖北、四川、贵州等地。

【性能主治】茎髓味甘、淡，性寒。具有清热，利尿、下乳的功效。主治小便不利，淋证，乳汁不下。

【采收加工】秋季取茎，切段，趁鲜取出髓部，理直，晒干。

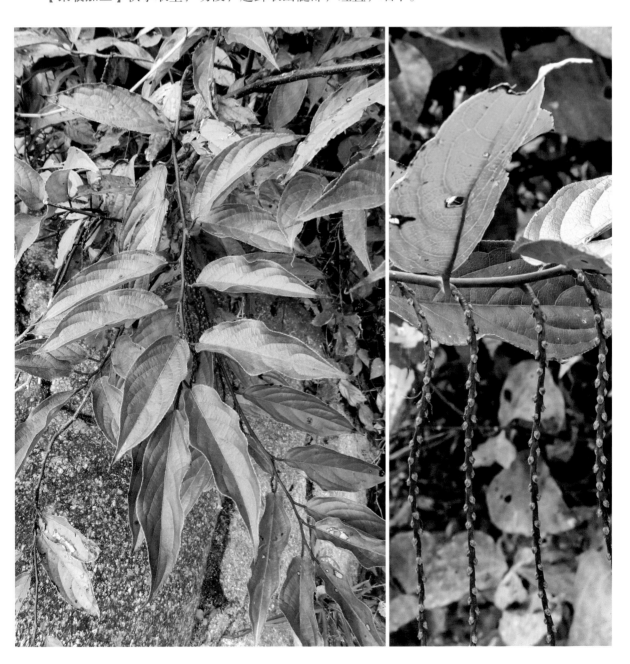

檵花

【基原】为金缕梅科檵木*Loropetalum chinense* (R. Br.) Oliv. 的花。

【别名】突肉根、白花树、螺砚木。

【形态特征】灌木或小乔木。叶片革质，卵形，长2~5 cm，宽1.5~2.5 cm，背面被星毛。花3~8朵簇生，有短花梗，白色，先于新叶开放，或与嫩叶同时开放；苞片线形；萼筒杯状，被星毛；花瓣4片，带状；雄蕊4枚；子房完全下位。蒴果卵圆形，先端圆。种子圆卵形，黑色，发亮。花期3~4月。

【分布】生于丘陵及山地的向阳处。产于我国南部、西南及中部等地区。

【性能主治】花味甘、涩，性平。具有清热、止血的功效。主治鼻出血，外伤出血。

【采收加工】夏季采收，鲜用或晒干。

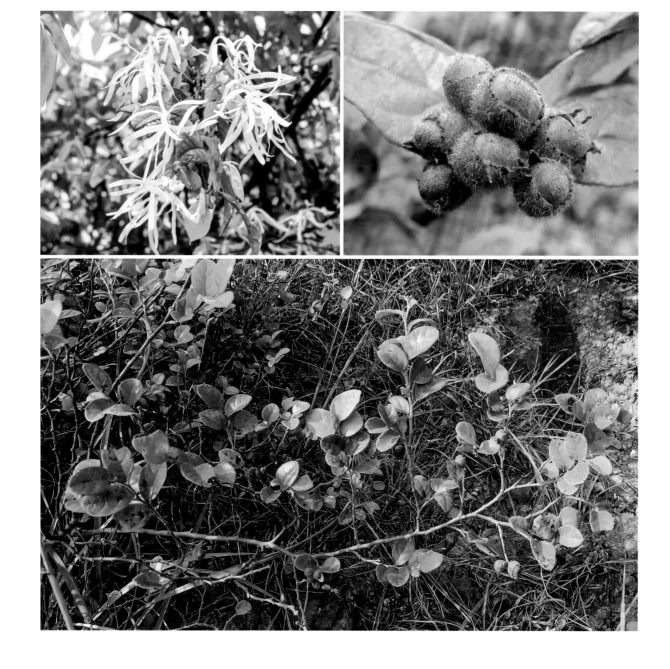

半枫荷

【基原】为金缕梅科半枫荷*Semiliquidambar cathayensis* H. T. Chang 的叶。

【别名】枫荷梨、半边荷。

【形态特征】常绿或半落叶乔木。叶生于当年生枝顶，异型，不分裂的叶片卵状椭圆形；或掌状3裂，两侧裂片卵状三角形，有时为单侧叉状分裂，具掌状脉3条，边缘有齿。雌雄同株；雄花的短穗状花序常数个排成总状；雌花的头状花序单生。果序头状，蒴果20多个，密集。花期3~4月，果期9~10月。

【分布】生于湿润肥沃的山坡杂木林中、溪边和路边。产于广西北部、广东、海南、江西南部、贵州南部等地。

【性能主治】叶味淡、涩，性微温。具有祛风止痛、通络止痛的功效。主治风湿痹痛，外伤出血。

【采收加工】春季至秋季叶生长茂盛时采收，鲜用或晒干。

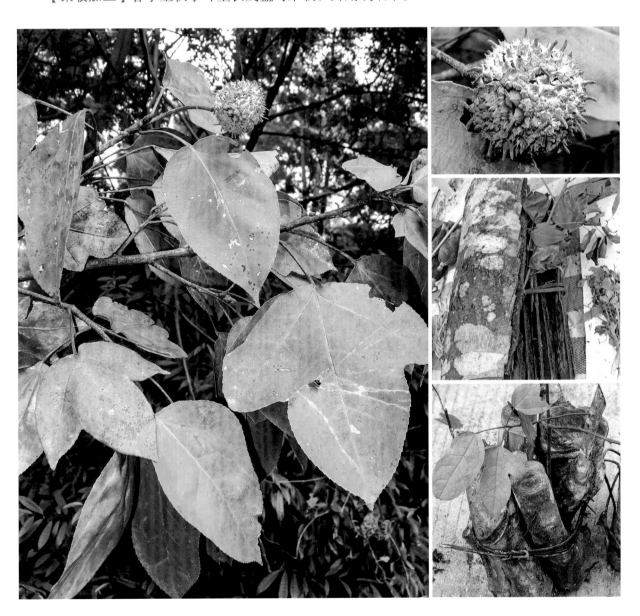

胃友

【基原】为黄杨科野扇花*Sarcococca ruscifolia* Stapf 的果实。

【别名】野樱桃、清香桂。

【形态特征】灌木。叶片卵形、椭圆状披针形、披针形或狭披针形；叶柄长3～6 mm。花序总状，花序轴被微细毛；花白色；雄花2~7朵，雌花2~5朵，生花序轴下部；雄花萼片通常4枚，亦有3枚或5枚；雌花连柄长6~8 mm。果实球形，熟时猩红至暗红色，宿存花柱3枚或2枚。花果期10月至翌年2月。

【分布】生于山坡疏林下阴湿处或沟谷中。产于广西、湖南、湖北、贵州、云南等地。

【性能主治】果实味甘、微酸，性平。具有养肝安神的功效。主治头晕，目花，心悸，夜眠不安。

【采收加工】果实春季、秋季至冬季采收，鲜用或晒干。根全年均可采挖，鲜用或切片阴干。

【附注】胃友根为野扇花的根入药，有祛风通络、活血止痛的作用。

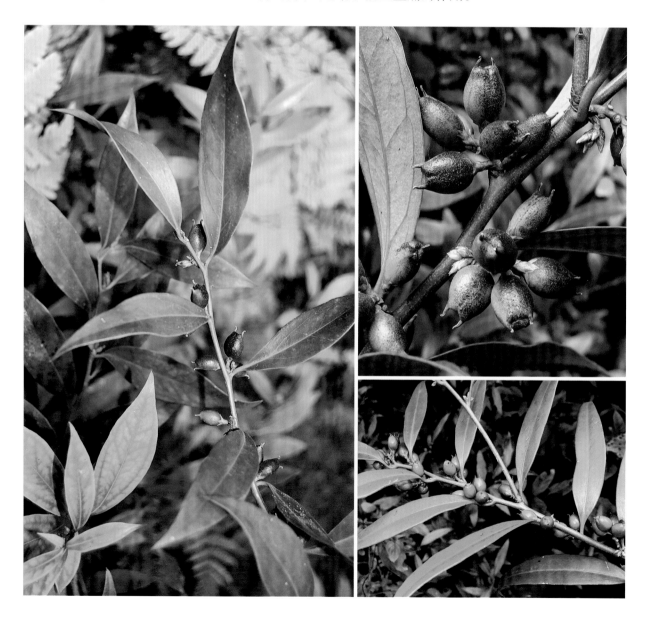

谷皮藤

【基原】为桑科藤构*Broussonetia kaempferi* Sieb. var. *australis* T. Suzuki 的全株。

【别名】藤葡蟠、黄皮藤。

【形态特征】蔓生藤状灌木。小枝显著伸长。叶互生，螺旋状排列；叶片近对称的卵状椭圆形，基部心形或截形，边缘齿细，齿尖具腺体。花雌雄异株，雄花序短穗状，长1.5~2.5 cm；雌花集生为球形头状花序，花柱线形，延长。聚花果直径约1 cm。花期4~6月，果期5~7月。

【分布】生于沟边、山坡或灌木丛中。产于广西、广东、云南、四川、湖南、湖北等地。

【性能主治】全株味微甘，性平。具有清热养阴、平肝、益肾的功效。主治肺热咳嗽，头晕目眩，高血压。

【采收加工】4~11月采挖，洗净，鲜用或晒干。

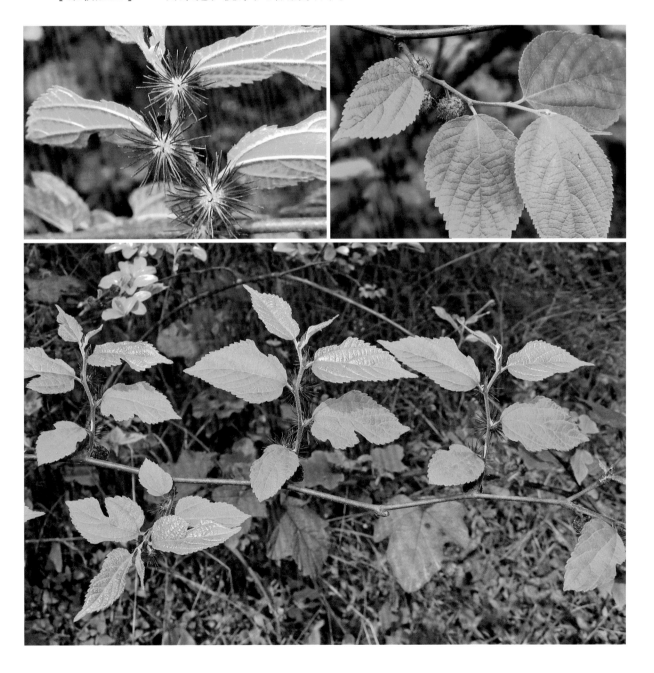

楮实子

【基原】为桑科构树*Broussonetia papyrifera* (L.) L' Her. ex Vent. 的成熟果实。

【别名】谷木、褚、楮树。

【形态特征】乔木。枝粗而直，小枝密生柔毛。叶片广卵形至长椭圆状卵形，边缘具粗齿，不裂或3~5裂，幼树叶常有明显分裂，腹面粗糙且疏生糙毛，背面密被茸毛。雌雄异株；雄花序为柔荑花序；雌花序球形头状。聚花果熟时橙红色，肉质。花期4~5月，果期6~7月。

【分布】生于石灰岩山地，栽于村边、田园。产于我国南北各地。

【性能主治】干燥成熟果实味甘，性寒。具有明目、补肾、强筋骨、利尿的功效。主治腰膝酸软，肾虚目昏，阳痿。

【采收加工】秋季果实成熟时采收，洗净，晒干，除去灰白色膜状宿萼和杂质。

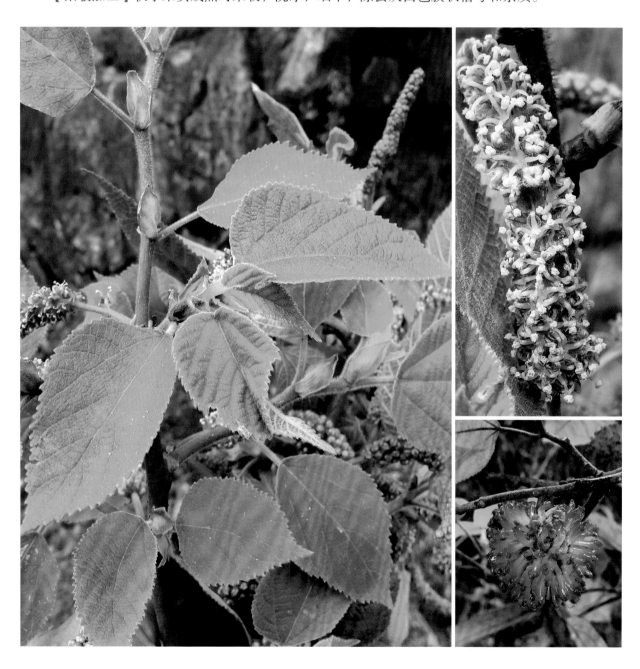

奶汁树

【基原】为桑科台湾榕*Ficus formosana* Maxim. 的根、叶。

【别名】水牛奶、下乳草、山沉香。

【形态特征】灌木，高1.5~3 m。枝纤细，节短。叶片膜质，倒披针形，长4~11 cm，宽1.5~3.5 cm，中部以下渐窄，全缘或在中部以上有疏钝齿裂。榕果单生于叶腋，卵状球形，直径6~9 mm，熟时绿色带红色，光滑，顶部脐状突起，基部收缩为纤细短柄。花期4~7月。

【分布】生于山地疏林、路边、溪边湿润处。产于广西、广东、海南、贵州、湖南、福建、台湾、浙江等地。

【性能主治】根、叶味甘、微涩，性平。具有活血补血、催乳、祛风除湿、清热解毒的功效。主治月经不调，产后或病后虚弱，乳汁不下，风湿痹痛，跌打损伤，毒蛇咬伤，尿路感染。

【采收加工】全年均可采收，鲜用或晒干。

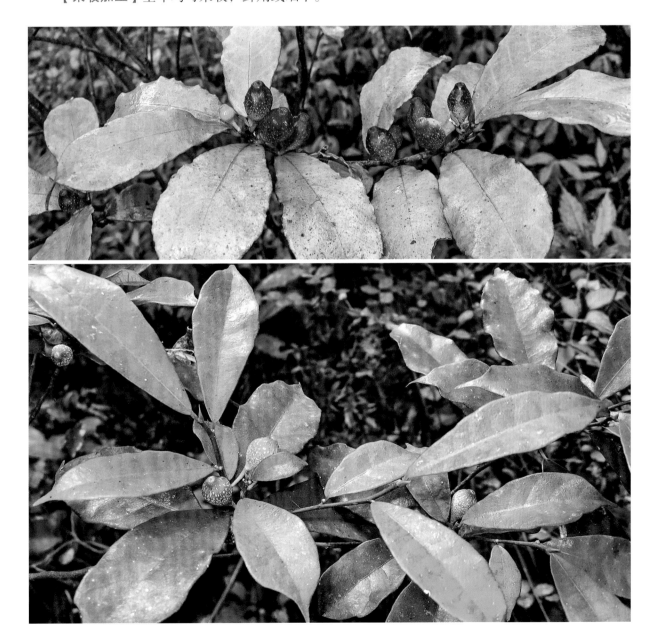

穿破石

【基原】为桑科构棘*Maclura cochinchinensis* (Lour.) Corner 的根。

【别名】葨芝、川破石、刺楮。

【形态特征】直立或攀缘状灌木。根皮橙黄色，枝具棘刺。叶片革质，椭圆状披针形或长圆形，全缘。雌雄异株，均为具苞片的球形头状花序，苞片内具2个黄色腺体；雄花被片4枚，不相等，雄蕊4枚；雌花序微被毛，花被片顶部厚，基有2个黄色腺体。聚合果肉质，熟时橙红色。花期4~5月，果期9~10月。

【分布】生于山坡、山谷、溪边。产于广西、广东、湖南、安徽、浙江、福建等地。

【性能主治】根味淡、微苦，性凉。具有祛风通络、清热除湿、解毒消肿的功效。主治风湿痹痛，跌打损伤，黄疸，腮腺炎，肺结核，淋浊，闭经，劳伤咳血，疔疮痈肿。

【采收加工】全年均可采收，除去须根，洗净，晒干；或趁鲜切片，鲜用或晒干。

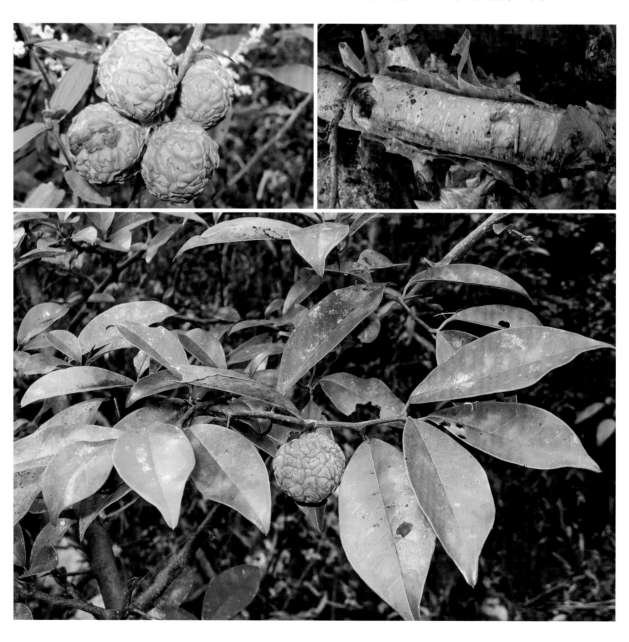

桑椹

【基原】为桑科桑*Morus alba* L. 的果穗。

【别名】桑树、家桑。

【形态特征】落叶乔木或灌木。树皮黄褐色。叶片卵形至广卵形，边缘有粗齿，有时有不规则的分裂。雌雄异株；柔荑花序腋生或生于芽鳞腋内；雄花序下垂，密被白色柔毛；雌花序长1~2 cm，被毛雌花无梗。聚花果卵圆形或圆柱形，黑紫色或白色。花期4~5月，果期6~8月。

【分布】原产于我国中部和北部，现自东北至西南各省区，西北直至新疆均有栽培。

【性能主治】果穗味甘、酸，性寒。具有补血滋阴、生津润燥的功效。主治眩晕耳鸣，心悸失眠，须发早白，津伤口渴，内热消渴，血虚便秘。

【采收加工】4~6月果实变红时采收，晒干，或略蒸后晒干。

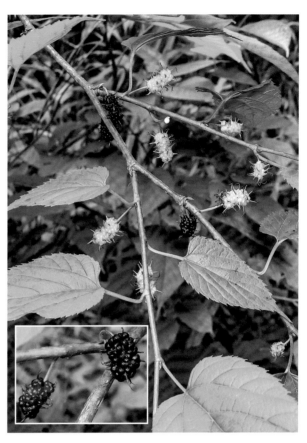

苎麻根

【基原】为荨麻科苎麻*Boehmeria nivea* (L.) Gaudich. 的根。

【别名】青麻、白麻、野麻。

【形态特征】亚灌木或灌木。叶互生；叶片通常圆卵形或宽卵形，少数卵形，边缘在基部之上有牙齿，腹面稍粗糙，疏被短伏毛，背面密被雪白色毡毛。圆锥花序腋生，或植株上部的为雌花，其下的为雄花，或同一植株的全为雌花。瘦果近球形，光滑。花期8~10月。

【分布】生于山谷、山坡路边、林缘或灌草丛中。产于广西、广东、台湾、福建、浙江、四川、贵州、云南、甘肃、陕西等地。

【性能主治】根味甘，性寒。具有止血、安胎的功效。主治咯血，便血，尿血，胎动不安；外用治痈疮肿毒。

【采收加工】冬、春季采挖，除去地上茎和泥土，晒干。

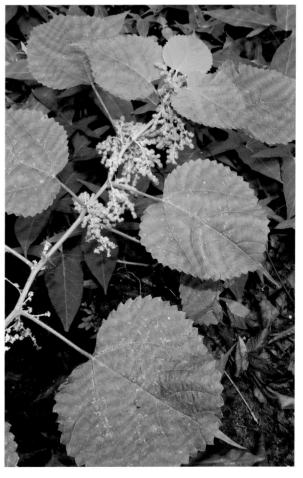

雪药

【基原】为荨麻科毛花点草*Nanocnide lobata* Wedd. 的全草。

【别名】遍地红、狗断肠、透骨消。

【形态特征】一年生或多年生草本。茎柔软，铺散丛生，被下弯微硬毛。叶片宽卵形至三角状卵形；茎下部叶较小，扇形。雄花序常生于枝上部叶腋，稀雄花散生于雌花序下部；雌花序为聚伞花序，生于枝顶叶腋或茎下部叶腋内。瘦果卵形，有疣点状突起。花期4~6月，果期6~8月。

【分布】生于山谷溪边、路旁阴湿草丛中。产于广西、贵州、浙江、江苏、安徽等地。

【性能主治】全草味苦，辛，性凉。具有通经活血的功效。主治肺病咳嗽，跌打损伤。

【采收加工】春、夏季采集，鲜用或晒干。

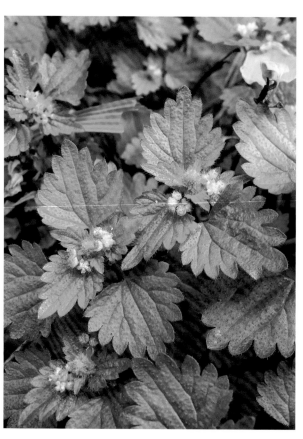

石油菜

【基原】为荨麻科石油菜*Pilea cavaleriei* H. Lévl. subsp. *valida* C. J. Chen 的全草。

【别名】小石芥、石西洋菜、石花菜。

【形态特征】多年生披散草本。根状茎匍匐，肉质茎粗壮，多分枝，呈伞房状整齐伸出。叶生于分枝上；叶片宽卵形或近圆形，先端钝圆，全缘或边缘不明显波纹状，两面密布钟乳体。雌雄同株，聚伞花序常密集成近头状；雄花序长不过叶柄；雌花近无梗或具短梗。花期5~8月，果期8~10月。

【分布】生于石灰岩岩石上或阴湿地岩石上。产于广西、湖南等地。

【性能主治】全草味微苦，性凉。具有清热解毒、润肺止咳、消肿止痛的功效。主治肺热咳嗽，肺结核，肾炎水肿，烧烫伤，跌打损伤，疮疖肿毒。

【采收加工】全年均可采收，洗净，鲜用或晒干。

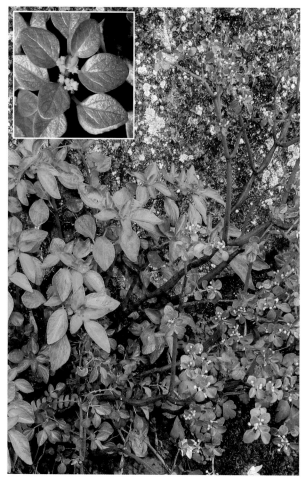

葎草

【**基原**】为大麻科葎草*Humulus scandens* (Lour.) Merr. 的全草。

【**别名**】拉拉秧、拉拉藤、五爪龙。

【**形态特征**】多年生茎蔓草本植物。茎枝和叶柄具倒钩刺毛。茎喜缠绕于其他植物生长。单叶对生，掌状3~7裂，表面粗糙，背面有柔毛和黄色腺体，边缘具粗齿。雌雄异株，雌花为球状的穗状花序；雄花成圆锥状柔荑花序；花黄绿色，细小。瘦果成熟时露出苞片外。花期5~10月。

【**分布**】生于沟边、荒地、废墟或林缘边。我国南北各省区均有分布。

【**性能主治**】全草味甘、苦，性寒。具有清热解毒、利尿消肿的功效。主治肺热咳嗽，虚热烦渴，热淋，水肿，小便不利，热毒疮疡，皮肤瘙痒。

【**采收加工**】夏、秋季采收，除去杂质，晒干。

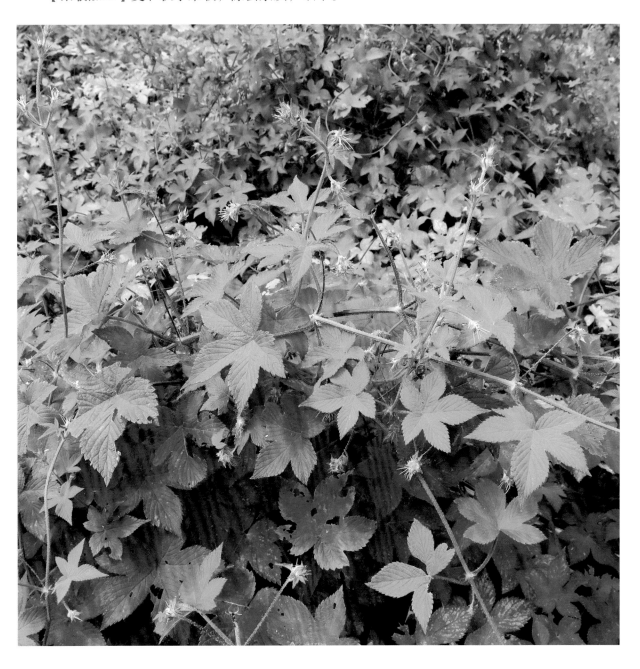

满树星

【基原】为冬青科满树星*Ilex aculeolata* Nakai 的根皮或叶。

【别名】小百解、鼠李冬青、青心木。

【形态特征】落叶灌木。具长枝和缩短枝，当年生枝和叶均被小刺。叶片膜质或薄纸质，倒卵形，基部楔形且渐尖，边缘具齿。花序单生于长枝的叶腋内或短枝顶部的鳞片腋内；花白色；雄花序少数簇生，假簇生；雌花序单生。果球形，具短梗，熟时黑色，果核4粒。花期4~5月，果期6~9月。

【分布】生于常绿阔叶林山坡上。产于广西、广东、贵州、湖南、浙江等地。

【性能主治】根皮或叶味微苦、甘，性凉。具有清热解毒、止咳化痰的功效。主治感冒咳嗽，牙痛，烧烫伤。

【采收加工】根皮冬季剥取，晒干。叶夏、秋季采收，晒干。

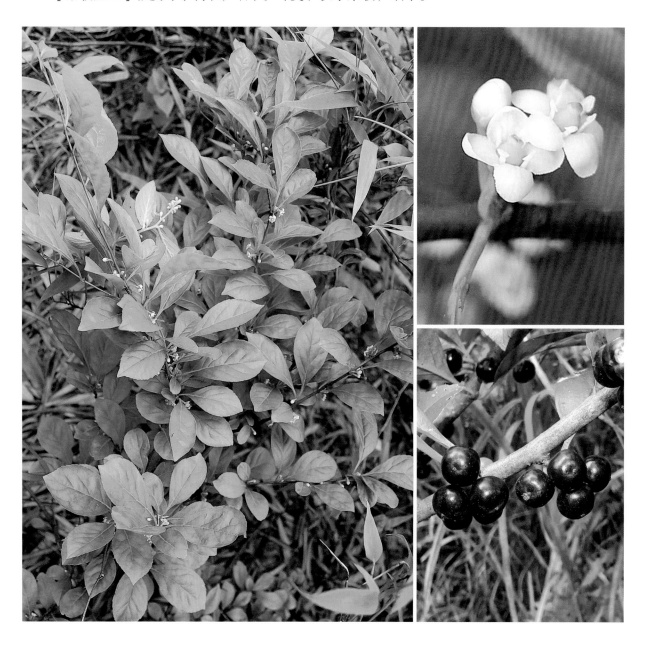

四季青

【基原】为冬青科冬青*Ilex chinensis* Sims 的叶。

【别名】红冬青、油叶树、树顶子。

【形态特征】常绿乔木。树皮灰黑色，当年生小枝浅灰色，圆柱形，具细棱；二年至多年生枝具不明显的小皮孔。叶片椭圆形或披针形。雄花花序具3~4回分枝，每分枝具花7~24朵；花淡紫色或紫红色；雌花序具一回至二回分枝。果长球形，熟时红色。花期4~6月，果期7~12月。

【分布】生于山坡常绿阔叶林中和林缘。产于广西、广东、湖南、湖北、云南、福建、江苏、浙江、安徽、江西、河南等地。

【性能主治】叶味苦，性寒。具有清热解毒、生肌敛疮、活血止血的功效。主治肺热咳嗽，痢疾、胆道感染、尿路感染、烧烫伤、热毒痈肿、湿疹、冻疮、血栓闭塞性脉管炎、外伤出血。

【采收加工】秋、冬季采收，鲜用或晒干。

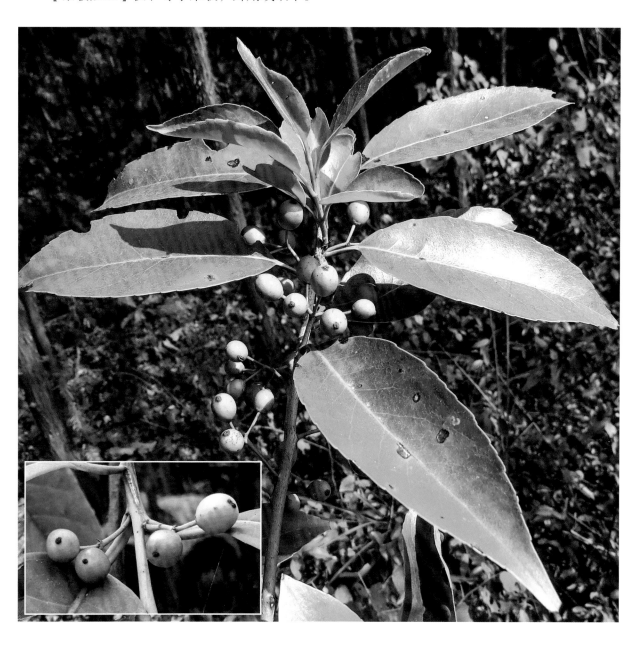

毛冬青

【基原】为冬青科毛冬青*Ilex pubescens* Hook. et Arn. 的根。

【别名】大百解、百解兜。

【形态特征】常绿灌木或小乔木。小枝近四棱形，幼枝、叶片、叶柄和花序密被长硬毛。叶片纸质或膜质，椭圆形或长卵形，边缘具疏而尖的细齿或近全缘。花序簇生于一年至二年生枝的叶腋，花粉红色。果小，熟时红色；果核6~7粒，分核背部有条纹而无沟槽。花期4~5月，果期8~11月。

【分布】生于山坡林中或林缘、灌木丛中和草丛中。产于广西、广东、贵州、湖南、浙江、安徽、福建、台湾、江西、海南等地。

【性能主治】根味苦、涩，性寒。具有凉血、活血、通脉、消炎解毒的功效。主治血栓闭塞性脉管炎，冠状动脉硬化性心脏病，烧烫伤。

【采收加工】全年均可采收，切片，晒干。

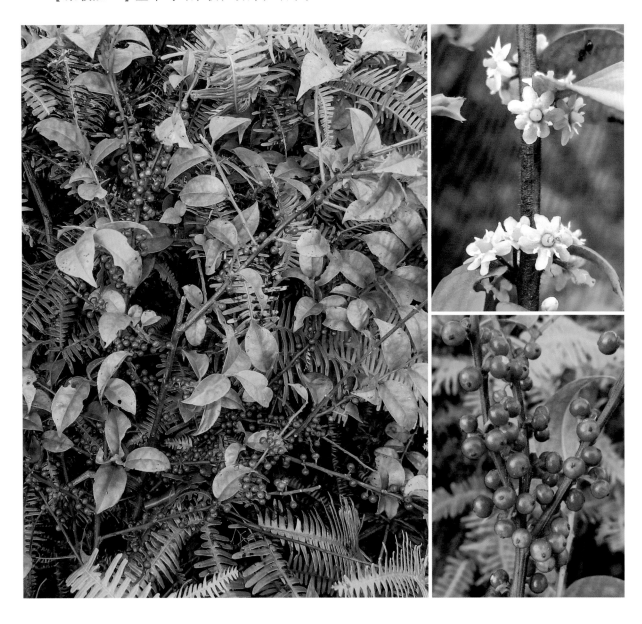

救必应

【基原】为冬青科铁冬青 *Ilex rotunda* Thunb. 的树皮。

【别名】过山风、白银木、熊胆木。

【形态特征】常绿灌木或乔木，高5~15 m。树皮淡灰色。嫩枝红褐色。枝叶均无毛。小枝圆柱形，较老枝具纵裂缝；叶痕倒卵形或三角形，稍隆起。单叶互生；叶片薄革质，卵形至椭圆形。聚伞花序单生于当年枝上；花绿白色。核果球形，熟时红色。花期4月，果期8~12月。

【分布】生于山坡林中或林缘、溪边。产于广西、广东、云南、湖南、福建、台湾、安徽、江苏、浙江、江西等地。

【性能主治】树皮味苦，性寒。具有清热解毒、利湿止痛的功效。主治感冒，扁桃体炎，咽喉肿痛，急性胃肠炎，风湿骨痛；外用治痈疖疮疡，跌打损伤。

【采收加工】全年均可采收，刮去外层粗皮，切碎，鲜用或晒干。

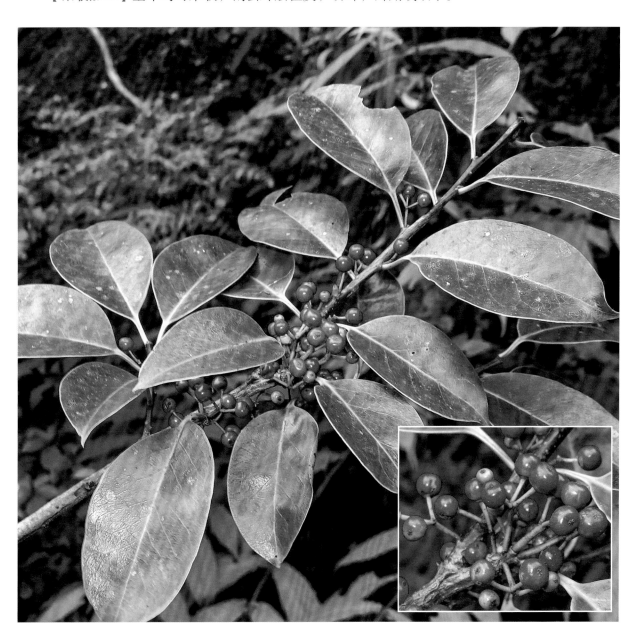

过山枫

【基原】为卫矛科过山枫 *Celastrus aculeatus* Merr. 的藤茎。

【别名】南蛇藤。

【形态特征】藤状灌木。小枝具明显的淡色皮孔。单叶互生；叶片长方形或近椭圆形，边缘上部具浅齿。聚伞花序腋生或侧生，常具3朵花，花序梗仅长2~5 mm；花单性，黄绿色或黄白色。蒴果近球形，直径7~8 mm，宿萼明显增大，室背开裂；假种皮红色。花期3~4月，果期8~9月。

【分布】生于山地灌木丛或路边疏林中。产于广西、广东、云南、江西、浙江、福建等地。

【性能主治】藤茎微苦，平。具有清热解毒、祛风除湿的功效。主治风湿痹痛。

【采收加工】全年均可采收，除去杂质，晒干。

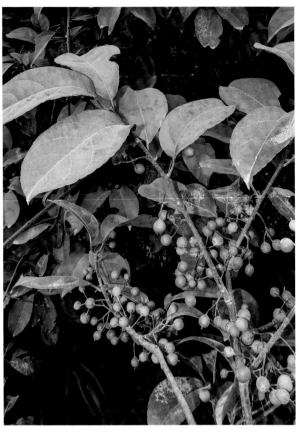

扶芳藤

【基原】为卫矛科扶芳藤 *Euonymus fortunei* (Turcz.) Hand.-Mazz. 的茎、叶。

【别名】滂藤、山百足、惊风草。

【形态特征】常绿攀缘灌木。茎枝常有不定根。单叶对生；叶片薄革质，椭圆形或窄椭圆形，边缘具细齿。聚伞花序腋生，呈二歧分枝，分枝中央有单花；花绿白色，4朵；子房三角锥状，四棱，粗壮明显。蒴果球形，果皮光滑，熟时黄红色。花期6~7月，果期9~10月。

【分布】生于山坡丛林中，亦有栽培。产于广西、江西、湖南、湖北、浙江、四川等地。

【性能主治】茎、叶味微苦，性微温。具有益气血、补肝肾、舒筋活络的功效。主治风湿痹痛，气血虚弱，腰肌劳损，跌打骨折，创伤出血。

【采收加工】全年均可采收，切段，晒干。

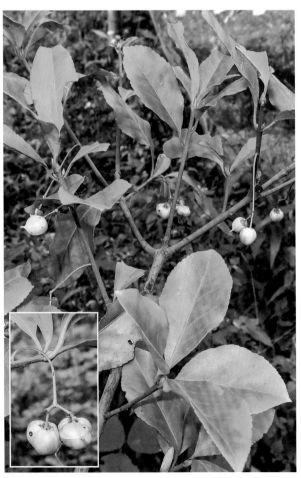

雷公藤

【基原】为卫矛科雷公藤*Tripterygium wilfordii* Hook. f. 的根茎。

【别名】黄藤、黄腊藤、菜虫药。

【形态特征】藤本灌木。小枝棕红色。叶片椭圆形、倒卵状椭圆形、长椭圆形或卵形，先端急尖或短渐尖，基部阔楔形或圆形，边缘有细齿。圆锥聚伞花序较窄小，通常有3~5分枝；花序、分枝及小花梗均被锈色毛；花白色。翅果长圆状，中央果体较大。花期7~8月，果期9~10月。

【分布】生于山坡、山谷林内阴湿处。产于广西、广东、湖南、江西、安徽、福建等地。

【性能主治】根茎味苦，性辛；有大毒。具有祛风除湿、活血通络、杀虫解毒的功效。主治类风湿性关节炎、风湿性关节炎，肾病综合征，红斑狼疮，白塞病，银屑病，麻风病，顽癣。

【采收加工】夏、秋季采收，洗净，晒干或去皮晒干。

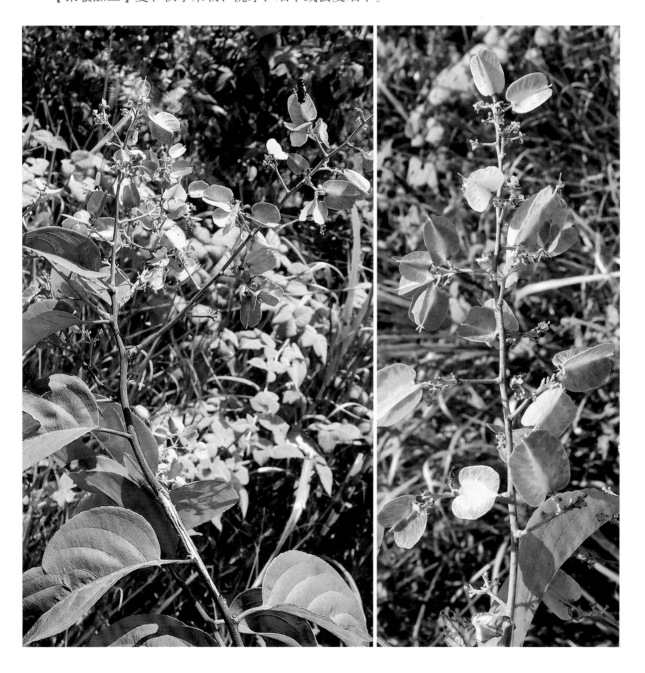

五瓣寄生

【基原】为桑寄生科离瓣寄生*Helixanthera parasitica* Loureiro 的带叶茎枝。

【别名】油桐寄生、榕树寄生、桂花寄生。

【形态特征】灌木，高1~1.5 m。小枝披散状，枝和叶均无毛。叶片卵形至卵状披针形，干后暗黑色。总状花序1~2个腋生或生于小枝已落叶腋部；花瓣5片，红色或淡黄色，被乳头状毛；花冠花蕾时下半部膨胀，具5条拱起的棱。果长圆形，被乳头状毛。花期1~7月，果期5~8月。

【分布】生于山地林中，寄生于锥属、樟属、榕属等多种植物上。产于广西、广东、云南、贵州、福建等地。

【性能主治】带叶茎枝味苦、甘，性平。具有祛风湿、止咳、止痢的功效。主治风湿痹痛，咳嗽，痢疾。

【采收加工】全年均可采收，扎成束，晾干。

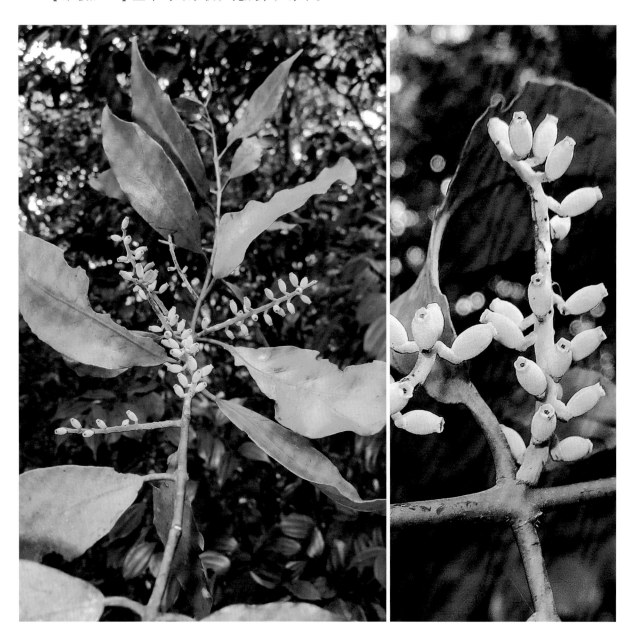

鸭公藤

【基原】为鼠李科多叶勾儿茶*Berchemia polyphylla* Wall. ex Laws. 的全株。

【别名】小通花、金刚藤。

【形态特征】藤状灌木。小枝黄褐色，被短柔毛。叶片卵状椭圆形、卵状矩圆形或椭圆形，两面无毛。花浅绿色或白色，无毛，通常2~10朵簇生排成具短花序梗的聚伞总状，或稀下部具短分枝的窄聚伞圆锥花序；花序顶生。核果圆柱形，熟时红色，后变黑色。花期5~9月，果期7~11月。

【分布】生于山地灌木丛中或林缘。产于广西、贵州、云南、四川、陕西、甘肃等地。

【性能主治】全株味甘、苦，性凉。具有清热利湿、解毒散结的功效。主治肺热咳嗽，肺痈，热淋，痢疾，淋巴结炎，痈疽疖肿。

【采收加工】秋季采收，除去泥沙和杂质，切碎，晒干。

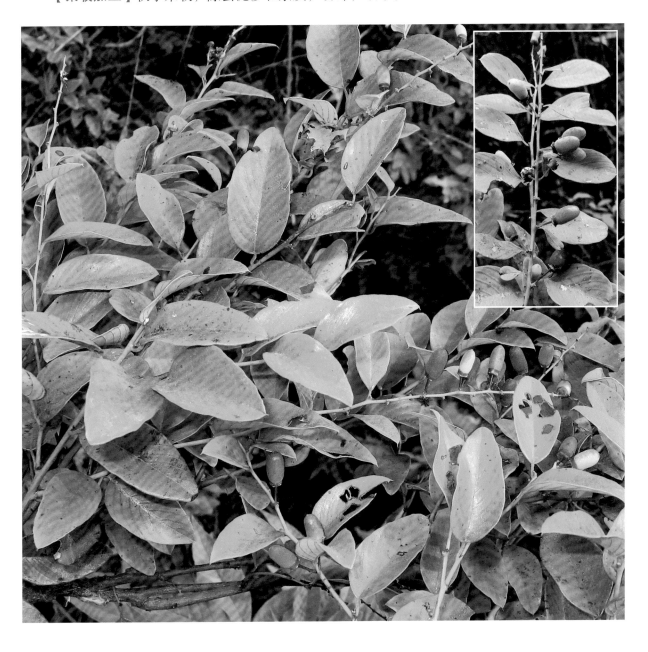

铁篱笆

【基原】为鼠李科马甲子*Paliurus ramosissimus* (Lour.) Poir. 的刺、花及叶。

【别名】铜钱树、仙姑簕。

【形态特征】灌木。叶片卵状椭圆形或近圆形，顶端钝或圆形，基部稍偏斜，边缘具齿，基生三出脉；叶柄基部有2枚针刺。聚伞花序腋生，被黄色茸毛；萼片宽卵形；花瓣匙形，短于萼片；雄蕊与花瓣等长或略长于花瓣。核果杯状，被黄褐色或棕褐色茸毛，周围具3枚浅裂窄翅。花期5~8月，果期9~10月。

【分布】生于山地，野生或栽培。产于广西、广东、云南、福建、江苏、江西、湖南等地。

【性能主治】刺、花及叶味苦，性平。具有清热解毒的功效。主治疔疮痈肿，无名肿毒，下肢溃疡，目赤肿痛。

【采收加工】全年均可采收，鲜用或晒干。

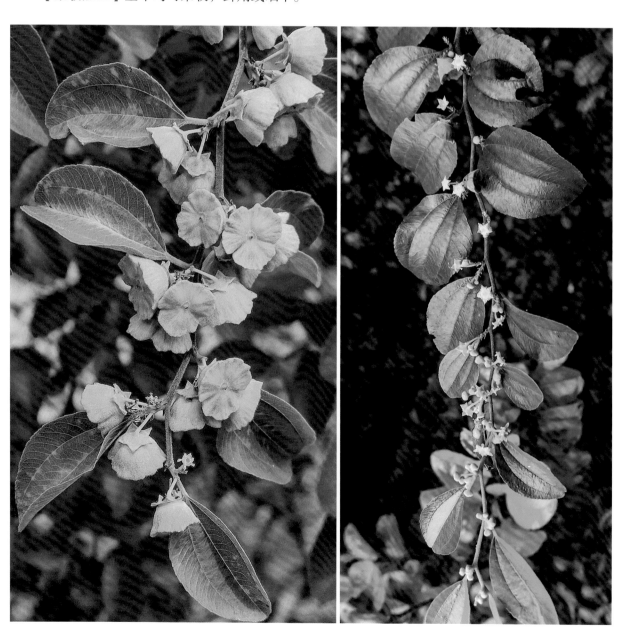

黎辣根

【基原】为鼠李科长叶冻绿*Rhamnus crenata* Sieb. et Zucc. 的根或根皮。

【别名】苦李根、铁包金、一扫光。

【形态特征】落叶灌木或小乔木。幼枝带红色，密被锈色柔毛。叶互生；叶片倒卵形或长圆形，边缘具细齿，背面及沿脉被柔毛。聚伞花序腋生，被柔毛；花黄绿色，萼片三角形与萼管等长；花瓣近圆形；雄蕊与花瓣等长。核果倒卵球形，熟时紫黑色。花期5~8月，果期7~11月。

【分布】生于山地林下或灌木丛中。产于广西、广东、湖南、云南、贵州、四川、浙江、江西、福建等地。

【性能主治】根或根皮味苦、辛，性平；有毒。具有清热解毒、杀虫利湿的功效。主治疥疮，顽癣，疮疖，湿疹，荨麻疹，跌打损伤。

【采收加工】秋后采收，鲜用或切片晒干；或剥皮晒干。

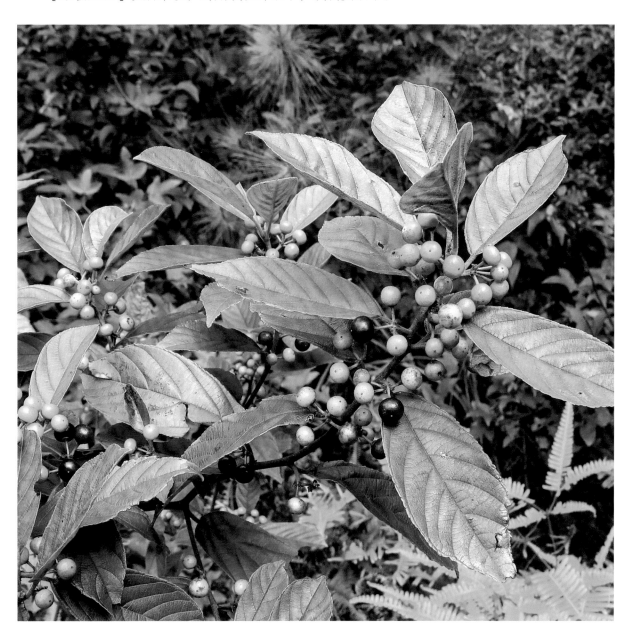

绛梨木

【基原】为鼠李科薄叶鼠李*Rhamnus leptophylla* C. K. Schneid. 的根和果实。

【别名】鹿角刺、乌苕子刺。

【形态特征】灌木。幼枝对生或近对生，平滑无毛，有光泽。叶对生或近对生；叶柄有短柔毛；叶片纸质，倒卵形或倒卵状椭圆形，边缘具钝齿。花单性异株，绿色，成聚伞花序或簇生于短枝端。核果球形，熟时黑色。种子宽倒卵圆形，背面具纵沟。花期3~5月，果期5~10月。

【分布】生于山坡、山谷，或路边灌木丛中。产于西南、华东、中南地区及广西、陕西、甘肃等地。

【性能主治】根和果实味苦、辛，性平。有消食顺气、活血祛瘀的作用。主治食积腹胀，食欲不振，胃痛，跌打损伤，痛经。

【采收加工】根秋、冬季采收，洗净，切片，晒干；秋季果实成熟后采摘，晒干。

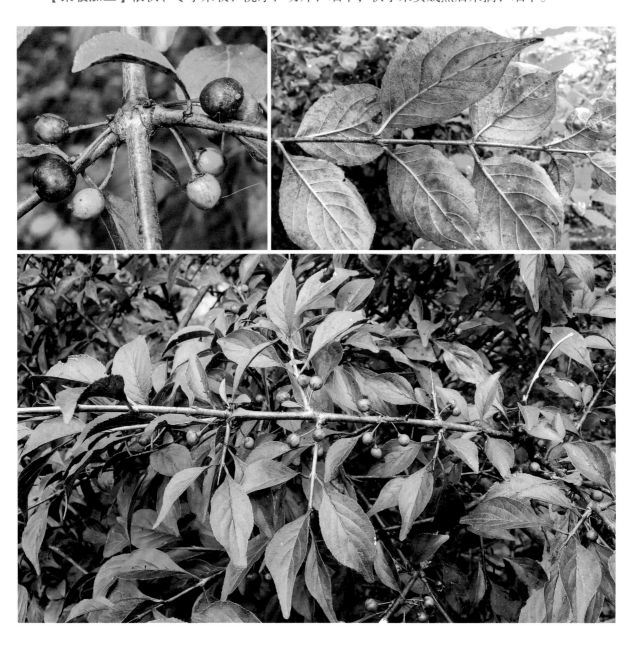

冻绿叶

【基原】为鼠李科冻绿*Rhamnus utilis* Decne. 的叶。

【别名】老乌眼、黑午茶。

【形态特征】灌木或小乔木。小枝褐色或紫红色，枝端常具针刺。叶对生或近对生，或在短枝上簇生；叶片纸质，椭圆形、矩圆形或倒卵状椭圆形。花单性，雌雄异株，4基数，具花瓣；雄花簇生于叶腋。果圆球形或近球形，熟时黑色。种子背侧基部有短沟。花期4~6月，果期5~8月。

【分布】生于山地、丘陵、山坡草丛、灌木丛中或疏林下。产于广西、广东、贵州、四川、江西、福建、湖南，湖北、安徽、浙江、江苏、山西、河南、河北、陕西、甘肃等地。

【性能主治】叶味苦，性凉。具有止痛、消食的功效。主治跌打内伤，消化不良。

【采收加工】叶夏末采收，鲜用或晒干。果实8~9月成熟时采收，鲜用或微火烘干。

【附注】臭李子为冻绿的果实入药，具有清热解毒、止咳祛痰的功效。

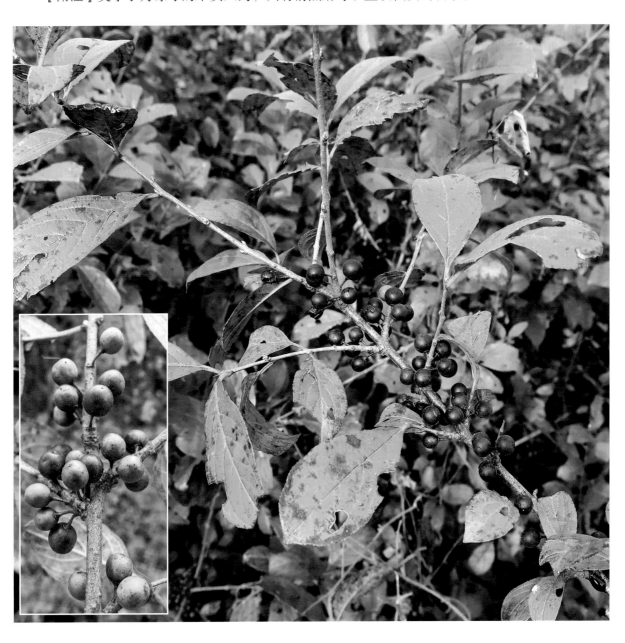

蔓胡颓子

【基原】为胡颓子科蔓胡颓子*Elaeagnus glabra* Thunb. 的果实。

【别名】抱君子、牛奶子根。

【形态特征】常绿蔓生或攀缘灌木。茎有时具刺，幼枝密被锈色鳞片。叶片革质或薄革质，卵形、卵状椭圆形或长椭圆形，基部圆形或阔楔形，背面被褐色鳞片。花白色，常下垂，密被银白色和散生少数褐色鳞片。果长圆形，被锈色鳞片，熟时红色。花期9~11月，果期翌年4~5月。

【分布】生于阔叶林中、向阳山坡或路边。产于广西、广东、贵州、湖南、江苏、浙江、福建、台湾、安徽、江西、湖北、四川等地。

【性能主治】果实味酸，性平。具有收敛止泻、健脾消食、止咳平喘、止血的功效。主治肠炎，腹泻，痢疾，食欲不振，消化不良。

【采收加工】4~6月果实成熟时采收，晒干。

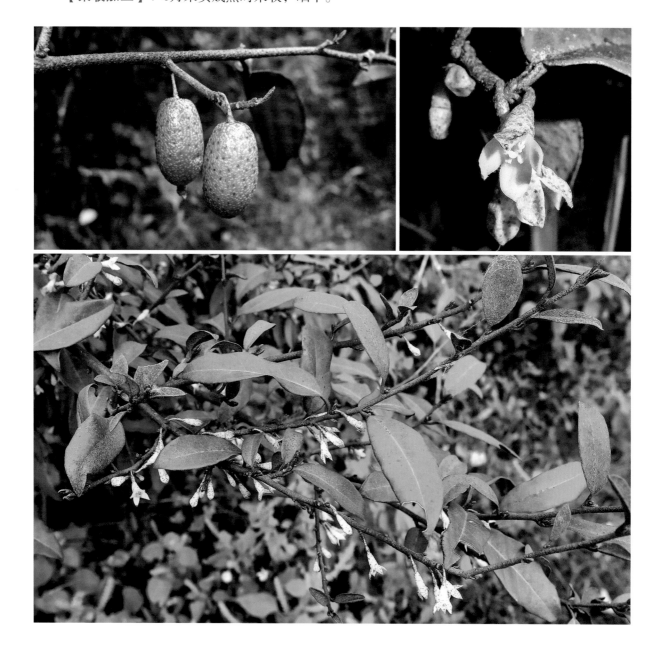

甜茶藤

【基原】为葡萄科广东蛇葡萄*Ampelopsis cantoniensis* (Hook. et Arn.) K. Koch 的茎叶或根。

【别名】田浦茶、藤茶、田婆茶。

【形态特征】木质藤本。卷须2叉分支，相隔2节间断与叶对生。叶为二回羽状复叶或小枝上部着生有一回羽状复叶；侧生小叶通常卵形、卵状椭圆形或长椭圆形。花序为伞房状多歧聚伞花序，顶生或与叶对生。果实近球形，有种子2~4粒。花期4~7月，果期8~11月。

【分布】生于山谷、山坡灌木丛中。产于广西、广东、贵州、云南、湖南、湖北、安徽等地。

【性能主治】茎叶或根味甘、淡，性凉。具有清热解毒、利湿消肿的功效。主治感冒发热，咽喉肿痛，黄疸型肝炎，目赤肿痛，痈肿疮疖。

【采收加工】夏、秋季采收，洗净，鲜用或晒干。

【附注】同等功效入药的还有显齿蛇葡萄*A. grossedentata* (Hand.-Mazz.) W. T. Wang。

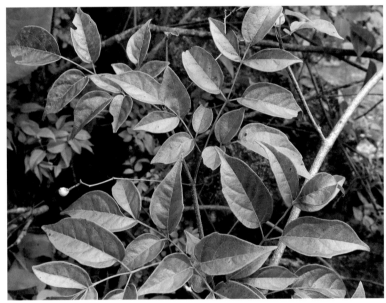

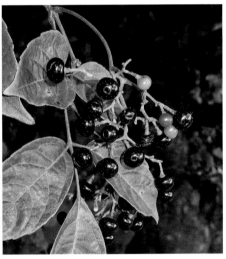

广东蛇葡萄*A. cantoniensis*

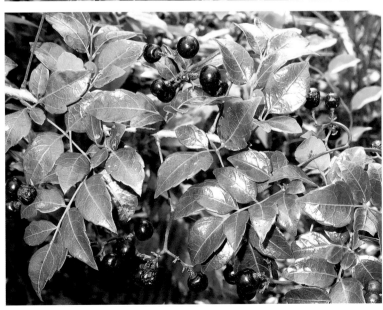

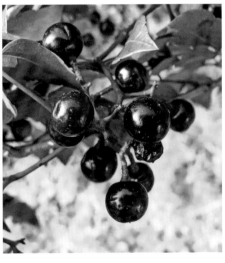

显齿蛇葡萄*A. grossedentata*

复叶葡萄叶

【基原】为葡萄科鸡足葡萄*Vitis lanceolatifoliosa* C. L. Li 的叶。

【别名】止血灵、甜茶叶。

【形态特征】木质藤本。小枝有纵棱纹，密被锈色蛛丝状茸毛；卷须二叉分支，每隔2节间断与叶对生。叶为掌状3~5小叶；中央小叶有长或短的柄，披针形，边缘有浅钝齿；侧生小叶稍小，无柄，基部极斜。圆锥花序疏散，与叶对生。果实球形，直径0.8~1 cm。花期5月，果期8~9月。

【分布】生于山坡、溪边灌木丛或疏林中。产于广西、江西、湖南、广东等地。

【性能主治】叶味甘、微涩，性凉。具有止血、清热解暑的功效。主治外伤出血，中暑。

【采收加工】全年均可采收，晒干。

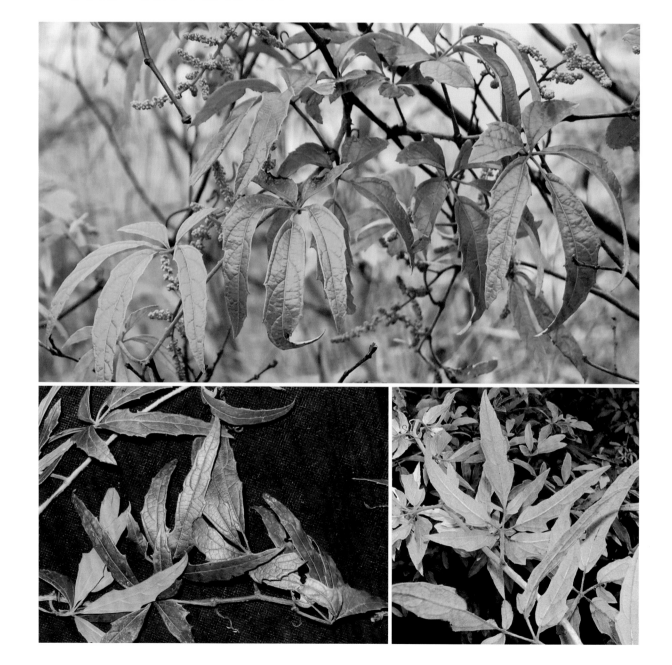

岩椒草

【基原】为芸香科臭节草 *Boenninghausenia albiflora* (Hook.) Rchb. ex Meisn. 的全草。

【别名】白虎草、石椒草、臭草。

【形态特征】多年生草本。嫩枝的髓部大而空心，分枝甚多，有浓烈气味。叶片薄纸质，小裂片倒卵形、菱形或椭圆形，老叶常为褐红色。花序多花；花序梗纤细，基部具小叶；花瓣白色，有时顶部桃红色，有透明油点。每分果瓣有3~5粒褐黑色种子。花果期7~11月。

【分布】生于山地草丛或林下。产于广西、广东、江西、湖南、江苏、浙江等地。

【性能主治】全草味辛、苦，性凉。具有解表截疟、活血散瘀的功效。主治疟疾，感冒发热，支气管炎，跌打损伤。

【采收加工】夏季采收，除去泥沙，晒干。

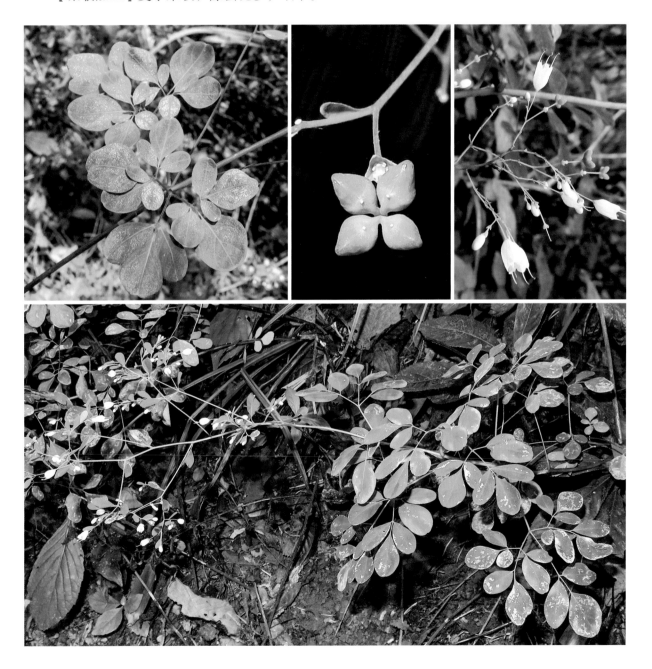

化橘红

【基原】为芸香科柚 *Citrus maxima* (Burm.)Merr. 的未成熟或近成熟的外层果皮。

【别名】柚子。

【形态特征】常绿小乔木。嫩枝、叶背面、花梗、花萼及子房均被柔毛。叶片宽卵形或椭圆形，连冀叶长9~16 cm，先端钝或圆，基部圆。总状花序，稀单花腋生；花白色。果圆球形、扁圆形、梨形或阔圆锥状，熟时淡黄色或黄绿色；果皮海绵质；果心实但松软。花期4~5月，果期9~12月。

【分布】生于山坡、路边，全为栽培。产于广西、广东、贵州、四川、云南等地。

【性能主治】果皮味辛、苦，性温。具有理气宽中、燥湿化痰的功效。主治咳嗽痰多，食积伤酒，呕恶痞闷。

【采收加工】夏季果实未成熟时采收，除去杂质，晒干。

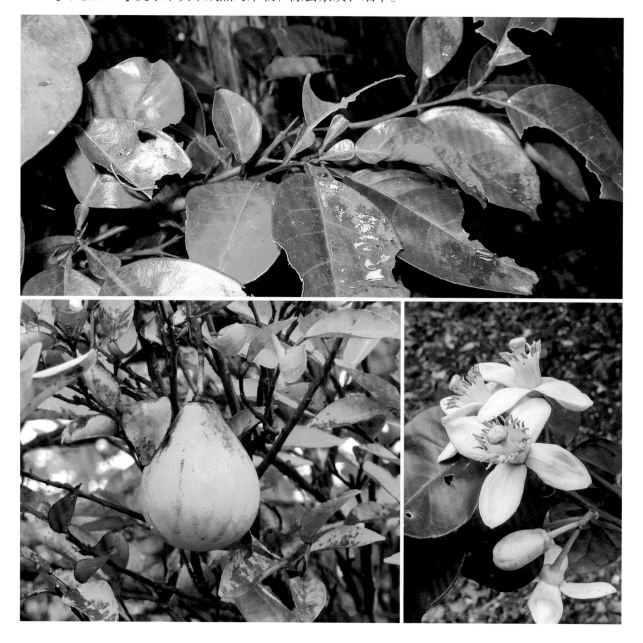

九里香

【基原】为芸香科千里香 *Murraya paniculata* (L.) Jack. 的叶和带叶嫩枝。

【别名】四季青、九树香、十里香。

【形态特征】小乔木。树干及小枝白灰色或淡黄灰色，略有光泽。幼苗期的叶为单叶；成长叶有小叶3~5片，两侧对称或一侧偏斜，边全缘，波浪状起伏。花序腋生及顶生；花散生淡黄色半透明油点。果橙黄色至朱红色，狭长椭圆形。花期4~9月，也有秋、冬季开花，果期9~12月。

【分布】生于低丘陵或海拔高的山地疏林或密林中，石灰岩地区常见。产于广西、广东、台湾、福建、海南、湖南、贵州、云南等地。

【性能主治】叶和带叶嫩枝味辛、微苦，性温；有小毒。具有行气止痛、活血散瘀的功效。主治胃痛，风湿痹痛；外用治牙痛，跌仆肿痛，蛇虫咬伤。

【采收加工】全年均可采收，除去老枝，阴干。

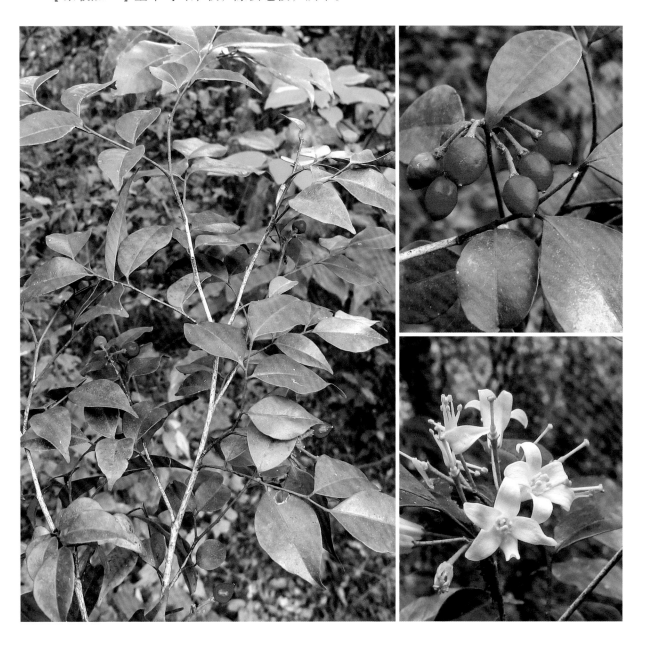

黄柏

【基原】为芸香科秃叶黄檗*Phellodendron chinense* C. K. Schneid. var. *glabriusculum* C. K. Schneid 的树皮。

【别名】黄檗、元柏、檗木。

【形态特征】乔木。成年树有厚、纵裂的木栓层，内皮黄色，嚼烂时有黏胶质，可将唾液染成黄色。叶轴、叶柄和小叶枝柄均无毛或被疏毛。奇数羽状复叶；小叶卵形至披针形，腹面仅中脉有短毛。花序顶生，花疏散，紫绿色。果近圆球形，熟时蓝黑色。花期5~6月，果期9~11月。

【分布】生于杂木林中，常栽培于山地缓坡地上或屋旁。产于广西、广东、贵州、湖南、湖北、江苏、浙江、陕西、甘肃等地。

【性能主治】树皮味苦，性寒。具有清热燥湿、泻火解毒的功效。主治湿热泻痢，黄疸，带下，热淋，遗精，疮疡肿毒，湿疹瘙痒。

【采收加工】全年均可采割，剥取树皮后除去粗皮，晒干。

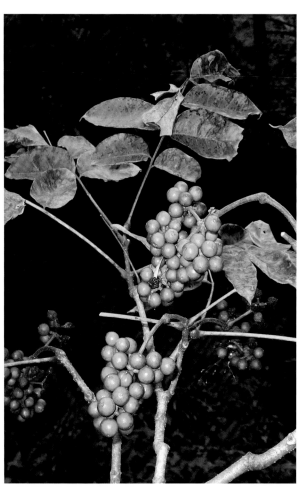

茵芋

【基原】为芸香科茵芋*Skimmia reevesiana* (Fortune) Fortune 的茎叶。

【别名】山桂花、黄山桂。

【形态特征】灌木，高1~2 m。小枝常中空。叶有柑橘叶的香气，集生于枝上部；叶片椭圆形、披针形、卵形或倒披针形。圆锥花序顶生；花密集，芳香，黄白色；花梗甚短。果圆形、椭圆形或倒卵形，长8~15 mm，红色。花期3~5月，果期9~11月。

【分布】生于林下、湿润云雾多的地方。产于广西、广东、台湾、湖北、湖南及华东、西南等地。

【性能主治】茎叶味苦，性温；有毒。具有祛风除湿的功效。主治风湿痹痛，两足软弱。

【采收加工】全年均可采收，晒干。

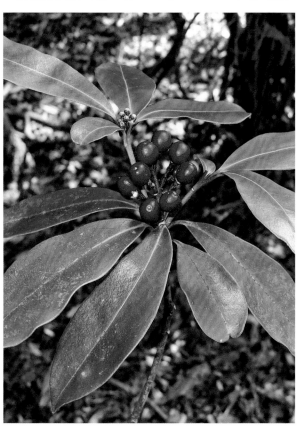

吴茱萸

【基原】为芸香科吴茱萸*Tetradium ruticarpum* (A. Juss.) Hartley 的果实。

【别名】茶辣、吴萸、密果吴萸。

【形态特征】常绿灌木。嫩枝暗紫红色，与嫩芽同被灰黄色或红锈色茸毛。茎皮、叶、嫩果均有强烈气味，苦而麻辣。奇数羽状复叶，有小叶5~11片；小叶椭圆形至阔卵形，具油点。雌雄异株，圆锥花序顶生。果扁球形，密集成团，熟时暗紫红色，开裂为5个果爿。花期4~5月，果期8~11月。

【分布】生于山地疏林下或灌木丛中。产于广西、广东、贵州、四川、湖南、湖北等地。

【性能主治】干燥果实味辛、苦，性热；有小毒。具有散寒止痛，降逆止呕，助阳止泻的功效。主治厥阴头痛，寒湿脚气，经行腹痛，脘腹胀痛，呕吐吞酸；外治口疮，高血压。

【采收加工】8~11月果实尚未开裂时，剪下果枝，晒干或低温干燥，除去杂质。

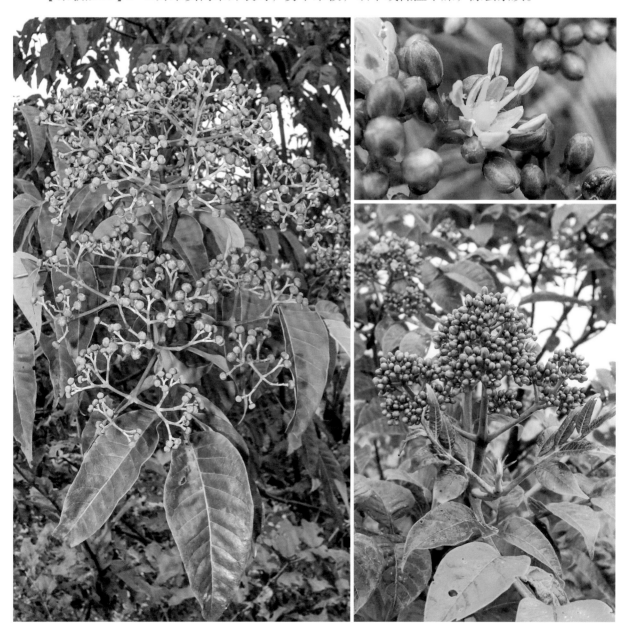

竹叶椒

【基原】为芸香科竹叶花椒*Zanthoxylum armatum* DC. 的成熟果实。

【别名】土花椒、花椒。

【形态特征】落叶灌木，高2~5 m。全株有花椒气味，茎枝多锐刺；刺基部宽而扁，红褐色。奇数羽状复叶互生，小叶3~9片；小叶背面中脉上常有小刺，边缘常有细齿，叶轴具翅。花序近腋生或同时生于侧枝之顶。蓇葖果熟时鲜红色，有油点。花期4~5月，果期8~10月。

【分布】生于低丘陵林下，石灰岩山地。产于我国东南部和西南各地。

【性能主治】成熟果实味辛，性温；有小毒。具有散寒、止痛、驱蛔虫的功效。主治胃腹冷痛，蛔虫病腹痛，牙痛，湿疮。

【采收加工】秋季采收，除去杂质，鲜用或晒干。

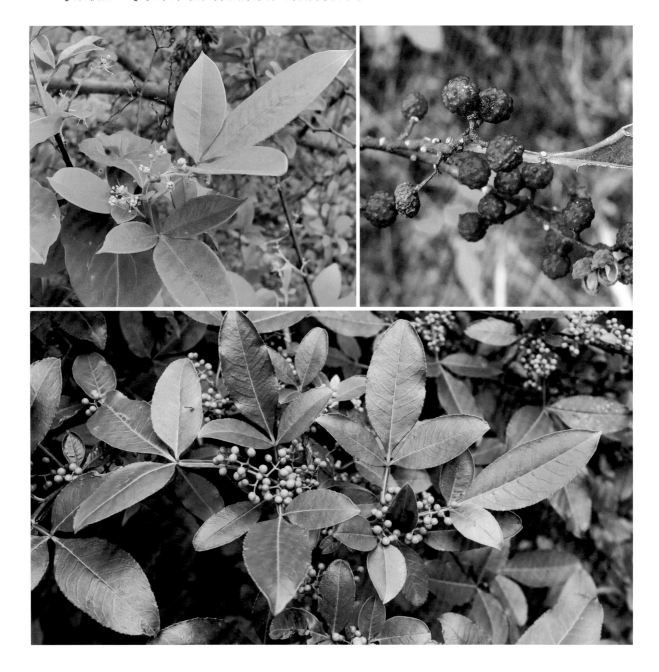

大叶花椒

【基原】为芸香科蚬壳花椒*Zanthoxylum dissitum* Hemsl. 的茎叶、果实或种子。

【别名】单面针、钻山虎、见血飞。

【形态特征】木质藤本。茎干着生劲直皮刺，叶轴及小叶中脉上的刺通常弯钩。羽状复叶有小叶5~9片；小叶椭圆形或披针形，边缘全缘，油点不显。花序腋生，萼片和花瓣均4片。果序上的果通常密集成团；单个果瓣形似蚌壳，红褐色，干后淡棕色或稻秆黄色。花期4~5月，果期9~11月。

【分布】生于山坡林中或石灰岩山地。产于广西、贵州、四川等地。

【性能主治】茎叶味辛、苦，性凉。具有消食助运、行气止痛的功效。主治脾运不健，厌食腹胀。果实或种子味辛，性温；有小毒。有散寒止痛、调经的功效。主治疝气痛，月经过多。

【采收加工】8~9月果实成熟时采摘，晒干。茎全年均可采收，切片，晒干。叶鲜用或晒干。

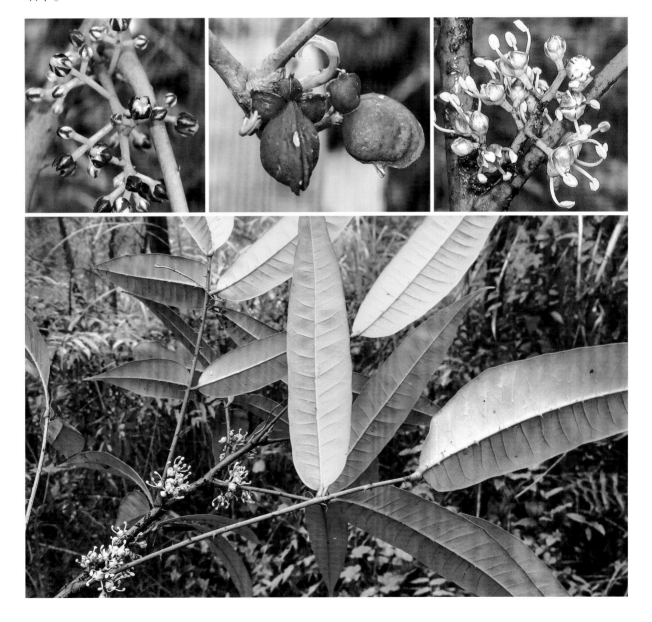

单面针

【基原】为芸香科刺壳花椒*Zanthoxylum echinocarpum* Hemsl. 的根、根皮或茎、叶。

【别名】刺壳椒、土花椒、三百棒。

【形态特征】攀缘藤本。嫩枝的髓部大，枝、叶均有刺，叶轴上的刺较多，花序轴上的刺长短不均但劲直。花序腋生，有时兼有顶生，花后不久长出短小的芒刺；萼片及花瓣均4片。果梗长1~3 mm，通常几无果梗，分果瓣密生长短不等且有分支的刺，刺长可达1 cm。花期4~5月，果期10~12月。

【分布】生于林中。产于广西、广东、云南、贵州、四川、湖南、湖北等地。

【性能主治】根、根皮或茎、叶味辛、苦，性凉。具有消食助运、行气止痛的功效。主治脾运不健，厌食腹胀，脘腹气滞作痛。

【采收加工】根、根皮、茎全年均可采收，切片，晒干。叶鲜用或晒干。

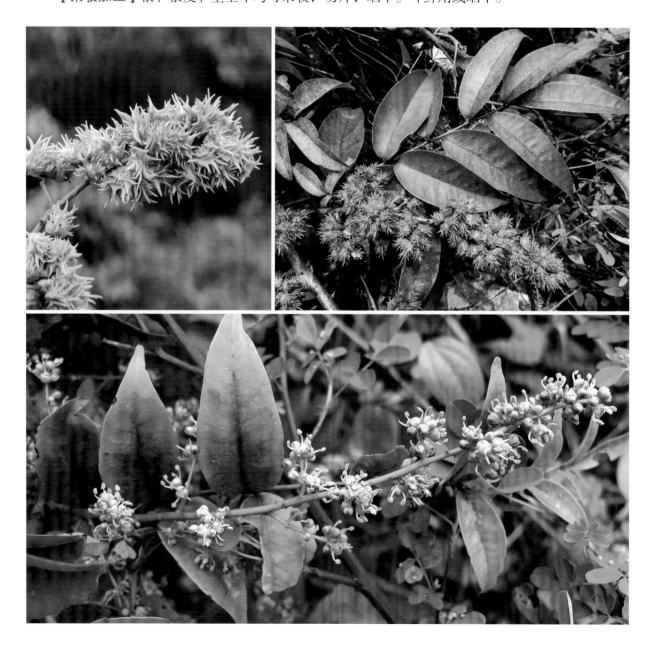

苦楝皮

【基原】为楝科楝*Melia azedarach* L. 的树皮和根皮。

【别名】苦楝。

【形态特征】落叶乔木，高达10 m。树皮灰褐色，纵裂。分枝广展，小枝有叶痕。叶为二回至三回奇数羽状复叶；小叶对生；叶片卵形、椭圆形至披针形，顶生一片通常略大。圆锥花序约与叶等长，花淡紫色。核果球形至椭圆形。花期4~5月，果期10~12月。

【分布】生于路边、疏林中，栽于村边、屋旁。产于广西、云南、贵州、河南、陕西、山东、甘肃、四川、湖北等地。

【性能主治】树皮及根皮味苦，性寒。有毒。有疗癣、杀虫的作用。主治蛔虫病，蛲虫病，虫积腹痛；外用治疥癣瘙痒。

【采收加工】春、秋季采收，晒干。

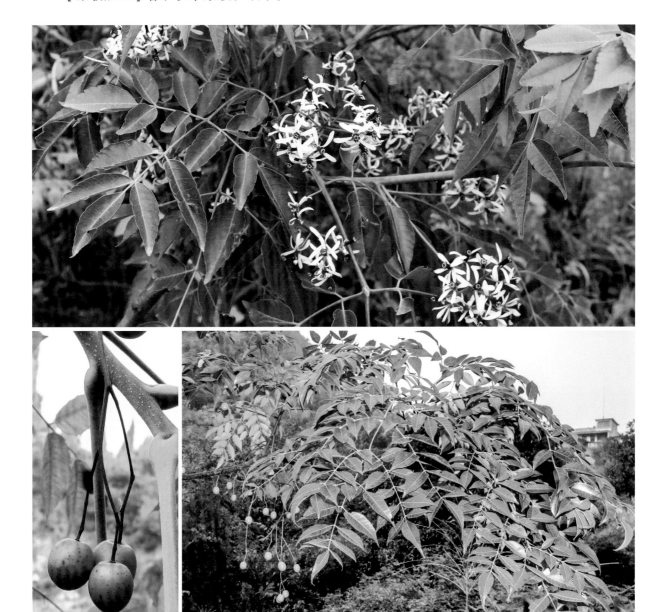

清风藤

【基原】为清风藤科清风藤*Sabia japonica* Maxim. 的茎叶或根。

【别名】过山龙、两嘴刺、寻风藤。

【形态特征】落叶攀缘木质藤本植物。老枝紫褐色，具白蜡层，常留有木质化成单刺状或双刺状的叶柄基部。叶片近纸质，卵状椭圆形或阔卵形，背面带白色。花先于叶开放，单生于叶腋；花瓣淡黄绿色，倒卵形或长圆状倒卵形。分果爿近圆形或肾形。花期2~3月，果期4~7月。

【分布】生于山谷、林缘灌木林中。产于广西、广东、福建、江苏、安徽、浙江、江西等地。

【性能主治】茎叶或根味苦、辛，性温。具有祛风利湿、活血解毒的功效。主治风湿痹痛，水肿，脚气，骨折，骨髓炎，化脓性关节炎，脊椎炎，疮疡肿毒，皮肤瘙痒。

【采收加工】藤茎春、夏季采收，切段，晒干。根秋、冬季采收，洗净，切片，鲜用或晒干。叶夏、秋季采收，鲜用。

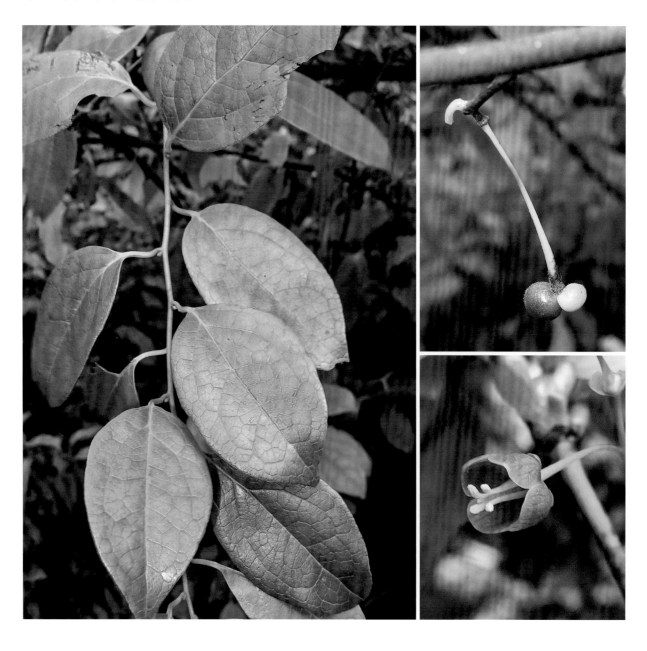

野鸦椿

【**基原**】为省沽油科野鸦椿*Euscaphis japonica* (Thunb.) Dippel 的根、果实、花。

【**别名**】酒药花、鸡肾果。

【**形态特征**】落叶小乔木或灌木。小枝及芽红紫色，枝叶揉碎后发出恶臭气味。叶对生，奇数羽状复叶，小叶5~9片；小叶长卵形或椭圆形，边缘具疏短齿，齿尖具腺休。圆锥花序顶生，花黄白色。蓇葖果长1~2 cm，每朵花发育为1~3个蓇葖；果皮紫红色。花期5~6月，果期8~9月。

【**分布**】生于山坡、山谷林下或灌木丛中。产于广西、广东、四川、山西、湖北等地。

【**性能主治**】根性平，味微苦。具有清热解表、利湿的功效。主治感冒头痛，痢疾，肠炎。果性温，味辛。具有祛风散寒、行气止痛的功效。主治月经不调，疝痛，胃痛。花味甘，性平。有祛风止痛的作用。主治头痛，眩晕。

【**采收加工**】花春、夏季采收，根、果实秋季采收，分别晒干。

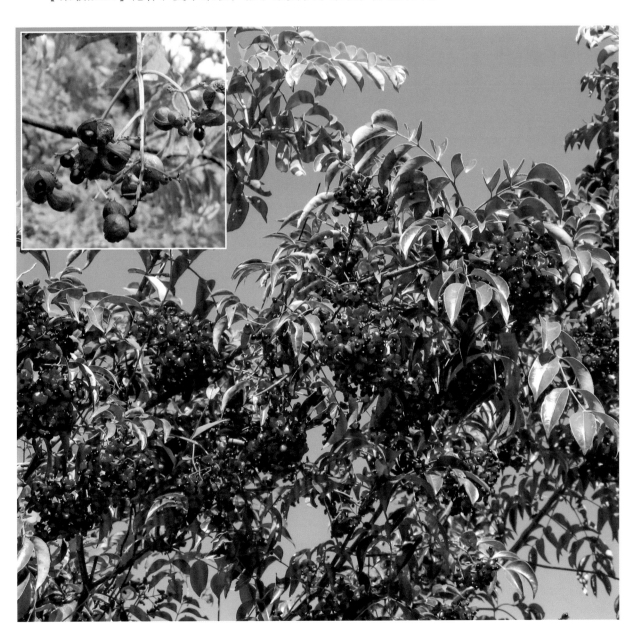

山香圆叶

【基原】为省沽油科锐尖山香圆*Turpinia arguta* Seem. 的叶。

【别名】五寸铁树、尖树、黄柿木。

【形态特征】落叶灌木，高1~3 m。单叶对生；叶片椭圆形或长椭圆形，长7~22 cm，宽2~6 cm，先端渐尖，具尖尾，边缘具疏齿，齿尖具硬腺体。顶生圆锥花序较叶短；花序梗中部具2枚苞片；花白色。果近球形，幼时绿色，熟时红色，干后黑色。花期3~4月，果期9~10月。

【分布】生于山坡、谷地林中。产于广西、广东、海南、湖南、贵州、四川、江西、福建等地。

【性能主治】叶味苦，性寒。具有清热解毒、消肿止痛的功效。主治跌打扭伤，脾脏肿大，疮疖肿毒。

【采收加工】夏、秋季采收，晒干。

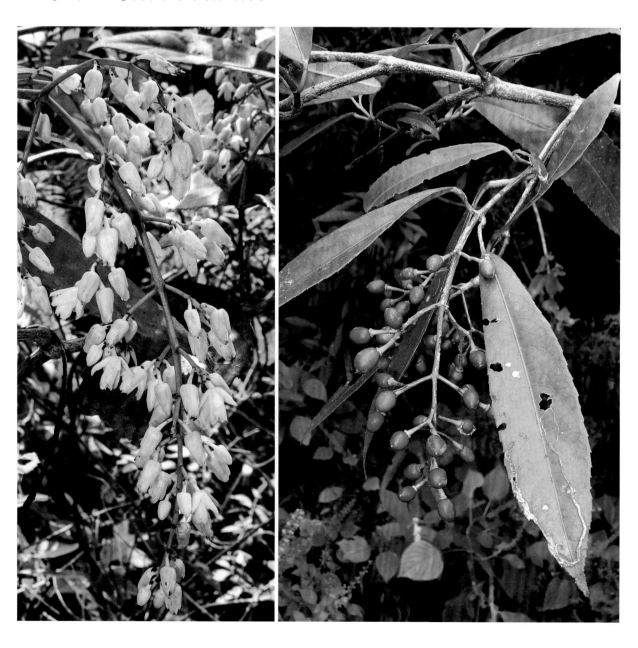

黄楝树

【基原】为漆树科黄连木*Pistacia chinensis* Bunge 的叶芽、叶或根、树皮。

【别名】木黄连、美隆林、倒鳞木。

【形态特征】落叶乔木，高达20 m。树干扭曲；树皮暗褐色，呈鳞片状剥落。奇数羽状复叶互生，有小叶5~6对，对生或近对生；小叶披针形或窄披针形。圆锥花序腋生；花单性异株，先花后叶，密集。核果倒卵状球形，略压扁状，熟时紫红色。花期3~4月，果期9~11月。

【分布】生于石山林中。产于长江以南各省区及华北、西北地区。

【性能主治】叶芽、叶或根、树皮味苦，性寒；有小毒。具有清热解毒、生津的功效。主治暑热口渴，痢疾，疮疡，皮肤瘙痒。

【采收加工】叶芽春季采收，鲜用。叶夏、秋季采收，鲜用或晒干。根及树皮全年均可采收，切片，晒干。

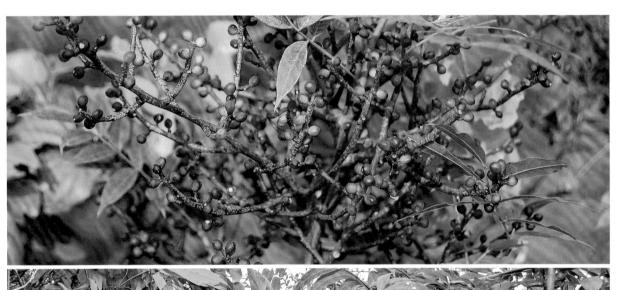

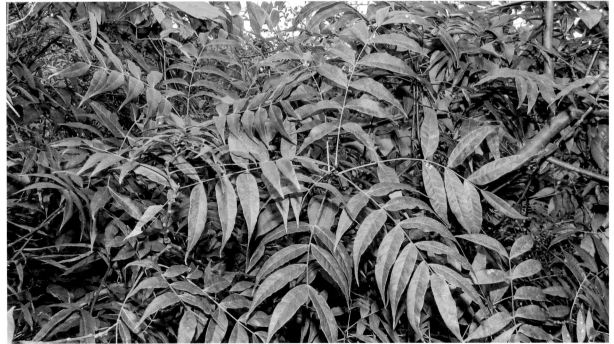

五倍子

【基原】为漆树科盐肤木*Rhus chinensis* Mill. 叶上的虫瘿。

【别名】五倍子树、咸酸木。

【形态特征】落叶小乔木或灌木，高2~10 m。小枝、叶柄及花序均密被锈色柔毛。奇数羽状复叶，叶轴具宽的叶状翅；小叶无柄，自下而上逐渐增大，边缘具疏齿。圆锥花序顶生；雄花序长30~40 cm；雌花序较短，花小，黄白色。核果扁圆形，红色。花期8~9月，果熟期10月。

【分布】生于向阳山坡、沟谷的疏林或灌木丛中。除东北、内蒙古、新疆外，我国大部分地区均产。

【性能主治】虫瘿味酸、涩，性寒。具有敛肺降火、涩肠止泻、敛汗止血、收湿敛疮的功效。主治肺虚久咳，肺热痰嗽，久泻久痢，盗汗，消渴，外伤出血，痈肿疮毒。

【采收加工】秋季采摘，置沸水中略煮或蒸至表面呈灰色，杀死蚜虫，取出，干燥。

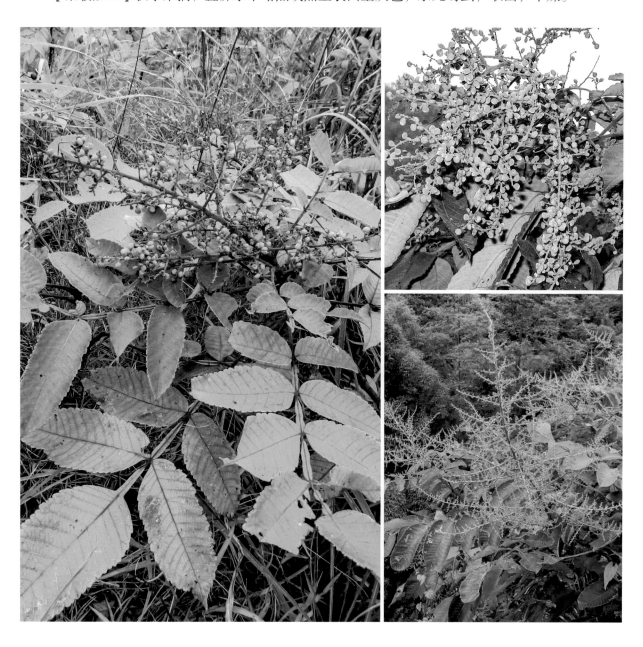

天脚板

【基原】为山茱萸科桃叶珊瑚*Aucuba chinensis* Benth. 的叶。

【形态特征】常绿小乔木或灌木。小枝二歧分枝，光滑，叶痕显著。叶片革质，椭圆形或阔椭圆形，边缘微反卷，常具5~8对齿或腺状齿。圆锥花序顶生；花序梗被柔毛；雌花序较雄花序短。幼果绿色，熟时鲜红色，圆柱状或卵状，萼片、花柱及柱头均宿存。花期1~2月，果期达翌年2月，常与一年生、二年生果序同存于枝上。

【分布】生于常绿阔叶林下。产于广西、广东、海南、台湾、福建等地。

【性能主治】叶味苦，性凉。具有清热解毒、消肿止痛的功效。主治痈疽肿毒，痔疮，烧烫伤，冻伤，跌打损伤。

【采收加工】全年均可采收，晒干或烘干，亦可鲜用。

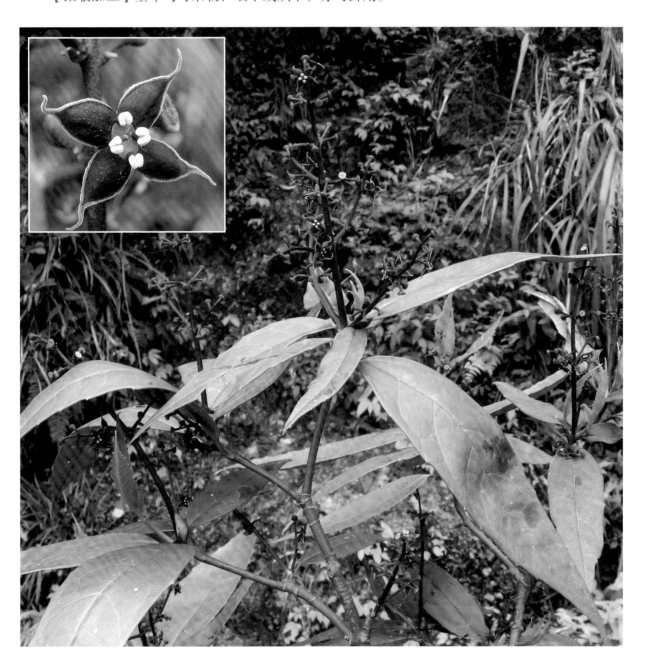

灯台树

【基原】为山茱萸科灯台树*Cornus controversa* Hemsl. 的树皮或根皮、叶。

【别名】六角树、楝木、乌牙树。

【形态特征】落叶乔木。树皮光滑，暗灰色或带黄灰色。叶互生；叶片阔卵形、阔椭圆状卵形或披针状椭圆形，先端突尖，基部圆形或急尖，全缘，背面灰绿色，密被淡白色短柔毛；叶柄紫红绿色。伞房状聚伞花序顶生，花白色。核果球形，熟时紫红色至蓝黑色。花期5~6月，果期7~8月。

【分布】生于阔叶林下。产于广西、广东、安徽、河南、山东、辽宁等地。

【性能主治】树皮或根皮、叶味微苦，性凉。具有清热、消肿止痛的功效。主治头痛，眩晕，咽喉肿痛，关节酸痛，跌打肿痛。

【采收加工】树皮或根皮全年均可采收，晒干。叶全年均可采收，鲜用或晒干。

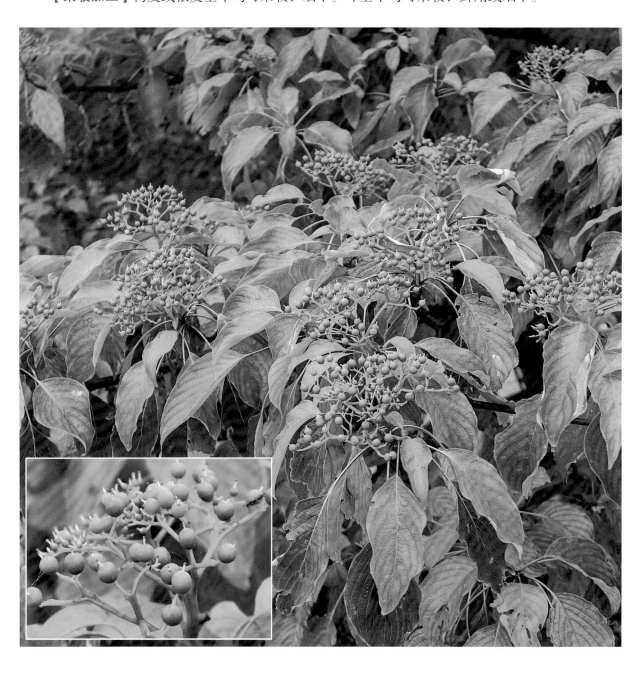

香港四照花

【基原】为山茱萸科香港四照花*Cornus hongkongensis* Hemsl. 的叶、花。

【别名】山荔枝。

【形态特征】常绿乔木或灌木。老枝有多数皮孔。叶片椭圆形至长椭圆形，稀倒卵状椭圆形。头状花序球形，由50~70朵花聚集而成；总苞片4枚，白色；花萼管状；花小，淡黄色，有香味。果序球形，直径约2.5 cm，熟时黄色或红色。花期5~6月，果期11~12月。

【分布】生于山谷林下。产于广西、广东、云南、贵州、四川、浙江、江西等地。

【性能主治】叶、花味苦、涩，性凉。具有收敛止血的功效。主治外伤出血。

【采收加工】叶全年均可采收，鲜用或晒干。花夏季采收，除去枝梗，鲜用或晒干。

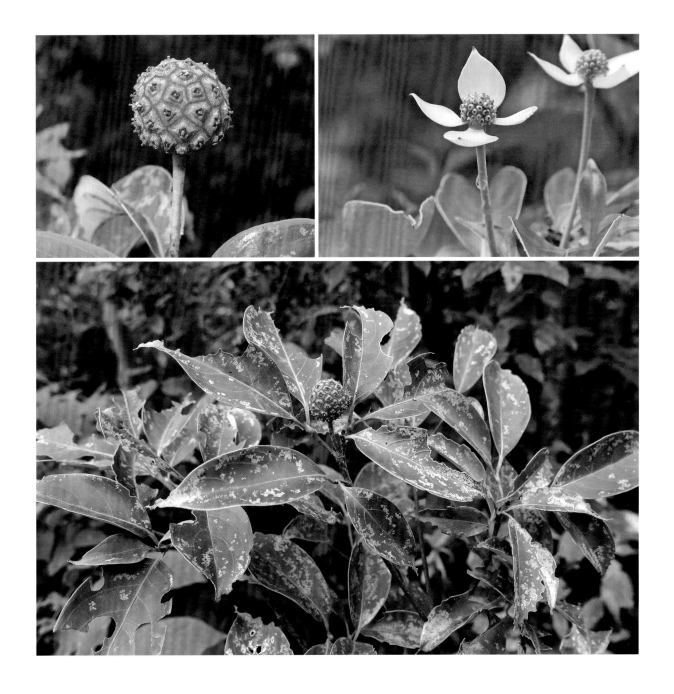

五代同堂

【基原】为八角枫科小花八角枫*Alangium faberi* Oliv. 的根。

【别名】三角枫、半枫荷。

【形态特征】落叶灌木。叶片薄纸质至膜质，二型，不裂或掌状3裂，不分裂者长圆形或披针形，腹面幼时有稀疏的小硬毛，背面有粗伏毛；老叶几无毛。聚伞花序短而纤细，有淡黄色粗伏毛，有花5~10（20）朵。核果近卵形，熟时淡紫色，顶端有宿存的萼齿。花期6月，果期9月。

【分布】生于山谷疏林下。产于广西、广东、湖南、贵州、湖北等地。

【性能主治】根味辛、微苦，性温。具有理气活血、祛风除湿的功效。主治小儿疳积，风湿骨痛。

【采收加工】全年均可采收，洗净，切片，晒干。

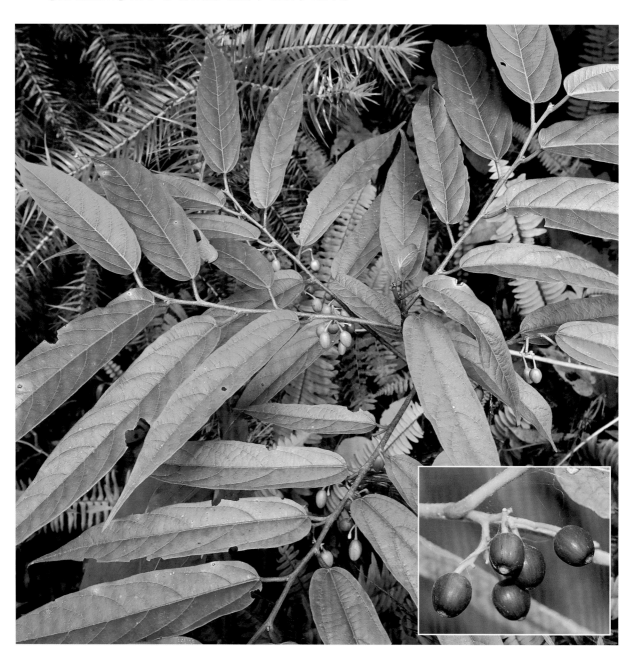

喜树

【基原】为珙桐科喜树 *Camptotheca acuminata* Decne. 的果实。

【别名】旱莲木、千丈树。

【形态特征】落叶乔木。树皮灰色或浅灰色，纵裂成浅沟状。叶片矩圆状卵形或矩圆状椭圆形，顶端短锐尖，基部近圆形或阔楔形。头状花序近球形，常由2~9个头状花序组成圆锥花序，顶生或腋生，上部为雌花序，下部为雄花序。翅果矩圆形，着生成近球形的头状果序。花期5~7月，果期9月。

【分布】生于林边、溪边。产于广西、广东、贵州、四川、湖南、江苏、浙江等地。

【性能主治】果实味苦、涩，性寒；有毒。具有抗癌、散结、破血化瘀的功效。主治各种肿瘤，血吸虫病引起的肝脾肿大。

【采收加工】果实秋末至初冬采收，晒干。

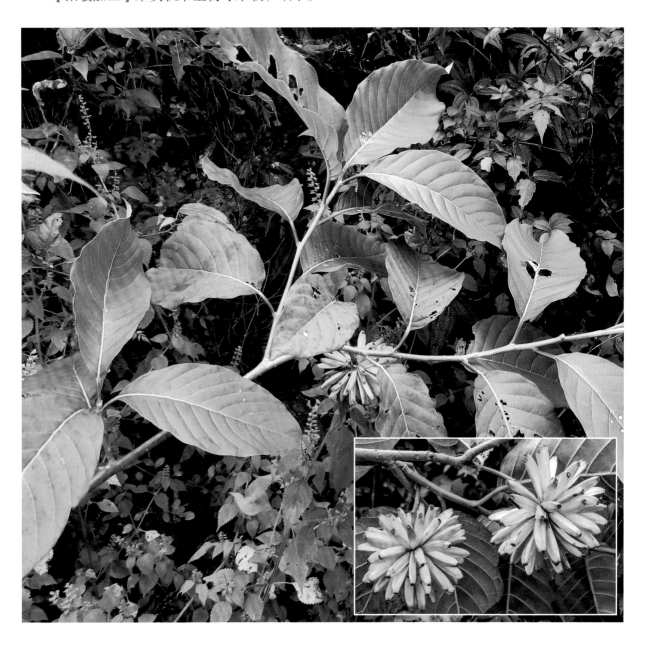

九眼独活

【基原】为五加科食用土当归*Aralia cordata* Thunb. 的根和根状茎。

【别名】土当归、水白芷、水独活。

【形态特征】多年生草本，高达3 m。根圆柱状，肉质肥厚。二回至三回羽状复叶，羽片有3~5片小叶；小叶纸质，阔卵形，基部心形。伞形圆锥花序，分枝少，着生数个总状排列的伞形花序，被灰褐色柔毛；花白色。果实球形，熟时紫黑色，有5棱。花期7~9月，果期9~10月。

【分布】生于林下阴湿处或山坡草丛中。产于广西、福建、台湾、湖北、江西、安徽、江苏。

【性能主治】根和根状茎味辛、苦，性温。具有祛风除湿、舒筋活络、活血止痛的功效。主治风湿疼痛，腰膝酸痛，腰肌劳损，鹤膝风，手足扭伤肿痛，骨折，头风，头痛，牙痛。

【采收加工】春、秋季采挖，切片，晒干。

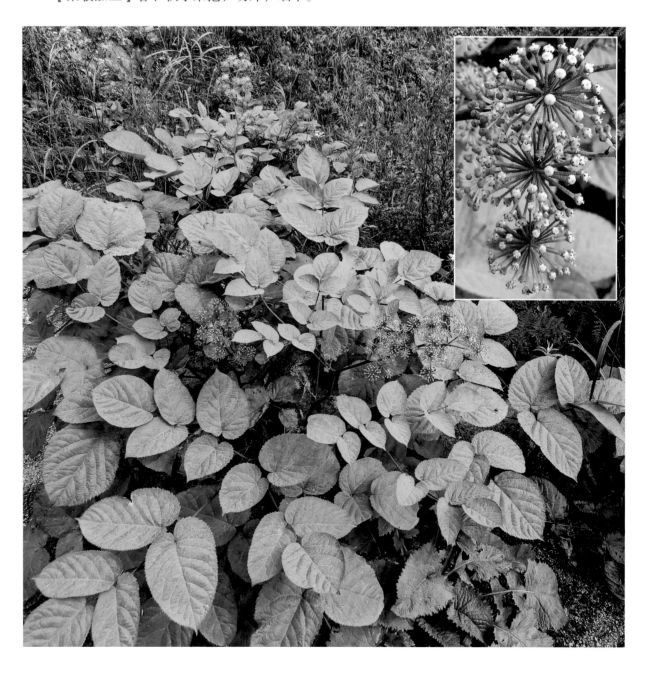

枫荷桂

【基原】为五加科树参*Dendropanax dentiger* (Harms) Merr. 的茎枝。

【别名】枫荷梨、半枫荷。

【形态特征】常绿乔木或灌木。叶片厚纸质或革质，半透明腺点密集，叶形多变，往往在同一枝上全缘叶与分裂叶共存；不裂叶为椭圆形或卵状披针形，分裂叶倒三角形，2~3裂，三出脉。伞形花序单生或2~3个组成复伞形花序。果近球形，熟时红色，具5棱。花期8~10月，果期10~12月。

【分布】生于山谷溪边较阴湿的密林下或山坡路边。产于广西、广东、四川、云南等地。

【性能主治】茎枝味甘、辛，性温。具有祛风除湿、活血消肿的功效。主治风湿痹痛，偏瘫，头痛，月经不调，跌打损伤。

【采收加工】秋、冬季采收，切片，鲜用或晒干。

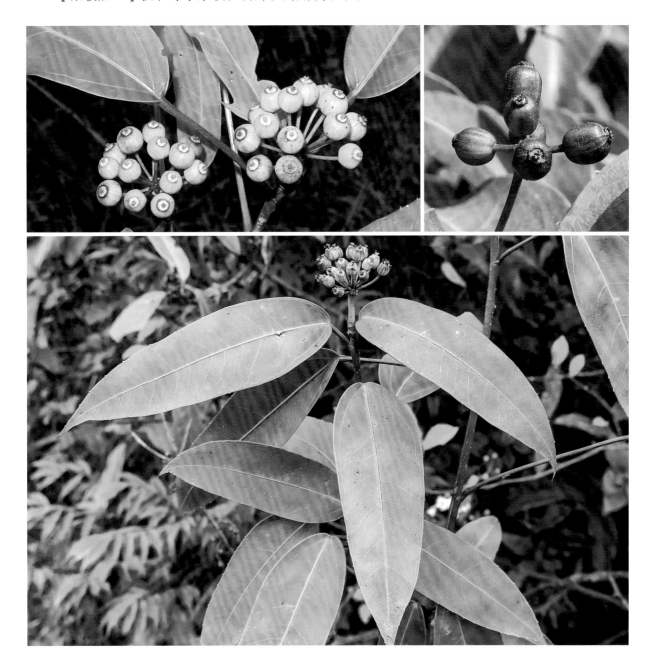

常春藤子

【基原】为五加科常春藤*Hedera sinensis* (Tobler) Hand.-Mazz. 的果实。

【别名】三角藤、天仲、三角枫。

【形态特征】常绿攀缘木质藤本。茎上有气生根，一年生枝疏生锈色鳞片。幼嫩部分和花序上有锈色鳞片。叶互生；营养枝上的叶三角状卵形，通常3浅裂；花枝上的叶椭圆状卵形，常歪斜，全缘。伞形花序顶生；花小，黄白色或绿白色。果圆球形，熟时黄色或红色。花期9~11月，果期翌年3~5月。

【分布】攀缘于林缘树木、林下路边、岩石和房屋墙壁上，庭园中也常栽培。产于广西、广东、江西、福建、江苏、浙江、西藏、甘肃、陕西、河南、山东等地。

【性能主治】果实味甘、苦，性温。具有补肝肾、强腰膝、行气止痛的功效。主治体虚羸弱，腰膝酸软，血痹，脘腹冷痛。

【采收加工】秋季果实成熟时采收，晒干。

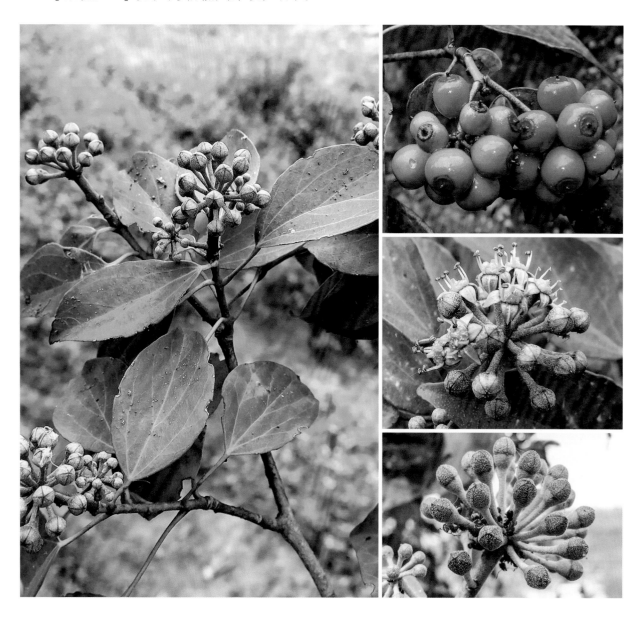

前胡

【基原】为伞形科紫花前胡*Angelica decursiva* (Miq.) Franch. et Sav. 的根。

【别名】土独活、土当归。

【形态特征】多年生草本。根圆锥状，外表棕黄色至棕褐色，有强烈气味。茎高1~2 m，与膨大叶鞘一并带紫色，有纵沟纹。根生叶和茎生叶均有长柄，抱茎；叶为一回三出式全裂或一回至二回羽状分裂。复伞形花序，花深紫色，萼齿明显。果长圆形至卵状圆形，花期8~9月，果期9~11月。

【分布】生于山坡林缘或灌木丛中。产于广西、广东、四川、河南、浙江、江西等地。

【性能主治】叶和根味辛、微苦，性微温。有降气化痰、散风清热的作用。主治痰热喘满，风热咳嗽，痰多。

【采收加工】冬季至翌年春季茎叶枯萎或未抽花茎时采挖，除去须根，洗净，晒干或低温干燥。

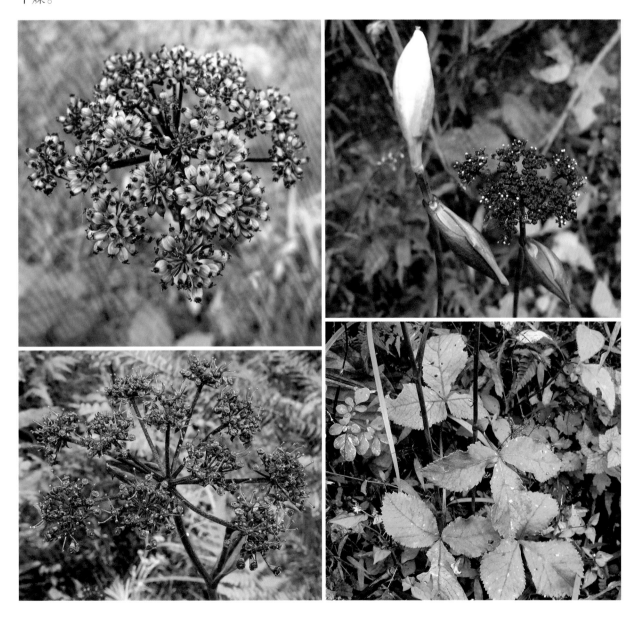

红马蹄草

【基原】为伞形科红马蹄草*Hydrocotyle nepalensis* Hook. 的全草。

【别名】水钱草、大雷公根。

【形态特征】多年生草本。茎匍匐，分枝斜上，节上生根。叶片圆形或肾形，5~7浅裂。伞形花序数个簇生于茎顶叶腋，小伞形花序有花20~60朵，密集成球形；花白色或乳白色，有时有紫红色斑点。果基部心形，两侧扁压状，熟时褐色或紫黑色。花果期5~11月。

【分布】生于山野沟边、路边的阴湿地和溪边草丛中。产于广西、广东、云南、贵州、湖南、陕西、安徽、浙江、江西、湖北、四川等地。

【性能主治】全草味辛、微苦，性凉。具有清肺止咳、止血活血的功效。主治感冒，咳嗽，吐血，跌打损伤；外用治痔疮，外伤出血。

【采收加工】全年均可采收，晒干。

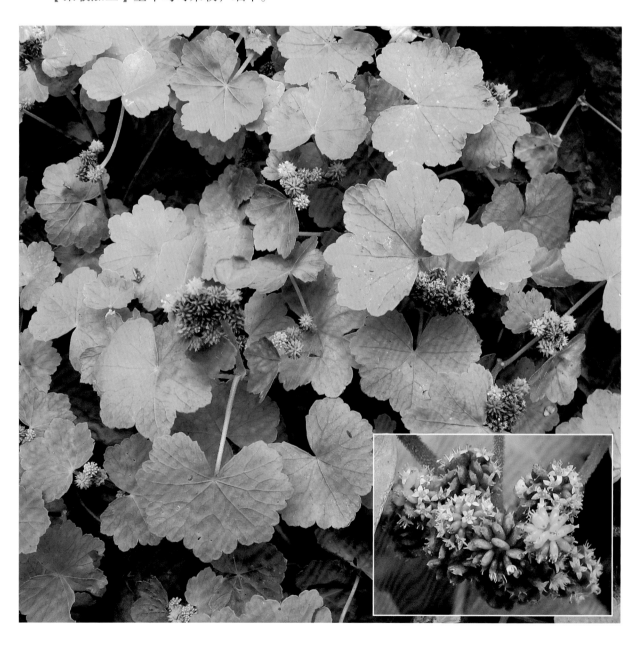

白珠树

【基原】为杜鹃花科滇白珠*Gaultheria leucocarpa* Blume var. *yunnanensis* (Franch.) T. Z. Hsu et R. C. Fang 的全株。

【别名】下山虎、满山香、鸡骨香。

【形态特征】常绿灌木，全体无毛。小枝常呈之字形弯曲。单叶互生；叶片革质，卵状长圆形或卵形，先端尾状渐尖，基部心形或圆钝，边缘具细齿，网脉在两面均明显；叶揉烂后有浓郁的香气。总状花序生于叶腋和枝顶；花绿白色，钟状。蒴果浆果状，球形。花期5~6月，果期7~11月。

【分布】生于向阳山地或山谷灌木丛中。产于广西、广东、海南、台湾、湖南等地。

【性能主治】全株味辛、微苦，性凉。具有祛风除湿、散寒止痛、活血通络、化痰止咳的功效。主治风湿痹痛，跌打损伤，胃寒疼痛，咳嗽多痰。

【采收加工】全年均可采收，洗净，切段，鲜用或晒干。

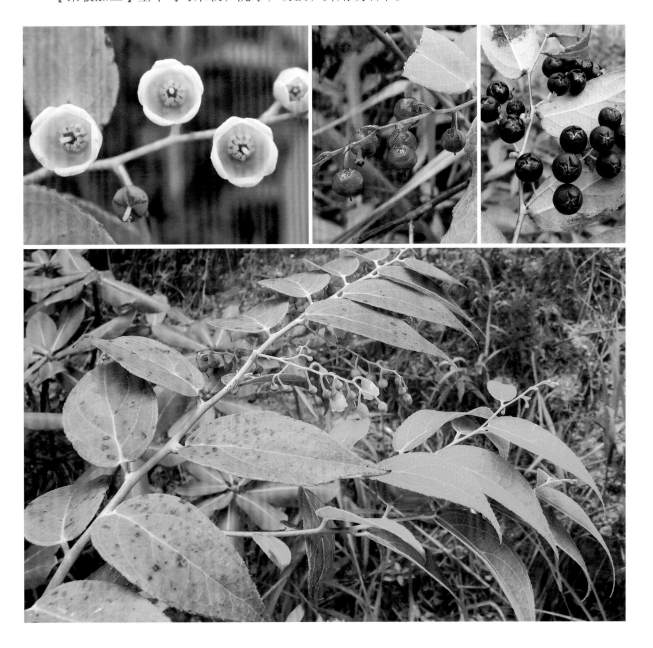

九管血

【基原】为紫金牛科九管血*Ardisia brevicaulis* Diels 的全株。

【别名】短茎紫金牛、血党、散血丹。

【形态特征】矮小灌木，具匍匐生根的根茎。直立茎高10~15 cm，除侧生特殊花枝外，无分枝。叶片坚纸质，狭卵形至近长圆形，全缘具不明显的边缘腺点。伞形花序着生于侧生特殊花枝顶端，花粉红色，具腺点。果球形，熟时鲜红色，具腺点。花期6~7月，果期10~12月。

【分布】生于山地林下。产于我国西南部至台湾、湖北、广东等地。

【性能主治】全株味苦、辛，性平。具有祛风湿、活血调经、消肿止痛的功效。主治风湿痹痛，痛经，跌打损伤，咽喉肿痛，无名肿痛。

【采收加工】全年均可采收，洗净，鲜用或晒干。

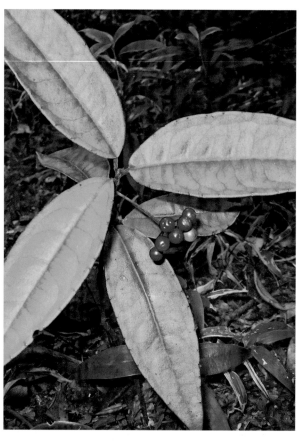

小紫金牛

【基原】为紫金牛科小紫金牛*Ardisia chinensis* Benth. 的全株。

【别名】石狮子、产后草、衫纽根。

【形态特征】亚灌木，高25~45 cm。具蔓生走茎；茎通常丛生，幼时被锈色细微柔毛及灰褐色鳞片。叶片坚纸质，倒卵形或椭圆形，全缘或中部以上具浅疏波状齿，背面被疏鳞片。亚伞形花序单生于叶腋，有花3~5朵；花白色或粉红色。果球形，由红色变黑色。花期4~6月，果期10~12月。

【分布】生于山谷林下阴湿处。产于广西、广东、浙江、江西、福建、台湾等地。

【性能主治】全株味苦，性平。具有活血止血、散瘀止痛、清热利湿的功效。主治肺痨咳血，咯血，吐血，痛经，闭经，跌打损伤，黄疸，小便淋痛。

【采收加工】夏、秋季采收，洗净，晒干。

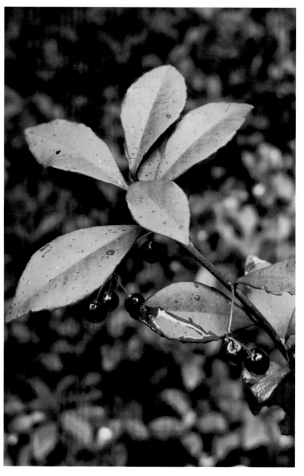

朱砂根

【基原】为紫金牛科朱砂根*Ardisia crenata* Sims 的根。

【别名】大罗伞、郎伞树。

【形态特征】常绿灌木。除花枝外不分枝，高1~2 m。叶片革质，椭圆形至倒披针形，边缘皱波状具腺点。伞形花序着生于侧生花枝顶端，花枝近顶端常具2~3片叶；花白色，盛开时反卷；雌蕊与花瓣近等长或略长。果球形，熟时鲜红色，具腺点。花期5~6月，果期10~12月。

【分布】生于山地林下或灌木丛中。产于广西、广东、四川、湖南、湖北、福建等地。

【性能主治】根味辛、苦，性平。具有行血祛风、解毒消肿的功效。主治咽喉肿痛，扁桃体炎，跌打损伤，腰腿痛；外用治外伤肿痛，骨折，毒蛇咬伤。

【采收加工】秋季采挖，切碎，晒干。

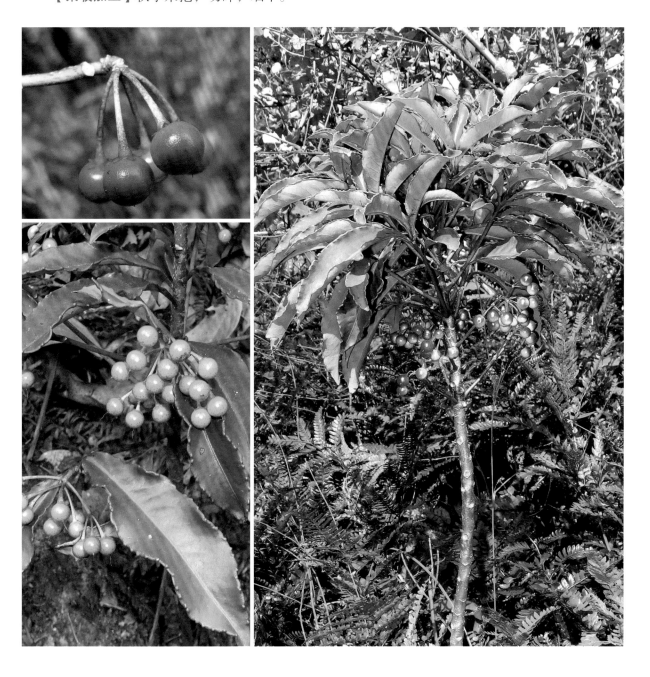

百两金

【基原】为紫金牛科百两金Ardisia crispa (Thunb.) A. DC 的根及根状茎。

【别名】高脚凉伞、珍珠伞、八爪金龙。

【形态特征】灌木。根茎匍匐生根，直立茎除侧生特殊花枝外无分枝。幼嫩部分常被细微柔毛或疏细鳞片。叶片膜质或近坚纸质，椭圆状披针形或狭长披针形，全缘或略波状。亚伞形花序；花白色或带粉红色，内面多少被细微柔毛，具腺点。花期5~6月，果期10~12月。

【分布】生于山谷、山坡常绿阔叶林密林下或竹林下。产于广西、广东、云南、贵州、四川、湖南、湖北、福建、江西、江苏、山西、山东、河南、河北、陕西、吉林、辽宁等地。

【性能主治】根及根状茎味苦、辛，性平。具有清热利咽、舒筋活血的功效。主治咽喉肿痛，肺病咳嗽，咯痰不畅，湿热黄疸，肾炎水肿，痢疾，白浊，风湿骨痛，牙痛，睾丸肿痛。

【采收加工】全年均可采收，以秋、冬季较好，采后洗净，鲜用或晒干。

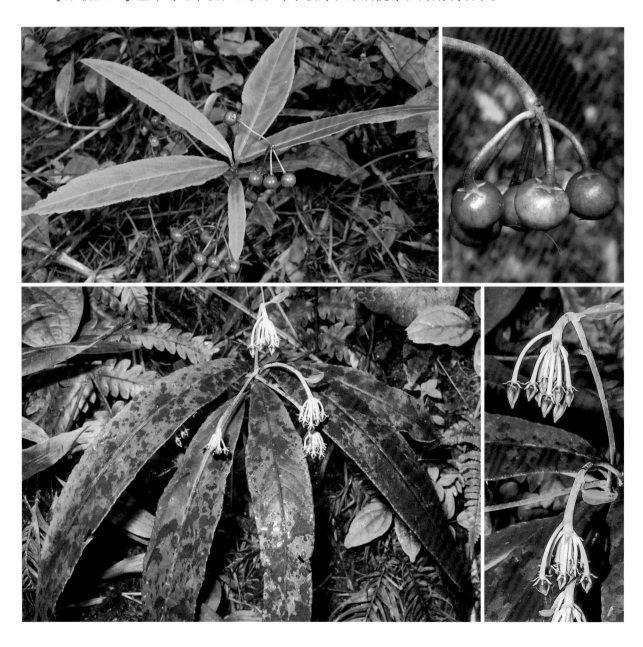

矮地茶

【基原】为紫金牛科紫金牛*Ardisia japonica* (Hornstedt) Blume 的全株。

【别名】不出林、平地木、矮婆茶。

【形态特征】常绿小灌木，高30 cm。近蔓生，具匍匐生根的根状茎，不分枝。叶片约为拇指大小，边缘具细齿，多少具腺点。亚伞形花序腋生，花粉红色或白色，具密腺点。果球形，鲜红色，多少具腺点，果期较长。花期5~6月，果期11~12月，有时翌年5~6月仍有果。

【分布】生于山间林下阴湿的地方。产于广西、湖南、贵州、云南、四川、江西等地。

【性能主治】全株味辛、微苦，性平。具有止咳化痰、清热利湿、活血化瘀的功效。主治喘满痰多，湿热黄疸，风湿痹痛，跌打损伤。

【采收加工】夏、秋季茎、叶茂盛时采挖，除去泥沙，干燥。

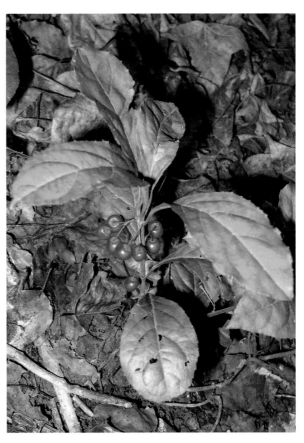

酸藤子

【基原】为紫金牛科酸藤子*Embelia laeta* (L.) Mez 的根。

【别名】鸡母酸、挖不尽、咸酸果。

【形态特征】攀缘灌木或藤本。小枝具皮孔。叶片纸质，倒卵形或长圆状倒卵形，基部楔形，背面常被白粉，压干的叶面常呈暗蓝黑色。总状花序着生于翌年无叶枝上，侧生或腋生；花白色或带黄色。果球形，腺点不明显。花期1~7月，果期5~10月。

【分布】生于山坡林下、林缘、草坡、灌木丛中。产于广西、广东、云南、福建。

【性能主治】根味酸、涩，性凉。具有清热解毒、散瘀止血的功效。主治咽喉红肿，齿龈出血，痢疾，皮肤瘙痒，痔疮肿痛，跌打损伤。

【采收加工】全年均可采收，洗净，切片，晒干。

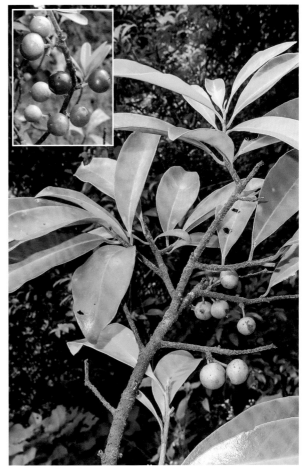

鲫鱼胆

【基原】为紫金牛科鲫鱼胆*Maesa perlarius* (Lour.) Merr. 的全株。

【别名】空心花、嫩肉木、丁药。

【形态特征】小灌木，高1~3 m。分枝多。叶片纸质或近坚纸质，广椭圆状卵形至椭圆形，边缘上部具粗齿，下部常全缘。总状花序或圆锥花序，腋生，具2~3分枝；花冠白色，钟形，具脉状腺条纹；裂片与花冠管等长。果球形，具脉状腺条纹；具宿存萼片。花期3~4月，果期12月至翌年5月。

【分布】生于路边的疏林或灌木丛中湿润的地方。产于广西、四川、贵州至台湾以南沿海各地。

【性能主治】全株味苦、性平。具有接骨消肿、生肌祛腐的功效。主治跌打刀伤，疔疮。

【采收加工】全年均可采收，晒干。

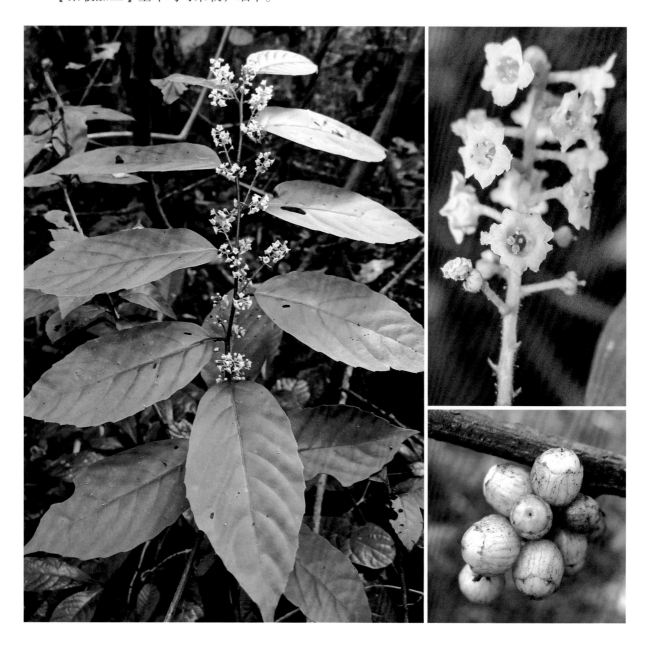

白檀

【基原】为山矾科白檀*Symplocos paniculata* (Thunb.) Miq. 的根、叶、花或种子。

【别名】砒霜子、蛤蟆涎、牛筋叶。

【形态特征】落叶灌木或小乔木。叶互生；叶片膜质或薄纸质，阔倒卵形、椭圆状倒卵形或卵形。圆锥花序长5~8 cm，通常有柔毛；苞片通常条形，有褐色腺点；花冠白色，5深裂几达基部；雄蕊40~60枚；子房2室，花盘具5个突起的腺点。核果成熟时蓝色，卵状球形，稍扁斜。花果期5~7月。

【分布】生于山坡、路边、疏林或密林中。产于广西、长江以南各地及华北、东北地区。

【性能主治】根、叶、花或种子味苦，性微寒。具有清热解毒、调气散结、祛风止痒的功效。主治乳腺炎，淋巴腺炎，肠痈，疮疖，疝气，荨麻疹，皮肤瘙痒。

【采收加工】根秋、冬季挖收。叶春、夏季采摘。花或种子于5~7月花果期采收，晒干。

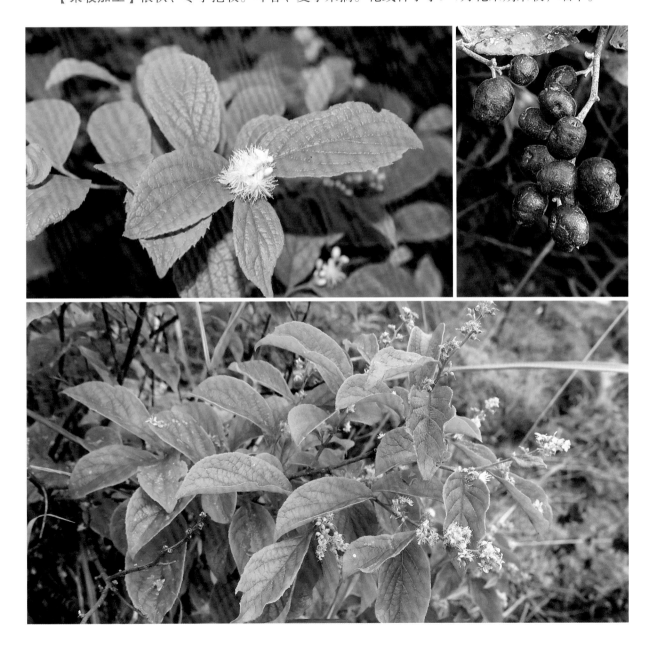

醉鱼草

【基原】为马钱科醉鱼草*Buddleja lindleyana* Fortune 的茎叶。

【别名】防痛树、毒鱼草。

【形态特征】直立灌木。嫩枝被棕黄色星状毛及鳞片。叶片卵形至椭圆状披针形，顶端渐尖至尾状，全缘，干时腹面暗绿色，无毛，背面密被棕黄色星状毛。总状聚伞形花序顶生，疏被星状毛及金黄色腺点；花紫色，花冠筒弯曲。蒴果长圆形，外被鳞片。花期4~10月，果期8月至翌年4月。

【分布】生于山地向阳山坡、林缘灌木丛中。产于广西、广东、湖南、贵州、云南、四川、江西、浙江、江苏等地。

【性能主治】茎叶味辛，性温。具有祛风湿、壮筋骨、活血祛瘀的功效。主治风湿筋骨疼痛，跌打损伤，产后血瘀，痈疽溃疡。

【采收加工】全年均可采收，洗净，晒干。

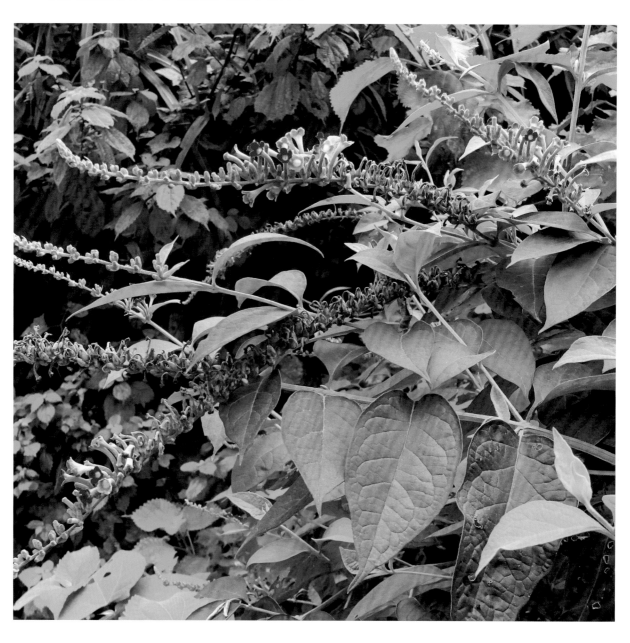

破骨风

【基原】为木犀科清香藤*Jasminum lanceolaria* Roxb. 的全株。

【别名】碎骨风、散骨藤。

【形态特征】攀缘灌木。小枝圆柱形，稀具棱，节处稍压扁，全株无毛或微被短柔毛。叶对生，三出复叶；小叶近等大，具小叶柄，革质，卵圆形、椭圆形至披针形。聚伞花序顶生，兼有腋生；花萼三角形或不明显。花冠白色。果球形或椭圆形，黑色。花期4~10月，果期6月至翌年3月。

【分布】生于疏林或灌木丛中。产于广西、湖南、台湾、甘肃等地。

【性能主治】全株味苦、辛，性平。具有活血破瘀、理气止痛的功效。主治风湿痹痛，跌打骨折，外伤出血。

【采收加工】全年均可采收，除去杂质，晒干。

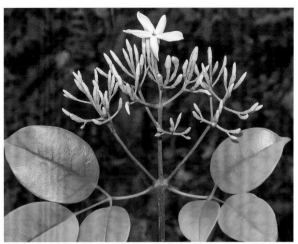
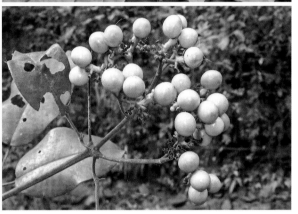

华清香藤

【基原】为木犀科华素馨*Jasminum sinense* Hemsl. 的全株。

【别名】九龙藤、吊三角、芭芒藤。

【形态特征】木质灌木。枝、叶、叶柄和花序密被锈色长柔毛。叶对生，三出复叶，顶生小叶远大于侧生小叶；小叶纸质，卵形或卵状披针形。聚伞花序顶生及腋生；花萼被柔毛，果时稍增大，锥尖形或长三角形，花冠白色。果长圆形或近球形，熟时黑色。花期7~10月。

【分布】生于灌木丛或山林中。产于广西、广东、云南、贵州、湖南、浙江、江西、福建、湖北、四川等地。

【性能主治】全株味微苦、涩。有清热解毒的作用。主治疮疡肿毒。

【采收加工】全年均可采收，除去泥土等杂质，切片或切段，鲜用或晒干。

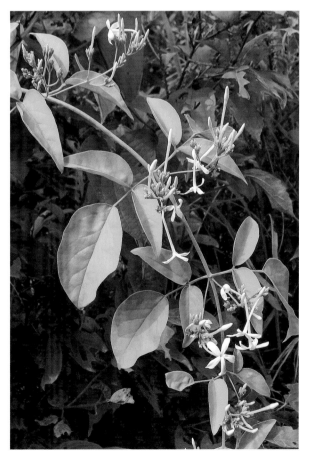

女贞子

【基原】为木犀科女贞*Ligustrum lucidum* W. T. Aiton 的果实。

【别名】白蜡树、冬青子。

【形态特征】常绿灌木或乔木。小枝灰褐色，无毛，具圆形小皮孔。叶片革质，阔椭圆形，光亮无毛，中脉在腹面凹入，背面突起。圆锥花序疏散，花序轴果时具棱；花序基部苞片常与叶同型；花冠白色，裂片反折。果肾形，熟时蓝黑色并被白粉。花期5~7月，果期7~12月。

【分布】生于山谷、路边或村边的疏林中或阳处。产于广西、四川、福建、浙江、江苏等地。

【性能主治】果实味甘、苦，性凉。有滋补肝肾、明目乌发的作用。主治眩晕耳鸣，腰膝酸软，须发早白，目暗不明。

【采收加工】冬季果实成熟时采收，除去枝叶，稍蒸或置沸水中略烫后，干燥。

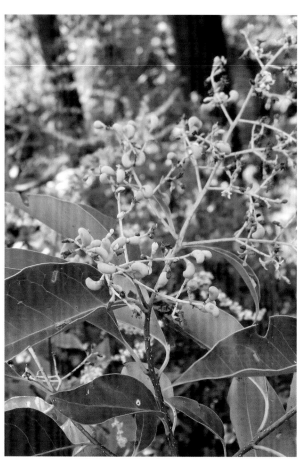

络石藤

【基原】为夹竹桃科络石*Trachelospermum jasminoides* (Lindl.) Lem. 的带叶藤茎。

【别名】软筋藤、羊角藤。

【形态特征】常绿木质藤本，具乳汁。叶片革质，椭圆形至卵状椭圆形。聚伞花序；花白色，芳香；花蕾顶端钝；花萼裂片向外反折；花冠筒圆筒形，中部膨大；雄蕊着生于花冠筒中部，隐藏在花喉内。蓇葖果双生，叉开。种子顶端具白色绢质种毛。花期3~7月，果期7~12月。

【分布】生于林缘或山坡灌木丛中，常攀缘附生于树上、墙壁或石上，亦有栽于庭院供观赏。产于广西、广东、江苏、安徽、湖北等地。

【性能主治】带叶藤茎味苦，性微寒。有凉血消肿、祛风通络的作用。主治风湿热痹，筋脉拘挛，腰膝酸痛，痈肿，跌仆损伤。

【采收加工】冬季至翌年春季采割，晒干。

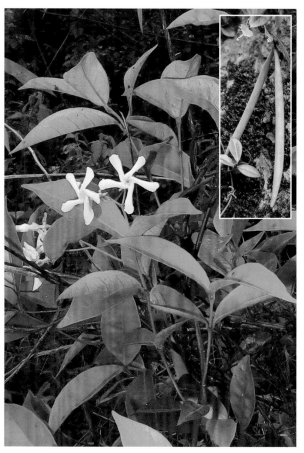

双飞蝴蝶

【基原】为萝藦科多花娃儿藤*Tylophora floribunda* Miq. 的根。

【别名】老虎须、七层楼、蝴蝶草。

【形态特征】多年生缠绕藤本，具乳汁。根须状，黄白色，全株无毛。茎纤细，分支多。叶片卵状披针形，先端渐尖或急尖，基部心形，侧脉在叶背面明显隆起。聚伞花序多歧，腋生或腋外生，比叶长；花淡紫红色，小。蓇葖果双生，线状披针形。花期5~9月，果期8~12月。

【分布】生于阳光充足的灌木丛或疏林中。产于广西、广东、湖南、贵州、江苏、浙江、福建、江西等地。

【性能主治】根味辛，性温；有小毒。具有祛风化痰、通经散瘀的功效。主治小儿惊风，白喉，支气管炎，月经不调，毒蛇咬伤，跌打损伤。

【采收加工】秋、冬季采挖，洗净，晒干。

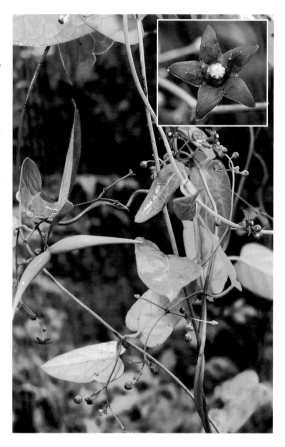

流苏子根

【基原】为茜草科流苏子*Coptosapelta diffusa* (Champ. ex Benth.) Steenis 的根。

【别名】癞蛳藤、小青藤、包色龙。

【形态特征】藤本或攀缘灌木，长达5 m。叶片卵形、卵状长圆形至披针形，干后黄绿色。花单生于叶腋，常对生，花白色或黄色。蒴果稍扁球形，中间有1浅沟，直径5~8 mm，淡黄色；萼裂片宿存。种子多数，近圆形，直径1.5~2 mm，边缘流苏状。花期5~7月，果期5~12月。

【分布】生于山坡疏林或灌木丛中。产于广西、广东、湖南、湖北、贵州、四川等地。

【性能主治】根味辛、苦，性凉。具有祛风除湿、止痒的功效。主治皮炎，荨麻疹，湿疹瘙痒，疮疥，风湿痹痛。

【采收加工】秋季采挖，除去杂质，洗净，晒干。

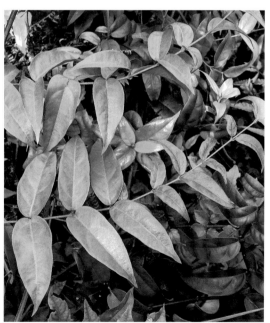

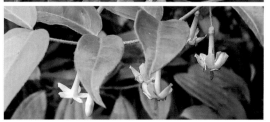

栀子

【基原】为茜草科栀子*Gardenia jasminoides* J. Ellis 的成熟果实。

【别名】黄栀子、山栀子、水横枝。

【形态特征】常绿灌木，高0.3~3 m。嫩枝常被短毛，枝圆柱形。叶对生；叶形多样，常无毛。花芳香，常单朵生于枝顶，白色或乳黄色，高脚碟状。果卵形、近球形、椭圆形或长圆形，熟时黄色或橙红色，有翅状纵棱5~9条，顶部具宿存萼片。花期3~7月，果期5月至翌年2月。

【分布】生于旷野、山谷、山坡的灌木丛或疏林中。产于广西、广东、云南、贵州、湖南、江西、福建等地。

【性能主治】成熟果实味苦，性寒。具有泻火除烦、清热利湿、凉血解毒、消肿止痛的功效。主治热病心烦，湿热黄疸，淋证涩痛，血热吐衄，目赤肿痛，火毒疮疡；外用治扭挫伤痛。

【采收加工】9~11月果实成熟时采收，除去果梗及杂质，蒸至上汽或置沸水中略烫，取出，干燥。

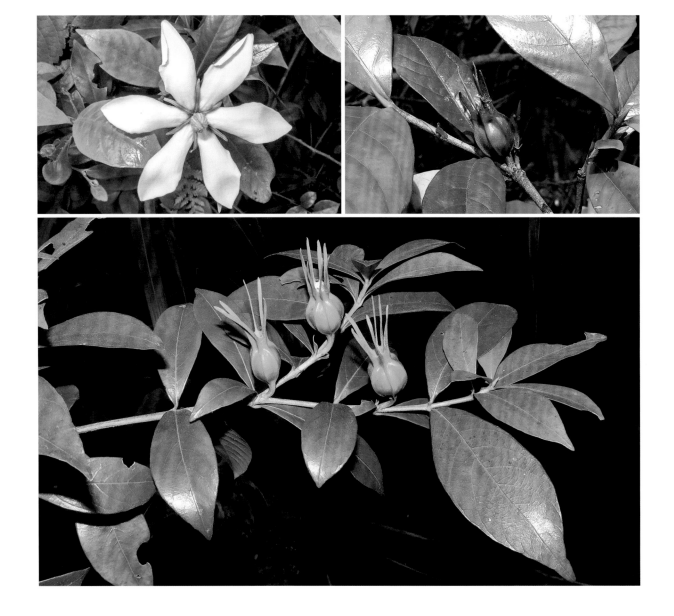

剑叶耳草

【基原】为茜草科剑叶耳草*Hedyotis caudatifolia* Merr. et F. P. Metcalf 的全草。

【别名】少年红、观音茶、千年茶。

【形态特征】直立灌木。全株无毛，基部木质。老枝干后灰色或灰白色，圆柱形，嫩枝绿色，具浅纵纹。叶对生；叶片革质，披针形，腹面绿色，背面灰白色。圆锥聚伞花序；花冠白色或粉红色，管形，喉部略扩大。蒴果椭圆形，连宿存萼檐裂片长约4 mm。花期5~6月。

【分布】常见于丛林下比较干旱的砂质土壤上或见于悬崖石壁上。产于广西、广东、湖南、福建、江西、浙江等地。

【性能主治】全草味甘，性平。具有润肺止咳、消积、止血的功效。主治支气管炎，咳血，小儿疳积，跌打肿痛，外伤出血。

【采收加工】夏、秋季采收，洗净，鲜用或晒干。

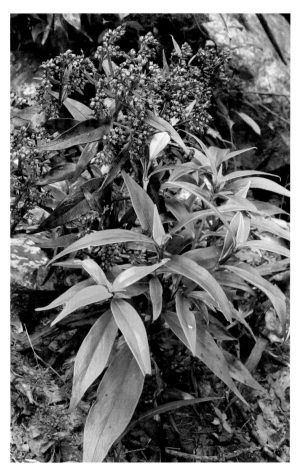

白花蛇舌草

【基原】为茜草科白花蛇舌草*Hedyotis diffusa* Willd. 的全草。

【别名】蛇利草、了哥利、龙利草。

【形态特征】一年生无毛纤细披散草本。茎稍扁，从基部开始分枝。叶对生，无柄；叶片膜质，线形。花单生或双生于叶腋，花冠白色，管形；花梗略粗壮，长2~5 mm。蒴果膜质，扁球形，直径2~2.5 mm，熟时顶部室背开裂。种子具棱，有深而粗的窝孔。花期春季。

【分布】生于水田、田埂和湿润的旷地。产于广西、广东、海南、云南、香港、安徽等地。

【性能主治】全草味苦、甘，性寒。具有清热解毒、利尿消肿的功效。主治咽喉肿痛，黄疸，肝炎，痈肿疔疮，毒蛇咬伤，肿瘤。

【采收加工】夏、秋季采收，洗净，鲜用或晒干。

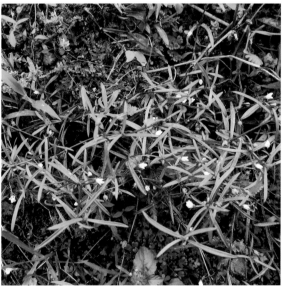

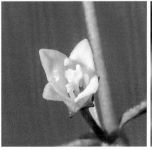
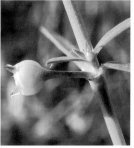

羊角藤

【基原】为茜草科羊角藤*Morinda umbellata* L. subsp. *obovata* Y. Z. Ruan 的根及全株。

【别名】龙骨风、马骨风、乌藤。

【形态特征】藤本，攀缘或缠绕，有时呈披散灌木状。老枝具细棱，蓝黑色，多少木质化。叶片倒卵形、倒卵状披针形或倒卵状长圆形。花序3~11伞状排列于枝顶；头状花序具花6~12朵；花白色。聚花核果，熟时红色，近球形或扁球形；核果具分核2~4。花期6~7月，果期10~11月。

【分布】攀缘于林下、溪边、路边灌木上。产于广西、广东、海南、湖南、浙江等地。

【性能主治】根及全株味甘，性凉。具有止痛止血、祛风除湿的功效。主治胃痛，风湿关节痛；叶外用治创伤出血。

【采收加工】全年均可采收，鲜用或晒干。

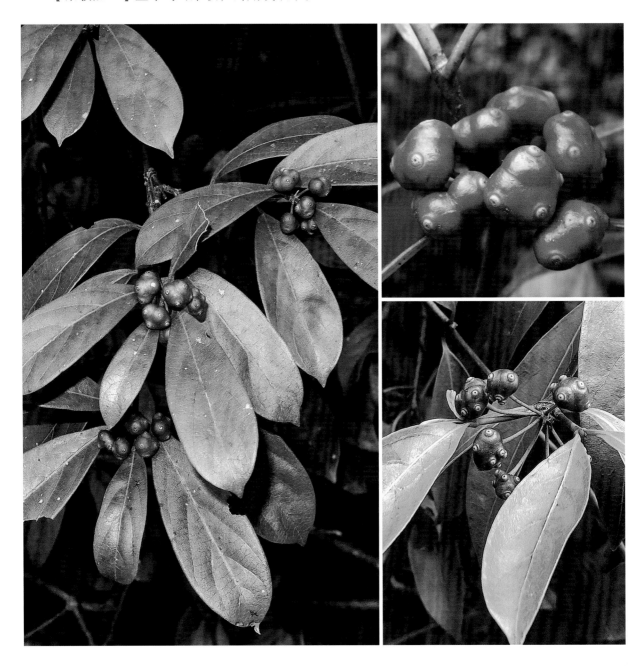

楠藤

【基原】为茜草科楠藤 Mussaenda erosa Champ. ex Benth. 的茎叶。

【别名】胶鸟藤、大白纸扇、白花藤。

【形态特征】攀缘灌木，高达3 m。叶对生；叶片纸质，长圆形、卵形至长圆状椭圆形，顶端短尖至长渐尖，基部楔形；托叶长三角形，深2裂。花序顶生；花疏生，橙黄色；苞片线状披针形。浆果近球形或阔椭圆形，顶部有环状疤痕。花期4~7月，果期9~12月。

【分布】生于山坡、山谷灌木丛和疏林中，常攀缘于乔木树冠上。产于广西、广东、贵州、云南等地。

【性能主治】茎叶味微甘，性凉。具有清热解毒的功效。主治疔疮，疮疡肿毒，烧烫伤。

【采收加工】夏、秋季采收，鲜用或晒干。

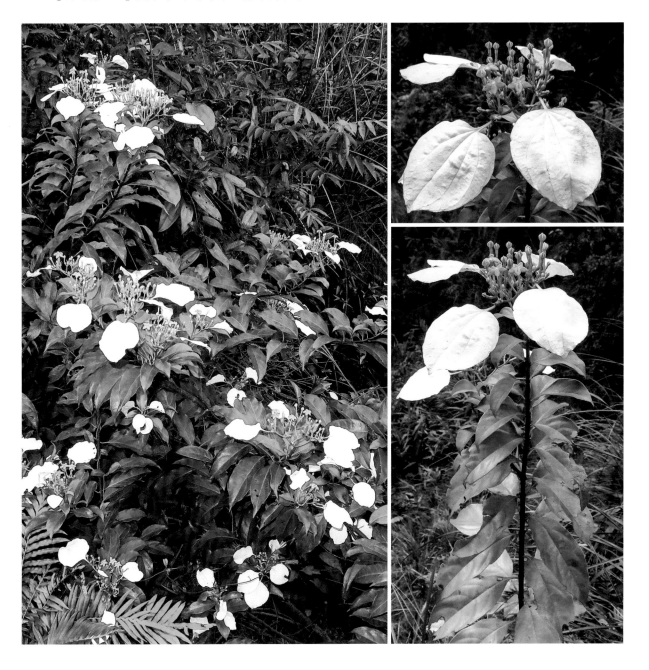

鸡矢藤

【基原】为茜草科鸡矢藤*Paederia scandens* (Lour.) Merr. 的全草。

【别名】雀儿藤、狗屁藤、臭屁藤。

【形态特征】多年生缠绕藤本。枝叶揉碎有强烈的鸡屎臭味。叶对生；叶片纸质，卵形至披针形。圆锥花序式的聚伞花序腋生和顶生，扩展；花冠筒钟状，外面白色，内面紫红色，有茸毛。果球形，熟时近黄色，有光泽，藤枯后仍不落。花期6~10月，果期11~12月。

【分布】生于山坡、林缘灌木丛中或缠绕于树上。产于广西、广东、云南、贵州、湖南、湖北、福建、江西、四川、安徽等地。

【性能主治】全草味甘、涩，性平。具有除湿、消食、止痛、解毒的功效。主治消化不良，胆绞痛，脘腹疼痛；外用治湿疹，疮疡肿痛。

【采收加工】夏、秋季采收，洗净，晒干。

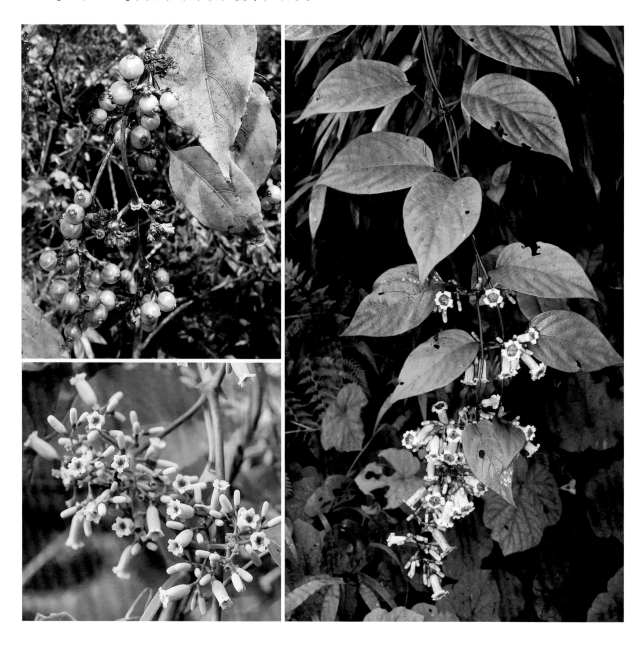

白马骨

【基原】为茜草科白马骨 *Serissa serissoides* (DC.) Druce 的全草。

【别名】六月雪、满天星、天星木。

【形态特征】小灌木，高0.3~1 m。枝粗壮，灰色。叶常聚生于小枝上部，对生，有短柄；叶片倒卵形或倒披针形，全缘。花白色，无梗，丛生于小枝顶部；花萼裂片几与冠筒等长；花冠管喉部被毛，裂片5枚，长圆状披针形。花期4~6月，果期9~11月。

【分布】生于荒地、草坪、灌木丛中。产于广西、广东、香港、江西、福建、台湾、湖北、安徽、江苏、浙江等地。

【性能主治】全草味苦、辛，性凉。具有祛风除湿、清热解毒的功效。主治感冒，黄疸型肝炎，肾炎水肿，咳嗽，角膜炎，肠炎，痢疾，腰腿疼痛，咳血，尿血，闭经，白带异常，小儿疳积，惊风，风火牙痛，痈疽肿毒，跌打损伤。

【采收加工】全年均可采收，洗净，鲜用或晒干。

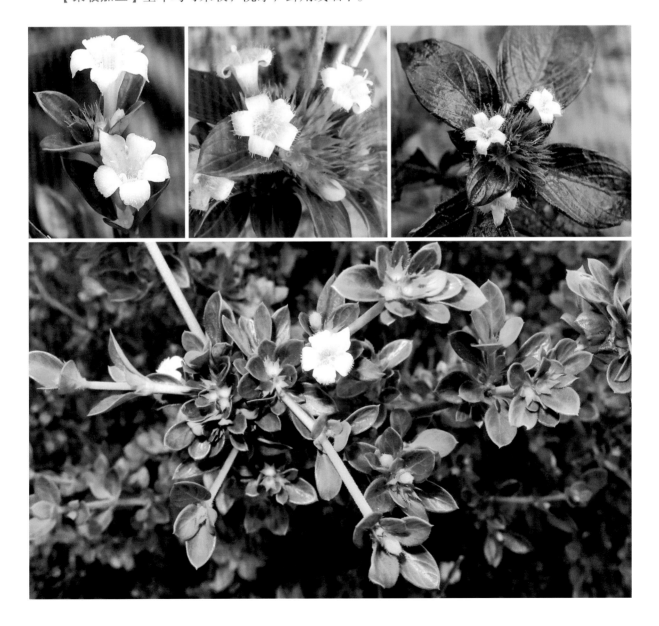

钩藤

【基原】为茜草科钩藤*Uncaria rhynchophylla* (Miq.) Miq. ex Havil. 的带钩茎枝。

【别名】倒挂金钩、双钩藤、鹰爪风。

【形态特征】木质藤本。嫩枝较纤细，方柱形或略有4棱角，无毛。叶腋有成对的钩刺。单叶对生；叶片纸质，椭圆形或椭圆状长圆形，全缘。头状花序单生于叶腋或集成顶生；花小，花冠黄白色，管状漏斗形。小蒴果被短柔毛，宿存萼裂片近三角形。花期5~7月，果期10~11月。

【分布】生于山谷溪边林中或灌木丛中。产于广西、广东、云南、贵州、湖南、湖北、江西、福建等地。

【性能主治】带钩茎枝味甘，性凉。具有清热平肝、息风定惊的功效。主治肝风内动，惊痫抽搐，高热惊厥，感冒夹惊，小儿惊啼，妊娠子痫，头痛眩晕。

【采收加工】秋、冬季采收，去叶，切段，晒干。

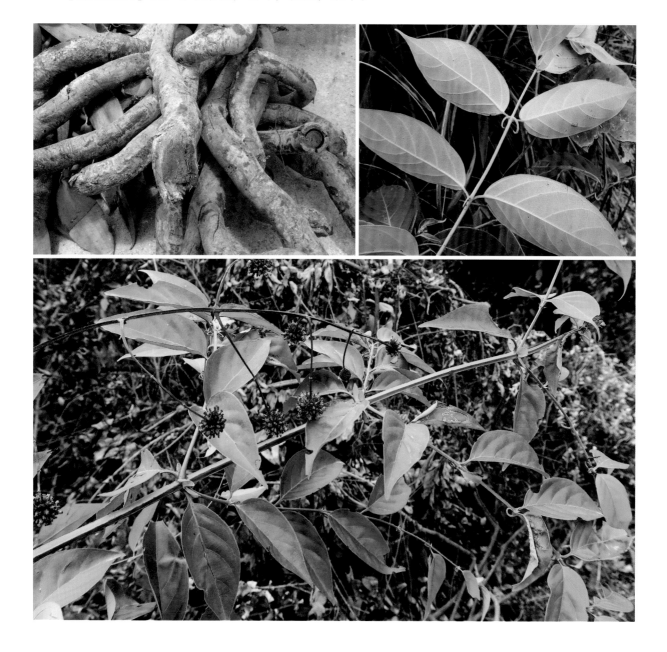

山银花

【基原】为忍冬科菰腺忍冬*Lonicera hypoglauca* Miq. 的花蕾或带初开的花。

【别名】大银花。

【形态特征】缠绕藤本。小枝、叶柄、叶及总花梗均密被淡黄褐色短柔毛。叶片卵形至卵状长圆形，背面具橘红色蘑菇状腺。双花单生至多朵集生于侧生短枝上，或于小枝顶集合成总状花序；苞片线状披针形；花白色，后变黄色。果近球形，熟时黑色，具白粉。花期4~5月，果期10~11月。

【分布】生于灌木丛或疏林中。产于广西、广东、四川、贵州、云南、安徽、江西、福建等地。

【性能主治】花蕾或带初开的花味甘，性寒。具有清热解毒、疏散风热的功效。主治风热感冒，温病发热，喉痹，丹毒，热毒血痢，痈肿疔疮。

【采收加工】夏初花开放前采收，干燥。

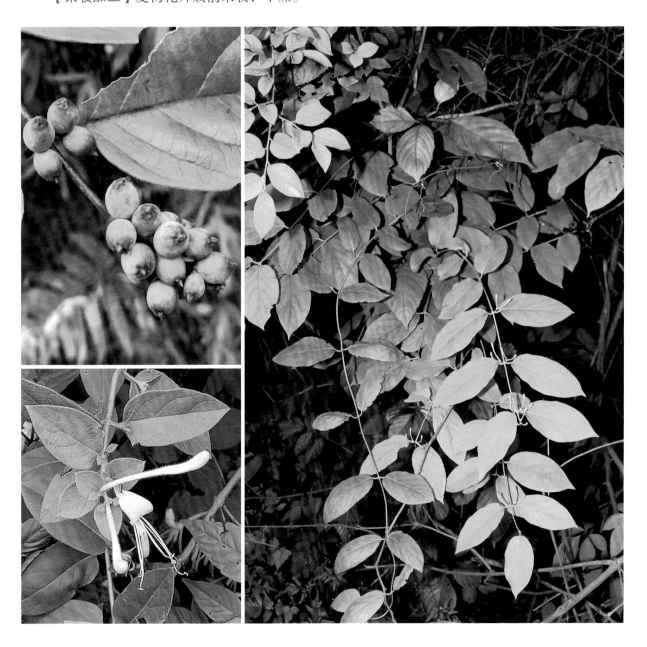

走马风

【基原】为忍冬科接骨草*Sambucus chinensis* Lindl. 的全株。

【别名】陆英。

【形态特征】高大草本或半灌木。枝具条棱，髓部白色。奇数羽状复叶对生，小叶2~3对，狭卵形。聚伞花序复伞状，顶生，大而疏散；花序梗基部托以叶状总苞片，分枝3~5出，纤细；花小，白色，杂有黄色杯状的不孕花。果实近圆形，熟时红色。花期4~7月，果期9~11月。

【分布】生于山坡、林下、沟边和草丛中。产于广西、广东、贵州、云南、四川、湖南、湖北、陕西、江苏、安徽、浙江、江西、河南等地。

【性能主治】全株味甘、酸，性温。具有活血消肿、祛风除湿的功效。主治跌打损伤，骨折疼痛，风湿关节炎，肾炎水肿，脚气，瘰疬，风湿瘙痒，疮痈肿毒。

【采收加工】全年均可采收，切段，鲜用或晒干。

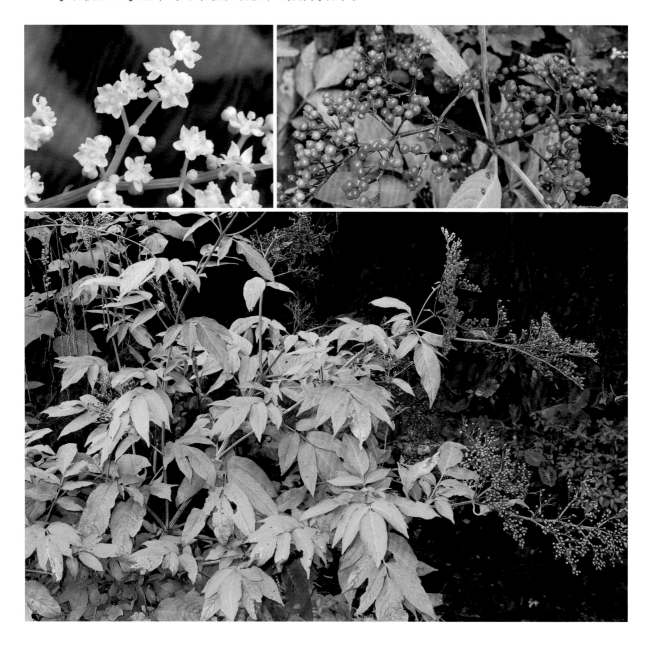

满山红

【基原】为忍冬科南方荚蒾 *Viburnum fordiae* Hance 的根。

【别名】火柴树、心伴木。

【形态特征】落叶灌木或小乔木，高可达5 m。全株几乎均被暗黄色或黄褐色茸毛。叶片厚纸质，宽卵形或菱状卵形，边缘常有小尖齿，叶脉在腹面略凹陷，在背面突起。复伞状聚伞花序；花冠白色，辐状，裂片卵形。果卵圆形，熟时红色。花期4~5月，果熟期10~11月。

【分布】生于山谷旁疏林、山坡灌木丛中。产于广西、广东、云南、湖南、安徽、福建等地。

【性能主治】根味苦，性凉。具有祛风清热、散瘀活血的功效。主治感冒，发热，月经不调，风湿痹痛，跌打骨折，湿疹。

【采收加工】全年均可采收，洗净，切段，晒干。

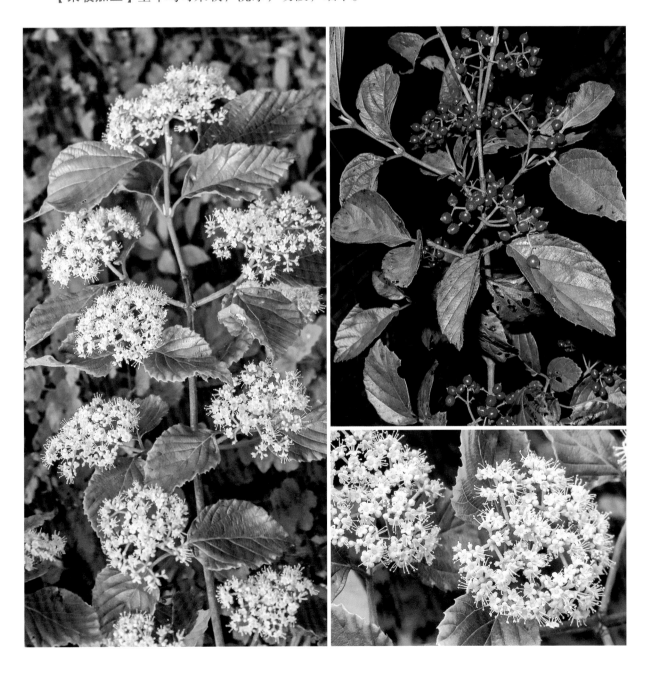

早禾树

【基原】为忍冬科珊瑚树*Viburnum odoratissimum* Ker Gawl. 的叶、树皮及根。

【别名】猪肚木、利桐木、沙糖木。

【形态特征】常绿灌木或小乔木。枝灰色或灰褐色，有突起的小瘤状皮孔。叶片椭圆形至矩圆形或矩圆状倒卵形至倒卵形，有时近圆形。圆锥花序顶生或生于侧生短枝上；花白色，后变黄白色，有时微红色。果实先红色后变黑色，卵圆形或卵状椭圆形。花期4~5月，果熟期7~9月。

【分布】生于山谷密林、平地灌木丛中。产于广西、广东、湖南、海南、福建。

【性能主治】叶、树皮及根味辛，性温。具有祛风除湿、通经活络的功效。主治感冒，风湿痹痛，跌打肿痛，骨折。

【采收加工】叶和树皮春、夏季采收。根全年均可采收。

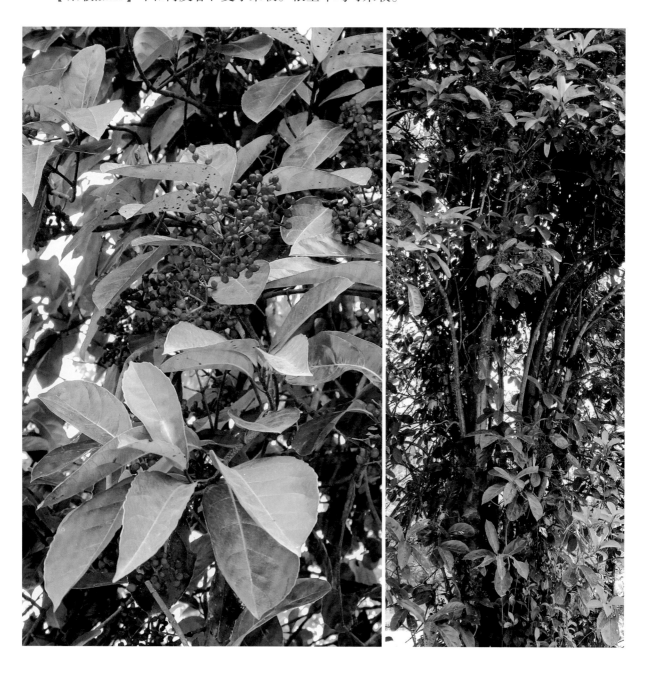

续断

【基原】为川续断科川续断*Dipsacus asper* Wall. 的根。

【别名】峨眉续断、山萝卜、和尚头。

【形态特征】多年生草本，高达2 m。主根1条至数条，圆柱形，黄褐色，稍肉质。茎中空，具6~8条棱，棱上疏生硬刺。基生叶稀疏丛生，叶片琴状羽裂，顶端裂片大，卵形；茎生叶对生，中央裂片特长。头状花序圆形，总苞片窄条形；花冠淡黄色或白色。花期7~9月，果期9~11月。

【分布】生于沟边、草丛、林缘和田野路边。产于广西、云南、贵州、四川、西藏、江西、湖南、湖北等地。

【性能主治】根味苦、辛，性微温。具有补肝肾、强筋骨、续折伤、止崩漏的功效。主治腰膝酸软，跌仆损伤，风湿痹痛，崩漏。

【采收加工】秋季采挖，洗净泥沙，除去根头、尾梢及细根，阴干或烘干。

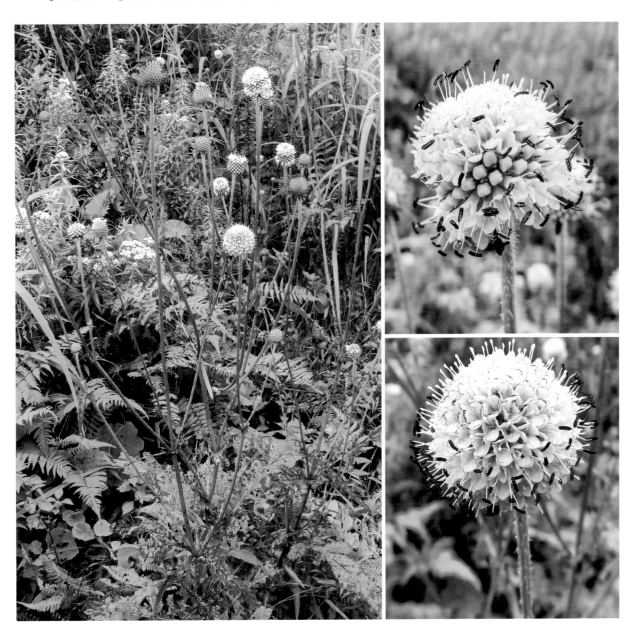

下田菊

【基原】为菊科下田菊Adenostemma lavenia (L.) Kuntze 的全草。

【别名】水大靛、九层菊、风气草。

【形态特征】一年生草本，高30~100 cm。茎直立，单生，全株有稀疏的叶。基部叶花期生存或凋萎；中部的茎叶较大，长椭圆状披针形，叶柄有狭翼；上部和下部的叶渐小，有短叶柄。头状花序小，花序分枝粗壮。瘦果倒披针形，长约4 mm。花果期8~10月。

【分布】生于水边、林下及山坡灌木丛中。产于广西、广东、云南、贵州、湖南、四川、江西、安徽、江苏、浙江、福建、台湾等地。

【性能主治】全草味苦，性寒。具有清热解毒、利湿、消肿的功效。主治感冒高热，支气管炎，扁桃体炎，咽喉炎，黄疸型肝炎；外用治痈疖疮疡，毒蛇咬伤。

【采收加工】夏、秋季采收，洗净，晒干。

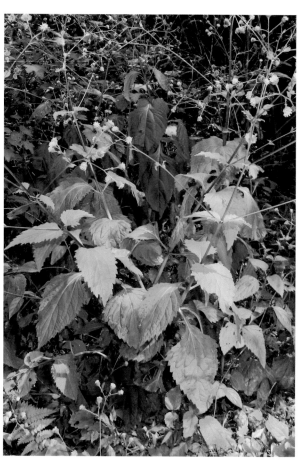

胜红蓟

【基原】为菊科藿香蓟Ageratum conyzoides L. 的全草。

【别名】臭草、白花草、毛射香。

【形态特征】一年生草本。茎枝被柔毛，淡红色或上部绿色。叶对生，有时上部互生，常有腋生的不育叶芽；叶片卵形至长圆形，基出三脉或不明显五出脉，两面被白色稀疏的短柔毛。头状花序4~18个在茎顶排成紧密的伞房状花序，花淡紫色。瘦果熟时黑褐色。花果期全年。

【分布】生于山坡林下、草地、田边或荒地上。产于广西、广东、云南、贵州、四川、江西、福建等地。

【性能主治】全草味辛、苦，性平。具有清热解毒、利咽消肿的功效。主治上呼吸道感染，咽喉肿痛，痈疽疮疖。

【采收加工】夏、秋季采收，鲜用或晒干。

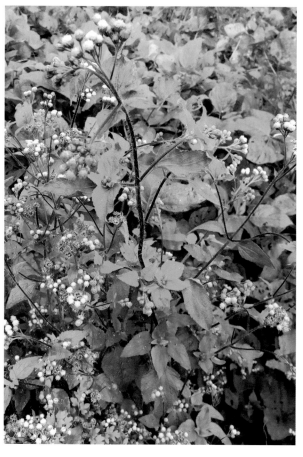

山荻

【基原】为菊科珠光香青*Anaphalis margaritacea* (L.) Benth. et Hook. f. 的全草或根。

【别名】避风草、火草、大叶白头翁。

【形态特征】多年生草本。根状茎横走或斜升，木质，有具褐色鳞片的短匍匐枝。下部叶在花期常枯萎；中部叶线形或线状披针形，基部稍狭，半抱茎，腹面被蛛丝状毛，后常脱毛，背面被灰白色或浅褐色厚棉毛。头状花序多数，在茎和枝端排列成复伞房状；总苞宽钟状或半球状。瘦果长椭圆形。花果期8~11月。

【分布】生于低山草地、山沟及路边。产于广西、云南、四川、湖南、湖北等地。

【性能主治】全草或根味微苦、甘，性平。具有清热解毒、祛风通络、驱虫的功效。主治感冒，牙痛，痢疾，风湿关节痛，蛔虫病；外用治刀伤，跌打损伤，颈淋巴结结核。

【采收加工】春、夏季植株生长旺盛、花苞初放时采收，除去杂质，洗净，晒干。

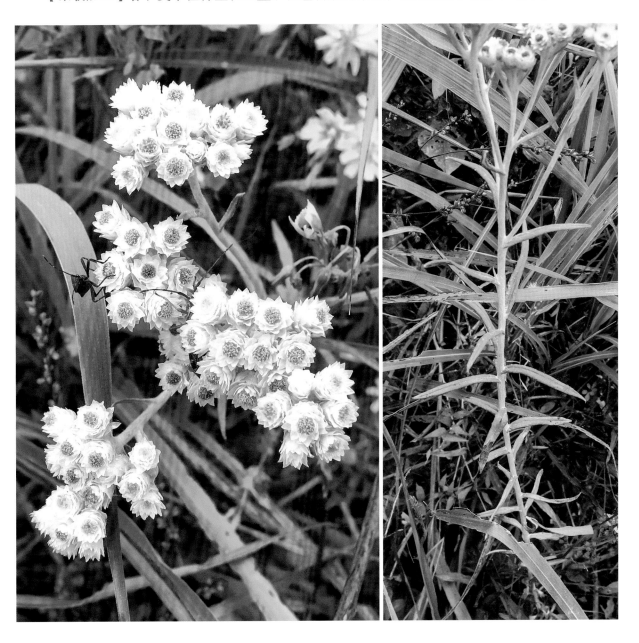

青蒿

【基原】为菊科黄花蒿*Artemisia annua* L. 的地上部分。

【别名】臭蒿、香蒿。

【形态特征】一年生草本。植株有浓烈的挥发性香气。茎多分枝。叶片纸质，茎下部叶宽卵形或三角状，三回至四回栉齿状羽状深裂；中部叶二回至三回栉齿状羽状深裂，小裂片栉齿状三角形；上部叶与苞片叶一回至二回栉齿状羽状深裂，近无柄。头状花序球形。花果期8~11月。

【分布】生于路边、荒地、山坡、林缘等处。产于我国南北各地。

【性能主治】全草味苦，性寒。具有清虚热、除骨蒸、解暑热、截疟、退黄的功效。主治温邪伤阴，夜热早凉，阴虚发热，骨蒸潮热，暑邪发热，疟疾，寒热，湿热黄疸。

【采收加工】秋季花盛开时采割，除去老茎，阴干。

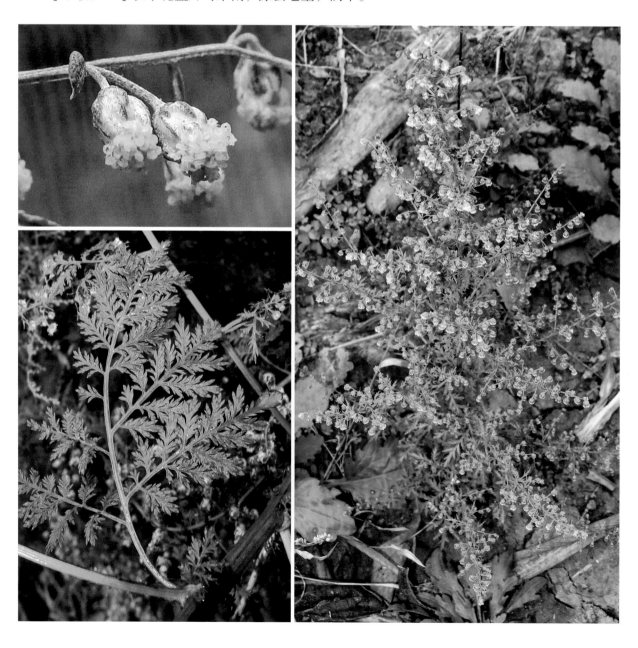

刘寄奴

【基原】为菊科奇蒿*Artemisia anomala* S. Moore 的全草。

【别名】六月白、千粒米、细白花草。

【形态特征】多年生草本，高达1.5 m。茎单生，稀2条至少数，具纵棱。下部叶卵形或长卵形，稀倒卵形；中部叶卵形、长卵形或卵状披针形；上部叶与苞片叶小。头状花序长圆形或卵圆形，排成密穗状花序。瘦果倒卵圆形或长圆状倒卵圆形。花果期6~11月。

【分布】生于林缘、路边、沟边及灌木丛中。产于广西、广东、湖南、湖北、福建、台湾、江苏、浙江、安徽、江西等地。

【性能主治】全草味苦，性温。具有活血通经、消肿止痛的功效。主治血淤经闭，痛经，风湿疼痛，跌打损伤。

【采收加工】夏、秋季开花时采收，除去杂质，洗净，鲜用或晒干。

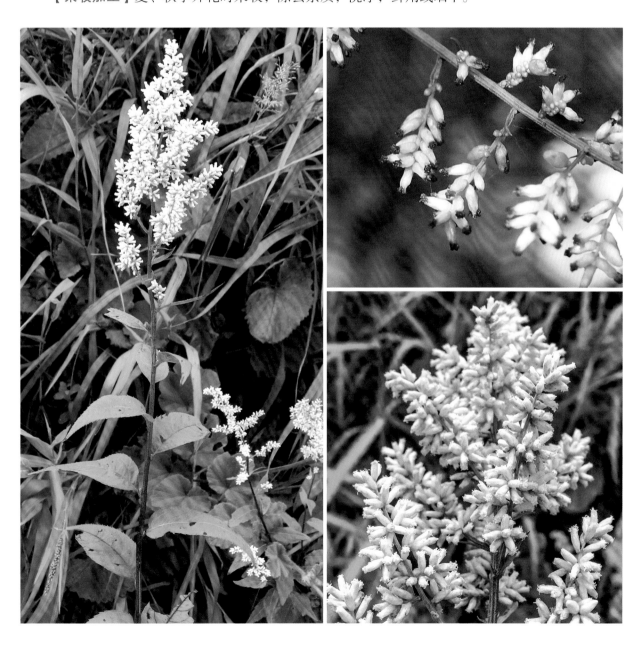

鸭脚艾

【基原】为菊科白苞蒿*Artemisia lactiflora* Wall ex DC. 的全草。

【别名】刘奇奴、鸭脚菜、甜菜子。

【形态特征】多年生草本。茎常单生，直立，高50~150 cm，上部多分枝。叶片纸质，阔卵形，羽状分裂；裂片3~5片，卵状椭圆形或长椭圆状披针形。头状花序长圆形，无柄，排成密穗状花序，在分枝上排成复穗状花序，而在茎上端组成开展或略开展的圆锥花序。花果期8~11月。

【分布】生于林下、林缘、路边及灌木丛中湿润处。产于西南、西部、中南、华东等地。

【性能主治】全草味辛、微苦，性温。具有活血散瘀、通经止痛、利湿消肿、消积除胀的功效。主治产后瘀血腹痛，月经不调，闭经，腹胀，跌打损伤。

【采收加工】夏、秋季采收，鲜用或晒干。

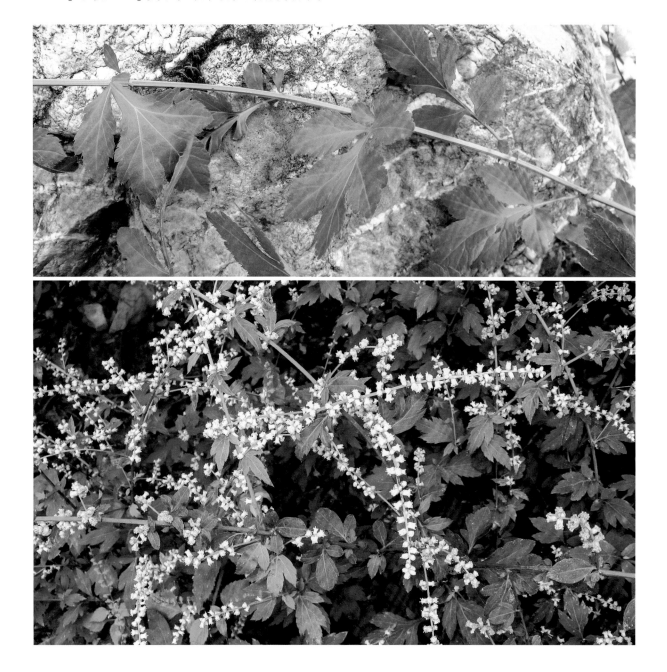

鬼针草

【基原】为菊科鬼针草*Bidens pilosa* L. 的全草。

【别名】一包针。

【形态特征】一年生直立草本。茎下部叶3裂或不分裂，常在开花前枯萎；茎中部叶具小叶3片，两侧小叶椭圆形或卵状椭圆形，边缘有齿；上部叶小，3裂或不分裂，条状披针形。头状花序无舌状花。瘦果熟时黑色，条形。

【分布】生于村边、路边及荒地中。产于西南、华南、华中、华东等地。

【性能主治】全草味苦，性平。具有疏表清热、解毒、散瘀的功效。主治流感，乙脑，咽喉肿痛，肠炎，痢疾，黄疸，肠痈，疮疡疥痔，跌打损伤。

【采收加工】夏、秋季采收，鲜用或晒干。

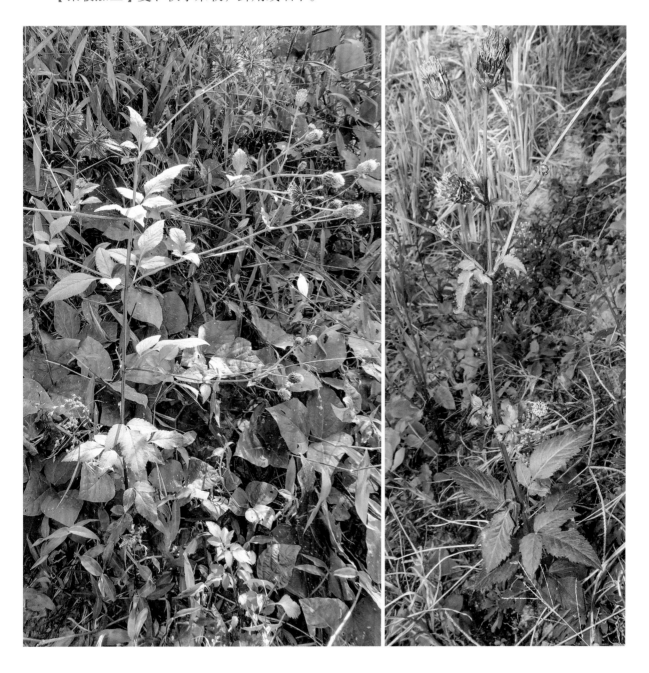

狼杷草

【基原】为菊科狼杷草*Bidens tripartita* L. 的全草。

【别名】小鬼叉、豆渣草、针包草。

【形态特征】一年生草本。茎圆柱状或具钝棱而稍呈四方形。叶对生；下部叶不分裂，常于花期枯萎；中部叶长椭圆状披针形，上部叶披针形。头状花序单生于茎端及枝端，具较长的花序梗；无舌状花，全为筒状两性花。瘦果扁，边缘有倒刺毛，顶端芒刺通常2枚。花期7~10月。

【分布】生于旷野、路边及水边湿地。产于西南、华东、华中、华北等地。

【性能主治】全草味甘、微苦，性凉。具有清热解毒、利湿通经的功效。主治肺热咳嗽，咯血，咽喉肿痛，月经不调，闭经，小儿疳积，毒蛇咬伤。

【采收加工】8~9月采收，鲜用或晒干。

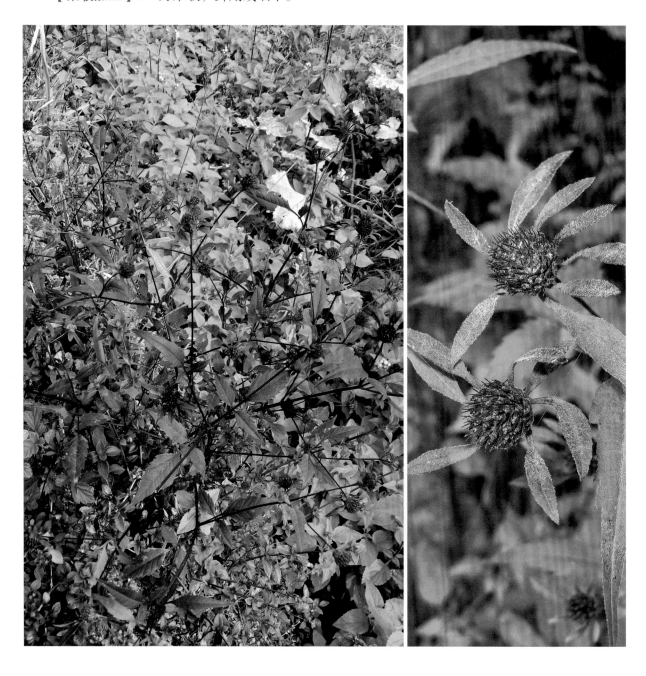

东风草

【基原】为菊科东风草*Blumea megacephala* (Randeria) C. C. Chang et Y. Q. Tseng 的全草。

【别名】黄花地胆草、九里明。

【形态特征】攀缘状草质藤本或基部木质。茎圆柱形，多分枝，有明显的沟纹。叶片卵形、卵状长圆形或长椭圆形。头状花序通常1~7个在腋生枝顶排成总状或近伞房状，再组成具叶圆锥花序；花黄色；雌花多数，细管状。瘦果圆柱形，有10条棱；冠毛白色。花期8~12月。

【分布】生于林缘、灌木丛中、山坡阳处。产于广西、广东、云南、贵州、四川、湖南、江西、福建、台湾等地。

【性能主治】全草味微辛、苦，性凉。具有清热明目、祛风止痒、解毒消肿的功效。主治目赤肿痛，翳膜遮睛，风疹，疥疮，皮肤瘙痒，痈肿疮疖，跌打红肿。

【采收加工】夏、秋季采收，鲜用或晒干。

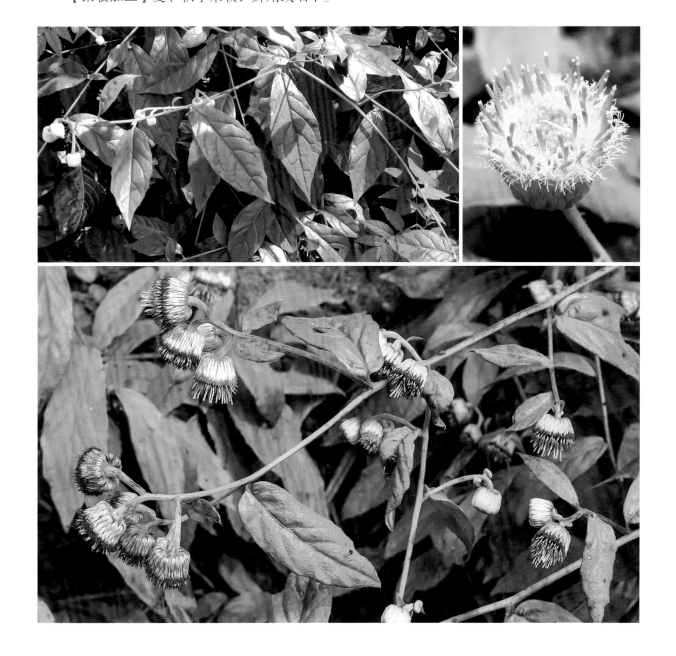

鹤虱

【基原】为菊科天名精*Carpesium abrotanoides* L. 的成熟果实。

【别名】天蔓青、地菘。

【形态特征】多年生粗壮草本。茎直立，上部多分枝，下部木质，密生短柔毛，有明显的纵条纹。基生叶于开花前凋萎；茎下部叶广椭圆形或长椭圆形，边缘齿端有腺体状胼胝体。头状花序多数，生于茎端及沿茎、枝生于叶腋。瘦果顶端有短喙，无冠毛。花期8~10月，果期10~12月。

【分布】生于村边、路边荒地、林缘。产于华东、华南、华中、西南等地。

【性能主治】成熟果实味苦、辛，性平；有小毒。具有杀虫消积的功效。主治蛔虫病，蛲虫病，绦虫病，虫积腹痛，小儿疳积。

【采收加工】秋季果实成熟时采收，除去杂质，晒干。

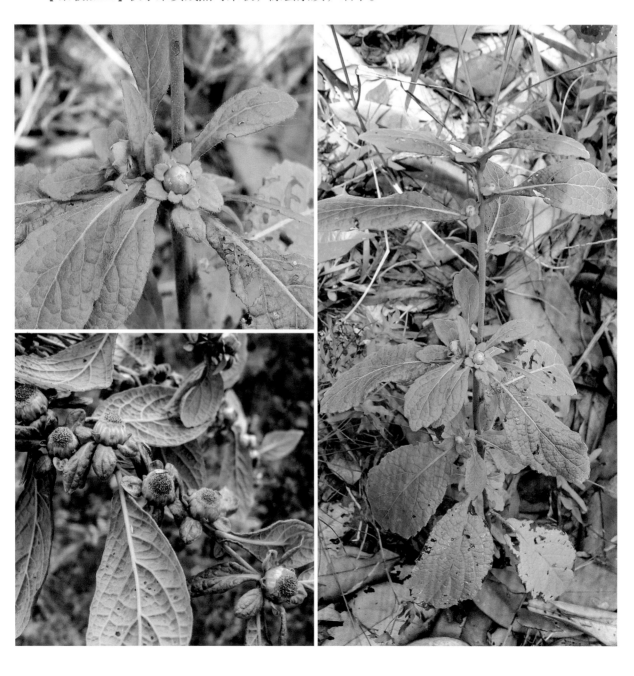

鹅不食草

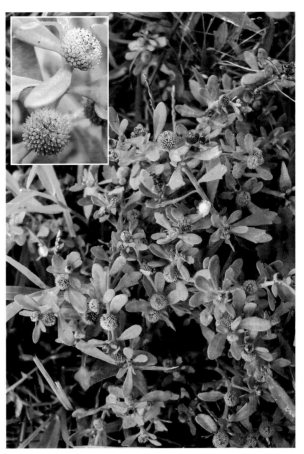

【基原】为菊科石胡荽 *Centipeda minima* (L.) A. Br. et Aschers. 的全草。

【别名】球子草、地胡椒。

【形态特征】一年生草本。茎匍匐或披散，基部多分枝，微被蛛丝状毛或无毛。叶互生；叶片楔状倒披针形，顶端钝，基部楔形，边缘有少数齿，无毛或背面微被蛛丝状毛。头状花序单生于叶腋，扁球形；边缘花雌性，多层；盘花两性，淡紫红色。瘦果椭圆形。花果期4~11月。

【分布】生于路边荒野、田埂及阴湿草地上。产于华南、西南、华中、东北、华北等地。

【性能主治】全草味辛，性温。具有发散风寒，通鼻窍，止咳的功效。主治风寒头痛，咳嗽痰多，鼻塞不通，鼻渊流涕。

【采收加工】夏、秋季花开时采收，洗去泥沙，晒干。

野菊

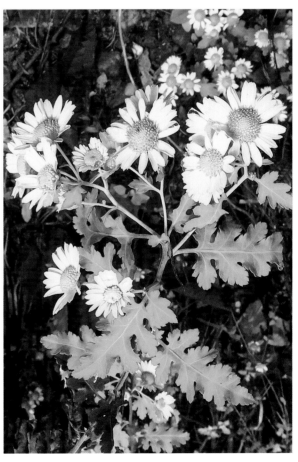

【基原】为菊科野菊 *Chrysanthemum indicum* L. 的头状花序。

【别名】野黄菊、苦薏。

【形态特征】多年生草本。有地下长或短匍匐茎。茎直立或铺散，分枝或仅在茎顶有伞房状花序分枝。基生叶和下部叶花期脱落。中部茎叶卵形、长卵形或椭圆状卵形。头状花序常在枝顶排成伞房状圆锥花序；全部苞片边缘白色或褐色宽膜质；舌状花黄色。瘦果。花期6~11月。

【分布】生于田边、路边、灌木丛中及山坡草地。产于东北、华北、华中、华南、西南等地。

【性能主治】头状花序味辛、苦，性微寒。具有清热解毒、泻火平肝的功效。主治目赤肿痛，头痛眩晕，疔疮痈肿。

【采收加工】秋、冬季花初开放时采摘，晒干，或蒸后晒干。

蚯疽草

【基原】为菊科鱼眼草*Dichrocephala auriculata* (Thunb.) Druce 的全草。

【别名】夜明草、白头菜。

【形态特征】一年生草本。茎粗壮，不分枝或分枝自基部而铺散，茎枝被白色长或短茸毛。叶片卵形、椭圆形或披针形。头状花序小，球形，多数头状花序在枝端或茎顶排列成伞房状花序或伞房状圆锥花序；外围雌花多层，紫色；中央两性花黄绿色。瘦果压扁状。花果期全年。

【分布】生于山坡、山谷、荒地或水沟边。产于广西、广东、贵州、湖南、云南、四川、湖北、浙江等地。

【性能主治】全草味辛、苦，性平。具有活血调经、消肿解毒的功效。主治月经不调，扭伤肿痛，毒蛇咬伤。

【采收加工】夏、秋季采收，鲜用或晒干。

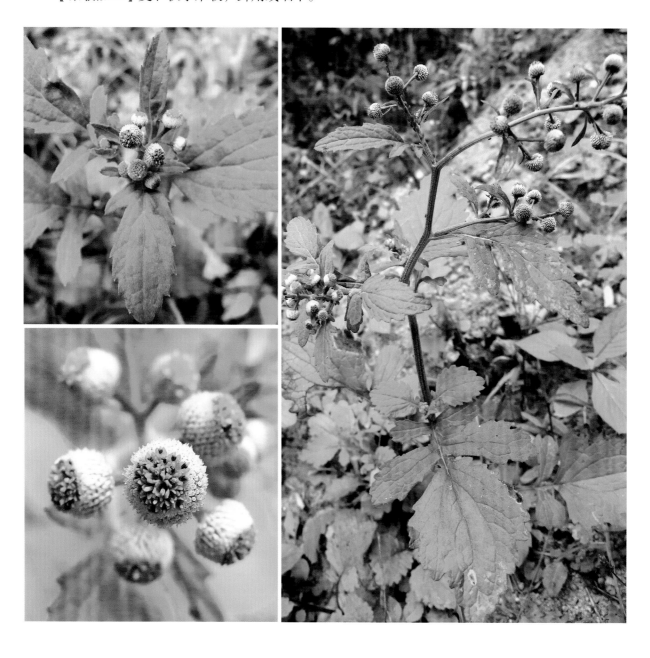

墨旱莲

【基原】为菊科鳢肠*Eclipta prostrata* (L.) L. 的地上部分。

【别名】墨菜、水旱莲。

【形态特征】一年生草本。茎直立，斜升或平卧，通常自基部分枝，被贴生糙毛。叶片长圆状披针形或披针形，无柄或有极短的柄。头状花序具细长梗；花白色，中央为管状花，外层2列为舌状花，花序形如莲蓬。瘦果暗褐色，雌花的瘦果三棱形，两性花的瘦果扁四棱形。花期6~9月。

【分布】生于河边、田边及路边。产于全国各地。

【性能主治】地上部分味甘、酸，性寒。具有滋补肝肾、凉血止血的功效。主治眩晕耳鸣，腰膝酸软，阴虚血热、崩漏下血，外伤出血。

【采收加工】夏、秋季花开放时采割，晒干。

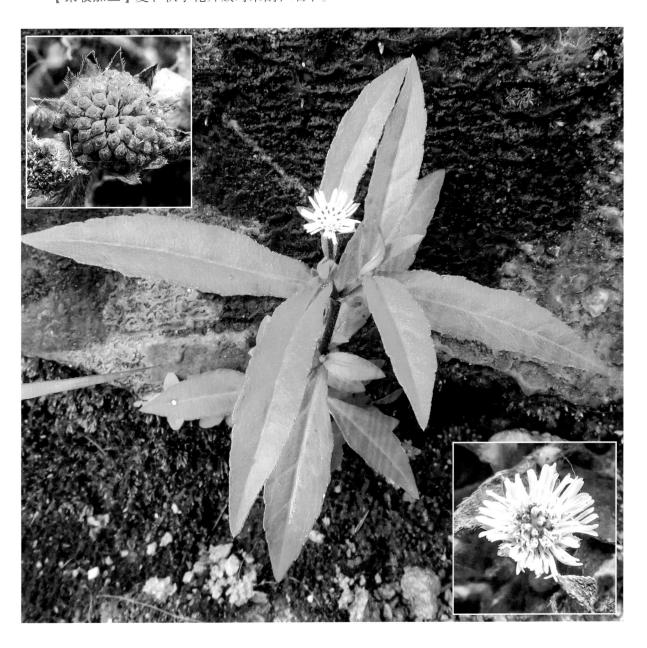

一点红

【基原】为菊科一点红*Emilia sonchifolia* DC. 的全草。

【别名】野芥兰、红背叶、羊蹄草。

【形态特征】一年生草本。根垂直，有白色疏毛。茎直立或斜升。叶质较厚；下部叶密集，大头羽状分裂；中部茎叶疏生，较小；上部叶少数，线形。头状花序顶生，在枝端排列成疏伞房状；小花粉红色或紫色。瘦果圆柱形，肋间被微毛，冠毛丰富，白色，细软。花果期7~10月。

【分布】生于荒地、田埂和路边。产于广西、广东、福建、贵州、江西等地。

【性能主治】全草味苦，性凉。具有清热解毒、利尿的功效。主治上呼吸道感染，咽喉肿痛，口腔溃疡，痢疾，泌尿系统感染，跌打扭伤。

【采收加工】夏、秋季采收，干燥；或趁鲜切片，干燥。

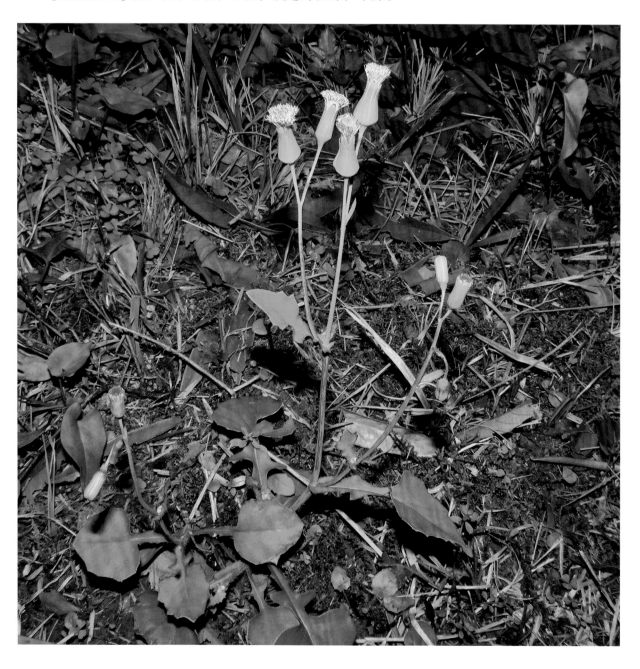

华泽兰

【基原】为菊科多须公*Eupatorium chinense* L. 的根。

【别名】六月雪、广东土牛膝、大泽兰。

【形态特征】多年生草本或小亚灌木状。茎枝被污白色柔毛，茎枝下部花期脱毛或疏毛。中部茎生叶卵形或宽卵形，稀卵状披针形、长卵形或披针状卵形，羽状脉3~7对。头状花序在茎顶及枝端排成复伞房花序；花白色、粉色或红色。瘦果淡黑褐色，椭圆状，散布黄色腺点。花果期6~11月。

【分布】生于山谷、林下或山坡草地上。产于广西、广东、湖南、浙江、湖北、云南等地。

【性能主治】根味苦、辛，性凉；有毒。具有清热解毒、凉血利咽的功效。主治感冒，支气管炎，咽喉炎，麻疹肺炎，吐血；外用治毒蛇咬伤。

【采收加工】夏、秋季采收，洗净，鲜用或晒干。

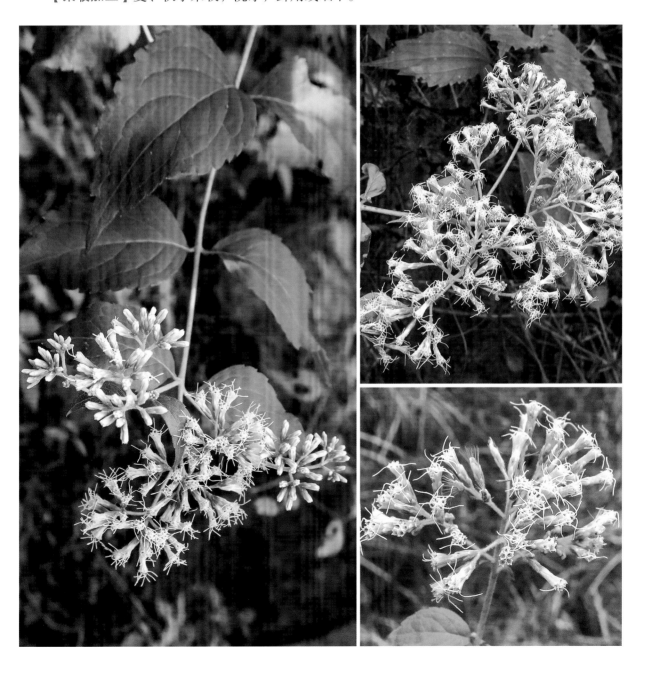

佩兰

【基原】为菊科佩兰 *Eupatorium fortunei* Turcz. 的地上部分。

【别名】兰草、泽兰、省头草。

【形态特征】多年生草本。根茎横走，淡红褐色。中部茎叶较大，3全裂或3深裂，两面光滑，无毛无腺点，边缘有粗齿或不规则的细齿；中部以下茎叶渐小；基部叶花期枯萎。头状花序排列呈聚伞花序状；花白色或带微红色。瘦果熟时黑褐色，冠毛白色。花果期7~11月。

【分布】生于溪边、路边、灌木丛中，常见栽培。产于广西、广东、湖南、云南、贵州、四川、江苏、浙江、江西、湖北等地。

【性能主治】地上部分味辛，性平。具有芳香化湿、醒脾开胃、发表解暑的功效。主治湿浊中阻，脘痞呕恶，口中甜腻，多涎，暑湿表证，湿温初起，发热倦怠，胸闷不舒。

【采收加工】夏、秋季分2次采割，除去杂质，晒干。

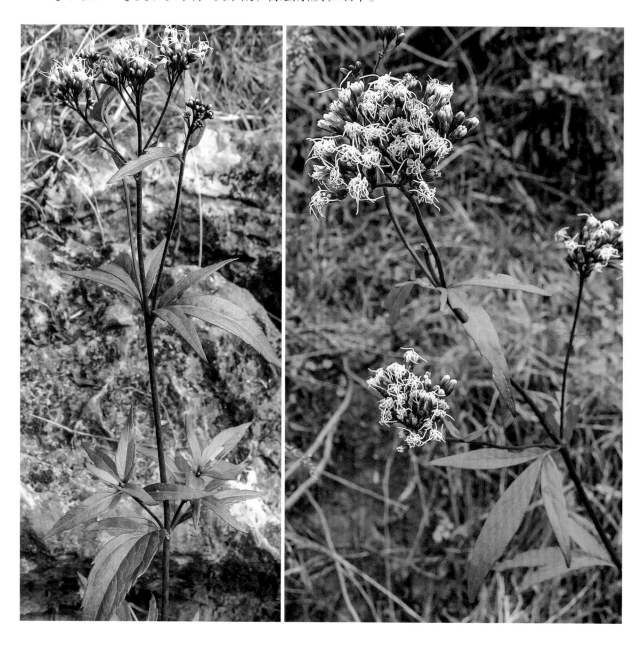

鼠曲草

【基原】为菊科鼠麴草*Gnaphalium affine* D. Don 的全草。

【别名】鼠耳、无心草、佛耳草。

【形态特征】一年生草本。茎直立或基部发出的枝下部斜升，上部不分枝，有沟纹，被白色厚绵毛。叶无柄；叶片匙状倒披针形或倒卵状匙形。头状花序在枝顶密集成伞房花序；花黄色至淡黄色。瘦果倒卵形或倒卵状圆柱形，有乳头状突起；冠毛粗糙，污白色，易脱落。花期1~4月，果期8~11月。

【分布】生于稻田、湿润草地上。产于华中、华东、华南、华北、西北及西南各地。

【性能主治】全草味甘、微酸，性平。具有化痰止咳、祛风除湿、解毒的功效。主治咳喘痰多，风湿痹痛，泄泻，水肿，蚕豆病，赤白带下，痈肿疔疮，阴囊湿痒，荨麻疹，高血压。

【采收加工】春季花放时采收，除去杂质，晒干。鲜品随采随用。

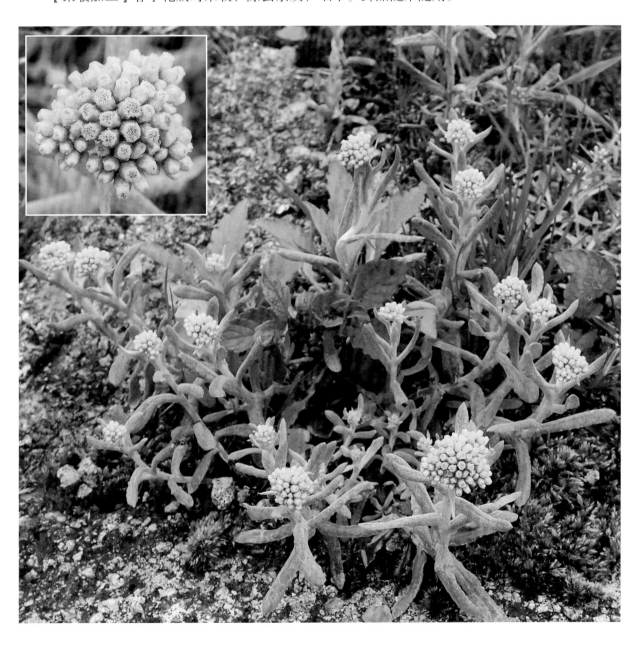

野苦荬菜

【基原】为菊科黄瓜菜*Paraixeris denticulata* (Houtt.) Nakai 的全草或根。

【别名】牛舌菜、稀须菜、盘儿草。

【形态特征】一年生或二年生直立草本。基生叶及下部茎叶花期枯萎脱落；中下部茎叶卵形、琴状卵形、椭圆形、长椭圆形或披针形，基部耳状抱茎；上部茎叶与中下部茎叶同形，渐小。头状花序，在茎枝顶端排成圆锥状花序；舌状花黄色。瘦果长椭圆形。花果期5~11月。

【分布】生于山坡林缘、林下、田边、岩石上或岩石缝隙中。产于广西、广东、贵州、四川、甘肃、江苏、安徽、浙江、江西、河南、湖北、黑龙江、吉林、河北等地。

【性能主治】全草或根味苦、微酸、涩，性凉。具有清热解毒、散瘀止痛、止血、止带的功效。主治宫颈糜烂，白带过多，子宫出血，下腿淋巴管炎，跌打损伤，无名肿毒，乳痈疖肿，烧烫伤，阴道滴虫病。

【采收加工】春、夏季开花前采收，洗净，鲜用或晒干。

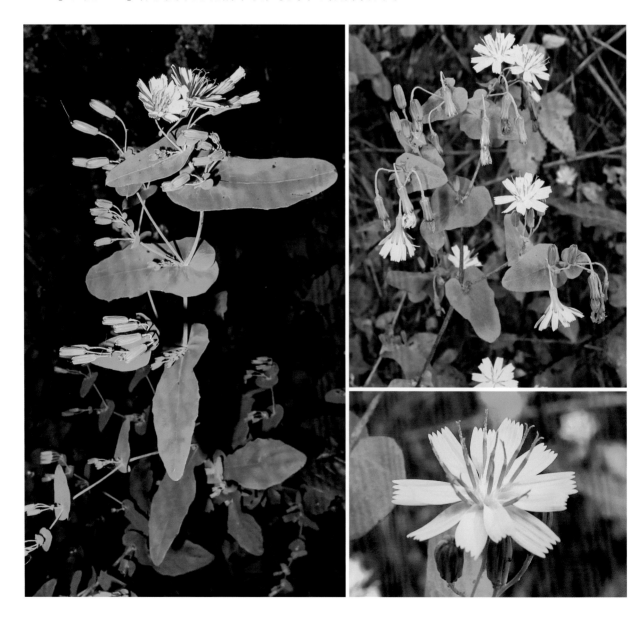

三角叶风毛菊

【基原】为菊科三角叶风毛菊*Saussurea deltoidea* (DC.) Sch.-Bip 的根。

【别名】白牛蒡根、毛叶威灵仙、大叶防风。

【形态特征】多年生草本。茎直立，被稠密的毛，有棱。全部叶两面异色，腹面绿色，粗糙，背面灰白色，被密厚或稠密的茸毛。头状花序大，下垂或歪斜，有长花梗；总苞半球形或宽钟状，小花淡紫红色或白色。瘦果倒圆锥状，熟时黑色，有具齿的小冠。花果期5~11月。

【分布】生于山坡、草地、林下、灌木丛中、荒地、牧场、杂木林中及河谷林缘。产于广西、广东、云南、贵州、四川、湖南、湖北、福建、江西、浙江、陕西、西藏。

【性能主治】根味甘、微苦，性温。具有祛风湿、通经络、健脾消疳的功效。主治风湿痹痛，白带过多，腹泻，痢疾，小儿疳积，胃寒疼痛。

【采收加工】夏、秋季采挖，洗净，晒干。

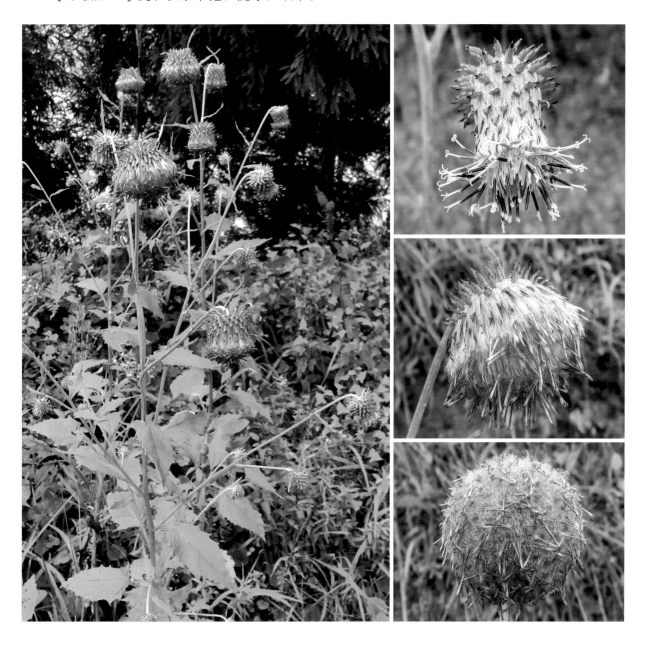

千里光

【基原】为菊科千里光*Senecio scandens* Buch.-Ham. ex D. Don 的全草。

【别名】千里及、千里急、黄花演。

【形态特征】多年生攀缘草本。茎被柔毛或无毛，老时变木质，皮淡色。叶具柄；叶片卵状披针形至长三角形，通常具浅或深齿，有时具细裂或羽状浅裂。头状花序有舌状花，多数，在茎枝端排列成顶生复聚伞圆锥花序；花黄色。瘦果圆柱形，被柔毛。花期10月到翌年3月。

【分布】生于森林、灌木丛中，攀缘于灌木、岩石上或溪边。产于广西、广东、云南、贵州、四川、湖南、湖北、江西、福建、台湾、安徽、浙江、陕西、西藏等地。

【性能主治】全草味苦，性寒。具有清热解毒、明目、利湿的功效。主治流行性感冒，上呼吸道感染，肺炎，目赤肿痛，痈疖肿毒，泄泻，痢疾，湿疹。

【采收加工】全年均可采收，除去杂质，鲜用或晒干。

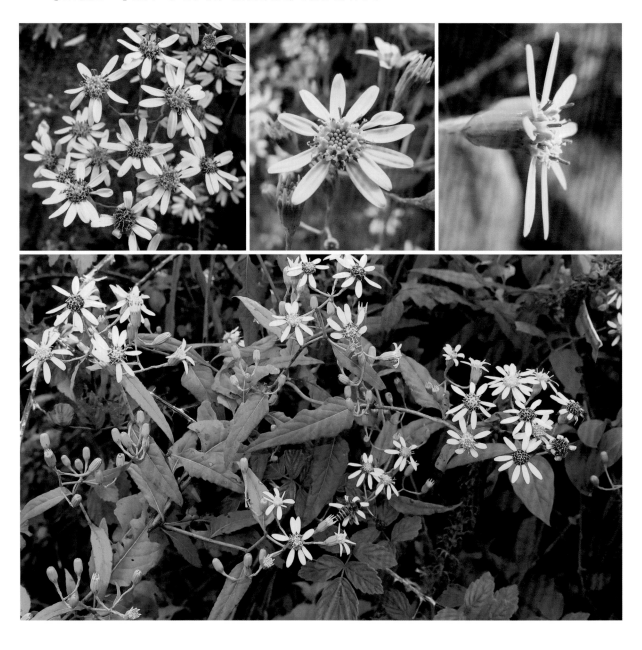

豨莶草

【基原】为菊科豨莶*Siegesbeckia orientalis* L. 的地上部分。

【别名】豨莶草、火莶、虎膏。

【形态特征】一年生草本。茎直立，多分枝，全部分枝被灰白色短柔毛。基部叶花期枯萎；中部叶片三角状卵圆形或卵状披针形，纸质，腹面绿色，背面淡绿色，具腺点，两面被毛，三出脉。头状花序多数，花黄色，雌花舌状，两性花管状。瘦果倒卵形。花期4~9月，果期6~11月。

【分布】生于山野、荒草地、灌木丛中、林缘及林下，也常见于耕地中。产于广西、广东、云南、贵州、四川、湖南、江西、福建、台湾、安徽、浙江、江苏、甘肃、陕西等地。

【性能主治】地上部分味苦、辛，性寒；有小毒。具有祛风湿、利关节、解毒的功效。主治风湿痹痛，筋骨无力，腰膝酸软，半身不遂，风疹湿疮。

【采收加工】夏季开花前或花期均可采收，除去杂质，晒干。

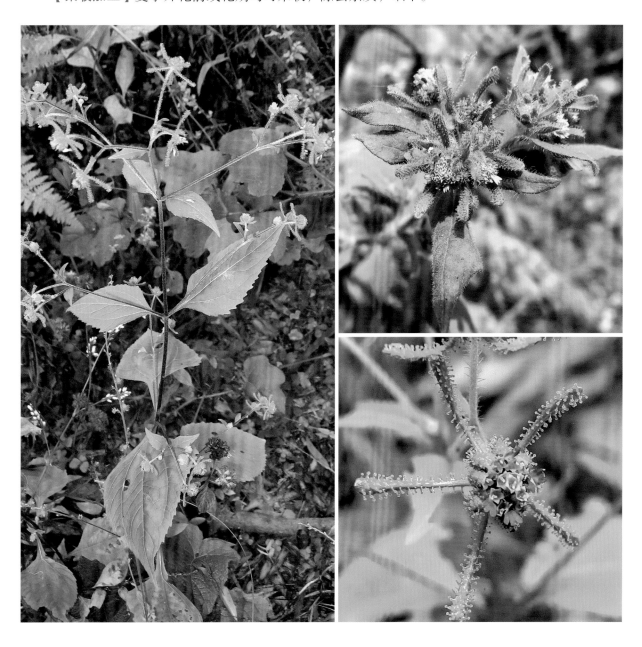

一枝黄花

【基原】为菊科一枝黄花*Solidago decurrens* Lour. 的全草。

【别名】野黄菊、洒金花、黄花仔。

【形态特征】多年生草本。茎细弱，单生或少数簇生。叶片椭圆形、卵形或宽披针形，有具翅的柄，仅中部以上边缘有细齿或全缘，两面、沿脉及叶缘有短柔毛或背面无毛。头状花序较小，多数在茎上部排列成长6~25 cm的总状花序或伞房圆锥花序；花黄色。花果期4~11月。

【分布】生于灌木丛中、林缘、林下或山坡草地上。产于广西、广东、云南、贵州、四川、湖南、湖北、江西、安徽、浙江、江苏、陕西、台湾等地。

【性能主治】全草味辛、苦，性平。具有疏风泄热、清热解毒的功效。主治风热感冒，头痛，咽喉肿痛，肺热咳嗽，痈肿疮疖。

【采收加工】秋季开花盛期采收，洗净，鲜用或晒干。

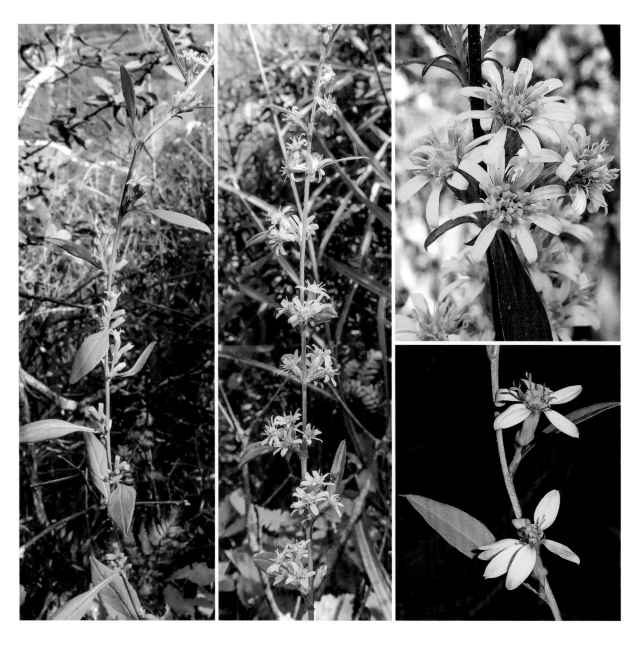

白叶火草

【基原】为菊科锯叶合耳菊*Synotis nagensium* (C. B. Clarke) C. Jeffrey et Y. L. Chen 的全草。

【别名】白背艾、火门艾、大叶艾。

【形态特征】多年生灌木状草本或亚灌木。茎密被白色茸毛或黄褐色茸毛，下部在花期无叶。叶片倒卵状椭圆形、倒披针状椭圆形或椭圆形，腹面被蛛丝状茸毛及短柔毛，背面被茸毛及沿脉被短硬毛。头状花序排成圆锥聚伞花序；花黄色；总苞倒锥状钟形。瘦果圆柱形。花期8月至翌年3月。

【分布】生于灌木丛中、草地。产于广西、广东、云南、贵州、四川、湖南、湖北、甘肃等地。

【性能主治】全草味淡，性平。具有散风热、定喘咳、利水湿的功效。主治感冒发热，咳喘，小便淋涩，肾炎水肿。

【采收加工】夏、秋季采收，洗净，晒干。

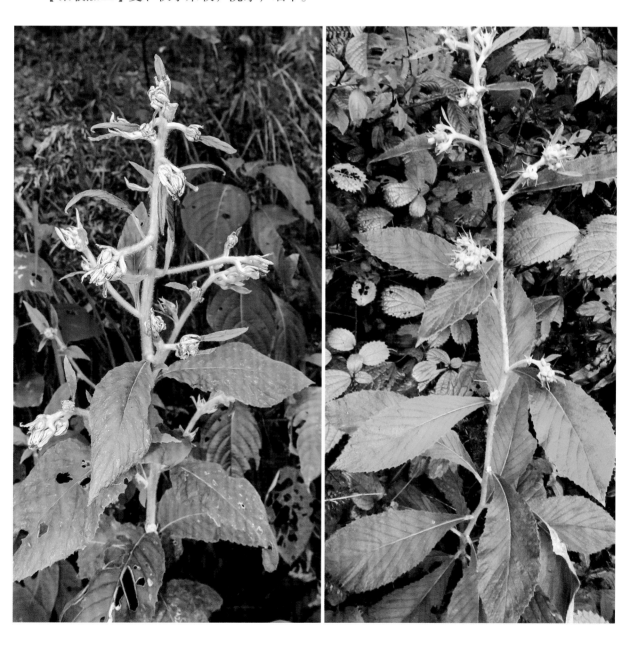

夜香牛

【基原】为菊科夜香牛 *Vernonia cinerea* (L.) Less. 的全草。

【别名】夜牵牛、星拭草、寄色草。

【形态特征】一年生或多年生草本。下部和中部叶具柄，菱状长圆形或卵形，基部楔状狭成具翅的柄，边缘有具小尖的疏齿或波状，背面被灰白色或淡黄色短柔毛，两面均具腺点，上部叶渐尖。头状花序多数在茎枝端排成伞房状圆锥花序；花淡红紫色，花冠管状。花期全年。

【分布】生于山坡旷野、荒地、田边、路边。产于广西、广东、云南、四川、湖南、湖北、浙江、江西、福建、台湾。

【性能主治】全草味苦、辛，性凉。具有疏风清热、凉血解毒、安神的功效。主治感冒发热，咳嗽，黄疸，湿热腹泻，白带异常，痈疖肿毒，毒蛇咬伤。

【采收加工】夏、秋季采收，洗净，鲜用或晒干。

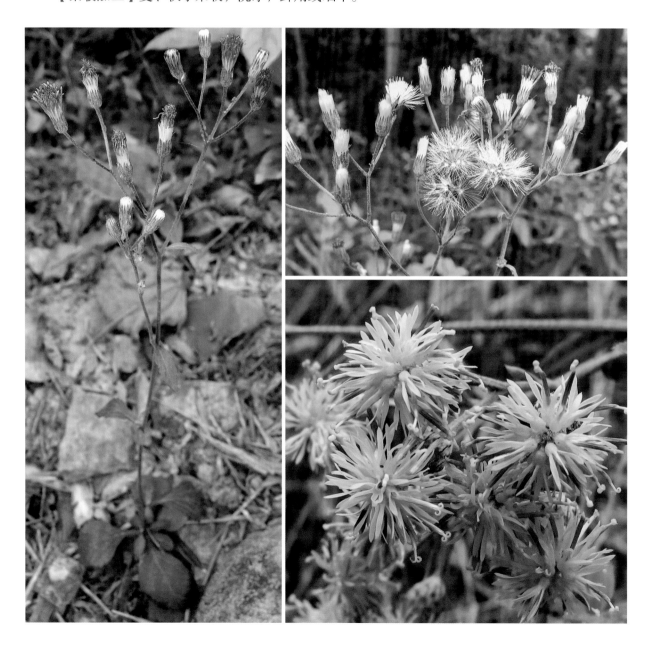

北美苍耳

【基原】为菊科北美苍耳*Xanthium chinense* Mill. 的成熟带总苞的果实。

【别名】老苍子、苍子、毛苍子。

【形态特征】一年生草本。根纺锤状,分枝或不分枝。叶片三角状卵形或心形,近全缘或有3~5不明显浅裂,两面被贴生的糙毛。雄头状花序球形,花冠钟形,雌头状花序椭圆形。成熟瘦果的总苞变坚硬;苞刺长约2 mm,顶端两喙近等长。花期7~9月,果期8~11月。

【分布】生于丘陵及山地草丛中。产于西南、华南、华东、华北、西北及东北各省区。

【性能主治】带总苞的果实味辛、苦,性温;有毒。具有散风寒、通鼻窍、祛风湿的功效。主治风寒头痛,鼻塞流涕,鼻衄,鼻渊,风疹瘙痒,湿痹拘挛。

【采收加工】秋季果实成熟时采收,干燥,除去梗、叶等杂质。

【附注】北美苍耳原产于墨西哥,现广泛分布于各地,药用功效与苍耳*X. sibiricum*相似。

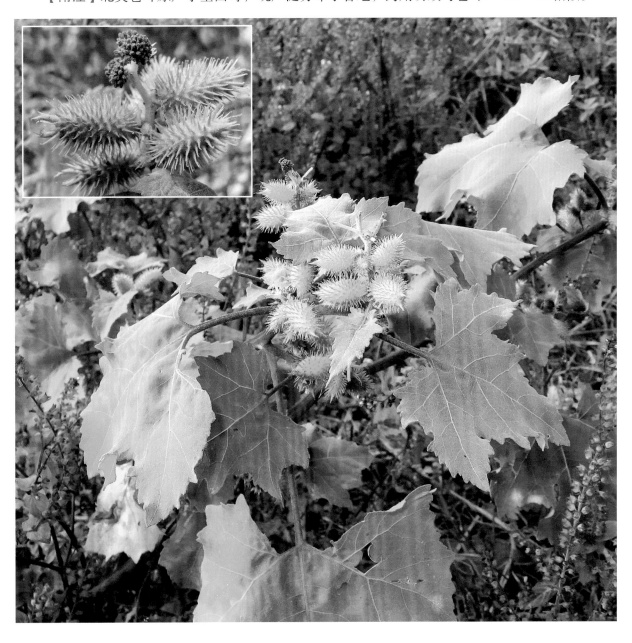

落地荷花

【基原】为龙胆科五岭龙胆*Gentiana davidii* Franch. 的带花全草。

【别名】九头青、鲤鱼胆、青叶胆。

【形态特征】多年生草本。须根略肉质。主茎粗壮，具多数较长分枝。花枝多数，丛生。叶片线状披针形或椭圆状披针形，边缘微外卷，有乳突。花多数，簇生于枝顶呈头状；花冠蓝色，狭漏斗形。蒴果狭椭圆形或卵状椭圆形。种子淡黄色，表面具蜂窝状网隙。花果期6~11月。

【分布】生于山坡草丛、路边、林下。产于广西、广东、湖南、江西、安徽、福建等地。

【性能主治】带花全草味苦，性寒。具有清热解毒、利湿的功效。主治小儿惊风，目赤，咽痛，化脓性骨髓炎，痈疮肿毒，毒蛇咬伤。

【采收加工】夏、秋季采收，鲜用或晒干。

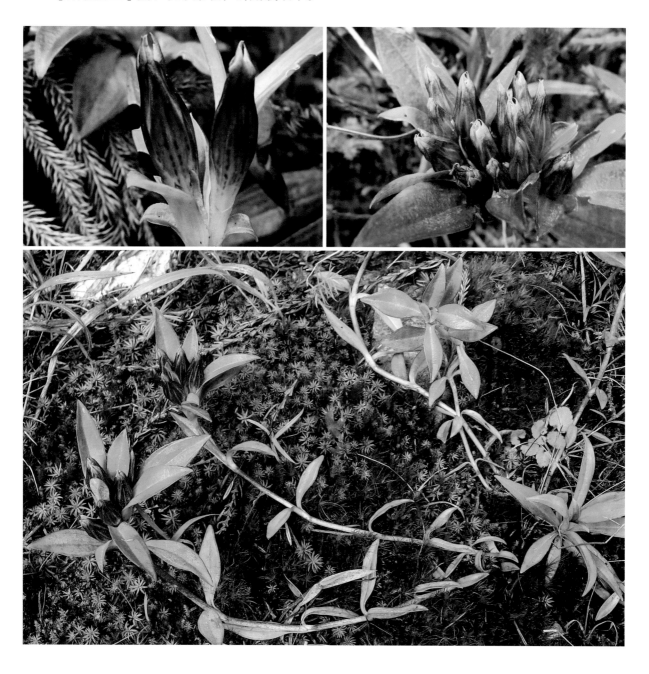

獐牙菜

【基原】为龙胆科獐牙菜Swertia bimaculata (Sieb. et Zucc.) Hook. f. et Thoms. ex C. B. Clarke 的全草。

【别名】黑节苦草、走胆草、紫花青叶胆。

【形态特征】一年生草本。根细，棕黄色。茎直立，中部以上分枝。基生叶花期枯萎；茎生叶椭圆形至卵状披针形，最上部叶苞叶状。大型圆锥状复聚伞花序疏松，开展，多花；花冠黄色，上部具多数紫色小斑点。蒴果狭卵形。种子褐色，圆形，表面具瘤状突起。花果期6~11月。

【分布】生于山坡草地、林下、灌木丛中。产于广西、广东、湖南、贵州、四川、云南、陕西、甘肃等地。

【性能主治】全草味苦、辛，性寒。具有清热解毒、利湿、疏肝利胆的功效。主治急性、慢性肝炎，胆囊炎，感冒发热，咽喉肿痛，牙龈肿痛，尿路感染，肠胃炎，小儿口疮。

【采收加工】夏、秋季采收，切碎，晾干。

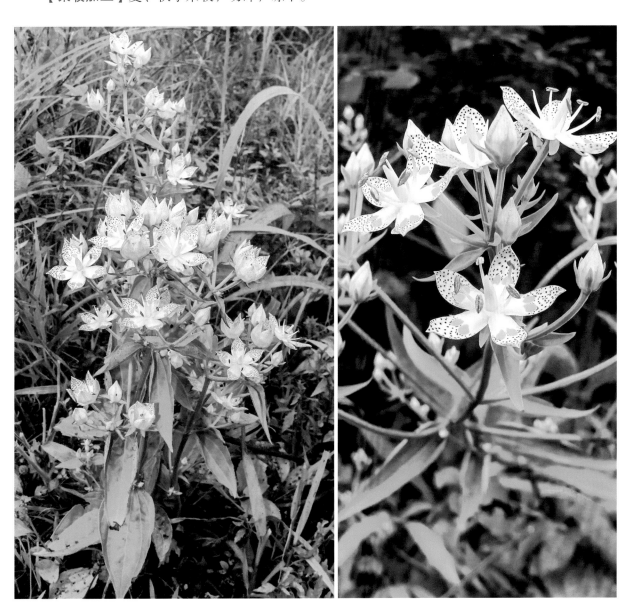

喉咙草

【基原】为报春花科点地梅*Androsace umbellata* (Loureiro) Merrill 的全草或果实。

【别名】佛顶珠、地胡椒、五岳朝天。

【形态特征】一年生或二年生草本。主根不明显，具多数须根。叶全部基生；叶片近圆形或卵圆形，先端钝圆，基部浅心形至近圆形，边缘具三角状钝齿。伞形花序具4~15朵花；花萼杯状，果期增大，呈星状展开；花冠白色，喉部黄色。蒴果近球形，果皮白色。花期2~4月，果期5~6月。

【分布】生于林缘、草地和疏林下。产于东北、华北和秦岭以南各地。

【性能主治】全草或果实味苦、辛，性微寒。具有清热解毒、消肿止痛的功效。主治咽喉肿痛，口疮，牙痛，头痛，目赤，风湿痹痛，哮喘，淋浊，疔疮肿毒，烧烫伤，毒蛇咬伤，跌打损伤。

【采收加工】清明前后采收，晒干。

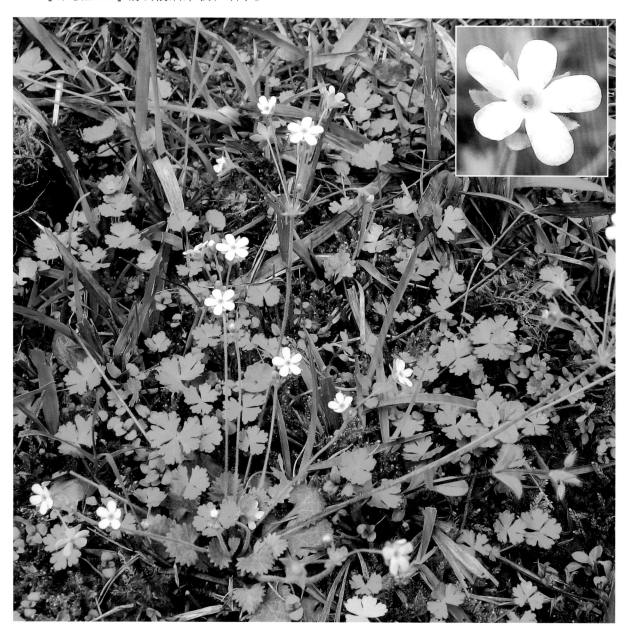

风寒草

【基原】为报春花科临时救*Lysimachia congestiflora* Hemsl. 的全草。

【别名】过路黄、小过路黄。

【形态特征】多年生草本。茎下部匍匐，节上生根，上部及分枝上升，密被多细胞卷曲柔毛。叶对生；叶片有时沿中肋和侧脉染紫红色，边缘具褐色或紫红色腺点。花2~4朵集生于茎端和枝端成近头状的总状花序，在花序下方的1对叶腋有时具单生之花；花冠黄色，内面基部紫红色。花期5~6月，果期7~10月。

【分布】生于水沟边、田埂上和山坡林缘、草地等湿润处。产于长江以南各地以及陕西、甘肃南部和台湾。

【性能主治】全草味辛、微苦，性微温。具有祛风散寒、止咳化痰、消积解毒的功效。主治风寒头痛，咳嗽痰多，咽喉肿痛，黄疸，胆道结石，尿路结石，小儿腹积，痈疽疔疮，毒蛇咬伤。

【采收加工】在栽种当年10~11月可采收1次，以后第二、第三年的5~6月和10~11月可采收，齐地面割下，除去杂质，晒干或烘干。

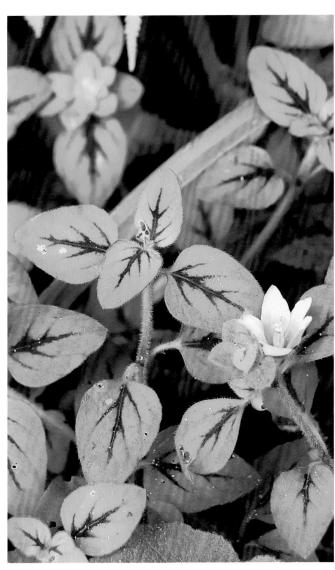
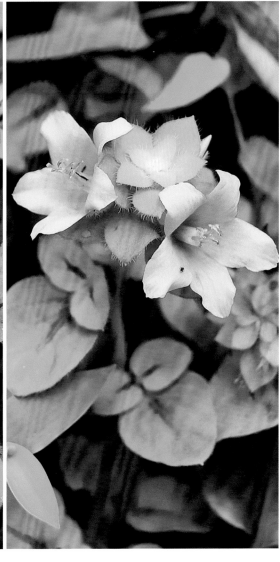

大田基黄

【基原】为报春花科星宿菜*Lysimachia fortunei* Maxim. 的全草或根。

【别名】红头绳、假辣蓼。

【形态特征】多年生草本。全株无毛。根状茎横走，紫红色；茎直立，具黑色腺点，基部紫红色。嫩梢和花序轴具褐色腺体。叶互生，近无柄；叶片两面均具黑色腺点，干后粒状突起。总状花序顶生，细瘦；花冠白色，具黑色腺点。蒴果球形。花期6~8月，果期8~11月。

【分布】生于沟边、田边等湿润处。产于中南、华南、华东各省区。

【性能主治】全草或根味苦、辛，性凉。具有清热利湿、凉血活血、解毒消肿的功效。主治黄疸，泻痢，目赤，吐血，血淋，白带异常，崩漏，痛经，闭经，咽喉肿痛，痈肿疮毒，跌打损伤，蛇虫咬伤。

【采收加工】4~8月采收，鲜用或晒干。

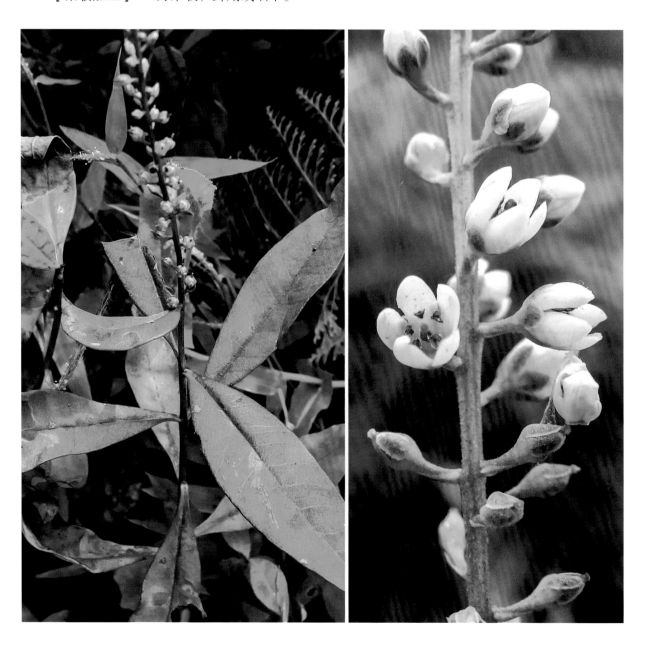

白花丹

【基原】为白花丹科白花丹*Plumbago zeylanica* L. 的全草。

【别名】猛老虎、火灵丹、余笑花。

【形态特征】常绿半灌木，高1~3 m。枝条开散或上端蔓状，常被明显的钙质颗粒，除具腺外无毛。叶片薄，通常长卵形。穗状花序顶生；花轴与总花梗皆有头状或具柄的腺；花冠白色或微带蓝白色。蒴果长圆形，淡黄褐色。种子红褐色。花期10月至翌年3月，果期12月至翌年4月。

【分布】生于污秽阴湿处或半阴处。产于广西、广东、贵州南部、云南、四川（西昌）、重庆、台湾、福建等地。

【性能主治】全草味辛、苦、涩，性温；有毒。具有祛风、散瘀、解毒、杀虫的功效。主治风湿性关节疼痛，慢性肝炎，血瘀经闭，跌打损伤，肿毒恶疮，疥癣，肛周脓肿，急性淋巴腺炎，乳腺炎，蜂窝组织炎，瘰疬未溃。

【采收加工】全年均可采收，干燥。

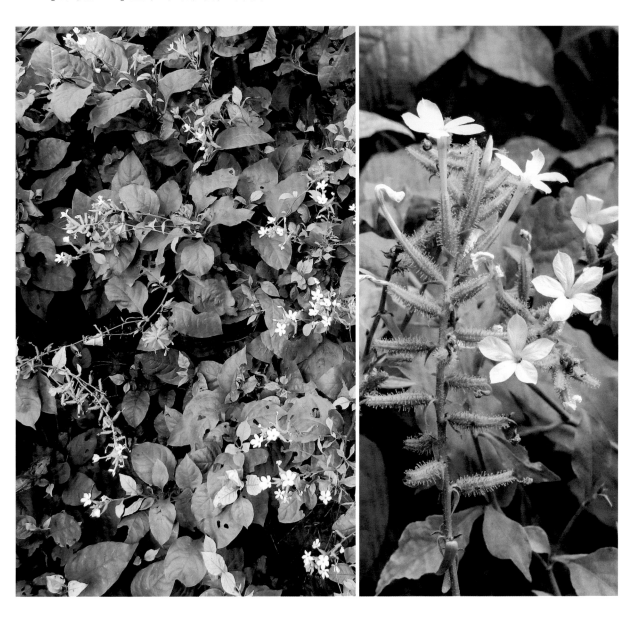

车前

【基原】为车前科车前 *Plantago asiatica* L. 的全草、成熟种子。

【别名】咳麻草。

【形态特征】多年生草本。须根多数。根状茎短，稍粗。叶基生呈莲座状，平卧、斜展或直立；叶片卵形至椭圆形，先端钝圆至急尖，边缘波状。花序直立或弓曲上升，穗状花序细圆柱状；花冠白色。蒴果纺锤状，具角，背腹面微隆起；子叶背腹向排列。花期4~8月，果期6~9月。

【分布】生于草地、沟边、河岸湿地、田边、路边或村边空旷处。产于广西、广东、云南、贵州、四川、西藏、海南、江西、福建等地。

【性能主治】全草味甘，性寒。具有清热利尿通淋、祛痰、凉血、解毒的功效。主治热淋涩痛，水肿尿少，暑湿泻痢，痰热咳嗽，痈肿疮毒，吐血。种子味甘，性寒。具有清热利尿、渗湿通淋、明目、祛痰的功效。主治水肿胀满，热淋涩痛，暑湿泄泻，目赤肿痛，痰热咳嗽。

【采收加工】全草夏季采收，除去泥沙，晒干。果穗夏、秋季种子成熟时采收，晒干，搓出种子，除去杂质。

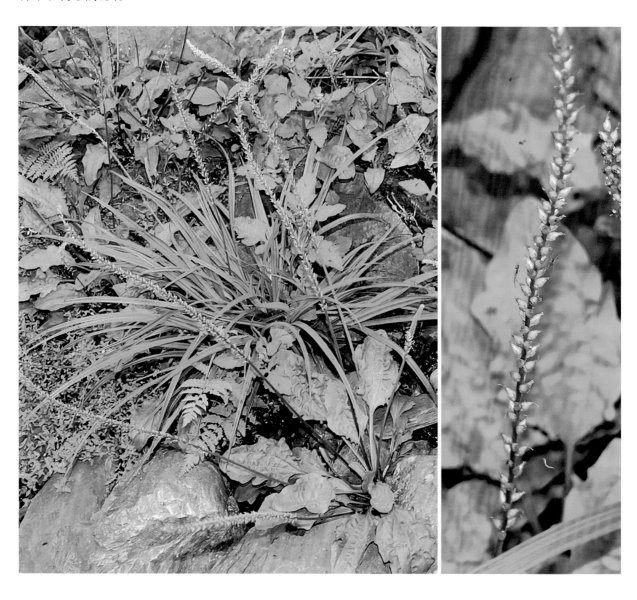

南沙参

【基原】为桔梗科轮叶沙参*Adenophora tetraphylla* (Thunb.) Fisch. 的根。

【别名】沙参、知母。

【形态特征】多年生草本。茎高大，不分枝。茎生叶3~6片轮生，卵圆形至条状披针形。花序狭圆锥状，花序分枝大多轮生，生数朵花或单花；花冠筒状细钟形，口部稍缢缩，蓝色、蓝紫色。蒴果球状圆锥形或卵圆状圆锥形。种子黄棕色，有1条棱，并由棱扩展成1条白带。花期7~9月。

【分布】生于草地和灌木丛中。产于广西、广东、云南、四川、贵州、山东等地。

【性能主治】根味甘，性微寒。具有养阴清肺、益胃生津、化痰、益气的功效。主治肺热燥咳，阴虚劳嗽，干咳痰黏，胃阴不足，食少呕吐，气阴不足，烦热口干。

【采收加工】春、秋季采挖，除去须根，洗后趁鲜刮去粗皮，洗净，干燥。

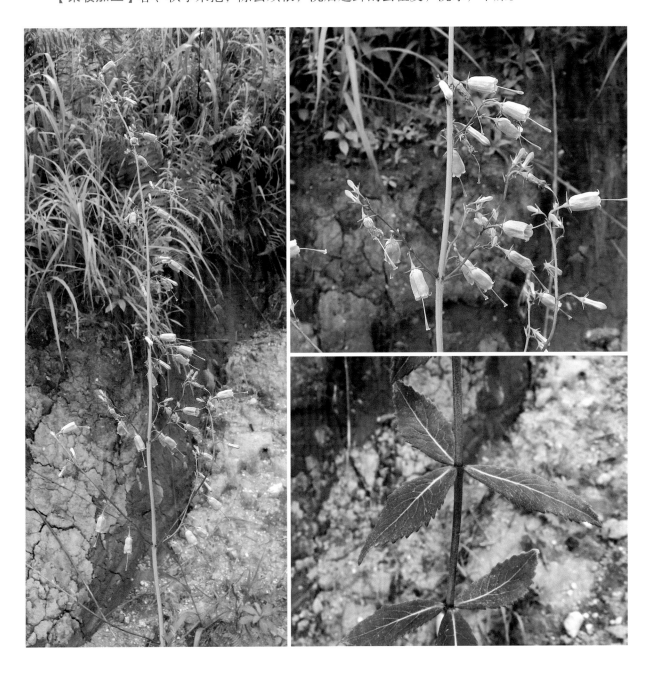

土党参

【基原】为桔梗科金钱豹*Campanumoea javanica* Blume 的根。

【别名】桂党参、奶参、土羊乳。

【形态特征】缠绕草质藤本。具乳汁，具胡萝卜状根。茎无毛，多分枝。叶对生；叶片心形，边缘具浅钝齿。花单生于叶腋；花冠上位，白色或黄绿色，内面紫色，钟状，裂至中部。浆果黑紫色或紫红色，球状。种子不规则，常为短柱状，表面有网状纹饰。花期5~11月。

【分布】生于山坡或丛林中。产于广西、广东、贵州、云南等地。

【性能主治】根味甘，性平。具有健脾益气、补肺止咳、下乳的功效，主治虚劳内伤，气虚乏力，心悸，多汗，脾虚泄泻，白带异常，乳汁稀少，小儿疳积，遗尿，肺虚咳嗽。

【采收加工】秋季采挖，洗净，晒干。

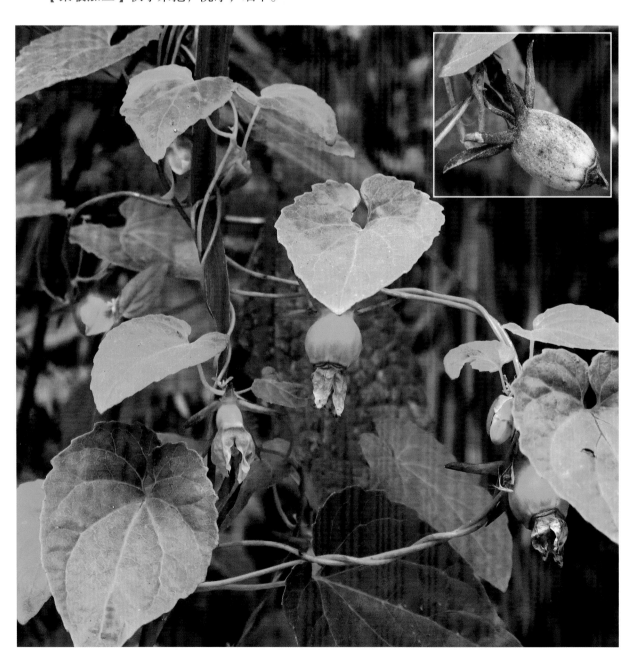

山海螺

【基原】为桔梗科羊乳*Codonopsis lanceolata* (Sieb. et Zucc.) Benth. et Hook. f. 的根。

【别名】奶树、四叶参。

【形态特征】缠绕草本。根通常肥大呈纺锤形，近上部有稀疏环纹，而下部则疏生横长皮孔。在小枝顶端的叶2~4片近对生或轮生；叶片菱状卵形、狭卵形至椭圆形。花单生或对生于小枝顶端；花冠阔钟状，黄绿色或乳白色内有紫色斑。蒴果下部半球形，上部有喙。花果期7~8月。

【分布】生于山地林下、沟边阴湿处。产于东北、华北、华东和中南各省区。

【性能主治】根味甘、辛，性平。有益气养阴、解毒消肿、排脓、通乳的作用。主治神疲乏力，头晕头痛，肺痈，乳痈，疮疖肿毒，喉蛾，产后乳少，毒蛇咬伤。

【采收加工】7~8月采挖，洗净，鲜用或切片，晒干。

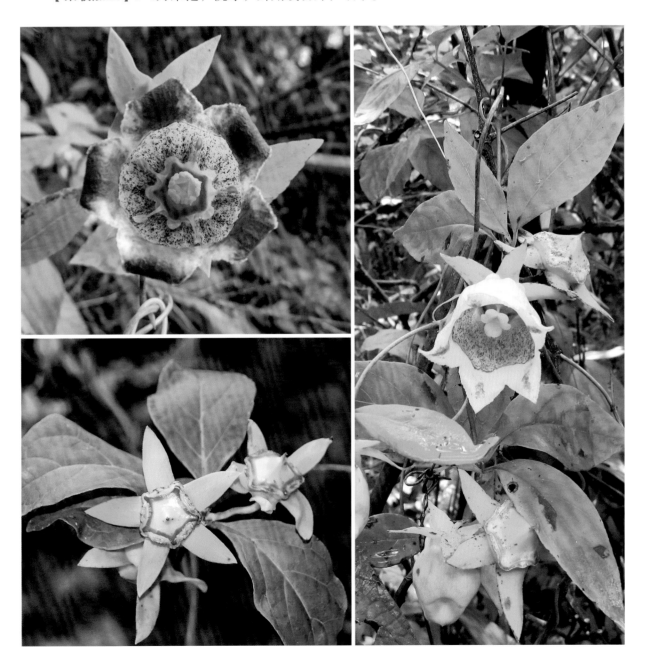

半边莲

【基原】为半边莲科半边莲*Lobelia chinensis* Lour. 的全草。

【别名】急救索、蛇利草。

【形态特征】多年生草本。茎细弱，匍匐，节上生根。叶互生；叶片线形至披针形，全缘或顶部有明显的齿，无毛。花单生于分枝的上部叶腋；花冠粉红色或白色，喉部以下生白色柔毛；裂片全部平展于下方，呈一个平面。蒴果倒锥形。种子椭圆形，稍扁压状，近肉色。花果期5~10月。

【分布】生于水田边、沟边及草地上。产于长江中下游及以南各省区。

【性能主治】全草味辛，性平。具有利尿消肿、清热解毒的功效。主治痈肿疔疮，蛇虫咬伤，臌胀水肿，湿热黄疸，湿疹湿疮。

【采收加工】夏季采收，除去泥沙，洗净，晒干。

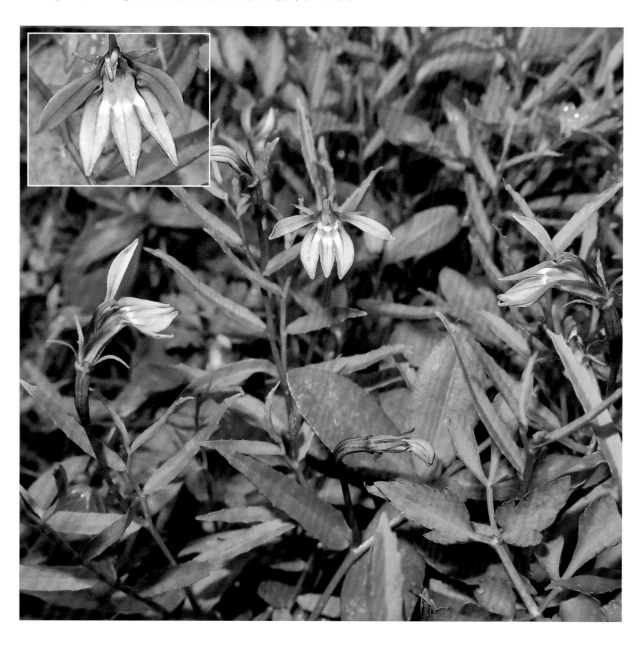

苦蘵

【基原】为茄科苦蘵*Physalis angulata* L. 的全草。

【别名】蘵草、小苦耽、灯笼草。

【形态特征】一年生草本。被疏短柔毛或近无毛。茎多分枝，分枝纤细。叶片卵形至卵状椭圆形，顶端渐尖或急尖，基部阔楔形或楔形，全缘或有不等大的齿，两面近无毛。花单生于叶腋；花萼钟状；花淡黄色，喉部常有紫斑。果萼卵球状，薄纸质，浆果。种子圆盘状。花果期5~12月。

【分布】生于林下、路边。产于华东、华中、华南及西南等地区。

【性能主治】全草味苦、酸，性寒。具有清热利尿、解毒消肿的功效。主治感冒，肺热咳嗽，咽喉肿痛，牙龈肿痛，湿热黄疸，痢疾，水肿，疔疮。

【采收加工】夏、秋季采收，鲜用或晒干。

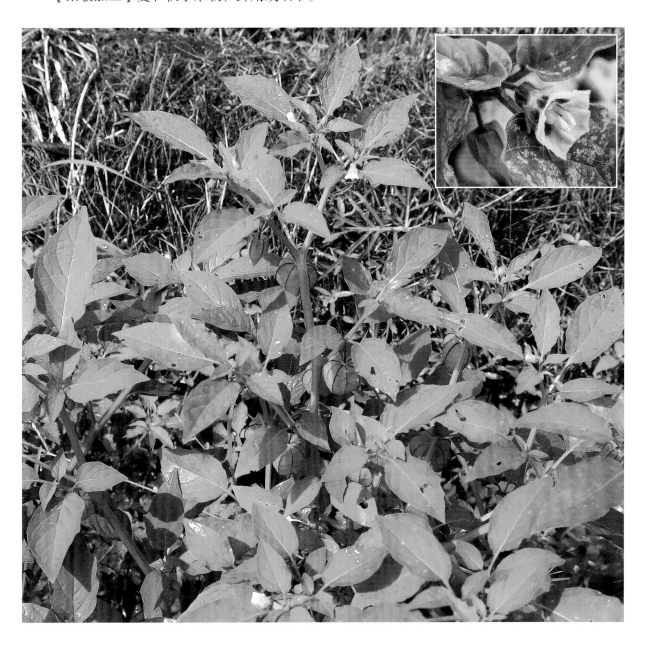

白毛藤

【基原】为茄科白英*Solanum lyratum* Thunb. 的全草。

【别名】千年不烂心、鬼目草、白草。

【形态特征】多年生草质藤本。茎、叶密生有节长柔毛。叶互生；叶片多数为琴形，基部常3~5深裂，裂片全缘，两面均被白色发亮的长柔毛。聚伞花序顶生或腋外生；花冠蓝色或白色，花冠筒隐于萼内。浆果球形，熟时红黑色。种子近盘状，扁平。花期夏、秋季，果期秋末。

【分布】生于路边、田边或山谷草地。产于广西、广东、湖南、湖北、云南、四川等地。

【性能主治】全草味甘、苦，性寒；有小毒。具有清热利湿、解毒消肿的功效。主治疟疾，黄疸，水肿，淋病，风湿关节痛，胆囊炎，癌症，子宫糜烂，白带异常，丹毒，疔疮。

【采收加工】夏、秋季采收，鲜用或晒干。

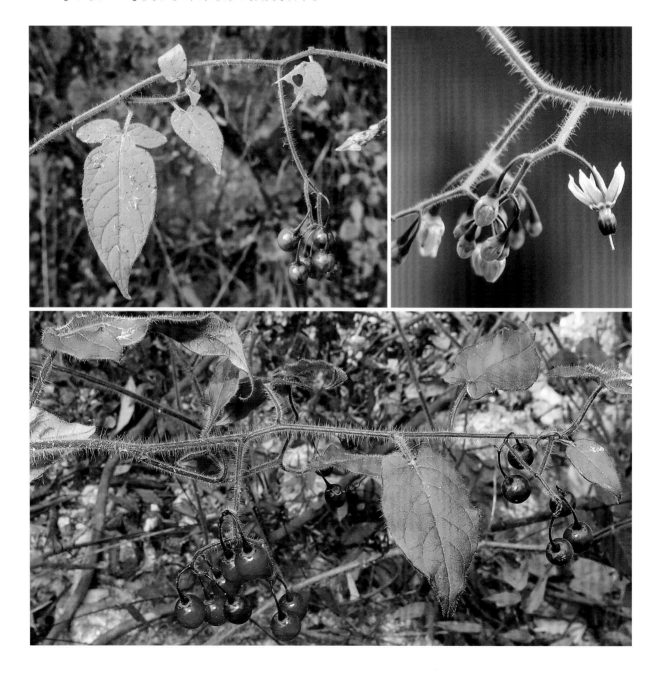

龙葵

【基原】为茄科龙葵*Solanum nigrum* L. 的地上部分。

【别名】苦菜、苦葵、老鸦眼睛草。

【形态特征】一年生草本。茎直立，多分枝。叶互生；叶片卵形，基部楔形至阔楔形而下延至叶柄，全缘或有不规则的波状齿。花序短蝎尾状，腋外生，有3~10朵花；花萼杯状；花冠白色，筒部隐于萼内。浆果球形，熟时紫黑色。种子多数，近卵形，两侧压扁状。花期5~8月，果期7~11月。

【分布】生于田边、荒地及村庄附近。全国各地均有分布。

【性能主治】地上部分味苦，性寒；有小毒。具有清热解毒、消肿散结、消炎利尿的功效。主治疔疮痈肿，尿路感染，肾炎水肿，肿瘤。

【采收加工】夏、秋季采收，鲜用或晒干。

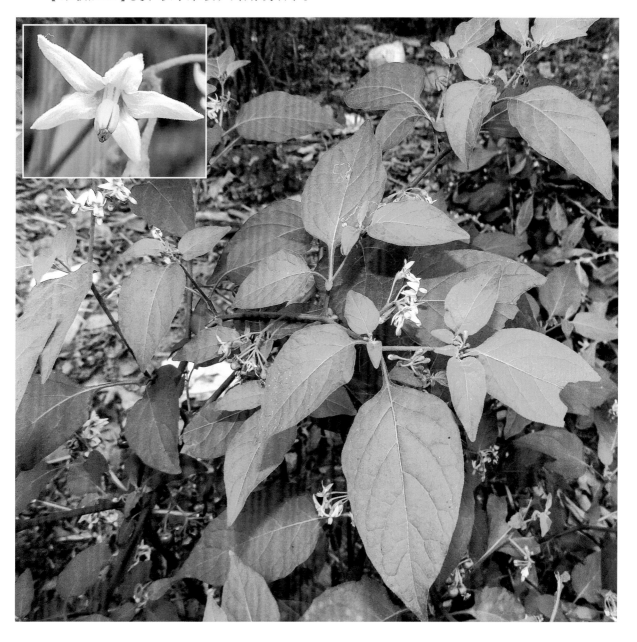

菟丝

【基原】为旋花科金灯藤*Cuscuta japonica* Choisy 的全草。

【别名】雾水藤、红无根藤、金丝草。

【形态特征】一年生寄生缠绕草本。茎较粗壮，肉质，黄色，常带紫黑色瘤状斑点。无叶。穗状花序，基部常多分枝；苞片及小苞片鳞片状，卵圆形；花冠钟形，淡红色或绿白色，顶端5浅裂，裂片卵状三角形。蒴果卵圆形，近基部周裂。种子光滑，褐色。花期8月，果期9月。

【分布】寄生于草本植物或灌木上。产于我国南北各省区。

【性能主治】全草味甘、苦，性平。具有清热解毒、凉血止血、健脾利湿的功效。主治吐血，衄血，便血，血崩，淋浊，带下，痢疾，黄疸，便溏，目赤肿痛，咽喉肿痛，痈疽肿毒，痱子。

【采收加工】秋季采收，鲜用或晒干。

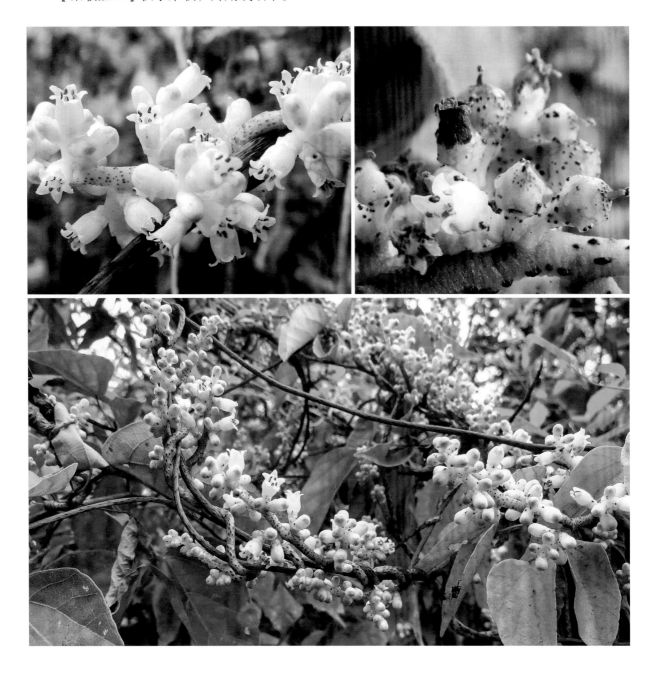

凤尾参

【基原】为玄参科亨氏马先蒿*Pedicularis henryi* Maxim. 的根。

【别名】追风箭、公鸡花根、凤尾马先蒿。

【形态特征】多年生草本。根成丛而生，少数肉质膨大作纺锤形。叶茂密，两面均被短毛，羽状全裂。花生于茎枝叶腋中，总状花序，上端开花而下部已结果；花冠浅紫红色。蒴果斜披针状卵形，从宿萼裂口斜伸而出。种子卵形而尖，有整齐的纵条纹。花期5~9月，果期8~11月。

【分布】生于空旷处、草丛中及林边。为我国特有种，有着广阔分布，见于长江以南各省区，广西、广东、云南、贵州、江苏、江西、湖北等地。

【性能主治】根味甘、微苦，性微温。具有补气血、强筋骨、健脾胃的功效。主治头晕耳鸣，心慌气短，筋骨疼痛，支气管炎，小儿食积，营养不良。

【采收加工】秋季采收，洗净，晒干。

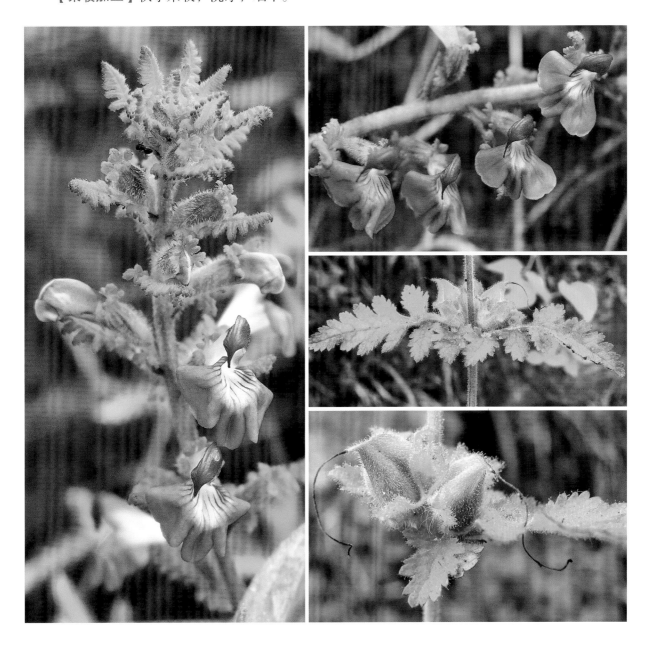

四方麻

【基原】为玄参科四方麻*Veronicastrum caulopterum* (Hance) T. Yamaz. 的全草。

【别名】山练草、四角草、青鱼胆。

【形态特征】直立草本。全体无毛。茎多分枝，有宽达1 mm的翅。叶互生，从几乎无柄至有长达4 mm的柄；叶片矩圆形、卵形至披针形。花萼裂片钻状披针形；花冠血红色、紫红色或暗紫色，筒部约占花冠的一半长，后方裂片卵圆形至前方裂片披针形。蒴果卵状或卵圆状。花期8~11月。

【分布】生于山谷草地、沟边及疏林下。产于广西、广东、云南、贵州、湖南、湖北等地。

【性能主治】全草味苦，性寒。具有清热解毒、消肿止痛的功效。主治流行性腮腺炎，咽喉肿痛，肠炎，痢疾，淋巴结核，痈疽疔疮，湿疹，烧烫伤，跌打损伤。

【采收加工】全年均可采收，鲜用或晒干。

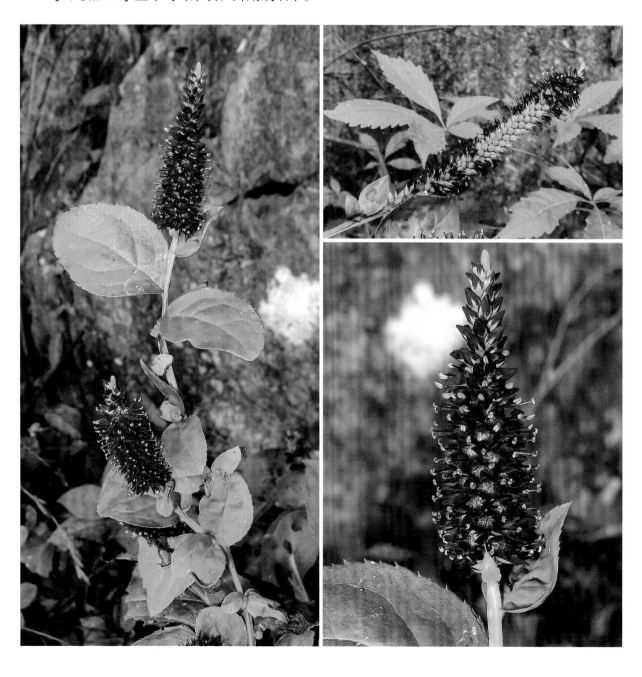

牛耳岩白菜

【基原】为苦苣苔科牛耳朵*Primulina eburnea* Hance 的根状茎及全草。

【别名】呆白菜、矮白菜、石三七。

【形态特征】多年生草本。叶均基生，肉质；叶片卵形或狭卵形，边缘全缘，两面均被贴伏的短柔毛，密被短柔毛。聚伞花序，被短柔毛；苞片2片，对生，卵形、宽卵形或圆卵形。花冠紫色或淡紫色，有时白色，喉部黄色，两面疏被短柔毛。蒴果被短柔毛。花期4~7月。

【分布】生于石灰山林中岩石上或沟边林下。产于广西、广东、贵州、湖南、四川、湖北。

【性能主治】根状茎及全草味甘、微苦，性凉。具有清肺止咳、凉血止血、解毒消痈的功效。主治阴虚肺热，咳嗽咯血，崩漏带下，痈肿疮毒，外伤出血。

【采收加工】全年均可采收，鲜用或晒干。

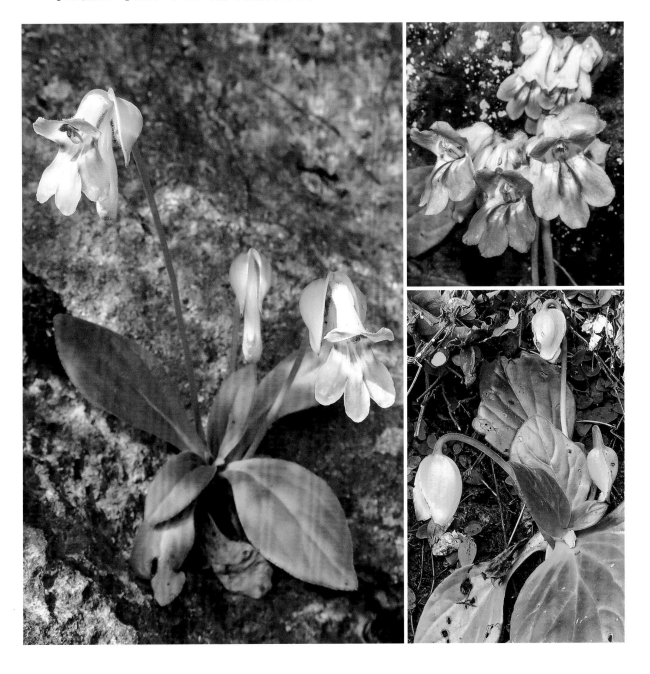

降龙草

【基原】为苦苣苔科半蒴苣苔*Hemiboea subcapitata* C. B. Clarke 的全草。

【别名】马拐、牛耳朵、水泡菜。

【形态特征】多年生草本。茎肉质，散生紫色斑。叶对生；叶片稍肉质，干时草质，椭圆形或倒卵状椭圆形，全缘或有波状浅钝齿；叶柄具合生成船形的翅。聚伞花序近顶生或腋生；花冠白色，具紫色斑点；总苞球形，开放后呈船形。蒴果线状披针形。花期9~10月，果期10~12月。

【分布】生于山谷林下岩石上或沟边阴湿处。产于广西、广东、云南东南部、贵州、四川、湖南、湖北、江西、浙江南部、陕西南部、甘肃南部。

【性能主治】全草味甘，性寒。具有清暑利湿、解毒的功效。主治外感暑湿，痈肿疮疖，毒蛇咬伤。

【采收加工】秋季采收，鲜用或晒干。

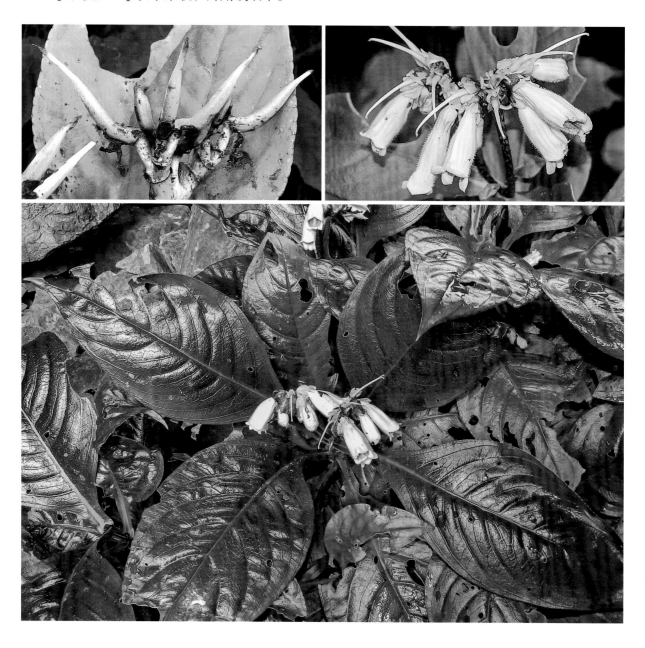

石吊兰

【基原】为苦苣苔科吊石苣苔*Lysionotus pauciflorus* Maxim. 的全草。

【别名】黑乌骨、石豇豆、石泽兰。

【形态特征】小灌木。茎分枝或不分枝，无毛或上部疏被短毛。叶3片轮生，有时对生或轮生；叶片革质，形状变化大，线形、线状倒披针形、狭长圆形或倒卵状长圆形。花序有1~2朵花；花冠筒漏斗状，白色带紫色。蒴果线形，无毛。种子纺锤形。花期7~10月，果期9~11月。

【分布】生于丘陵或山地林中或阴处石崖上或树上。产于广西、广东、云南、贵州、四川、江西、福建、台湾、湖南、湖北、安徽、浙江、江苏、陕西。

【性能主治】全草味苦，性温。具有化痰止咳、软坚散结的功效。主治风湿痹痛，咳嗽痰多，瘰疬痰核，跌打损伤。

【采收加工】夏、秋季叶茂盛时采收，除去杂质，鲜用或晒干。

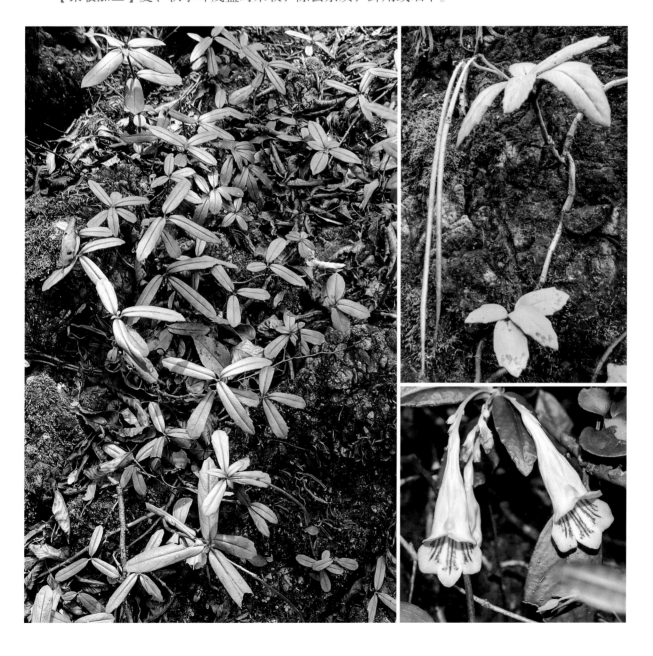

白接骨

【基原】为爵床科白接骨Asystasiella neesiana (Wall.) Lindau 的全草。

【别名】玉龙盘、玉接骨、蛀木虫。

【形态特征】草本。叶片纸质，顶端尖至渐尖，边缘微波状至具浅齿，基部下延成柄，两面突起，疏被微毛。总状花序或基部有分枝，顶生，花单生或对生；花冠淡紫红色，漏斗状，外疏生腺毛，花冠筒细长。蒴果，上部具4粒种子，下部实心，细长似柄。花期7~8月，果期10~11月。

【分布】生于林下或溪边。产于广西、广东、云南、贵州、四川、重庆、湖南、湖北、江西、福建、台湾、安徽、浙江、江苏。

【性能主治】全草味苦、淡，性凉。具有化瘀止血、续筋接骨、利尿消肿、清热解毒的功效。主治吐血，便血，外伤出血，跌打瘀肿，扭伤骨折，风湿肢肿，腹水，疮疡溃烂，咽喉肿痛。

【采收加工】夏、秋季采收，鲜用或晒干。

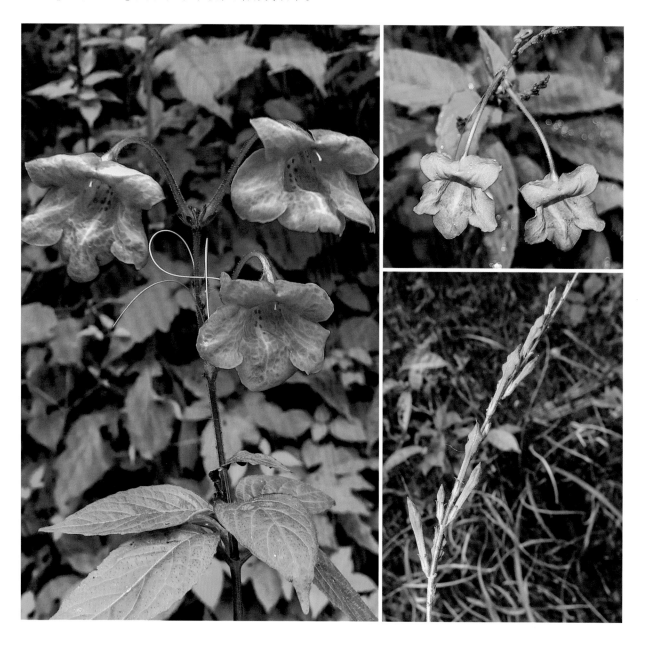

爵床

【基原】为爵床科爵床*Justicia procumbens* L. 的全草。

【别名】爵卿、香苏、赤眼。

【形态特征】一年生草本。茎基部匍匐。叶片椭圆形至椭圆状长圆形。穗状花序顶生或生于上部叶腋；花冠粉红色。蒴果长约5 mm。种子表面有瘤状皱纹。花期8~11月，果期10~11月。

【分布】生于山坡林间草丛中和路边阴湿处。产于广西、广东、云南、江苏、江西、湖北、四川、福建、山东、浙江等地。

【性能主治】全草味苦、咸、辛，性寒。具有清热解毒、利湿消积、活血止痛的功效。主治感冒发热，咳嗽，咽喉肿痛，目赤肿痛，小儿疳积，湿热泻痢，疟疾，黄疸，浮肿，小便淋浊，筋肌疼痛，跌打损伤，痈疽疔疮，湿疹。

【采收加工】8~9月盛花期采收，晒干。

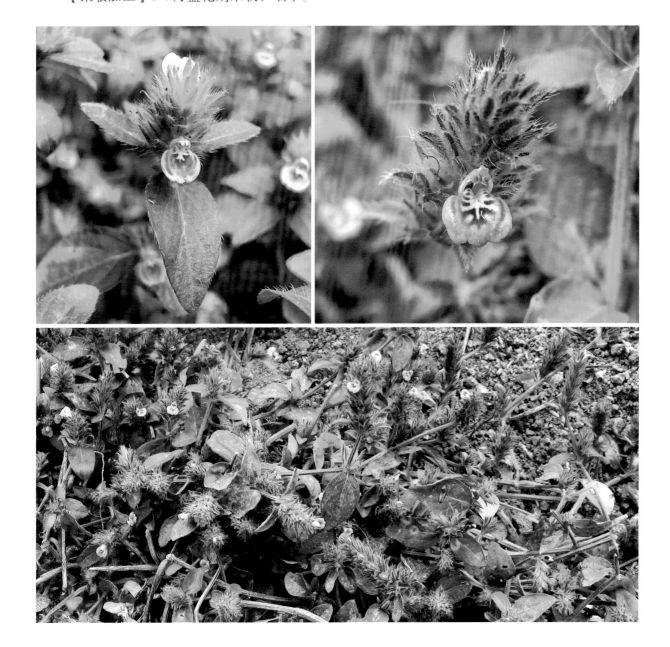

紫珠

【基原】为马鞭草科白棠子树*Callicarpa dichotoma* (Lour.) K. Koch 的叶。

【别名】梅灯狗散、红斑鸠米。

【形态特征】小灌木。分枝多，幼枝被星状毛。叶片倒卵形或卵状披针形，先端急尖或尾尖，基部楔形，上部具粗齿，背面无毛，密生细小黄色腺点；侧脉5~6对；叶柄长不超过5 cm。聚伞花序着生在叶腋上方，2~3次分歧，花序梗长约1 cm，略有星状毛，花紫色。果球形，紫色。花期5~6月，果期7~11月。

【分布】生于低山灌木丛中。产于广西、贵州、湖南、湖北、福建、江西、安徽、河南等地。

【性能主治】叶味苦、涩，性凉。具有收敛止血、清热解毒的功效。主治呕血，咯血，鼻出血，便血，尿血，牙龈出血，崩漏，皮肤紫癜，外伤出血，痈疽肿毒，毒蛇咬伤，烧烫伤。

【采收加工】7~8月采收，晒干。

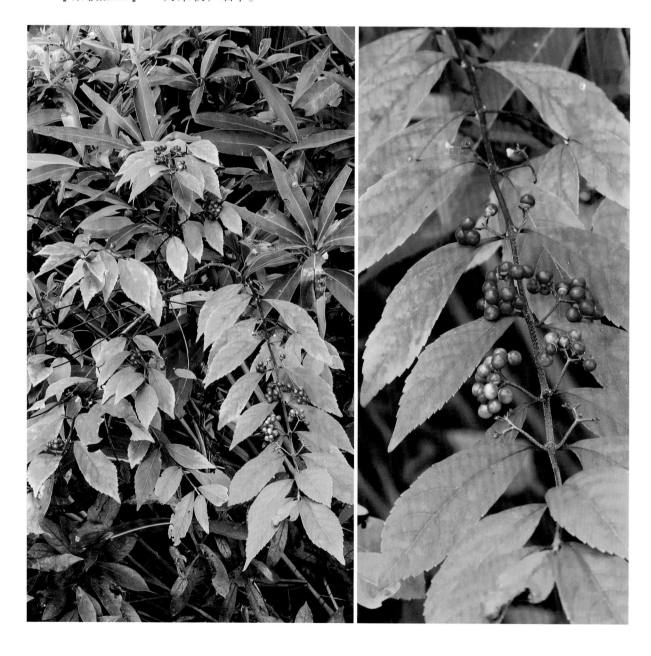

大叶紫珠

【基原】为马鞭草科大叶紫珠*Callicarpa macrophylla* Vahl 的嫩枝、叶。

【别名】赶风紫、贼子叶、羊耳朵。

【形态特征】灌木，稀小乔木，高3~5 m。小枝近四方形，稍有臭味；幼枝、叶背、叶柄和花序密生灰白色茸毛。叶片多为长椭圆形，边缘具细齿。聚伞花序宽4~8 cm，5~7次分歧；花序梗粗壮，长2~3 cm；花萼杯状，萼齿不明显或钝三角形；花冠紫色，疏生星状毛。花期4~7月，果期7~12月。

【分布】生于山坡、村边疏林或灌木丛中。产于广西、广东、云南、贵州等地。

【性能主治】嫩枝及叶味辛、苦，性平。具有散瘀止血、消肿止痛的功效。主治咯血，吐血，便血，鼻出血，创伤出血，跌打肿痛。

【采收加工】夏、秋季采收，鲜用或晒干。

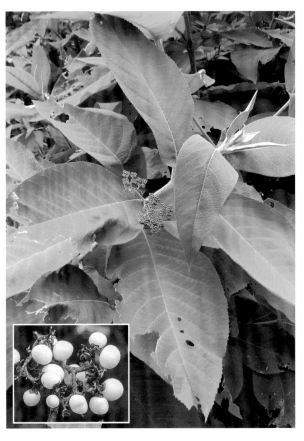

红紫珠

【基原】为马鞭草科红紫珠*Callicarpa rubella* Lindl. 的叶及嫩枝。

【别名】山霸王、野蓝靛、空壳树。

【形态特征】灌木，高约2 m。小枝被黄褐色星状毛并杂有多细胞的腺毛。叶片倒卵形或倒卵状椭圆形，顶端尾尖或渐尖，基部心形，有时偏斜。聚伞花序宽2~4 cm；花紫红色、黄绿色或白色；花萼被星状毛或腺毛，具黄色腺点；花冠紫红色、黄绿色或白色。果实紫红色。花期5~7月，果期7~11月。

【分布】生于山坡、溪边林中或灌木丛中。产于广西、广东、湖南、云南、贵州、四川、浙江、江西等地。

【性能主治】叶及嫩枝味微苦，性平。具有解毒消肿、凉血止血的功效。主治吐血，咯血，痔疮，痈肿疮毒，跌打损伤，外伤出血。

【采收加工】夏、秋季采收，鲜用或晒干。

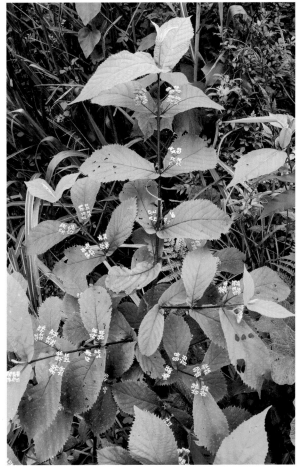

臭牡丹

【基原】为马鞭草科臭牡丹*Clerodendrum bungei* Steud. 的茎叶。

【别名】臭枫根、大红袍、臭梧桐。

【形态特征】灌木，高1~2 m。植株有臭味，花序轴、叶柄密被褐色或紫色脱落性的柔毛，小枝皮孔显著。叶片宽卵形或卵形，基部脉腋有数个盘状腺体。伞房状聚伞花序顶生，密集；花淡红色、红色或紫红色，花萼裂片三角形，长约1.8 cm。核果近球形，熟时蓝黑色。花果期5~11月。

【分布】生于山坡、林缘、沟谷、路边等湿润处。产于广西、江苏、安徽、浙江、江西、湖南、湖北及华北、华西北、华西南等地。

【性能主治】茎叶味苦、辛，性平。具有解毒消肿、祛风湿、降血压的功效。主治痈疽，疔疮，发背，乳痈，痔疮，湿疹，丹毒，风湿痹痛，高血压病。

【采收加工】夏季采收，鲜用或切段晒干。

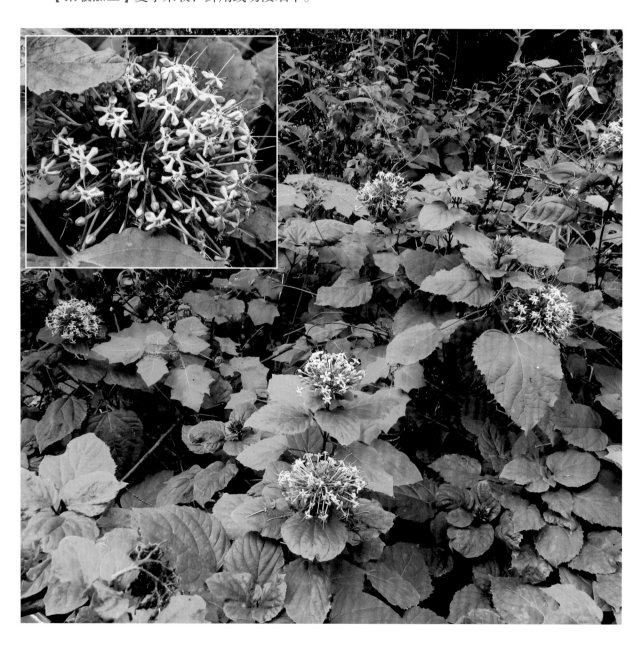

大青

【基原】为马鞭草科大青*Clerodendrum cyrtophyllum* Turcz. 的全株。

【别名】路边青、猪屎青、鬼点灯。

【形态特征】灌木或小乔木。叶片椭圆形至长圆状披针形，全缘，两面无毛或沿脉疏生短柔毛，背面常有腺点，侧脉6~10对。伞房状聚伞花序；花小，白色，有橘香味，萼杯状且果后增大，雄蕊与花柱同伸出花冠外。果实近球形，熟时蓝紫色，为红色的宿萼所托。花果期6月至翌年2月。

【分布】生于丘陵、山地林下或溪谷旁。产于西南、中南、华东等地。

【性能主治】全株味苦，性寒。具有清热解毒、凉血、利湿的功效。主治感冒高热，头痛，热痢，疟腮，喉痹，丹毒，黄疸。

【采收加工】夏、秋季采收，洗净，鲜用或切段晒干。

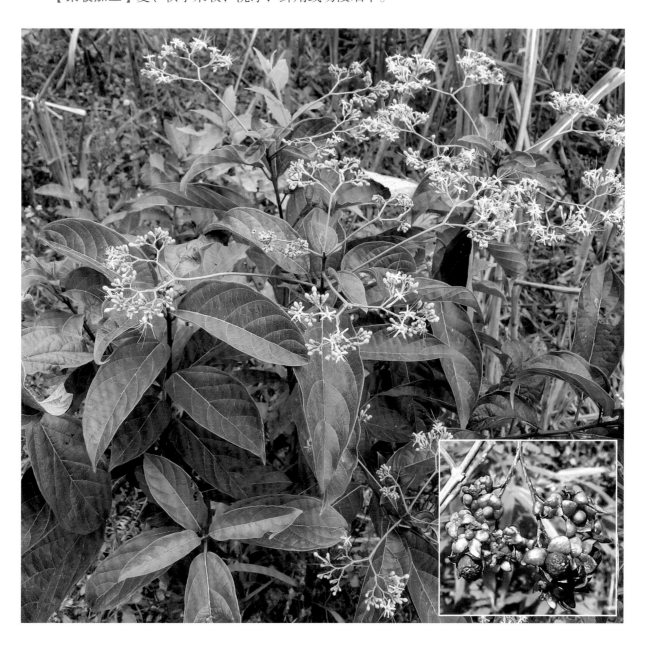

豆腐柴

【基原】为马鞭草科豆腐柴 *Premna microphylla* Turcz. 的根、茎及叶。

【别名】小青根、臭辣树、凉粉叶。

【形态特征】直立灌木。叶揉碎有臭味；叶片卵状披针形、椭圆形或倒卵形，基部渐狭窄下延至叶柄两侧，全缘至有不规则的粗齿，无毛至有短柔毛。聚伞花序组成顶生塔形的圆锥花序；花萼杯状；花冠淡黄色，外面有柔毛和腺点，内面有柔毛，以喉部较密。核果紫色，球形至倒卵形。花果期5~10月。

【分布】生于山坡林下或林缘。分布于西南、中南、华东等地。

【性能主治】根味苦，性寒。具有清热解毒的功效。主治疟疾，小儿夏季热，风湿痹痛，风火牙痛，跌打损伤，烧烫伤。茎及叶味苦、微辛，性寒。具有清热解毒的功效。主治疟疾，泄泻，痢疾，醉酒头痛，痈肿，疔疮，丹毒，蛇虫咬伤，创伤出血。

【采收加工】根全年均可采收，鲜用或切片晒干。茎及叶春季至秋季均可采收，鲜用或晒干。

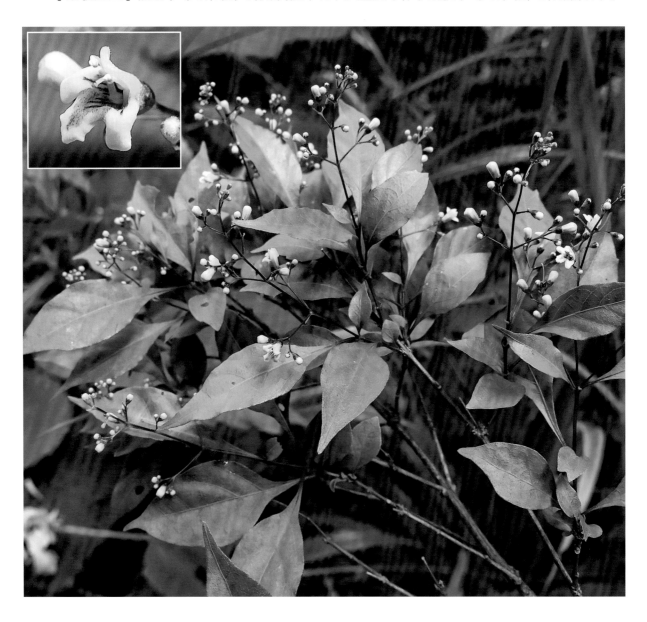

四楞筋骨草

【基原】为马鞭草科四棱草*Schnabelia oligophylla* Hand.-Mazz. 的全草。

【别名】箭羽筋骨草、箭羽草、假马鞭草。

【形态特征】多年生草本。根状茎短且膨大，逐节生根。叶对生；叶片纸质，卵形或三角状卵形，稀掌状3裂，长1~3 cm，宽8~17 mm，基部近圆形或楔形，有时呈浅心形，边缘具齿，两面被疏糙伏毛。花单生于叶腋，淡紫色或紫红色。小坚果倒卵状珠形，被短柔毛，橄榄色。花期4~5月，果期5~6月。

【分布】生于山谷溪边、石灰岩疏林下。产于广西、广东、湖南、福建、江西、四川。

【性能主治】全草味辛、苦，性平。具有祛风除湿、活血通络的功效。主治风湿痹痛，四肢麻木，腰膝酸痛，跌打损伤。

【采收加工】5月采收，洗净，鲜用或晒干。

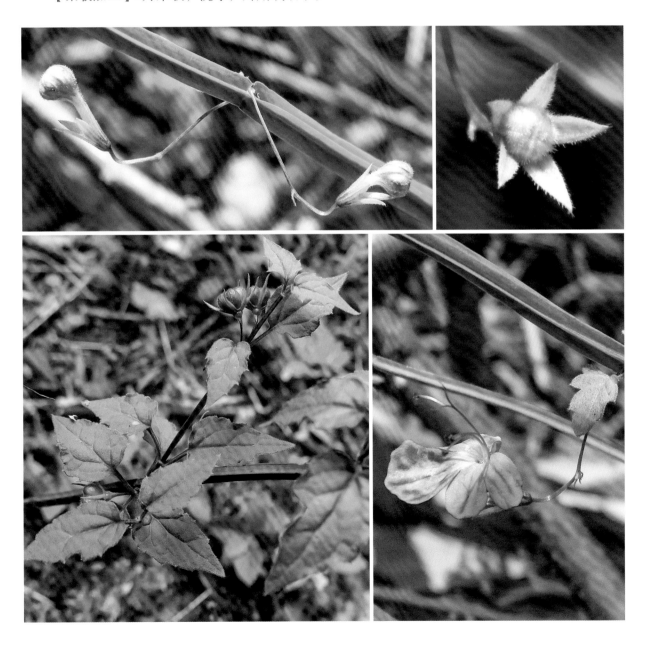

马鞭草

【基原】为马鞭草科马鞭草 *Verbena officinalis* L. 的地上部分。

【别名】鹤膝风、顺刺草、小麻。

【形态特征】多年生草本。茎四棱柱形，节和棱上有硬毛。叶片卵圆形至长圆状披针形，基生叶边缘常有粗齿和缺刻；茎生叶多数3深裂，裂片边缘有不整齐的齿，两面有硬毛。穗状花序顶生和腋生；花淡紫色至蓝色。果长圆形，长约2 mm，熟时4瓣裂。花期6~8月，果期7~10月。

【分布】生于路边、山坡、溪边或林缘。产于广西、广东、贵州、云南、湖南、山西、陕西、甘肃、江苏、安徽、浙江、福建、江西、湖北等地。

【性能主治】地上部分味苦，性凉。具有活血散瘀、解毒、利水、退黄、截疟的功效。主治癥瘕积聚，痛经，闭经，喉痹，痈肿，水肿，黄疸，疟疾。

【采收加工】6~8月花开放时采割，除去杂质，晒干。

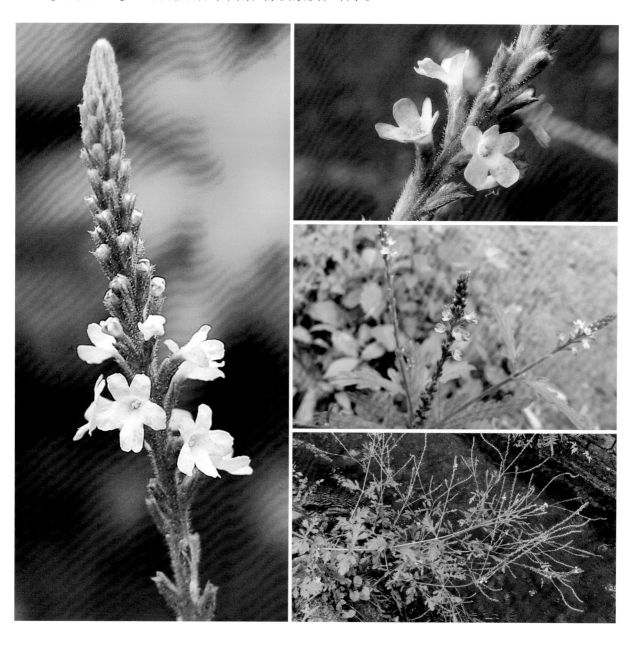

黄荆

【基原】为马鞭草科黄荆*Vitex negundo* L. 的根。

【别名】五指风、黄荆条、山荆。

【形态特征】灌木或小乔木。枝四棱柱形，小枝、叶背、花序梗密被灰白色茸毛。掌状复叶，小叶5片，偶有3片；小叶长圆状披针形，全缘或每边有少数粗齿。聚伞花序排成圆锥状，顶生，长10~27 cm，花序梗密生灰白色茸毛；花冠淡紫色，二唇形。核果近球形，宿萼接近果实的长度。花期4~6月，果期7~10月。

【分布】生于向阳处的山坡、路边及山地灌木丛中。产于长江以南各省区。

【性能主治】根味辛、微苦，性温。具有祛风解表、止咳化痰、理气止痛的功效。主治感冒，慢性气管炎，风湿痹痛，胃痛，痧气，腹痛。

【采收加工】夏、秋季均可采收，除去泥沙，洗净，切段，晒干。

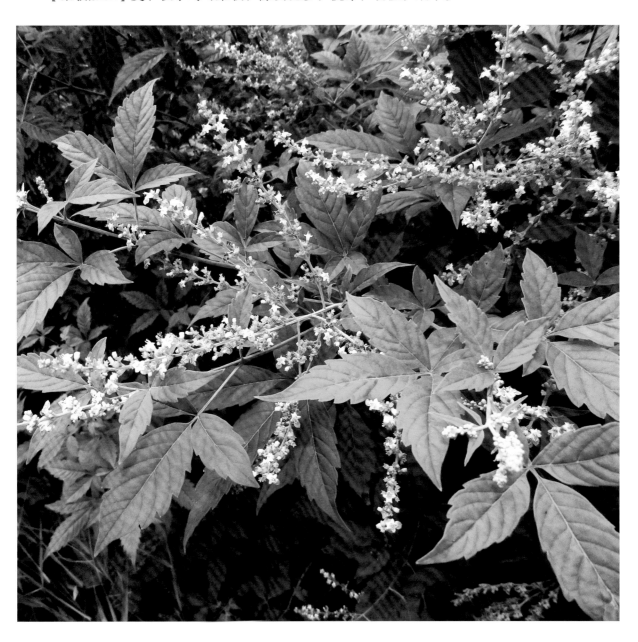

白毛夏枯草

【基原】为唇形科金疮小草*Ajuga decumbens* Thunb. 的全草。

【别名】青鱼胆、苦地胆、散血草。

【形态特征】一年生或二年生匍匐草本。茎被白色长柔毛。基生叶较多，比茎生叶长而大；叶片匙形或倒卵状披针形，边缘具波状圆齿或近全缘，叶脉在腹面微隆起。轮伞花序多花，排列成间断、长7~12 cm的穗状花序，位于下部的轮伞花序疏离，上部者密集；花冠淡蓝色或淡红紫色。花期3~7月，果期5~11月。

【分布】生于溪边、路边及湿润的草坡上。产于广西、广东、江西、湖南、湖北、福建等地。

【性能主治】全草味苦，性寒。具有清热解毒、凉血消肿的功效。主治咽喉肿痛，肺热咳嗽，跌打损伤。

【采收加工】春季开花时采收，鲜用或晒干。

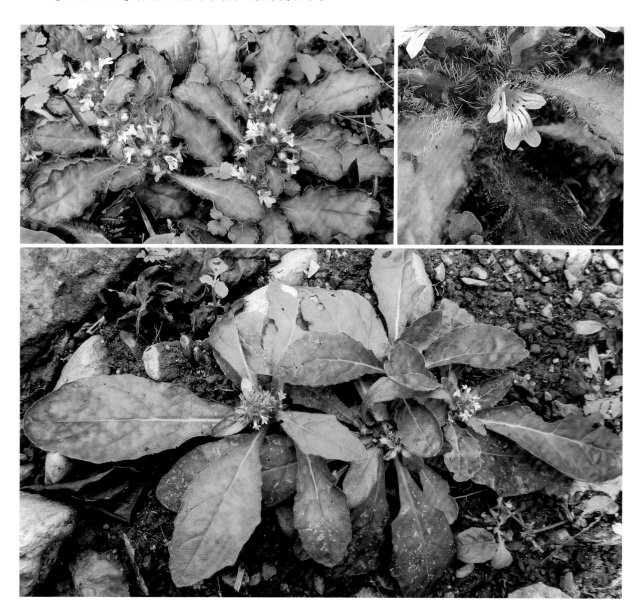

断血流

【基原】为唇形科风轮菜*Clinopodium chinense* (Benth.) Kuntze 的全草。

【别名】野凉粉藤、苦刀草、九层塔。

【形态特征】多年生草本。茎基部匍匐生根，多分枝，四棱形，具细条纹，密被短柔毛及腺微柔毛。叶片卵形，基部圆或宽楔形，边缘具圆状齿，腹面密被平伏短硬毛，背面灰白色，被疏柔毛，侧脉5~7对。轮伞花序具多花，半球形，花紫红色。小坚果倒卵球形，黄褐色。花期5~8月，果期8~10月。

【分布】生于山坡、路边、灌木丛中或林下。产于广西、广东、云南、湖南、湖北等地。

【性能主治】地上部分味微苦、涩，性凉。具有收敛止血的功效。主治崩漏，尿血，鼻出血，牙龈出血，创伤出血。

【采收加工】夏季开花前采收，晒干。

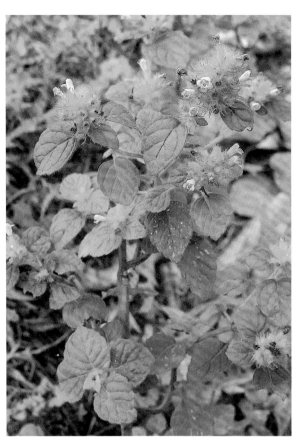

益母草

【基原】为唇形科益母草*Leonurus japonicus* Houtt. 的地上部分。

【别名】益母艾、红花艾、燕艾。

【形态特征】一年生或二年生草本。茎四棱形，有倒向糙伏毛。叶对生；茎下部叶片掌状3裂，小裂片不规则分裂；茎上部叶片3裂，小裂片呈条形。轮伞花序腋生，花冠粉红色至淡紫红色。小坚果长圆状三棱形，顶端截平而略宽大，基部楔形，光滑。花期6~9月，果期9~10月。

【分布】生于荒地、草地、路边或村边。产于全国大部分地区。

【性能主治】地上部分味辛、苦，性微寒。具有活血调经、利尿消肿、清热解毒的功效。主治月经不调，痛经、闭经，恶露不尽，水肿尿少。

【采收加工】鲜品春季幼苗期至初夏开花前期采割；干品夏季茎叶茂盛、花未开或初开时采割，晒干，或切段晒干。

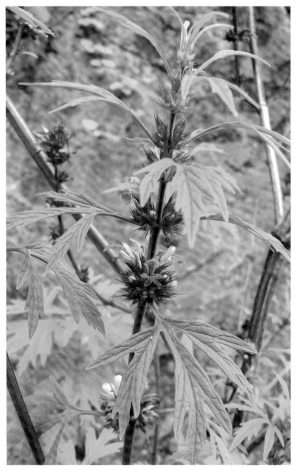

薄荷

【基原】为唇形科薄荷*Mentha canadensis* L.的地上部分。

【别名】野薄荷、土薄荷、水益母。

【形态特征】多年生草本，高30~60 cm。茎锐四棱形，上部被倒向微柔毛，下部仅沿棱上被微柔毛。叶片长圆状披针形、椭圆形或卵状披针形，边缘在基部以上疏生粗大的齿。轮伞花序腋生，轮廓球形，花唇形，淡紫色，外面略被微柔毛，内面在喉部以下被微柔毛。花期7~9月，果期10月。

【分布】生于水边潮湿地。产于全国南北各地。

【性能主治】地上部分味辛，性凉。具有疏散风热、清利头目、利咽、透疹、疏肝行气的功效。主治风热感冒，风温初起，头痛，目赤，喉痹，口疮，风疹，麻疹，胸胁胀闷。

【采收加工】夏、秋季茎、叶茂盛或花开至3轮时，选晴天，分次采割，晒干或阴干。

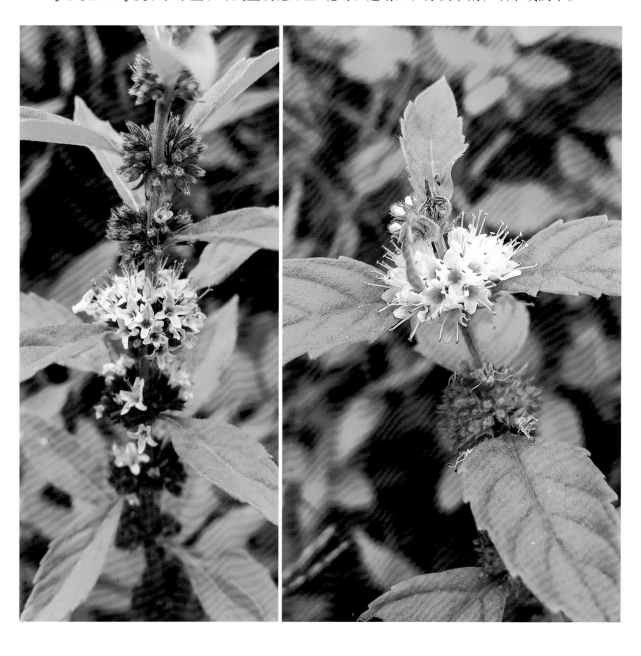

石荠苎

【基原】为唇形科石荠苎*Mosla scabra* (Thunb.) C. Y. Wu et H. W. Li 的全草。

【别名】土荆芥、野荆芥、野芥菜。

【形态特征】一年生草本。茎四棱形，多纤细分枝。叶片卵形或卵状披针形，先端急尖或钝，基部圆或宽楔形，边缘近基部全缘，自基部以上为齿状，腹面被灰色微柔毛，背面灰白色，密布凹陷腺点，近无毛或被极疏短柔毛。总状花序生于主茎及侧枝上；花粉红色。小坚果球形。花期5~11月，果期9~11月。

【分布】生于山坡、路边或灌木丛中。产于广西、广东、福建、台湾、江苏、浙江等地。

【性能主治】全草味辛、苦，性凉。具有疏风解表、清暑除湿、解毒止痒的功效。主治感冒头痛，咳嗽，中暑，风疹，热痱，湿疹，肢癣，蛇虫咬伤。

【采收加工】7~8月采收，鲜用或晒干。

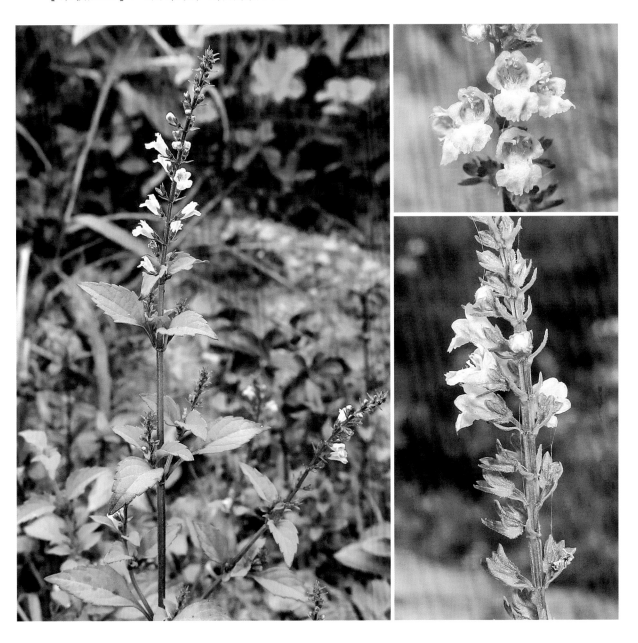

夏枯草

【基原】为唇形科夏枯草*Prunella vulgaris* L. 的果穗。

【别名】铁色草、紫花草、毛虫药。

【形态特征】草本。具匍匐根茎，多为紫红色，茎被糙毛。茎生叶长圆形，大小不相等，基部下延至叶柄成狭翅。轮伞花序密集组成顶生长2~4 cm的穗状花序，每轮伞花序下承托有浅紫红色、宽心形的叶状苞片；花冠紫色、蓝紫色或红紫色，外面无毛。小坚果黄褐色，长圆状卵珠形。花期4~6月，果期7~10月。

【分布】生于草地、沟边及路边等湿润处。产于广西、广东、贵州、湖南、湖北、福建、台湾、浙江、江西、河南、甘肃、新疆等地。

【性能主治】果穗味辛、苦，性寒。具有清肝泻火、明目、散结消肿的功效。主治目赤肿痛，目珠夜痛，头痛眩晕，瘰疬，瘿瘤，乳痈，乳癖，乳房胀痛。

【采收加工】夏季果穗呈棕红色时采收，除去杂质，晒干。

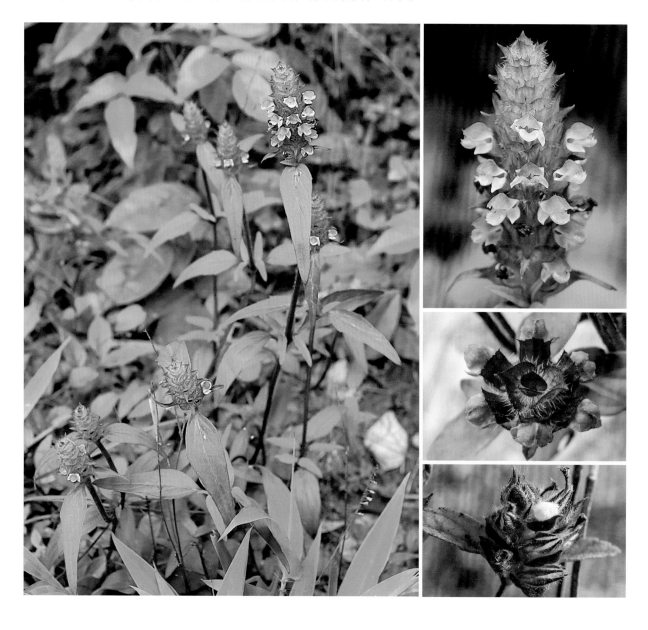

韩信草

【基原】为唇形科韩信草*Scutellaria indica* L. 的全草。

【别名】耳挖草、大力草、钩头线。

【形态特征】多年生草本。茎四棱柱形，暗紫色，被微柔毛。叶对生；叶片卵圆形至椭圆形，边缘密生整齐的圆齿，两面被微柔毛或糙伏毛；叶柄长0.4~2.8 cm，密被微柔毛。花对生于枝端成总状花序；花冠蓝紫色，二唇形，下唇具深紫色斑点。小坚果熟时暗褐色，卵形，具瘤。花期4~8月，果期6~9月。

【分布】生于山坡、路边、田边及草地上。产于广西、广东、湖南、贵州、河南、陕西、江苏、浙江、福建、四川等地。

【性能主治】全草味辛、苦，性平。具有祛风活血、解毒止痛的功效。主治吐血，咳血，痈肿，疔毒，喉风，牙痛，跌打损伤。

【采收加工】春、夏季采收，洗净，鲜用或晒干。

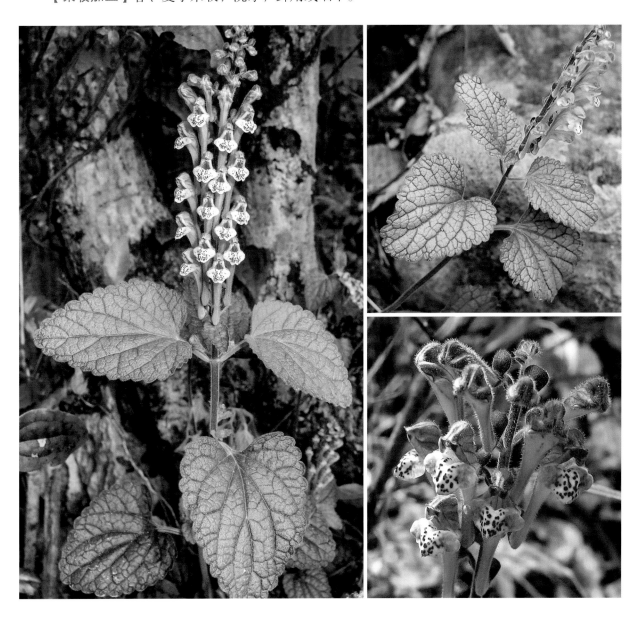

竹叶莲

【基原】为鸭跖草科杜若*Pollia japonica* Thunb. 的全草。

【别名】水芭蕉、竹叶菜、山竹壳菜、包谷七。

【形态特征】多年生草本。茎不分枝，高30~80 cm，被短柔毛。叶鞘无毛；叶片长椭圆形，近无毛。蝎尾状聚伞花序长2~4 cm，常多个成轮排列，也有不成轮的，集成圆锥花序，花序远远地伸出叶子，各级花序轴和花梗被相当密的钩状毛；花序梗长15~30 cm，花瓣白色。果球状。花期7~9月，果期9~10月。

【分布】生于山谷疏林、密林下或林缘。产于广西、广东、台湾、福建、浙江、安徽、江西、贵州、四川等地。

【性能主治】全草味微苦，性凉。具有清热利尿、解毒消肿的功效。主治小便黄赤，热淋，疔痈疖肿，蛇虫咬伤。

【采收加工】夏、秋季采收，洗净，鲜用或晒干。

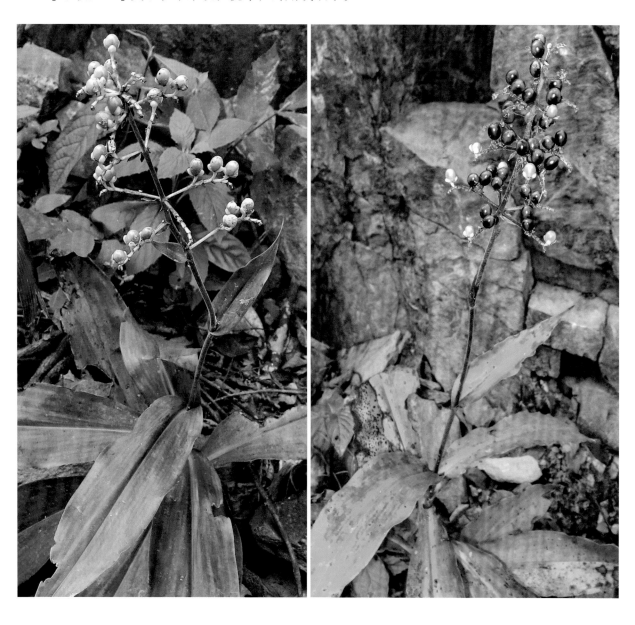

山姜

【基原】为姜科山姜*Alpinia japonica* (Thunb.) Miq. 的根状茎。

【别名】九姜连、九龙盘、鸡爪莲。

【形态特征】草本。株高35~70 cm。具横生、分枝的根状茎。叶片披针形或狭长椭圆形，长25~40 cm，宽4~7 cm，两面特别是背面密被短柔毛；叶舌2裂，被短柔毛。总状花序顶生，长10~30 cm，花序轴密被短柔毛；花冠红色。果实近球形，直径1~1.5 cm，橙红色。花期4~8月，果期7~12月。

【分布】生于林下阴湿处。产于我国东南部、南部至西南部各省区。

【性能主治】根状茎味辛，性温。具有温中散寒、祛风活血的功效。主治脘腹冷痛，肺寒咳嗽，风湿痹痛，跌打损伤，月经不调，劳伤吐血。

【采收加工】3~4月采挖，洗净，晒干。

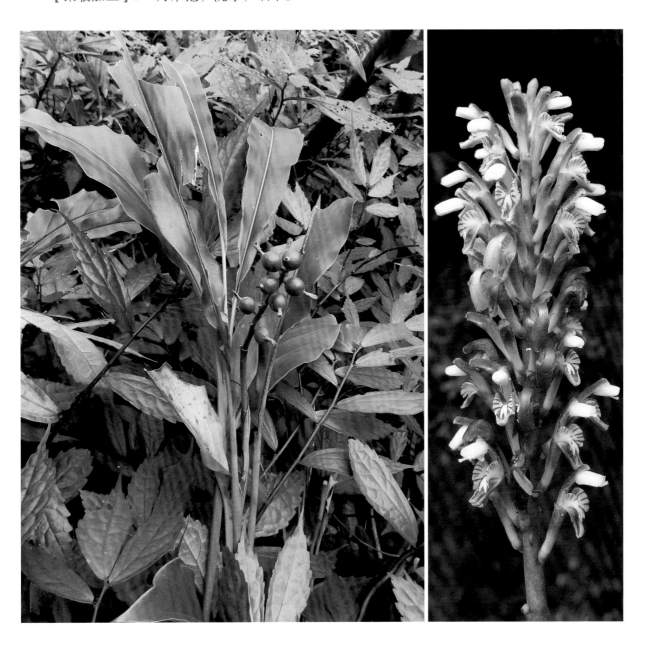

云南小草蔻

【基原】为姜科舞花姜*Globba racemosa* Sm. 的果实。

【别名】竹叶草、小黄姜。

【形态特征】多年生草本。茎基膨大。叶片长圆形或卵状披针形，顶端尾尖，基部急尖。圆锥花序顶生，长15~20 cm；花黄色，各部均具橙色腺点；花萼管漏斗形，长4~5 mm，顶端具3齿；花冠管长约1 cm，裂片反折；唇瓣倒楔形，顶端2裂，反折，生于花丝基部稍上处。蒴果椭圆形。花期6~9月。

【分布】生于林下阴湿处。产于我国南部至西南部各省区。

【性能主治】果实味辛，性温。具有健胃消食的功效。主治胃脘胀痛，食欲不振，消化不良。

【采收加工】秋、冬季果实成熟时采收，晒干。

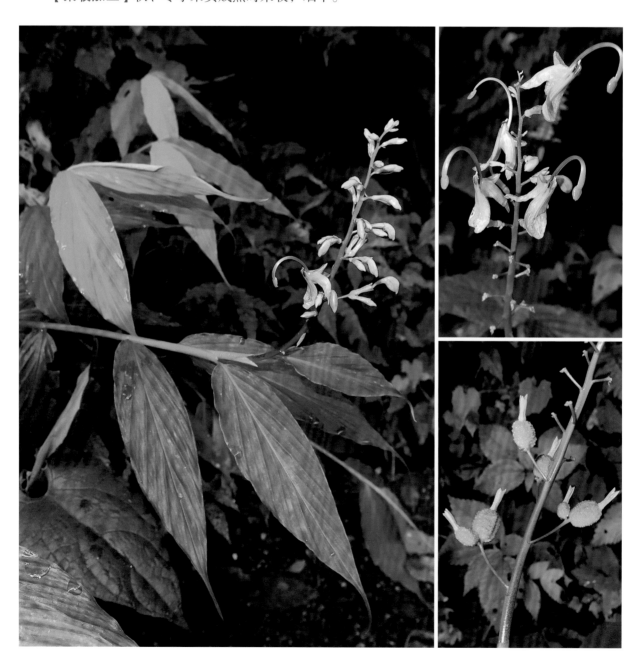

天冬

【基原】为百合科天门冬*Asparagus cochinchinensis* (Lour.) Merr. 的块根。

【别名】三百棒、天冬草、丝冬。

【形态特征】多年生攀缘状草本。块根肉质，簇生，长椭圆形或纺锤形，灰黄色。叶状枝2~3条簇生，线形扁平或略呈锐三棱形。叶退化为鳞片，主茎上的鳞状叶常变为下弯的短刺。花1~3朵簇生于叶状枝腋，黄白色或白色。浆果球形，熟时红色。花期5~6月，果期8~10月。

【分布】生于山野、疏林或灌木丛中。产于我国中部、西北、长江流域及南方各省区。

【性能主治】块根味甘、苦，性寒。具有清肺生津、养阴润燥的功效。主治肺燥干咳，顿咳痰黏，腰膝酸痛，骨蒸潮热，内热消渴，热病津伤，咽干口渴，肠燥便秘。

【采收加工】秋、冬季采挖，洗净，除去茎基和须根，置沸水中煮或蒸至透心，趁热除去外皮，洗净，干燥。

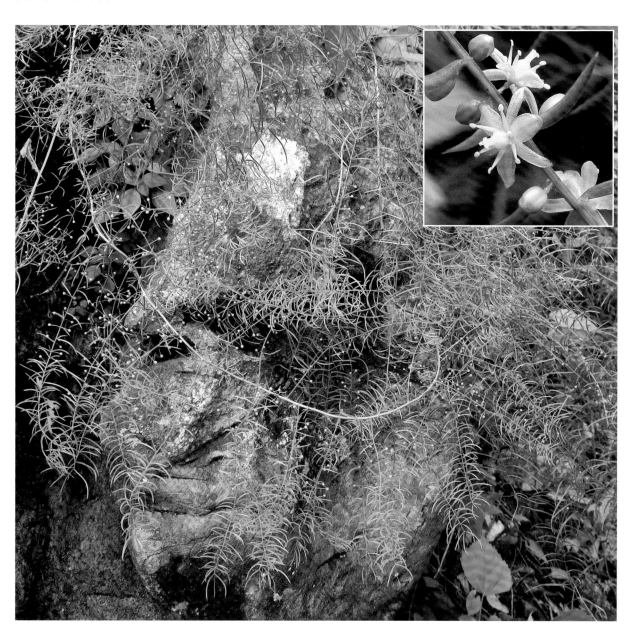

竹叶参

【基原】为百合科万寿竹*Disporum cantoniense* (Lour.) Merr. 的根及根状茎。

【别名】竹叶七、竹节参、竹根七。

【形态特征】多年生草本。茎高0.5~1.5 m，上部有较多的叉状分枝。根状茎横出，质地硬，呈结节状。叶片纸质，披针形至狭椭圆状披针形，有明显的3~7脉，背面脉上和边缘有乳头状突起。伞形花序有花3~10朵，着生在与上部叶对生的短枝顶端；花紫色。浆果直径约1 cm。花期5~7月，果期8~10月。

【分布】生于灌木丛中或林下。产于广西、广东、贵州、台湾、福建、湖南、湖北等地。

【性能主治】根及根状茎味苦、辛，性凉。具有祛风湿、舒筋活血、清热、祛痰止咳的功效。主治风湿痹症，关节腰腿疼痛，跌打损伤，虚劳，骨蒸潮热，肺痨咯血，肺热咳嗽，烧烫伤。

【采收加工】夏、秋间采挖，洗净，鲜用或晒干。

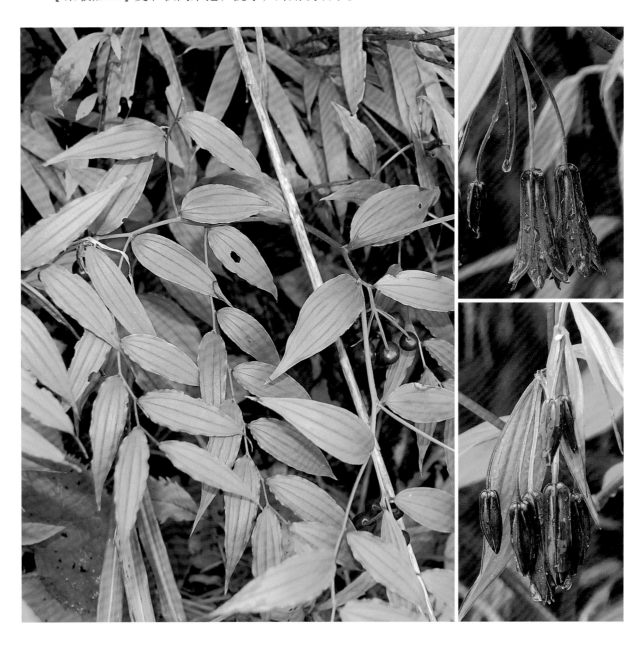

竹林霄

【基原】为百合科宝铎草*Disporum sessile* D. Don 的根及根状茎。

【别名】遍地姜、石竹根、竹叶三七。

【形态特征】多年生草本。茎高30~80 cm，上部具叉状分枝。根状茎肉质，横出。叶片矩圆形、卵形至披针形，具横脉；有短柄或近无柄。花1~5朵，着生于分枝顶端；花黄色、绿黄色或白色，花被片倒卵状披针形。浆果椭圆形或球形，直径约1 cm。花期3~6月，果期6~11月。

【分布】生于林下或灌木丛中。产于广西、广东、云南、贵州、四川、湖南、江西、江苏、浙江、山东、陕西等地。

【性能主治】根及根状茎味甘、淡，性平。具有清热解毒、润肺止咳、健脾消食、舒筋活络的功效。主治肺热咳嗽，肺痨咯血，食积胀满，腰腿疼痛，风湿痹痛，骨折，烧烫伤。

【采收加工】夏、秋季采挖，洗净，鲜用或晒干。

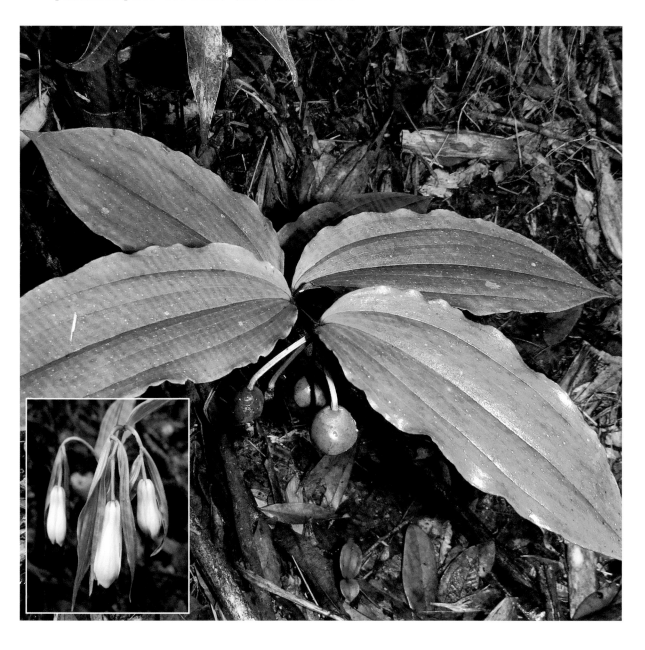

黄精

【基原】为百合科多花黄精*Polygonatum cyrtonema* Hua 的根状茎。

【别名】野仙姜、鸡头参、玉竹黄精。

【形态特征】多年生草本。根状茎连珠状或块状，每结节上茎痕明显，圆盘状。茎高50~100 cm，通常具10~15片叶。叶互生；叶片卵状披针形或长圆状披针形，长10~18 cm，宽2~7 cm。伞形花序常有花3~14朵；花序梗长1~4 cm；花被筒状，黄绿色。浆果熟时紫黑色，直径约1 cm。花期5~6月，果期7~9月。

【分布】生于林下、沟谷或山坡阴处。产于广西、广东、湖南、贵州、湖北、江西、安徽、江苏等地。

【性能主治】根状茎味甘，性平。具有补气养阴、健脾润肺、益肾的功效。主治口干食少，肺虚燥咳，脾胃虚弱，体倦乏力，精血不足，须发早白，内热消渴。

【采收加工】春、秋季采挖，除去须根，洗净，置沸水中略烫或蒸至透心，干燥。

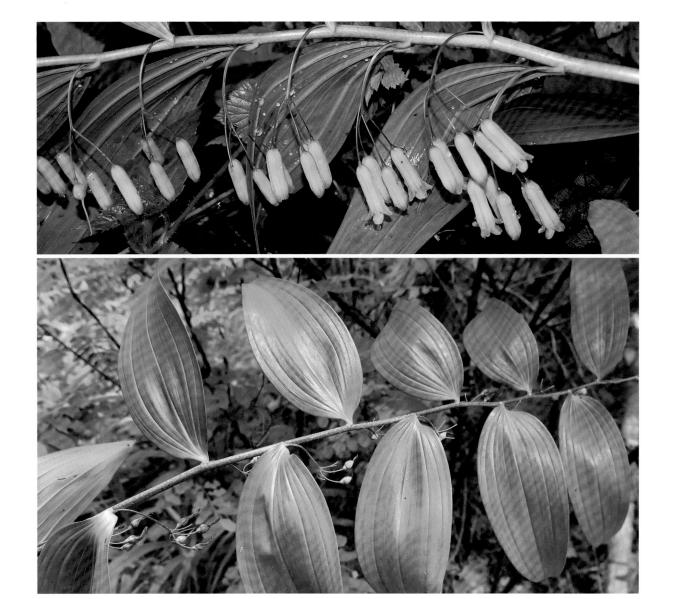

玉竹

【基原】为百合科玉竹*Polygonatum odoratum* (Mill.) Druce 的根状茎。

【别名】尾参、甜草根、靠山竹。

【形态特征】多年生草本。根状茎圆柱形，直径5~14 mm。茎高20~50 cm，具7~12片叶。叶互生；叶片椭圆形至卵状矩圆形，先端尖，背面带灰白色，脉上平滑至呈乳头状粗糙。花序具1~4朵花；花黄绿色至白色；花丝丝状，近平滑至具乳头状突起。浆果蓝黑色，直径7~10 mm。花期5~6月，果期7~9月。

【分布】生于林下或山野阴坡。产于广西、广东、湖南、浙江、江西、河南等地。

【性能主治】根状茎味甘，性微寒。具有养阴润燥、生津止渴的功效。主治肺胃阴伤，燥热咳嗽，内热消渴，咽干口渴。

【采收加工】秋季采挖，除去须根，洗净，晒至柔软后，反复揉搓、晾晒至无硬心，晒干，切厚片或切段；或蒸透后，揉搓至半透明，晒干，切厚片或切段。

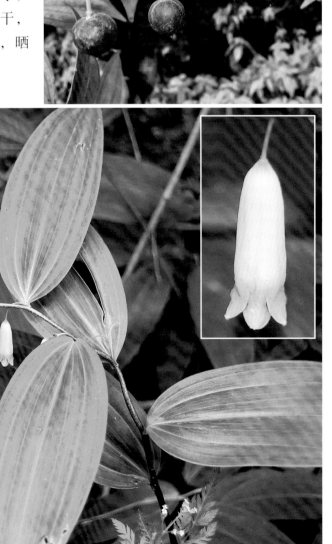

峨眉石凤丹

【基原】为百合科丫蕊花*Ypsilandra thibetica* Franch 的全草。

【别名】一枝花、石凤丹、小瓢儿菜。

【形态特征】草本。叶宽0.6~4.8 cm，连柄长6~27 cm。花葶通常比叶长；总状花序具几朵至二十几朵花，花梗比花被稍长；花被片白色、淡红色至紫色，近匙状倒披针形；子房上部3裂；花柱稍高于雄蕊，果期则明显高出雄蕊之上，柱头头状，稍3裂。蒴果。花期3~4月，果期5~6月。

【分布】生于林下、路边湿地或沟边。产于广西东北部、四川中部至东南部和湖南南部。

【性能主治】全草味苦，性微寒。具有清热解毒、散结、利小便的功效。主治瘰疬，小便不利，水肿。

【采收加工】夏季采收，鲜用或晾干。

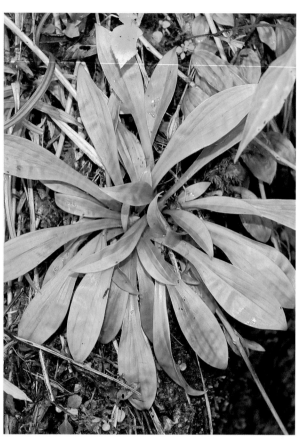

菝葜

【基原】为菝葜科菝葜*Smilax china* L. 的根状茎。

【别名】金刚兜、金刚头、红金刚藤。

【形态特征】攀缘灌木。根状茎粗厚，坚硬，为不规则的块状，粗2~3 cm。茎疏生刺。叶干后通常红褐色或古铜色，圆形、卵形或其他形状，叶柄脱落点位于靠近卷须处。伞形花序生于叶尚幼嫩的小枝上，具十几朵或更多的花，常呈球形；花绿黄色。浆果熟时红色，有粉霜。花期2~5月，果期9~11月。

【分布】生于山坡、灌木丛中、林下、路旁。产于广西、广东、云南、贵州、四川等地。

【性能主治】根状茎味甘、微苦、涩，性平。具有利湿去浊、祛风除痹、解毒散瘀的功效。主治小便淋浊，带下，风湿痹痛，疔疮痈肿。

【采收加工】秋末至翌年春季采挖，除去须根，洗净，趁鲜切片，晒干。

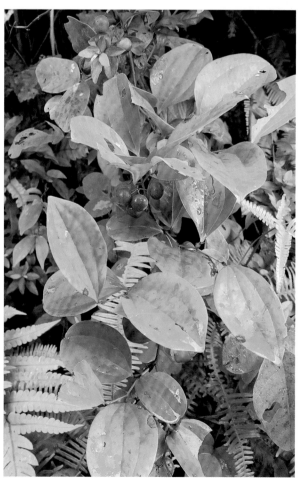

石菖蒲

【基原】为天南星科石菖蒲*Acorus tatarinowii* Schott 的根状茎。

【别名】水蜈蚣、石蜈蚣、水菖蒲。

【形态特征】多年生草本，禾草状。硬质的根状茎横走，多弯曲，常有分枝，具香气。叶无柄；叶片线形，较狭而短，长20~40 cm，宽7~13 mm，不具中肋。肉穗花序圆柱状，花序柄腋生，长4~15 cm，三棱形；叶状佛焰苞长13~25 cm，为肉穗花序长的2~5倍或更长；花小而密生，白色。成熟果序长7~8 cm。花果期2~6月。

【分布】生于溪边石上或林下湿地。产于黄河以南各省区。

【性能主治】根状茎味辛、苦，性温。具有醒神益智、化湿开胃、开窍豁痰的功效。主治神昏癫痫，健忘失眠，耳鸣耳聋，脘痞不饥，噤口下痢。

【采收加工】秋、冬季采挖，除去须根，晒干。

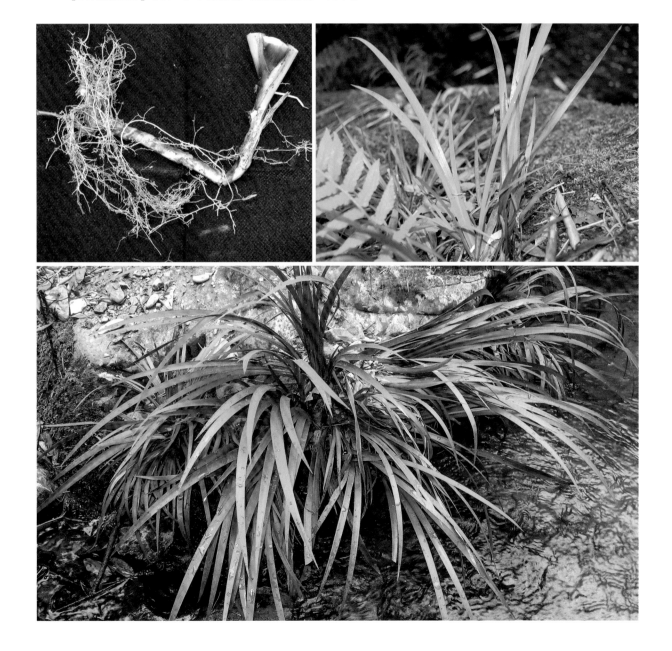

天南星

【基原】为天南星科一把伞南星*Arisaema erubescens* (Wall.) Schott 的块茎。

【别名】七托莲、土南星。

【形态特征】多年生草本。块茎扁球形，直径达6 cm。叶放射状分裂，裂片3~20片不等；叶片披针形、长圆形至椭圆形。佛焰苞绿色，背面有白色或淡紫色条纹；肉穗花序单性，雄花序长2~2.5 cm，雌花序长约2 cm；雄花淡绿色、紫色至暗褐色；各附属器棒状、圆柱形。浆果熟时红色。花期5~7月，果期9月。

【分布】生于林下、草坡、灌木丛中。除山东、江苏、东北、内蒙古和新疆外，全国大部分地区均有分布。

【性能主治】块茎味辛、苦，性温；有毒。具有散结消肿的功效。主治痈肿，蛇虫咬伤。

【采收加工】秋、冬季茎叶枯萎时采挖，除去须根及外皮，干燥。

【附注】同等功效的还有天南星科天南星*A. heterophyllum*。

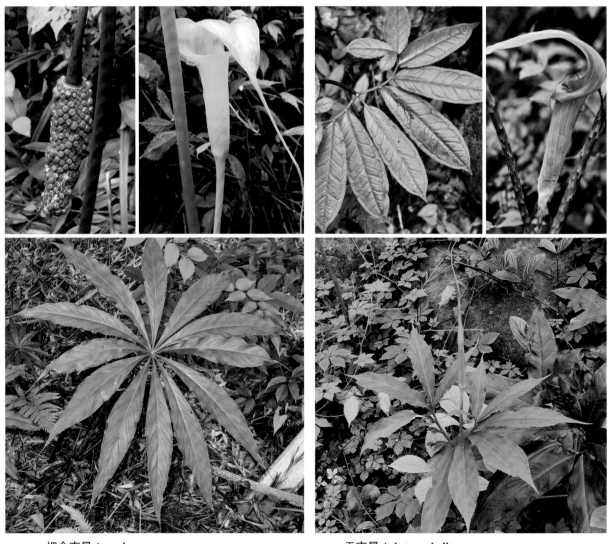

一把伞南星*A. erubescens*　　　　　　　　　　天南星*A. heterophyllum*

蝴蝶花

【基原】为鸢尾科蝴蝶花*Iris japonica* Thunb. 的全草。

【别名】燕子花、扁竹根、下搜山虎。

【形态特征】多年生草本。叶基生；叶片近地面处带红紫色，剑形，无明显的叶脉。花茎直立，高于叶片，总状聚伞花序顶生；苞片叶状；花淡蓝色或蓝紫色，直径4.5~5 cm；花梗伸出苞片之外，长1.5~2.5 cm；花被管长1.1~1.5 cm。蒴果椭圆状柱形，具6条明显的纵肋。种子黑褐色。花期3~4月，果期5~6月。

【分布】生于山坡阴湿处，或栽培。产于广西、广东、云南、湖南、陕西、甘肃等地。

【性能主治】全草味苦，性寒；有小毒。具有消肿止痛、清热解毒的功效。主治肝炎，肝肿大，肝区痛，胃痛，咽喉肿痛，便血。

【采收加工】春、夏季采收，切段，晒干。

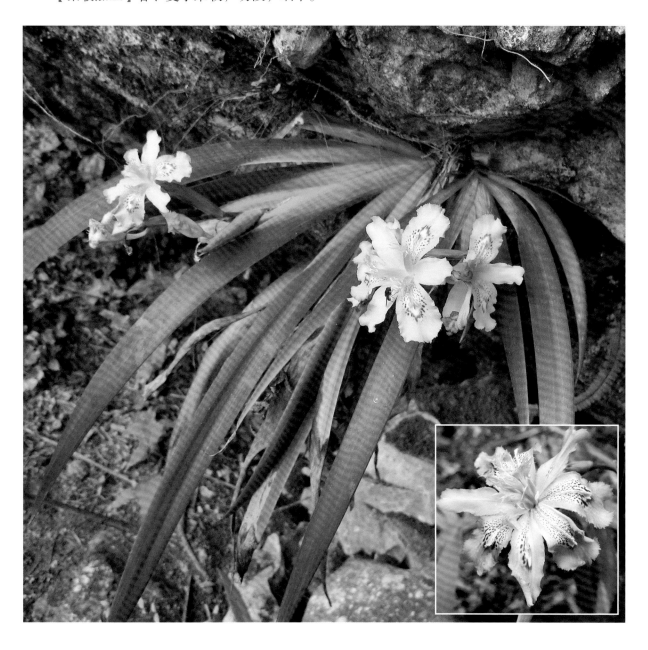

水田七

【基原】为蒟蒻薯科裂果薯*Schizocapsa plantaginea* Hance 的根状茎。

【别名】水鸡仔、屈头鸡、长须果。

【形态特征】多年生草本。块根粗短，常弯曲。叶基生；叶片狭椭圆形，基部下延，沿叶柄两侧有狭翅。花葶长6~13 cm，总苞片4片，卵形或三角状卵形；伞形花序有花10多朵；花被裂片6枚，2轮，外面淡绿色，内面淡紫色。蒴果近倒卵形，3瓣开裂。花果期4~11月。

【分布】生于海拔200~600 m的沟边、山谷、林下、路边潮湿处。产于广西、广东、湖南、江西、贵州、云南等地。

【性能主治】根状茎味微甘、苦，性凉；有小毒。具有清热解毒、止咳祛痰、理气止痛、散瘀止血的功效。主治感冒发热，痰热咳嗽，百日咳，脘腹胀痛，泻痢腹痛，消化不良，小儿疳积，肝炎，咽喉肿痛，牙痛，痄腮，瘰疬，疮肿，烧烫伤，带状疱疹，跌打损伤，外伤出血。

【采收加工】春、夏季采挖，洗净，鲜用或切片晒干。

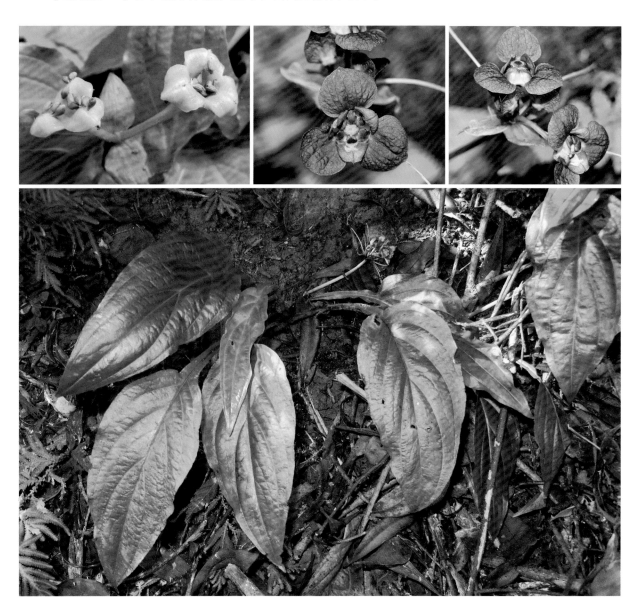

金线兰

【基原】为兰科花叶开唇兰*Anoectochilus roxburghii* (Wall.) Lindl. 的全草。

【别名】补血七、金丝线、金线莲。

【形态特征】地生兰。茎直立，具2~4片叶。叶片卵状椭圆形，长1.3~3.5 cm，宽0.8~3 cm，暗绿色并有金黄色脉网，背面淡紫红色。总状花序顶生，长3~5 cm，疏生2~6朵花；花序轴淡红色，和花序梗均被柔毛；花瓣白色带淡紫色晕，唇瓣白色，前端扩大成"Y"形，中部两侧裂成流苏状。花期9~11月。

【分布】生于林下阴湿处。产于广西、广东、云南、四川、浙江、江西等地。

【性能主治】全草味甘，性平。具有清热解毒、祛风除湿、凉血平肝、固肾的功效。主治咳嗽，咯血，虚烦失眠，黄疸，遗精，水肿，癫痫。

【采收加工】夏、秋季采收，洗净，鲜用或晒干。

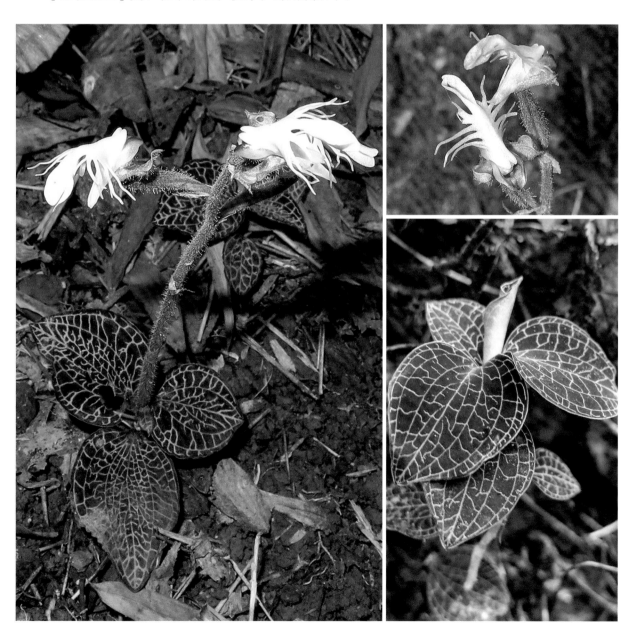

灯心草

【基原】为灯心草科灯心草*Juncus effusus* L. 的茎髓。

【别名】灯草、龙须草、水灯心。

【形态特征】多年生草本，高0.4~1 m。根状茎横走。茎丛生，圆柱形，淡绿色，有纵条纹，直径1.5~4 mm，茎内充满白色的髓心。叶鞘状，围生于茎基部，基部紫褐色至黑褐色；叶片退化呈刺芒状。聚伞花序假侧生；总苞片圆柱形，生于顶端，似茎的延伸，顶端尖锐。蒴果长圆形。花期4~7月，果期6~9月。

【分布】生于河边、池边、水沟、稻田旁、草地及沼泽湿处。产于全国大部分地区。

【性能主治】茎髓味甘、淡，性微寒。具有清心火、利小便的功效。主治心烦失眠，尿少涩痛，口舌生疮。

【采收加工】夏末至秋季割取茎，除去杂质，晒干，取出茎髓，理直，扎成小把。

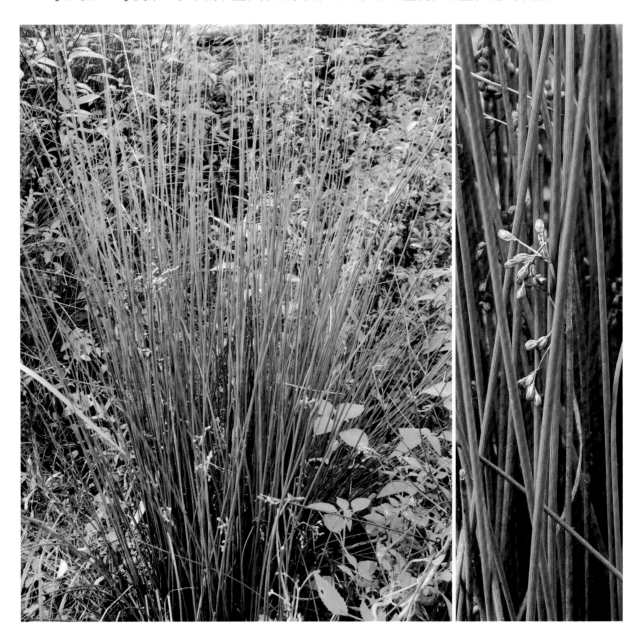

淡竹叶

【基原】为禾本科淡竹叶*Lophatherum gracile* Brongn. 的茎叶。

【别名】山鸡米、山冬、金竹叶。

【形态特征】多年生草本。具木质缩短的根状茎；须根中部可膨大为纺锤形小块根。秆高0.4~1 m，具5~6节。叶片披针形，有明显的小横脉，有时被柔毛或疣基小刺毛，基部狭缩呈柄状；叶鞘平滑或外侧边缘具纤毛。圆锥花序长12~25 cm；小穗线状披针形，具极短的柄。颖果长椭圆形。花果期5~11月。

【分布】生于山坡、林地或林缘、路边荫蔽处。产于广西、广东、云南、四川、江西等地。

【性能主治】茎叶味甘、淡，性寒。具有清热泻火、除烦止渴、利尿通淋的功效。主治热病烦渴，小便短赤涩痛，口舌生疮。

【采收加工】夏季未抽花穗前采割，晒干。

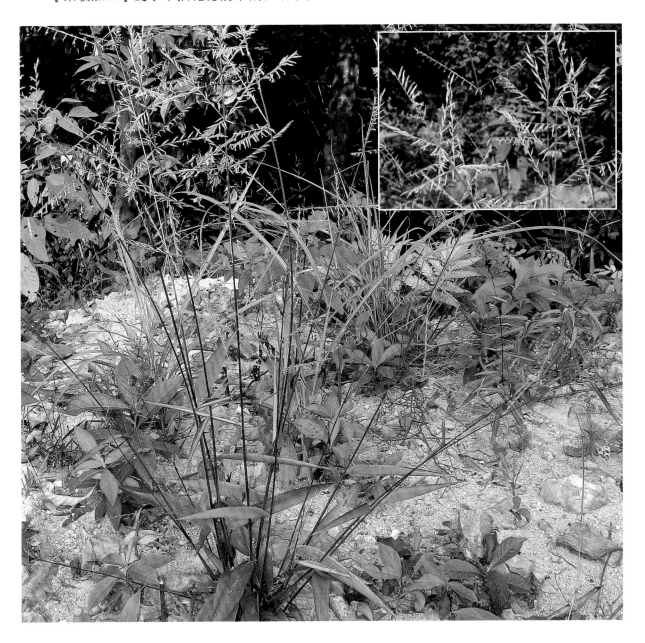

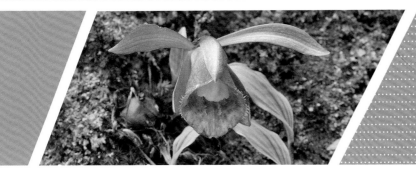

总名录

全州县药用植物名录

真菌门 Eumycota
霜霉科 Peronosporaceae
禾生指梗菌

Sclerospora graminicola (Sacc.) Schroet.

功效来源：《广西中药资源名录》

肉座菌科 Hypocreaceae
藤仓赤霉

Gibberella fujikuroi (Saw.) Wollenw.

功效来源：《广西中药资源名录》

麦角菌科 Clavicipitaceae
稻绿核菌

Ustilaginoidea virens (Cooke) Tak.

功效来源：《广西中药资源名录》

黑粉菌科 Ustilaginaceae
菰黑粉菌

Ustilago esculenta P. Henn.

功效来源：《广西中药资源名录》

木耳科 Auriculariaceae
毛木耳

Auricularia polytricha (Mont.) Sacc.

功效来源：《广西中药资源名录》

裂褶菌科 Schizophyllaceae
裂褶菌

Schizophyllum commune Fr.

功效来源：《广西中药资源名录》

猴头菌科 Hericiaceae
猴头菌

Hericium erinaceus (Bull. ex Fr.) Pers.

功效来源：《广西中药资源名录》

多孔菌科 Polyporaceae
云芝

Polystictus versicolor (L.) Fr.

功效来源：《广西中药资源名录》

茯苓

Poria cocos (Schw.) Wolf

功效来源：《广西中药资源名录》

血红栓菌

Trametes cinnabarina (Jacq.) Fr. var. *sanguinea* (L. ex Fr.) Pilat

功效来源：《广西中药资源名录》

口磨科 Tricholomataceae
密环菌

Armillaria mellea (Vahl ex Fr.) Quel.

功效来源：《广西中药资源名录》

香菇

Lentinus edodes (Berk.) Sing.

功效来源：《广西中药资源名录》

侧耳

Pleurotus ostreatus (Jacq. ex Fr.) Quel.

功效来源：《广西中药资源名录》

光柄菇科 Pluteaceae
草菇

Volvariella volvacea (Bull ex Fr.) Sing.

功效来源：《广西中药资源名录》

伞菌科 Agaricaceae
双孢蘑菇

Agaricus brunnescens Peck

功效来源：《广西中药资源名录》

蕨类植物门 Pteridophyta
F.2. 石杉科 Huperziaceae
石杉属 *Huperzia* Bernh.

蛇足石杉　千层塔

Huperzia serrata (Thunb.) Trevis.

凭证标本：全州县普查队 450324121022063LY（IBK）

功效：全草，散瘀消肿、解毒、止痛。

功效来源：《全国中草药汇编》

四川石杉

Huperzia sutchueniana (Herter) Ching

凭证标本：全州县普查队 450324121016012LY（IBK、GXMG）

功效：全草，活血散瘀、消肿止痛、清热解毒。

功效来源：《药用植物辞典》

F.3. 石松科 Lycopodiaceae
藤石松属 *Lycopodiastrum* Holub ex Dixit

藤石松　舒筋草

Lycopodiastrum casuarinoides (Spring) Holub

凭证标本：全州县普查队 450324130427026LY（IBK、

GXMG、CMMI）

功效：地上部分，舒筋活血、祛风湿。

功效来源：《广西壮族自治区瑶药材质量标准 第一卷》（2014年版）

石松属 *Lycopodium* L.

石松 伸筋草

Lycopodium japonicum Thunb.

凭证标本：全州县普查队 450324121022030LY（IBK、GXMG）

功效：全草，祛风除湿、舒筋活络。

功效来源：《中国药典》（2020年版）

F.4. 卷柏科 Selaginellaceae

卷柏属 *Selaginella* P. Beauv.

深绿卷柏 石上柏

Selaginella doederleinii Hieron. subsp. *doederleinii*

凭证标本：全州县普查队 450324121016021LY（IBK、GXMG）

功效：全草，清热解毒、抗癌、止血。

功效来源：《广西壮族自治区壮药质量标准 第二卷》（2011年版）

粗叶卷柏

Selaginella doederleinii Hieron. subsp. *trachyphylla* (Warb.) X. C. Zhang

功效：全草，清热止咳、凉血止血。

功效来源：《中华本草》

注：《广西植物名录》有记载。

江南卷柏

Selaginella moellendorffii Hieron.

凭证标本：全州县普查队 450324121016049LY（IBK、GXMG）

功效：全草，清热利尿、活血消肿。

功效来源：《中药大辞典》

伏地卷柏 小地柏

Selaginella nipponica Franch.

凭证标本：全州县普查队 450324130425008LY（IBK、GXMG、CMMI）

功效：全草，清热润肺。

功效来源：《全国中草药汇编》

卷柏

Selaginella tamariscina (Beauv.) Spring

凭证标本：黄德爱 60862（IBK）

功效：全草，活血通经。

功效来源：《中国药典》（2020年版）

翠云草

Selaginella uncinata (Desv.) Spring

凭证标本：全州县普查队 450324121021014LY（IBK、GXMG、CMMI）

功效：全草，清热利湿、解毒、止血。

功效来源：《广西壮族自治区壮药质量标准 第一卷》（2008年版）

F.6. 木贼科 Equisetaceae

木贼属 *Equisetum* L.

节节草 笔筒草

Equisetum ramosissimum (Desf.) Boerner subsp. *ramosissimum*

凭证标本：全州县普查队 450324130429011LY（IBK、GXMG）

功效：全草，祛风清热、除湿利尿。

功效来源：《中药大辞典》

笔管草 笔筒草

Equisetum ramosissimum (Desf.) Boerner subsp. *debile* (Roxb. ex Vauch.) Hauke

凭证标本：全州县普查队 450324121016040LY（IBK、GXMG）

功效：地上部分，疏风散热、明目退翳、止血。

功效来源：《广西壮族自治区壮药质量标准 第二卷》（2011年版）

F.8. 阴地蕨科 Botrychiaceae

阴地蕨属 *Botrychium* Sw.

薄叶阴地蕨 西南小阴地蕨

Botrychium daucifolium Wall. ex Hook. et Grev.

凭证标本：全州县普查队 450324130424009LY（IBK）

功效：全草、根状茎，清肺止咳、解毒消肿。

功效来源：《中华本草》

阴地蕨

Botrychium ternatum (Thunb.) Sw.

功效：带根全草，平肝、清热、镇咳。

功效来源：《中药大辞典》

注：《广西植物名录》有记载。

F.9. 瓶尔小草科 Ophioglossaceae

瓶尔小草属 *Ophioglossum* L.

瓶尔小草

Ophioglossum vulgatum L.

功效：全草，清热解毒、消肿止痛。

功效来源：《全国中草药汇编》

注：《广西植物名录》有记载。

F.11. 观音座莲科 Angiopteridaceae

观音座莲属 Angiopteris Hoffm.

福建观音座莲 马蹄蕨

Angiopteris fokiensis Hieron.

凭证标本：全州县普查队 450324121021031LY（IBK、GXMG、CMMI）

功效：根状茎，清热凉血、祛瘀止血、镇痛安神。

功效来源：《广西壮族自治区壮药质量标准 第三卷》（2018年版）

F.13. 紫萁科 Osmundaceae

紫萁属 Osmunda L.

桂皮紫萁

Osmunda cinnamomea L.

凭证标本：全州县普查队 450324130529008LY（IBK、GXMG、CMMI）

功效：根状茎，清热解毒、止血杀虫、利尿。

功效来源：《中华本草》

紫萁 紫萁贯众

Osmunda japonica Thunb.

凭证标本：全州县普查队 450324121016096LY（IBK、GXMG）

功效：根状茎和叶柄残基，清热解毒、止血、杀虫。

功效来源：《中国药典》（2020年版）

华南紫萁

Osmunda vachellii Hook.

凭证标本：全州县普查队 450324130812057LY（IBK、GXMG、CMMI）

功效：根状茎及叶柄的髓部，祛湿舒筋、清热解毒、驱虫。

功效来源：《中华本草》

F.14. 瘤足蕨科 Plagiogyriaceae

瘤足蕨属 Plagiogyria Mett.

瘤足蕨 镰叶瘤足蕨

Plagiogyria adnata (Blume) Bedd.

凭证标本：全州县普查队 450324141015057LY（IBK、GXMG、CMMI）

功效：全草、根状茎，发表清热、祛风止痒、透疹。

功效来源：《中华本草》

华中瘤足蕨

Plagiogyria euphlebia (Kunze) Mett.

凭证标本：全州县普查队 450324121022053LY（IBK、GXMG、CMMI）

功效：全株，消肿止痛。

功效来源：《药用植物辞典》

F.15. 里白科 Gleicheniaceae

芒萁属 Dicranopteris Bernh.

芒萁

Dicranopteris pedata (Houtt.) Nakaike

功效：叶柄、根茎，化瘀止血、清热利尿、解毒消肿。

功效来源：《中华本草》

注：《广西植物名录》有记载。

里白属 Diplopterygium (Diels) Nakai

光里白

Diplopterygium laevissimum (Christ) Nakai

凭证标本：全州县普查队 450324121022004LY（IBK、GXMG、CMMI）

功效：根状茎，行气、止血、接骨。

功效来源：《中华本草》

F.17. 海金沙科 Lygodiaceae

海金沙属 Lygodium Sw.

曲轴海金沙 金沙藤

Lygodium flexuosum (L.) Sw.

凭证标本：全州县普查队 450324121021030LY（IBK、GXMG、CMMI）

功效：地上部分，清热解毒、利水通淋。

功效来源：《广西壮族自治区壮药质量标准 第三卷》（2018年版）

海金沙

Lygodium japonicum (Thunb.) Sw.

凭证标本：全州县普查队 450324121010012LY（IBK、GXMG、CMMI）

功效：成熟孢子，清利湿热、通淋止痛。

功效来源：《中国药典》（2020年版）

小叶海金沙 金沙藤

Lygodium microphyllum (Cav.) R. Br.

功效：地上部分，清热解毒、利水通淋。

功效来源：《广西壮族自治区壮药质量标准 第三卷》（2018年版）

注：《广西植物名录》有记载。

F.18. 膜蕨科 Hymenophyllaceae

膜蕨属 Hymenophyllum Sm.

华东膜蕨

Hymenophyllum barbatum (Bosch) Copel.

凭证标本：全州县普查队 450324130423027LY（IBK、GXMG、CMMI）

功效：全草，止血。

功效来源：《广西药用植物名录》

顶果膜蕨

Hymenophyllum khasyanum Hook. et Baker

凭证标本：全州县普查队 450324130327039LY（IBK、GXMG、CMMI）

功效：全草，止血生肌。

功效来源：《药用植物辞典》

蕗蕨属 *Mecodium* Presl

长柄蕗蕨

Mecodium polyanthos (Sw.) Copel.

凭证标本：全州县普查队 450324121022019LY（IBK、GXMG、CMMI）

功效：全草，清热解毒、生肌消炎、敛疮。

功效来源：《药用植物辞典》

瓶蕨属 *Vandenboschia* Copel.

瓶蕨

Vandenboschia auriculata (Blume) Copel.

凭证标本：全州县普查队 450324121022021LY（IBK、GXMG、CMMI）

功效：全草，止血生肌。

功效来源：《中华本草》

F.19. 蚌壳蕨科 Dicksoniaceae

金毛狗属 *Cibotium* Kaulf.

金毛狗脊 狗脊

Cibotium barometz (L.) J. Sm.

功效：根状茎，祛风湿、补肝肾、强腰膝。

功效来源：《中国药典》（2020年版）

注：《广西植物名录》有记载。

F.21. 稀子蕨科 Monachosoraceae

稀子蕨属 *Monachosorum* Kunze

华中稀子蕨

Monachosorum flagellare (Maxim.) Hayata var. *nipponicum* (Makino) Tagawa

凭证标本：全州县普查队 450324130427006LY（IBK、GXMG、CMMI）

功效：全草，用于痛风。

功效来源：《药用植物辞典》

大叶稀子蕨

Monachosorum subdigitatum (Blume) Kuhn

凭证标本：全州县普查队 450324141015005LY（IBK、GXMG、CMMI）

功效：全草，水煎剂内服，用于风湿骨痛。

功效来源：《药用植物辞典》

F.22. 碗蕨科 Dennstaedtiaceae

碗蕨属 *Dennstaedtia* Bernh.

细毛碗蕨

Dennstaedtia hirsuta (Sw.) Mett. ex Miq.

凭证标本：全州县普查队 450324130423058LY（IBK、GXMG、CMMI）

功效：全株，祛风湿、通经血。

功效来源：《药用植物辞典》

碗蕨

Dennstaedtia scabra (Wall. ex Hook.) T. Moore var. *scabra*

凭证标本：全州县普查队 450324121022025LY（IBK、GXMG、CMMI）

功效：全草，祛风湿、清热解表。

功效来源：《中华本草》

光叶碗蕨

Dennstaedtia scabra (Wall. ex Hook.) T. Moore var. *glabrescens* (Ching) C. Chr.

凭证标本：全州县普查队 450324121016036LY（IBK、GXMG、CMMI）

功效：全草，清热解表。

功效来源：《药用植物辞典》

鳞盖蕨属 *Microlepia* Presl

二回边缘鳞盖蕨

Microlepia marginata (Houtt.) C. Chr. var. *bipinnata* Makino

凭证标本：全州县普查队 450324130426001LY（IBK、GXMG、CMMI）

功效：全草，清热解毒、祛风除湿。嫩枝，解毒、消肿。

功效来源：《药用植物辞典》

F.23. 鳞始蕨科 Lindsaeaceae

乌蕨属 *Sphenomeris* Maxon

乌蕨 金花草

Sphenomeris chinensis (L.) Maxon

凭证标本：全州县普查队 450324121012017LY（IBK、GXMG、CMMI）

功效：全草，清热解毒、利湿。

功效来源：《全国中草药汇编》

F.26. 蕨科 Pteridiaceae

蕨属 *Pteridium* Scopoli

蕨

Pteridium aquilinum (L.) Kuhn var. *latiusculum* (Desv.) Underw. ex A. Heller

功效：根状茎或全草，清热利湿、消肿、安神。

功效来源：《全国中草药汇编》

注：《广西植物名录》有记载。

F.27. 凤尾蕨科 Pteridaceae

凤尾蕨属 *Pteris* L.

刺齿半边旗 刺齿凤尾蕨

Pteris dispar Kunze

凭证标本：全州县普查队 450324130320033LY（IBK、GXMG、CMMI）

功效：全草，清热解毒、祛瘀凉血。

功效来源：《中华本草》

傅氏凤尾蕨

Pteris fauriei Hieron.

凭证标本：全州县普查队 450324121017021LY（IBK、GXMG、CMMI）

功效：全草、叶，收敛、止血。

功效来源：《药用植物辞典》

全缘凤尾蕨

Pteris insignis Mett. ex Kuhn

凭证标本：全州县普查队 450324121021037LY（IBK、GXMG）

功效：全草，清热利湿、活血消肿。

功效来源：《中华本草》

井栏凤尾蕨 凤尾草

Pteris multifida Poir.

凭证标本：全州县普查队 450324130320019LY（IBK、GXMG、CMMI）

功效：全草，清热利湿、凉血止血、解毒止痢。

功效来源：《全国中草药汇编》

半边旗

Pteris semipinnata L.

功效：全草，清热解毒、消肿止痛。

功效来源：《广西壮族自治区壮药质量标准 第二卷》（2011年版）

注：《广西植物名录》有记载。

蜈蚣草

Pteris vittata L.

功效：全草或根状茎，祛风活血、解毒杀虫。

功效来源：《全国中草药汇编》

注：《广西植物名录》有记载。

西南凤尾蕨 三叉凤尾蕨

Pteris wallichiana Agardh

凭证标本：全州县普查队 450324121016030LY（IBK、GXMG、CMMI）

功效：全草，清热止痢、定惊、止血。

功效来源：《中华本草》

F.30. 中国蕨科 Sinopteridaceae

粉背蕨属 *Aleuritopteris* Fée

粉背蕨

Aleuritopteris anceps (Blanford) Panigrahi

凭证标本：全州县普查队 450324121016054LY（IBK、GXMG、CMMI）

功效：全草，止咳化痰、健脾补虚、舒筋活络、活血祛瘀、利湿止痛。

功效来源：《药用植物辞典》

银粉背蕨 通经草

Aleuritopteris argentea (Gmel.) Fée

凭证标本：刘承玉 41383（GXMI）

功效：全草，解毒消肿、活血通经、利湿、祛痰止咳。

功效来源：《中华本草》

碎米蕨属 *Cheilosoria* Trev.

毛轴碎米蕨 川层草

Cheilosoria chusana (Hook.) Ching et K. H. Shing

凭证标本：全州县普查队 450324130421011LY（IBK、GXMG、CMMI）

功效：全草，清热利湿、解毒。

功效来源：《中华本草》

隐囊蕨属 *Notholaena* R. Br.

中华隐囊蕨

Notholaena chinensis Baker

凭证标本：全州县普查队 450324121019008LY（IBK、GXMG、CMMI）

功效：全草，用于痢疾。

功效来源：《药用植物辞典》

金粉蕨属 *Onychium* Kaulf.

野雉尾金粉蕨 小叶金花草

Onychium japonicum (Thunb.) Kunze

凭证标本：全州县普查队 450324121013017LY（IBK、GXMG、CMMI）

功效：全草，清热解毒、利湿、止血。

功效来源：《广西壮族自治区壮药质量标准 第三卷》（2018年版）

F.31. 铁线蕨科 Adiantaceae

铁线蕨属 *Adiantum* L.

铁线蕨 猪鬃草

Adiantum capillus-veneris L. f.

凭证标本：全州县普查队 450324130426031LY（IBK、GXMG、CMMI）

功效：全草，清热解毒、利尿消肿。

功效来源：《全国中草药汇编》

鞭叶铁线蕨
Adiantum caudatum L.
功效：全草，清热解毒、利水消肿。
功效来源：《中华本草》
注：《广西植物名录》有记载。

扇叶铁线蕨 铁线草
Adiantum flabellulatum L.
功效：全草，清热解毒、利湿消肿。
功效来源：《广西中药材标准 第一册》
注：《广西植物名录》有记载。

假鞭叶铁线蕨 岩风子
Adiantum malesianum Ghatak
凭证标本：全州县普查队 450324130425024LY（IBK、GXMG、CMMI）
功效：全草，利水通淋、清热解毒。
功效来源：《中华本草》

F.32. 水蕨科 Parkeriaceae
水蕨属 *Ceratopteris* Brongn.
水蕨
Ceratopteris thalictroides (L.) Brongn.
功效：全草，散瘀拔毒、镇咳、化痰、止痢、止血。
功效来源：《全国中草药汇编》
注：《广西植物名录》有记载。

F.33. 裸子蕨科 Hemionitidaceae
凤丫蕨属 *Coniogramme* Fée
凤丫蕨 凤丫草
Coniogramme japonica (Thunb.) Diels
凭证标本：全州县普查队 450324121018033LY（IBK、GXMG、CMMI）
功效：根状茎、全草，祛风除湿、活血止痛、清热解毒。
功效来源：《全国中草药汇编》

F.35. 书带蕨科 Vittariaceae
书带蕨属 *Haplopteris* Presl
书带蕨
Haplopteris flexuosa (Fée) E. H. Crane.
凭证标本：全州县普查队 450324121016033LY（IBK）
功效：全草，疏风清热、舒筋止痛、健脾消疳、止血。
功效来源：《中华本草》

平肋书带蕨
Haplopteris fudzinoi (Makino) E. H. Crane
凭证标本：全州县普查队 450324130427042LY（IBK、GXMG、CMMI）
功效：全草，活血止痛、理气。

功效来源：《药用植物辞典》

F.36. 蹄盖蕨科 Athyriaceae
短肠蕨属 *Allantodia* R. Br. emend. Ching
鳞柄短肠蕨
Allantodia squamigera (Mett.) Ching
凭证标本：全州县普查队 450324130427040LY（IBK、GXMG、CMMI）
功效：根状茎，清热解毒。
功效来源：《药用植物辞典》

安蕨属 *Anisocampium* C. Presl
华东安蕨
Anisocampium sheareri (Baker) Ching ex Y. T. Hsieh
凭证标本：全州县普查队 450324121013010LY（IBK、GXMG、CMMI）
功效：块根，清热利湿。
功效来源：《药用植物辞典》

双盖蕨属 *Diplazium* Sw.
单叶双盖蕨
Diplazium subsinuatum (Wall. ex Hook. et Grev.) Tagawa
凭证标本：全州县普查队 450324121012069LY（IBK、GXMG、CMMI）
功效：全草，凉血止血、利尿通淋。
功效来源：《广西中药材标准 第一册》

介蕨属 *Dryoathyrium* Ching
华中介蕨 小叶山鸡尾巴草
Dryoathyrium okuboanum (Makino) Ching
凭证标本：全州县普查队 450324121022060LY（IBK、GXMG、CMMI）
功效：全草，清热消肿。
功效来源：《中药大辞典》

峨眉介蕨
Dryoathyrium unifurcatum (Baker) Ching
凭证标本：全州县普查队 450324130428024LY（IBK）
功效：全草，清热利湿。
功效来源：《药用植物辞典》

F.38. 金星蕨科 Thelypteridaceae
钩毛蕨属 *Cyclogramma* Tagawa
狭基钩毛蕨
Cyclogramma leveillei (Christ) Ching
凭证标本：全州县普查队 450324130530001LY（IBK、GXMG、CMMI）
功效：全草，清热、利尿。
功效来源：《药用植物辞典》

毛蕨属 *Cyclosorus* Link
渐尖毛蕨
Cyclosorus acuminatus (Houtt.) Nakai
凭证标本：全州县普查队 450324121016058LY（IBK、GXMG、CMMI）
功效：根状茎，清热解毒、祛风除湿、健脾。
功效来源：《中华本草》

干旱毛蕨
Cyclosorus aridus (D. Don) Tagawa
凭证标本：全州县普查队 450324121018030LY（IBK、GXMG、CMMI）
功效：全草，清热解毒、止痢。
功效来源：《中华本草》

圣蕨属 *Dictyocline* Moore
戟叶圣蕨
Dictyocline sagittifolia Ching
凭证标本：全州县普查队 450324140521012LY（IBK、GXMG、CMMI）
功效：根状茎，主治小儿惊风、蛇咬伤。
功效来源：《广西中药资源名录》

凸轴蕨属 *Metathelypteris* (H. Ito) Ching
疏羽凸轴蕨
Metathelypteris laxa (Franch. et Sav.) Ching
凭证标本：全州县普查队 450324121021026LY（IBK、GXMG、CMMI）
功效：根状茎，清热解毒、止血消肿、杀虫。
功效来源：《药用植物辞典》

金星蕨属 *Parathelypteris* (H. Ito) Ching
金星蕨
Parathelypteris glanduligera (Kunze) Ching
凭证标本：全州县普查队 450324121021041LY（IBK、GXMG、CMMI）
功效：全草，清热解毒、利尿、止血。
功效来源：《中华本草》

中日金星蕨 扶桑金星蕨
Parathelypteris nipponica (Franch. et Sav.) Ching
凭证标本：全州县普查队 450324130423075LY（IBK、GXMG）
功效：全草，止血消炎。
功效来源：《中华本草》

卵果蕨属 *Phegopteris* Fée
延羽卵果蕨
Phegopteris decursive-pinnata (van Hall) Fée
凭证标本：全州县普查队 450324121016053LY（IBK、GXMG、CMMI）

功效：根状茎，利湿消肿、收敛解毒。
功效来源：《全国中草药汇编》

假毛蕨属 *Pseudocyclosorus* Ching
镰片假毛蕨
Pseudocyclosorus falcilobus (Hook.) Ching
凭证标本：全州县普查队 450324130530015LY（IBK、GXMG、CMMI）
功效：叶，清热燥湿、生肌敛疮。
功效来源：《中华本草》

普通假毛蕨
Pseudocyclosorus subochthodes (Ching) Ching
凭证标本：全州县普查队 450324130422010LY（IBK、GXMG、CMMI）
功效：全株，清热解毒。
功效来源：《药用植物辞典》

F.39. 铁角蕨科 Aspleniaceae
铁角蕨属 *Asplenium* L.
剑叶铁角蕨
Asplenium ensiforme Wall. ex Hook. et Grev.
凭证标本：方鼎 7319（GXMI）
功效：全草，活血祛瘀、舒筋止痛。
功效来源：《中华本草》

镰叶铁角蕨 骨把
Asplenium falcatum Lam.
功效：全草，清热、利湿、解毒、敛疮。
功效来源：《中华本草》
注：《广西植物名录》有记载。

虎尾铁角蕨
Asplenium incisum Thunb.
凭证标本：全州县普查队 450324121012074LY（IBK、GXMG、CMMI）
功效：全草，清热解毒、平肝镇惊、祛湿止痛。
功效来源：《药用植物辞典》

倒挂铁角蕨 倒挂草
Asplenium normale D. Don
凭证标本：全州县普查队 450324121016037LY（IBK、GXMG、CMMI）
功效：全草，清热解毒、止血。
功效来源：《中华本草》

北京铁角蕨 铁杆地柏枝
Asplenium pekinense Hance
凭证标本：全州县普查队 450324130425030LY（IBK）
功效：全草，化痰止咳、清热解毒、止血。
功效来源：《中华本草》

长叶铁角蕨 倒生根

Asplenium prolongatum Hook.

凭证标本：蒋庆坤 165（IBK）

功效：全草，活血化瘀、祛风湿、通关节。

功效来源：《广西壮族自治区瑶药材质量标准 第一卷》（2014年版）

华中铁角蕨 地柏叶

Asplenium sarelii Hook.

凭证标本：全州县普查队 450324130425019LY（IBK、GXMG、CMMI）

功效：全草，清热解毒、止咳利咽、利湿消肿、止血止痛。

功效来源：《全国中草药汇编》

石生铁角蕨 石上铁角蕨

Asplenium saxicola Rosenst.

功效：全草，清热润肺、解毒消肿。

功效来源：《中华本草》

注：《广西植物志》第六卷有记载。

铁角蕨

Asplenium trichomanes L.

凭证标本：全州县普查队 450324121016046LY（IBK、CMMI）

功效：全草，清热解毒、收敛止血、补肾调经、散瘀利湿。

功效来源：《药用植物辞典》

半边铁角蕨

Asplenium unilaterale Lam.

凭证标本：全州县普查队 450324121022046LY（IBK、GXMG、CMMI）

功效：全株，止血、解毒。

功效来源：《药用植物辞典》

狭翅铁角蕨

Asplenium wrightii A. A. Eaton ex Hook.

凭证标本：全州县普查队 450324130426006LY（IBK、GXMG、CMMI）

功效：根状茎，外用治伤口不收。

功效来源：《广西中药资源名录》

棕鳞铁角蕨

Asplenium yoshinagae Makino

凭证标本：全州县普查队 450324121022048LY（IBK、GXMG、CMMI）

功效：全草，舒筋通络、活血止痛。

功效来源：《中华本草》

F.41. 球子蕨科 Onocleaceae

东方荚果蕨属 *Pentarhizidium* Hayata

东方荚果蕨

Pentarhizidium orientalis (Hook.) Hayata

凭证标本：全州县普查队 450324130427007LY（IBK、GXMG、CMMI）

功效：根状茎、全草，祛风除湿、凉血止血。

功效来源：《药用植物辞典》

F.42. 乌毛蕨科 Blechnaceae

乌毛蕨属 *Blechnum* L.

乌毛蕨 贯众

Blechnum orientale L.

功效：根状茎，清热解毒、凉血止血、杀虫。

功效来源：《广西中药材标准 第一册》

注：《广西植物名录》有记载。

荚囊蕨属 *Struthiopteris* Scopoli

荚囊蕨

Struthiopteris eburnea (Christ) Ching

凭证标本：全州县普查队 450324130130026LY（IBK、GXMG、CMMI）

功效：全草、根状茎，清热解毒、利尿通淋、散瘀消肿、止痛止咳。

功效来源：《药用植物辞典》

狗脊蕨属 *Woodwardia* Smith

狗脊蕨

Woodwardia japonica (L. f.) Sm.

凭证标本：全州县普查队 450324121012005LY（IBK、GXMG、CMMI）

功效：根状茎，用于虫积腹痛、流行性感冒、风湿痹痛、蛇咬伤。

功效来源：《广西中药资源名录》

F.44. 柄盖蕨科 Peranemaceae

鱼鳞蕨属 *Acrophorus* Presl

鱼鳞蕨

Acrophorus paleolatus Pic. Serm.

凭证标本：全州县普查队 450324130423094LY（IBK、GXMG、CMMI）

功效：根状茎，清热解毒。

功效来源：《药用植物辞典》

F.45. 鳞毛蕨科 Dryopteridaceae

复叶耳蕨属 *Arachniodes* Blume

斜方复叶耳蕨

Arachniodes rhomboidea (Wall. ex Mett.) Ching

凭证标本：全州县普查队 450324121017046LY（IBK、GXMG、CMMI）

功效：根状茎，祛风散寒。
功效来源：《药用植物辞典》

贯众属 *Cyrtomium* Presl
镰羽贯众
Cyrtomium balansae (Christ) C. Chr.
凭证标本：全州县普查队 450324121017017LY（IBK、GXMG、CMMI）
功效：根状茎，清热解毒、驱虫。
功效来源：《中华本草》

披针贯众
Cyrtomium devexiscapulae (Koidz.) Ching
凭证标本：全州县普查队 450324130130028LY（IBK、GXMG、CMMI）
功效：根状茎，清热解毒、活血散瘀、利水通淋。
功效来源：《药用植物辞典》

贯众 小贯众
Cyrtomium fortunei J. Sm.
凭证标本：全州县普查队 450324130423051LY（IBK、GXMG、CMMI）
功效：根状茎、叶柄残基，清热平肝、解毒杀虫、止血。
功效来源：《全国中草药汇编》

鳞毛蕨属 *Dryopteris* Adans.
暗鳞鳞毛蕨
Dryopteris atrata (Kunze) Ching
凭证标本：全州县普查队 450324130427005LY（IBK）
功效：根状茎，凉血止血、驱虫。
功效来源：《中华本草》

两色鳞毛蕨
Dryopteris bissetiana (Baker) C. Chr.
凭证标本：全州县普查队 450324130422012LY（IBK、GXMG、CMMI）
功效：根状茎，清热解毒、活血祛瘀、利水通淋。
功效来源：《药用植物辞典》

阔鳞鳞毛蕨 润鳞鳞毛蕨
Dryopteris championii (Benth.) C. Chr.
凭证标本：全州县普查队 450324130423052LY（IBK、GXMG、CMMI）
功效：根状茎，敛疮、解毒。
功效来源：《全国中草药汇编》

桫椤鳞毛蕨
Dryopteris cycadina (Franch. et Sav.) C. Chr.
凭证标本：全州县普查队 450324130423054LY（IBK、GXMG、CMMI）

功效：根状茎，清热解毒、驱虫、止血。
功效来源：《药用植物辞典》

远轴鳞毛蕨
Dryopteris dickinsii (Franch. et Sav.) C. Chr.
凭证标本：全州县普查队 450324130427010LY（IBK、GXMG、CMMI）
功效：根状茎，清热止痛。
功效来源：《药用植物辞典》

无盖鳞毛蕨
Dryopteris scottii (Bedd.) Ching ex C. Chr.
凭证标本：全州县普查队 450324121022044LY（IBK、GXMG、CMMI）
功效：根状茎，消炎。
功效来源：《药用植物辞典》

奇羽鳞毛蕨
Dryopteris sieboldii (van Houtte ex Mett.) Kuntze
凭证标本：全州县普查队 450324121022054LY（IBK、GXMG、CMMI）
功效：根状茎，驱虫。
功效来源：《药用植物辞典》

稀羽鳞毛蕨
Dryopteris sparsa (Buch.-Ham. ex D. Don) Kuntze
凭证标本：全州县普查队 450324121012078LY（IBK、GXMG、CMMI）
功效：根状茎，驱虫、解毒。
功效来源：《药用植物辞典》

变异鳞毛蕨
Dryopteris varia (L.) Kuntze
凭证标本：全州县普查队 450324130319003LY（IBK、GXMG、CMMI）
功效：根状茎，清热、止痛。
功效来源：《中华本草》

耳蕨属 *Polystichum* Roth
黑鳞耳蕨
Polystichum makinoi (Tagawa) Tagawa
凭证标本：全州县普查队 450324130427016LY（IBK、GXMG、CMMI）
功效：嫩叶、根状茎，清热解毒。
功效来源：《中华本草》

对马耳蕨
Polystichum tsus-simense (Hook.) J. Sm.
凭证标本：全州县普查队 450324130530018LY（IBK、GXMG）
功效：全草及根状茎，清热解毒。

功效来源：《药用植物辞典》

F.50. 肾蕨科 Nephrolepidaceae
肾蕨属 *Nephrolepis* Schott
肾蕨
Nephrolepis cordifolia (L.) C. Presl
凭证标本：陈永昌 1119（IBK）
功效：根状茎，清热利湿、通淋止咳、消肿解毒。
功效来源：《广西壮族自治区壮药质量标准 第二卷》（2011年版）

F.52. 骨碎补科 Davalliaceae
阴石蕨属 *Humata* Cav.
半圆盖阴石蕨
Humata platylepis (Baker) Ching
凭证标本：蒋彦林 1862（GXMI）
功效：根状茎，祛风解痉、除湿利水、续筋接骨。
功效来源：《药用植物辞典》

圆盖阴石蕨 白毛蛇
Humata tyermannii T. Moore
凭证标本：全州县普查队 450324121012080LY（IBK、GXMG、CMMI）
功效：根状茎，祛风除湿、止血、利尿。
功效来源：《全国中草药汇编》

F.56. 水龙骨科 Polypodiaceae
节肢蕨属 *Arthromeris* (T. Moore) J. Sm.
龙头节肢蕨
Arthromeris lungtauensis Ching
凭证标本：罗金裕 7028（GXMI）
功效：根状茎，清热利尿、止痛。
功效来源：《全国中草药汇编》

线蕨属 *Colysis* C. Presl
曲边线蕨
Colysis elliptica (Thunb.) Ching var. *flexiloba* (Christ) L. Shi et X. C. Zhang
凭证标本：全州县普查队 450324130130017LY（IBK、GXMG、CMMI）
功效：全株，活血祛瘀。
功效来源：《药用植物辞典》

宽羽线蕨
Colysis elliptica (Thunb.) Ching var. *pothifolia* Ching
凭证标本：全州县普查队 450324121022042LY（IBK、GXMG、CMMI）
功效：根状茎、全草，祛风通络、散瘀止痛。
功效来源：《中华本草》

伏石蕨属 *Lemmaphyllum* C. Presl
伏石蕨
Lemmaphyllum microphyllum C. Presl
凭证标本：陈永昌 121（IBK）
功效：全草，清热解毒、凉血止血、润肺止咳。
功效来源：《药用植物辞典》

骨牌蕨属 *Lepidogrammitis* Ching
披针骨牌蕨
Lepidogrammitis diversa (Rosenst.) Ching
凭证标本：高成芝等 7579（GXMI）
功效：全草，清热利湿、止痛止血。
功效来源：《药用植物辞典》

抱石莲 鱼鳖金星
Lepidogrammitis drymoglossoides (Baker) Ching
凭证标本：全州县普查队 450324121016061LY（IBK、GXMG、CMMI）
功效：全草，清热解毒、祛风化痰、凉血祛瘀。
功效来源：《全国中草药汇编》

瓦韦属 *Lepisorus* (J. Sm.) Ching
黄瓦韦
Lepisorus asterolepis (Baker) Ching
凭证标本：全州县普查队 450324130423048LY（IBK、GXMG、CMMI）
功效：全草，清热解毒、消炎、利尿、止血。
功效来源：《药用植物辞典》

扭瓦韦 一皮草
Lepisorus contortus (Christ) Ching
凭证标本：全州县普查队 450324130427030LY（IBK、GXMG、CMMI）
功效：全草，活血止痛、清热解毒。
功效来源：《中华本草》

大瓦韦
Lepisorus macrosphaerus (Baker) Ching
凭证标本：40044（IBK）
功效：全草，清热解毒、除湿利尿、散瘀消肿。
功效来源：《药用植物辞典》

粤瓦韦
Lepisorus obscurevenulosus (Hayata) Ching
凭证标本：全州县普查队 450324130427045LY（IBK、GXMG、CMMI）
功效：全草，清热解毒、利尿消肿、止咳、止血、通淋。
功效来源：《药用植物辞典》

瓦韦
Lepisorus thunbergianus (Kaulf.) Ching
凭证标本：全州县普查队 450324121022058LY（IBK、GXMG、CMMI）
功效：全草，清热解毒、利尿消肿、止血、止咳。
功效来源：《全国中草药汇编》

阔叶瓦韦
Lepisorus tosaensis (Makino) H. Ito
凭证标本：全州县普查队 450324130423015LY（IBK、GXMG、CMMI）
功效：全草，利尿通淋。
功效来源：《药用植物辞典》

星蕨属 *Microsorum* Link
江南星蕨 大叶骨牌草
Microsorum fortunei (T. Moore) Ching
凭证标本：全州县普查队 450324121017032LY（IBK、GXMG、CMMI）
功效：全草，清热利湿、凉血解毒。
功效来源：《中华本草》

盾蕨属 *Neolepisorus* Ching
盾蕨 大金刀
Neolepisorus ovatus (Bedd.) Ching
凭证标本：全州县普查队 450324121022049LY（IBK、GXMG、CMMI）
功效：全草、叶，清热利湿、凉血止血。
功效来源：《全国中草药汇编》

水龙骨属 *Polypodiodes* Ching
友水龙骨
Polypodiodes amoena (Wall. ex Mett.) Ching
凭证标本：全州县普查队 450324121012081LY（IBK、GXMG、CMMI）
功效：根状茎，清热解毒、祛风除湿。
功效来源：《全国中草药汇编》

日本水龙骨 水龙骨
Polypodiodes niponica (Mett.) Ching
凭证标本：蒋彦林 41537（GXMI）
功效：全草，祛湿清热、祛风通络、平肝明目。
功效来源：《云南中药资源名录》

石韦属 *Pyrrosia* Mirbel
石蕨
Pyrrosia angustissima (Giesenh. ex Diels) Tagawa et K. Iwats.
凭证标本：全州县普查队 450324121016059LY（IBK、GXMG）
功效：全草，清热利湿、凉血止血。

功效来源：《全国中草药汇编》

石韦
Pyrrosia lingua (Thunb.) Farwell
凭证标本：全州县普查队 450324121016034LY（IBK、GXMG、CMMI）
功效：叶，利尿通淋、清肺止咳、凉血止血。
功效来源：《中国药典》（2020年版）

有柄石韦 石韦
Pyrrosia petiolosa (Christ) Ching
凭证标本：全州县普查队 450324130424018LY（IBK、GXMG、CMMI）
功效：叶，利尿通淋、清肺止咳、凉血止血。
功效来源：《中国药典》（2020年版）

庐山石韦 石韦
Pyrrosia sheareri (Baker) Ching
凭证标本：全州县普查队 450324130427012LY（IBK、GXMG、CMMI）
功效：叶，利尿通淋、清肺止咳、凉血止血。
功效来源：《中国药典》（2020年版）

F.57. 槲蕨科 Drynariaceae
槲蕨属 *Drynaria* (Bory) J. Sm.
槲蕨 骨碎补
Drynaria roosii Nakaike
凭证标本：全州县普查队 450324121017011LY（IBK、GXMG、CMMI）
功效：根状茎，疗伤止痛、补肾强骨、消风祛斑。
功效来源：《中国药典》（2020年版）

F.61. 蘋科 Marsileaceae
蘋属 *Marsilea* L.
蘋
Marsilea quadrifolia L.
凭证标本：全州县普查队 450324121020023LY（IBK、GXMG、CMMI）
功效：全草，清热解毒、消肿利湿、止血、安神。
功效来源：《新华本草纲要》

F.62. 槐叶蘋科 Salviniaceae
槐叶蘋属 *Salvinia* Adans.
槐叶蘋
Salvinia natans (L.) All.
功效：全草，主治虚劳发热，外用治湿疹、丹毒、疔疮。
功效来源：《广西中药资源名录》
注：《广西植物名录》有记载。

F.63. 满江红科 Azollaceae
满江红属 *Azolla* Lam.
满江红 满江红根

Azolla pinnata R. Brown subsp. *asiatica* R. M. K. Saunders et K. Fowler

　　凭证标本：全州县普查队 450324130422018LY（IBK、GXMG、CMMI）

　　功效：根，润肺止咳。

　　功效来源：《中华本草》

种子植物门 Spermatophyta
G.1. 苏铁科 Cycadaceae
苏铁属 *Cycas* L.
篦齿苏铁

Cycas pectinata Griff.

　　功效：叶、花、种子，用于咳嗽、跌打损伤。

　　功效来源：《广西中药资源名录》

　　注：民间常见栽培物种。

苏铁

Cycas revoluta Thunb.

　　功效：叶、根、大孢子叶及种子，收敛止血、解毒止痛。

　　功效来源：《全国中草药汇编》

　　注：民间常见栽培物种。

华南苏铁

Cycas rumphii Miq.

　　功效：根，清热解毒、抗菌消炎。

　　功效来源：《药用植物辞典》

　　注：民间常见栽培物种。

G.2. 银杏科 Ginkgoaceae
银杏属 *Ginkgo* L.
银杏

Ginkgo biloba L.

　　凭证标本：陈永昌 142（IBK）

　　功效：叶及成熟种子，活血化瘀、通络止痛、敛肺平喘、化浊降脂。

　　功效来源：《中国药典》（2020年版）

G.4. 松科 Pinaceae
松属 *Pinus* L.
华南五针松

Pinus kwangtungensis Chun ex Tsiang

　　凭证标本：全州县普查队 450324141015008LY（IBK、GXMG）

　　功效：根、分枝节，用于风湿骨痛、关节不利。

　　功效来源：《广西中药资源名录》

马尾松 油松节

Pinus massoniana Lamb.

　　凭证标本：全州县普查队 450324121019013LY（IBK、GXMG、CMMI）

　　功效：分支节、瘤状节，祛风除湿、通络止痛。花粉，收敛止血、燥湿敛疮。

　　功效来源：《中国药典》（2020年版）

G.5. 杉科 Taxodiaceae
柳杉属 *Cryptomeria* D. Don
日本柳杉 柳杉

Cryptomeria japonica (Thunb. ex L. f.) D. Don var. *japonica*

　　凭证标本：全州县普查队 450324130427028LY（IBK、GXMG、CMMI）

　　功效：根皮、树皮，解毒杀虫、止痒。叶，清热解毒。

　　功效来源：《中华本草》

柳杉

Cryptomeria japonica (Thunb. ex L. f.) D. Don var. *sinensis* Miq.

　　功效：树皮，烧灰用于金疮出血、烧烫伤。木材，用于心腹胀痛、霍乱。

　　功效来源：《药用植物辞典》

　　注：民间常见栽培物种。

杉木属 *Cunninghamia* R. Br.
杉木 杉木叶

Cunninghamia lanceolata (Lamb.) Hook.

　　凭证标本：全州县普查队 450324130423110LY（IBK、GXMG、CMMI）

　　功效：叶或带叶嫩枝，祛风止痛、散瘀止血。

　　功效来源：《广西中药材标准 第一册》

水杉属 *Metasequoia* Hu et W. C. Cheng
水杉

Metasequoia glyptostroboides Hu et W. C. Cheng

　　功效：叶、果实，清热解毒、消炎止痛。

　　功效来源：《药用植物辞典》

　　注：民间常见栽培物种。

G.6. 柏科 Cupressaceae
柏木属 *Cupressus* L.
柏木 柏树

Cupressus funebris Endl.

　　凭证标本：全州县普查队 450324121015027LY（IBK、GXMG）

　　功效：种子，祛风清热、安神、止血。叶，止血生肌。树脂，解发热、燥湿、镇痛。

　　功效来源：《全国中草药汇编》

刺柏属 *Juniperus* L.

圆柏

Juniperus chinensis L.

凭证标本：吕清华 2085（LBG）

功效：枝、叶、树皮，祛风散寒、活血消肿、解毒利尿。

功效来源：《全国中草药汇编》

侧柏属 *Platycladus* Spach

侧柏

Platycladus orientalis (L.) Franco

凭证标本：全州县普查队 450324121010015LY（IBK、GXMG、CMMI）

功效：枝梢和叶、成熟种仁，凉血止血、化痰止咳、生发乌发。

功效来源：《中国药典》（2020年版）

千头柏

Platycladus orientalis (L.) Franco 'Sieboldii' Dallimore et Jackson

功效：枝梢、叶，用于肺热咳嗽、咳血。

功效来源：《广西中药资源名录》

注：民间常见栽培物种。

G.7. 罗汉松科 Podocarpaceae

竹柏属 *Nageia* Gaertn.

竹柏

Nageia nagi (Thunb.) Kuntze

功效：叶，止血、接骨、消肿。树皮、根，祛风除湿。

功效来源：《药用植物辞典》

注：民间常见栽培物种。

罗汉松属 *Podocarpus* L'Her. ex Pers.

罗汉松 罗汉松根皮

Podocarpus macrophyllus (Thunb.) Sweet var. *macrophyllus*

凭证标本：赵瑞峰 604346（IBK）

功效：根皮，活血祛瘀、祛风除湿、杀虫止痒。枝叶，止血。

功效来源：《中华本草》

短叶罗汉松 小叶罗汉松

Podocarpus macrophyllus (Thunb.) Sweet var. *maki* Sieb. et Zucc.

凭证标本：全州县卫生科 3310（GXMI）

功效：叶、根皮、种子，活血、补血、舒筋活络。

功效来源：《全国中草药汇编》

G.8. 三尖杉科 Cephalotaxaceae

三尖杉属 *Cephalotaxus* Sieb. et Zucc.

三尖杉

Cephalotaxus fortunei Hook.

凭证标本：全州县普查队 450324121016052LY（IBK、GXMG、CMMI）

功效：种子、枝、叶，驱虫、消积。

功效来源：《全国中草药汇编》

海南粗榧

Cephalotaxus mannii Hook. f.

凭证标本：全州县普查队 450324141014019LY（IBK、GXMG）

功效：全株，可提取多种生物碱，用于急性白血病和淋巴肉瘤等。

功效来源：《广西中药资源名录》

粗榧

Cephalotaxus sinensis (Rehder et E. H. Wilson) H. L. Li

凭证标本：黄德爱 60614（IBK）

功效：枝叶，抗癌。根、树皮，祛风除湿。

功效来源：《中华本草》

G.9. 红豆杉科 Taxaceae

红豆杉属 *Taxus* L.

南方红豆杉

Taxus wallichiana Zucc. var. *mairei* (Lemée et H. Lév.) L. K. Fu et Nan Li

凭证标本：全州县普查队 450324121016050LY（IBK、GXMG、CMMI）

功效：叶，用于扁桃体炎。种子，用于食滞虫积。

功效来源：《广西中药资源名录》

G.10. 买麻藤科 Gnetaceae

买麻藤属 *Gnetum* L.

小叶买麻藤 买麻藤

Gnetum parvifolium (Warb.) Chun

凭证标本：陈永昌 1122（IBK）

功效：藤茎，祛风活血、消肿止痛、化痰止咳。

功效来源：《广西中药材标准 第一册》

被子植物亚门 Angiospermae

1. 木兰科 Magnoliaceae

厚朴属 *Houpoea* N. H. Xia et C. Y. Wu

厚朴

Houpoea officinalis (Rehder et E. H. Wilson) N. H. Xia et C. Y. Wu

凭证标本：全州县普查队 450324130423111LY（IBK、GXMG、CMMI）

功效：干皮、根皮、枝皮及花蕾，燥湿消痰、下气除满。

功效来源：《中国药典》（2020年版）

鹅掌楸属 *Liriodendron* L.

鹅掌楸 凹朴皮

Liriodendron chinense (Hemsl.) Sarg.

凭证标本：全州县普查队 450324121016071LY（IBK、GXMG、CMMI）

功效：树皮，祛风除湿、散寒止咳。

功效来源：《中华本草》

木莲属 *Manglietia* Blume

桂南木莲

Manglietia conifera Dandy

凭证标本：李光照 62836（IBK）

功效：树皮，消积、下气。

功效来源：《药用植物辞典》

木莲 木莲果

Manglietia fordiana Oliver

凭证标本：钟济新 81948（IBK）

功效：果实，通便、止咳。

功效来源：《中华本草》

红花木莲

Manglietia insignis (Wall.) Blume

凭证标本：全州县普查队 450324130531009LY（IBK、GXMG、CMMI）

功效：树皮，燥湿健脾。

功效来源：《中华本草》

含笑属 *Michelia* L.

白兰 白兰花

Michelia × *alba* DC.

功效：根、叶、花，芳香化湿、利尿、止咳化痰。

功效来源：《全国中草药汇编》

注：民间常见栽培物种。

阔瓣含笑

Michelia cavaleriei Finet et Gagnep. var. *platypetala* (Hand.-Mazz.) N. H. Xia

凭证标本：罗金裕 7043（GXMI）

功效：花，芳香化湿、利尿、止咳。树干，降气止痛。

功效来源：《药用植物辞典》

含笑花

Michelia figo (Lour.) Spreng.

功效：花，用于月经不调。叶，用于跌打损伤。

功效来源：《药用植物辞典》

注：民间常见栽培物种。

金叶含笑

Michelia foveolata Merr. ex Dandy

凭证标本：钟济新 81549（IBK）

功效：树皮，解毒、散热。

功效来源：《药用植物辞典》

深山含笑

Michelia maudiae Dunn

凭证标本：全州县普查队 450324121022022LY（IBK、GXMG、CMMI）

功效：花，散风寒、通鼻窍、行气止痛。根，清热解毒、行气化浊、止咳、凉血、消炎。

功效来源：《药用植物辞典》

天女花属 *Oyama* (Nakai) N. H. Xia et C. Y. Wu

天女花

Oyama sieboldii (K. Koch) N. H. Xia et C. Y. Wu

凭证标本：全州县普查队 450324130531007LY（IBK、GXMG、CMMI）

功效：花蕾，利尿消肿、润肺止咳。

功效来源：《新华本草纲要》

玉兰属 *Yulania* Spach

玉兰

Yulania denudata (Desr.) D. L. Fu

凭证标本：全州县普查队 450324130423008LY（IBK、GXMG、CMMI）

功效：花蕾，通窍宣肺、祛风散寒。

功效来源：《药用植物辞典》

2a. 八角科 Illiciaceae

八角属 *Illicium* L.

红茴香

Illicium henryi Diels

凭证标本：潘定义等 6020147（GXMI）

功效：根、根皮，祛风除湿、消肿通络、活血止痛。果实，行气止痛、暖胃、止呕。

功效来源：《药用植物辞典》

假地枫皮

Illicium jiadifengpi B. N. Chang

凭证标本：钟济新 81631（IBK）

功效：树皮，祛风除湿、行气止痛。

功效来源：《中华本草》

红毒茴

Illicium lanceolatum A. C. Sm.

凭证标本：周子静 40（GXMI）

功效：根、根皮，祛风除湿、散瘀消肿、通络止痛。

叶，祛风、消肿、止血。

功效来源：《药用植物辞典》

大八角

Illicium majus Hook. f. et Thomson

凭证标本：全州县普查队 450324130422020LY（IBK、GXMG、CMMI）

功效：根、树皮，消肿止痛。

功效来源：《药用植物辞典》

野八角

Illicium simonsii Maxim.

凭证标本：黄德爱 60617（IBK）

功效：叶、果实，行气止痛、暖胃止呕、生肌接骨、疗疮。

功效来源：《药用植物辞典》

匙叶八角

Illicium spathulatum Y. C. Wu

功效：根及树皮，用于风湿骨痛、腰腿痛、跌打损伤。

功效来源：《广西中药资源名录》

注：《广西中药资源名录》有记载。

八角 八角茴香

Illicium verum Hook. f.

凭证标本：全州县普查队 450324121018018LY（IBK、GXMG、CMMI）

功效：果实，温阳散寒、理气止痛。

功效来源：《中国药典》（2020年版）

3. 五味子科 Schisandraceae

南五味子属 *Kadsura* Juss.

黑老虎 大钻

Kadsura coccinea (Lem.) A. C. Sm.

凭证标本：全州县普查队 450324121012039LY（IBK、GXMG）

功效：根，行气活血、祛风止痛。

功效来源：《广西壮族自治区壮药质量标准 第二卷》（2011年版）

异形南五味子 海风藤

Kadsura heteroclita (Roxb.) Craib

凭证标本：吕清华 3324（IBK）

功效：藤茎，祛风散寒、行气止痛、舒筋活络。

功效来源：《广西壮族自治区壮药质量标准 第一卷》（2008年版）

日本南五味子

Kadsura japonica (L.) Dunal

凭证标本：谢家隆等 41490（GXMI）

功效：果实，行气止痛、活血化瘀、祛风通络。

功效来源：《药用植物辞典》

南五味子

Kadsura longipedunculata Finet et Gagnep.

凭证标本：全州县普查队 450324121016074LY（IBK、GXMG、CMMI）

功效：根、根皮及茎，活血理气、祛风活络、消肿止痛。

功效来源：《全国中草药汇编》

冷饭藤 水灯盏

Kadsura oblongifolia Merr.

凭证标本：全州县普查队 450324141011040LY（IBK、GXMG、CMMI）

功效：根和茎，祛风除湿、壮骨强筋、补肾健脾、散寒、行气止痛。

功效来源：《广西壮族自治区瑶药材质量标准 第一卷》（2014年版）

五味子属 *Schisandra* Michx.

绿叶五味子

Schisandra arisanensis Hayata subsp. *viridis* (A. C. Sm.) R. M. K. Saunders

凭证标本：全州县普查队 450324121012028LY（IBK、GXMG、GMMI）

功效：藤茎和根，祛风活血、行气止痛。

功效来源：《中华本草》

东亚五味子

Schisandra elongata (Blume) Baill.

凭证标本：吕相革等 7278（GXMI）

功效：叶和果实，用于婴儿便秘、胃功能失调。

功效来源：《药用植物辞典》

翼梗五味子 紫金血藤

Schisandra henryi C. B. Clarke

凭证标本：黄德爱 60810（IBK）

功效：藤茎和根，祛风除湿、行气止痛、活血止血。

功效来源：《中华本草》

8. 番荔枝科 Annonaceae

依兰属 *Cananga* (DC.) Hook. f. et Thomson

依兰

Cananga odorata (Lamk.) Hook. f. et Thoms.

功效：花，用于头痛。

功效来源：《广西中药资源名录》

注：民间常见栽培物种。

瓜馥木属 *Fissistigma* Griff.

瓜馥木 钻山风

Fissistigma oldhamii (Hemsl.) Merr.

凭证标本：沙文兰等 7620（GXMI）

功效：根及藤茎，祛风镇痛、活血化瘀。

功效来源：《广西壮族自治区瑶药材质量标准 第一卷》（2014年版）

11. 樟科 Lauraceae

樟属 *Cinnamomum* Schaeff.

毛桂 山桂皮

Cinnamomum appelianum Schewe

凭证标本：全州县普查队 450324121015010LY（IBK、GXMG、CMMI）

功效：树皮，温中理气、发汗解肌。

功效来源：《中华本草》

阴香

Cinnamomum burmannii (Nees et T. Nees) Blume

功效：树皮或根，温中止痛、祛风散寒、解毒消肿、止血。

功效来源：《广西壮族自治区壮药质量标准 第二卷》（2011年版）

注：县域各地有零星分布。

樟 香樟

Cinnamomum camphora (L.) Presl

凭证标本：全州县普查队 450324121016045LY（IBK、GXMG、CMMI）

功效：根和茎基，祛风散寒、行气止痛。

功效来源：《广西壮族自治区壮药质量标准 第一卷》（2008年版）

野黄桂 山玉桂

Cinnamomum jensenianum Hand.-Mazz.

凭证标本：广西药用植物调查队 186（GXMI）

功效：树皮、叶，行气活血、散寒止痛。

功效来源：《中药大辞典》

沉水樟

Cinnamomum micranthum (Hayata) Hayata

凭证标本：全州县普查队 450324121015020LY（IBK、GXMG、CMMI）

功效：挥发油，含有松油醇、葵醛、十五烷醛。

功效来源：《药用植物辞典》

川桂 柴桂

Cinnamomum wilsonii Gamble

凭证标本：陈永昌 92（IBK）

功效：树皮，散风寒、止呕吐、除湿痹、通经脉。

功效来源：《全国中草药汇编》

山胡椒属 *Lindera* Thunb.

乌药

Lindera aggregata (sims) Kosterm.

凭证标本：全州县普查队 450324141010035LY（IBK、GXMG、CMMI）

功效：块根，行气止痛、温肾散寒。

功效来源：《中国药典》（2020年版）

狭叶山胡椒

Lindera angustifolia W. C. Cheng

凭证标本：全州县普查队 450324141010029LY（IBK、GXMG、CMMI）

功效：全株，祛风利湿、舒经活络、解毒消肿。

功效来源：《药用植物辞典》

香叶树

Lindera communis Hemsl.

凭证标本：钟济新 82057（IBK）

功效：枝叶、茎皮，解毒消肿、散瘀止痛。

功效来源：《中华本草》

红果山胡椒 詹糖香

Lindera erythrocarpa Makino

凭证标本：全州县普查队 450324130423022LY（IBK、GXMG、CMMI）

功效：树皮、叶，祛风除湿、解毒杀虫。

功效来源：《中华本草》

山胡椒

Lindera glauca (Sieb. et Zucc.) Blume

凭证标本：全州县普查队 450324130327001LY（IBK、GXMG、CMMI）

功效：果实及根，温中散寒、行气止痛、平喘。

功效来源：《中华本草》

黑壳楠

Lindera megaphylla Hemsl.

凭证标本：全州县普查队 450324130130009LY（IBK、GXMG、CMMI）

功效：根、枝、树皮，祛风除湿、消肿止痛。

功效来源：《全国中草药汇编》

香粉叶

Lindera pulcherrima (Nees) Hook. f. var. *attenuata* C. K. Allen

凭证标本：全州县普查队 450324141011022LY（IBK、GXMG、CMMI）

功效：树皮，清凉消食。

功效来源：《药用植物辞典》

山橿

Lindera reflexa Hemsl.

凭证标本：全州县普查队 450324140520033LY（IBK、GXMG、CMMI）

功效：根，祛风理气、止血、杀虫。

功效来源：《全国中草药汇编》

木姜子属 *Litsea* Lam.

山鸡椒 荜澄茄

Litsea cubeba (Lour.) Per.

凭证标本：钟济新 82044（IBSC）

功效：果实，温中散寒、行气止痛。

功效来源：《中国药典》（2020年版）

毛叶木姜子

Litsea mollis Hemsl.

凭证标本：全州县普查队 450324121016077LY（IBK、GXMG、CMMI）

功效：根，祛风消肿。

功效来源：《广西药用植物名录》

润楠属 *Machilus* Nees

宜昌润楠

Machilus ichangensis Rehd. et Wils.

凭证标本：全州县普查队 450324140527005LY（IBK、GXMG、CMMI）

功效：茎、树皮、根皮、叶，舒筋络、活血、消肿止痛、止呕吐。

功效来源：《药用植物辞典》

薄叶润楠 大叶楠

Machilus leptophylla Hand.-Mazz.

凭证标本：全州县普查队 450324121016093LY（IBK、GXMG、CMMI）

功效：根，消肿解毒。

功效来源：《全国中草药汇编》

建润楠

Machilus oreophila Hance

凭证标本：钟济新 81569（IBK）

功效：树皮，有的地区混作厚朴药用。

功效来源：《药用植物辞典》

柳叶润楠

Machilus salicina Hance

凭证标本：钟济新 81569（IBSC）

功效：叶，消肿解毒。

功效来源：《药用植物辞典》

绒毛润楠

Machilus velutina Champ. ex Benth.

凭证标本：全州县普查队 450324121017044LY（IBK、GXMG、CMMI）

功效：根、叶，化痰止咳、消肿止痛、收敛止血。

功效来源：《药用植物辞典》

新木姜子属 *Neolitsea* (Benth.) Merr.

新木姜子

Neolitsea aurata (Hay.) Koidz.

凭证标本：全州县普查队 450324121022010LY（IBK、GXMG、CMMI）

功效：根、树皮，行气止痛、利水消肿。

功效来源：《中华本草》

锈叶新木姜子

Neolitsea cambodiana Lecomte

凭证标本：钟济新 81514（IBSC）

功效：叶，清热解毒、祛湿止痒。

功效来源：《中华本草》

大叶新木姜子 土玉桂

Neolitsea levinei Merr.

凭证标本：陈照宙 52551（IBK）

功效：树皮，祛风除湿。

功效来源：《中华本草》

鳄梨属 *Persea* Mill.

鳄梨 樟梨

Persea americana Mill.

功效：果实，生津止渴。

功效来源：《中华本草》

注：民间常见栽培物种。

楠属 *Phoebe* Nees

闽楠

Phoebe bournei (Hemsl.) Yang

凭证标本：全州县普查队 450324141012050LY（IBK、GXMG）

功效：木材、枝叶、树皮，用于吐泻，外用治转筋、水肿。

功效来源：《药用植物辞典》

石山楠

Phoebe calcarea S. K. Lee et F. N. Wei

功效：枝叶，用于风湿痹痛。

功效来源：《广西中药资源名录》

注：《广西植物名录》有记载。

紫楠 紫楠叶
Phoebe sheareri (Hemsl.) Gamble
凭证标本：全州县普查队 450324121015005LY（IBK、GXMG）
功效：叶，顺气、暖胃、祛湿、散瘀。
功效来源：《中华本草》

15. 毛茛科 Ranunculaceae

乌头属 *Aconitum* L.

乌头 川乌
Aconitum carmichaelii Debeaux
凭证标本：全州县普查队 450324141012040LY（IBK、GXMG、CMMI）
功效：母根，祛风除湿、温经止痛。
功效来源：《中国药典》（2020年版）

狭盔高乌头
Aconitum sinomontanum Nakai var. *angustius* W. T. Wang
凭证标本：覃德海等 41588（GXMI）
功效：根，用于胃气痛、风湿腰腿痛、跌打损伤。
功效来源：《广西中药资源名录》

银莲花属 *Anemone* L.

打破碗花花
Anemone hupehensis (Lemoine) Lemoine
功效：根或全草，清热利湿、解毒杀虫、消肿散瘀。
功效来源：《中华本草》
注：《广西植物名录》有记载。

秋牡丹
Anemone hupehensis (Lemoine) Lemoine var. *japonica* (Thunb.) Bowles et Stearn
凭证标本：广西药用植物调查队 301（GXMI）
功效：根茎及全草，有毒，清热利湿、理气祛瘀、驱虫、杀虫。
功效来源：《药用植物辞典》

草玉梅
Anemone rivularis Buch.-Ham. ex DC.
凭证标本：全州县普查队 450324130427017LY（IBK、GXMG、CMMI）
功效：根、全草，有毒，清热解毒、活血舒筋、止咳祛痰、截疟。
功效来源：《药用植物辞典》

星果草属 *Asteropyrum* J. R. Drumm. et Hutch.

裂叶星果草 鸭脚黄边
Asteropyrum peltatum (Franch.) Drumm. et Hutch. subsp. *cavaleriei* (H. Lév. et Vaniot) Q. Yuan et Q. E. Yang
凭证标本：陈永昌 304（IBK）
功效：根及根状茎，清热解毒、利湿。
功效来源：《中华本草》

铁破锣属 *Beesia* Balf. f. et W. W. Sm.

铁破锣
Beesia calthifolia (Maxim. ex oliv.) Ulbr.
凭证标本：钟济新 81660（IBSC）
功效：根状茎，祛风散热、清热解毒。
功效来源：《全国中草药汇编》

铁线莲属 *Clematis* L.

女萎 棉花藤
Clematis apiifolia DC.
凭证标本：钟济新 83373（IBK）
功效：藤茎，消食止痢、利尿消肿、通经下乳。
功效来源：《中华本草》

钝齿铁线莲 川木通
Clematis apiifolia DC. var. *argentilucida* (H. Lév. et Vaniot) W. T. Wang
凭证标本：全州县普查队 450324121013007LY（IBK、GXMG、CMMI）
功效：藤茎，消食止痢、利尿消肿、通经下乳。
功效来源：《广西中药材标准 第一册》

小木通 川木通
Clematis armandii Franch.
凭证标本：全州县普查队 450324130319008LY（IBK、GXMG、CMMI）
功效：藤茎，清热利尿、利尿通淋、清心除烦、通经下乳。
功效来源：《中国药典》（2020年版）

威灵仙
Clematis chinensis Osbeck
凭证标本：全州县普查队 450324121010013LY（IBK、GXMG、CMMI）
功效：根及根状茎，祛风除湿、通经活络。
功效来源：《中国药典》（2020年版）

两广铁线莲
Clematis chingii W. T. Wang
凭证标本：全州县普查队 450324121015026LY（IBK、GXMG、CMMI）
功效：根、茎，用于风湿痹痛。
功效来源：《广西中药资源名录》

厚叶铁线莲
Clematis crassifolia Benth.
凭证标本：陈照宙 52693（IBK）
功效：根，用于小儿惊风、咽喉肿痛、风湿痹痛。
功效来源：《广西中药资源名录》

山木通
Clematis finetiana H. Lév. et Vaniot
凭证标本：全州县普查队 450324121020016LY（IBK、GXMG、CMMI）
功效：根、茎、叶，祛风活血、利尿通淋。
功效来源：《中药大辞典》

小蓑衣藤
Clematis gouriana Roxb. ex DC.
凭证标本：蒋庆坤 420（IBK）
功效：藤茎、根，行气活血、利水通淋、祛风除湿、通经止痛。
功效来源：《药用植物辞典》

单叶铁线莲
Clematis henryi Oliv.
凭证标本：全州县普查队 450324141015053LY（IBK、GXMG）
功效：膨大的根，行气止痛、活血消肿。
功效来源：《全国中草药汇编》

毛蕊铁线莲 小木通
Clematis lasiandra Maxim.
凭证标本：全州县普查队 450324121015023LY（IBK、GXMG、CMMI）
功效：茎藤，舒筋活血、祛湿止痛、解毒利尿。
功效来源：《全国中草药汇编》

锈毛铁线莲
Clematis leschenaultiana DC.
凭证标本：全州县普查队 450324130130003LY（IBK、GXMG、CMMI）
功效：全株，用于风湿痹痛、骨鲠痛，外用治骨折、蛇咬伤、疮疖。
功效来源：《广西中药资源名录》

毛柱铁线莲 威灵仙
Clematis meyeniana Walp.
凭证标本：全州县普查队 450324121013036LY（IBK、GXMG）
功效：根、根状茎，祛风湿、通经络。
功效来源：《中国药典》（2020年版）

绣球藤 川木通
Clematis montana Buch.-Ham. ex DC.
凭证标本：全州县普查队 450324130427003LY（IBK）
功效：藤茎，利尿通淋、清心除烦、通经下乳。
功效来源：《中国药典》（2020年版）

裂叶铁线莲
Clematis parviloba Gardner et champ.
凭证标本：全州县普查队 450324121013009LY（IBK、

GXMG、CMMI）
功效：藤、根，利尿消肿、通经下乳。茎叶，行气活血。
功效来源：《药用植物辞典》

扬子铁线莲
Clematis puberula Hook. f. et Thomson var. *ganpiniana* (H. Lév. et Vaniot) W. T. Wang
凭证标本：全州县普查队 450324141010049LY（IBK、GXMG、CMMI）
功效：藤茎，清热利尿、舒筋活络、止痛。
功效来源：《药用植物辞典》

柱果铁线莲
Clematis uncinata Champ. ex Benth.
凭证标本：全州县普查队 450324121019002LY（IBK、GXMG、CMMI）
功效：根及叶，祛风除湿、舒筋活络、镇痛。
功效来源：《全国中草药汇编》

黄连属 *Coptis* Salisb.
黄连
Coptis chinensis Franch.
凭证标本：陈照宙 52612（IBK）
功效：根状茎，清热解毒、泻火燥湿、健胃。
功效来源：《药用植物辞典》

短萼黄连 黄连
Coptis chinensis Franch. var. *brevisepala* W. T. Wang et Hsiao
凭证标本：全州县普查队 450324141015051LY（IBK、GXMG）
功效：根状茎，清热解毒、燥湿、泻火。
功效来源：《中国药典》（2020年版）

云南黄连
Coptis teeta Wall.
凭证标本：钟济新 81642（IBSC）
功效：根状茎，泻火、燥湿、解毒、杀虫。
功效来源：《药用植物辞典》

翠雀属 *Delphinium* L.
还亮草
Delphinium anthriscifolium Hance
凭证标本：全州县普查队 450324130319052LY（IBK、GXMG、CMMI）
功效：全草，祛风除湿、通络止痛、化食、解毒。
功效来源：《中华本草》

人字果属 *Dichocarpum* W. T. Wang et P. G. Xiao
蕨叶人字果 岩节连
Dichocarpum dalzielii (J. R. Drumm. et Hutch.) W. T.
Wang et P. G. Xiao
凭证标本：全州县普查队 450324130320054LY（IBK、
GXMG、CMMI）
功效：根状茎及根，清热解毒、消肿止痛。
功效来源：《中华本草》

毛茛属 *Ranunculus* L.
禺毛茛 自扣草
Ranunculus cantoniensis DC.
凭证标本：钟济新 82079（IBK）
功效：全草，清肝明目、除湿解毒、截疟。
功效来源：《中华本草》

毛茛
Ranunculus japonicus Thunb.
凭证标本：全州县普查队 450324130319033LY（IBK、
GXMG、CMMI）
功效：带根全草，利湿、消肿、止痛、退翳、截疟、
杀虫。
功效来源：《全国中草药汇编》

扬子毛茛 鸭脚板草
Ranunculus sieboldii Miq.
凭证标本：全州县普查队 450324130319035LY（IBK、
GXMG、CMMI）
功效：全草，除痰、截疟、解毒消肿。
功效来源：《中华本草》

天葵属 *Semiaquilegia* Makino
天葵 天葵子
Semiaquilegia adoxoides (DC.) Makino
凭证标本：全州县普查队 450324130130030LY（IBK、
GXMG、CMMI）
功效：块根，清热解毒、消肿散结。
功效来源：《中国药典》（2020年版）

唐松草属 *Thalictrum* L.
尖叶唐松草
Thalictrum acutifolium (Hand.-Mazz.) B. Boivin
凭证标本：钟济新 81961（IBK）
功效：全草，清热解毒。
功效来源：《全国中草药汇编》

盾叶唐松草
Thalictrum ichangense Lecoy. ex Oliv.
凭证标本：全州县普查队 450324130327047LY（IBK、
GXMG、CMMI）
功效：全草、根，清热解毒、除湿、通经、活血。

功效来源：《全国中草药汇编》

爪哇唐松草
Thalictrum javanicum Blume
凭证标本：黄德爱 60624（IBK）
功效：根、根状茎，清热解毒、燥湿。
功效来源：《中华本草》

18. 睡莲科 Nymphaeaceae
莼菜属 *Brasenia* Schreb.
莼菜
Brasenia schreberi J. F. Gmel.
功效：全草，清热解毒、止呕。
功效来源：《全国中草药汇编》
注：民间常见栽培物种。

莲属 *Nelumbo* Adans.
莲 藕节
Nelumbo nucifera Gaertn.
功效：根状茎，收敛止血、化瘀。
功效来源：《中国药典》（2020年版）
注：民间常见栽培物种。

萍蓬草属 *Nuphar* Smith.
萍蓬草
Nuphar pumila (Timm) DC.
凭证标本：全州县普查队 450324130429016LY（IBK、
GXMG、CMMI）
功效：种子及根状茎，健脾胃、活血调经。
功效来源：《中华本草》

睡莲属 *Nymphaea* L.
睡莲
Nymphaea tetragona Georgi
功效：花，消暑、解酒、定惊。
功效来源：《中华本草》
注：民间常见栽培物种。

19. 小檗科 Berberidaceae
小檗属 *Berberis* L.
南岭小檗
Berberis impedita C. K. Schneid.
凭证标本：钟济新 81671（IBK）
功效：根、茎，用于上呼吸道感染、支气管肺炎、黄
疸、消化不良、痢疾、肠胃炎、副伤寒、肝硬化腹水、泌
尿系统感染、急性肾炎。
功效来源：《广西中药资源名录》

豪猪刺 小檗
Berberis julianae C. K. Schneid.
凭证标本：全州县普查队 450324141014027LY（IBK、GXMG、CMMI）
功效：根、根皮、茎，清热燥湿、泻火解毒。
功效来源：《全国中草药汇编》

鬼臼属 *Dysosma* Woodson
小八角莲 包袱七
Dysosma difformis (Hemsl. et E. H. Wilson) T. H. Wang
凭证标本：陈永昌 140（IBK）
功效：根和根状茎，清热解毒、化痰散结、祛瘀止痛。
功效来源：《中华本草》

淫羊藿属 *Epimedium* L.
湖南淫羊藿
Epimedium hunanense (Hand.-Mazz.) Hand.-Mazz.
凭证标本：钟济新 81688（IBK）
功效：全草，补肾壮阳、强筋健骨。
功效来源：《药用植物辞典》

黔岭淫羊藿
Epimedium leptorrhizum Stearn
凭证标本：陈永昌 102（IBK）
功效：叶、地上部分，补肝肾、强筋骨、祛风湿。根状茎，清火、祛风。
功效来源：《药用植物辞典》

三枝九叶草 淫羊藿
Epimedium sagittatum (Sieb. et Zucc.) Maxim.
凭证标本：全州县普查队 450324121013015LY（IBK、GXMG）
功效：叶，补肾阳、强筋骨、祛风湿。
功效来源：《中国药典》（2020年版）

十大功劳属 *Mahonia* Nutt.
阔叶十大功劳 十大功劳
Mahonia bealei (Fortune) Carrière
凭证标本：陈照宙 52694（IBK）
功效：根、茎、叶，清热解毒。
功效来源：《全国中草药汇编》

小果十大功劳
Mahonia bodinieri Gagnep.
凭证标本：全州县普查队 450324121023015LY（IBK）
功效：根，清热解毒、活血消肿。
功效来源：《药用植物辞典》

短序十大功劳
Mahonia breviracema Y. S. Wang et P. G. Xiao
凭证标本：全州县普查队 450324121012053LY（IBK、GXMG、CMMI）
功效：根、茎，主治肺结核潮热、骨蒸、腰膝酸痛、头晕耳鸣、痢疾、湿热腹泻、黄疸、妇科炎症、久咳、目赤肿痛。
功效来源：《广西中药资源名录》

南天竹属 *Nandina* Thunb.
南天竹
Nandina domestica Thunb.
凭证标本：黄德爱 60825（IBK）
功效：果实、叶、茎枝，敛肺镇咳。
功效来源：《中华本草》

21. 木通科 Lardizabalaceae
木通属 *Akebia* Decne.
三叶木通 八月炸
Akebia trifoliata (Thunb.) Koidz. subsp. *trifoliata*
凭证标本：全州县普查队 450324121015055LY（IBK）
功效：果实及根，疏肝、补肾、止痛。
功效来源：《全国中草药汇编》

白木通 八月炸
Akebia trifoliata (Thunb.) Koidz. subsp. *australis* (Diels) T. Shimizu
凭证标本：沙文兰等 7606（GXMI）
功效：果实及根，疏肝、补肾、止痛。
功效来源：《全国中草药汇编》

八月瓜属 *Holboellia* Wall.
五月瓜藤 牛腰子果
Holboellia angustifolia Wall.
凭证标本：吕相军等 7256（GXMI）
功效：藤茎及成熟果实，利湿、通乳、解毒、止痛。
功效来源：《全国中草药汇编》

野木瓜属 *Stauntonia* DC.
西南野木瓜 六月瓜
Stauntonia cavalerieana Gagnep.
凭证标本：陈永昌 178（IBK）
功效：根、藤、果实，调气补虚、止痛、止痢。
功效来源：《全国中草药汇编》

野木瓜 野木瓜果
Stauntonia chinensis DC.
凭证标本：全州县普查队 450324130428004LY（IBK、GXMG、CMMI）
功效：果实，敛肠益胃。
功效来源：《中华本草》

尾叶那藤 五指那藤

Stauntonia obovatifoliola Hayata subsp. *urophylla* (Hand.-Mazz.) H. N. Qin

凭证标本：沙文兰等 7576（GXMI）

功效：藤茎，祛风止痛、舒筋活络、消肿散毒、清热利尿。

功效来源：《广西壮族自治区壮药质量标准 第二卷》（2011年版）

22. 大血藤科 Sargentodoxaceae

大血藤属 *Sargentodoxa* Rehd. et Wils.

大血藤

Sargentodoxa cuneata (Oliv.) Rehder et E. H. Wilson

凭证标本：全州县普查队 450324121022009LY（IBK、GXMG）

功效：藤茎，清热解毒、活血、祛风止痛。

功效来源：《中国药典》（2020年版）

23. 防己科 Menispermaceae

木防己属 *Cocculus* DC.

樟叶木防己 衡州乌药

Cocculus laurifolius DC.

凭证标本：陈照宙 52705（IBK）

功效：根，顺气宽胸、祛风止痛。

功效来源：《中华本草》

轮环藤属 *Cyclea* Arn. ex Wight

粉叶轮环藤 百解藤

Cyclea hypoglauca (Schauer) Diels

凭证标本：全州县普查队 450324121012091LY（IBK、GXMG、CMMI）

功效：根、藤茎，清热解毒、祛风止痛、利水通淋。

功效来源：《广西壮族自治区壮药质量标准 第一卷》（2008年版）

四川轮环藤 良藤

Cyclea sutchuenensis Gagnep.

凭证标本：钟济新 83341（IBK）

功效：根，清热解毒、散瘀止痛、利尿通淋。

功效来源：《中华本草》

细圆藤属 *Pericampylus* Miers

细圆藤 黑风散

Pericampylus glaucus (Lam.) Merr.

凭证标本：全州县普查队 450324121017018LY（IBK、GXMG）

功效：藤茎、叶，清热解毒、息风止痉、扶除湿气。

功效来源：《中华本草》

千金藤属 *Stephania* Lour.

金线吊乌龟 白药子

Stephania cephalantha Hayata

凭证标本：全州县普查队 450324130425028LY（IBK、GXMG、CMMI）

功效：块根，清热解毒、祛风止痛、凉血止血。

功效来源：《中华本草》

粪箕笃

Stephania longa Lour.

功效：茎、叶，清热解毒、利湿消肿、祛风活络。

功效来源：《广西壮族自治区壮药质量标准 第二卷》（2011年版）

注：《广西植物名录》有记载。

青牛胆属 *Tinospora* Miers

青牛胆 金果榄

Tinospora sagittata (Oliv.) Gagnep.

凭证标本：全州县普查队 450324121018003LY（IBK、GXMG）

功效：块根，清热解毒、利咽、止痛。

功效来源：《中国药典》（2020年版）

24. 马兜铃科 Aristolochiaceae

马兜铃属 *Aristolochia* L.

马兜铃

Aristolochia debilis Sieb. et Zucc.

凭证标本：陈永昌 113（IBK）

功效：果实，清肺降气、止咳平喘、清肠消痔。

功效来源：《中国药典》（2020年版）

管花马兜铃 鼻血雷

Aristolochia tubiflora Dunn

凭证标本：陈永昌 205（IBK）

功效：根、全草，清热解毒、行气止痛。

功效来源：《中华本草》

细辛属 *Asarum* L.

尾花细辛

Asarum caudigerum Hance

凭证标本：全州县普查队 450324121022024LY（IBK、GXMG、CMMI）

功效：全草，温经散寒、消肿止痛、化痰止咳。

功效来源：《中华本草》

小叶马蹄香 杜衡

Asarum ichangense C. Y. Cheng et C. S. Yang

凭证标本：陈永昌 79（IBK）

功效：根状茎、根、全草，疏风散寒、消痰利水、活血止痛。

功效来源：《中华本草》

五岭细辛 倒插花

Asarum wulingense C. F. Liang

凭证标本：黄德爱 60855（IBK）

功效：根、根状茎或全草，温经散寒、止咳化痰、消肿止痛。

功效来源：《中华本草》

28. 胡椒科 Piperaceae

草胡椒属 *Peperomia* Ruiz et Pavón

草胡椒

Peperomia pellucida (L.) Kunth

功效：全草，散瘀止痛、清热解毒。

功效来源：《中华本草》

注：《广西植物名录》有记载。

胡椒属 *Piper* L.

蒌叶

Piper betle L.

功效：全株或茎、叶，祛风散寒、行气化痰、消肿止痒。

功效来源：《中华本草》

注：民间常见栽培物种。

山蒟

Piper hancei Maxim.

凭证标本：全州县普查队 450324121018002LY（IBK、GXMG、CMMI）

功效：藤茎，祛风湿、强腰膝、止喘咳。

功效来源：《广西中药材标准 第一册》

风藤 海风藤

Piper kadsura (Choisy) Ohwi

功效：全株，祛风湿、通经络、止痹痛。

功效来源：《中国药典》（2020年版）

注：县域各地有零星分布。

荜拔 荜茇

Piper longum L.

功效：近成熟或成熟果穗，温中散寒、下气止痛。

功效来源：《中国药典》（2020年版）

注：民间常见栽培物种。

假蒟

Piper sarmentosum Roxb.

功效：地上部分，温中散寒、祛风利湿、消肿止痛。

功效来源：《广西壮族自治区壮药质量标准 第二卷》（2011年版）

注：《广西植物名录》有记载。

29. 三白草科 Saururaceae

蕺菜属 *Houttuynia* Thunb.

蕺菜 鱼腥草

Houttuynia cordata Thunb.

凭证标本：钟济新 81691（IBK）

功效：新鲜全草或地上部分，清热解毒、消痈排脓、利尿通淋。

功效来源：《中国药典》（2020年版）

三白草属 *Saururus* L.

三白草

Saururus chinensis (Lour.) Baill.

凭证标本：全州县普查队 450324121020002LY（IBK、GXMG、GMMI）

功效：地上部分，利尿消肿、清热解毒。

功效来源：《中国药典》（2020年版）

30. 金粟兰科 Chloranthaceae

金粟兰属 *Chloranthus* Sw.

鱼子兰

Chloranthus erectus (Buch.-Ham.) Verdc.

凭证标本：钟济新 81578（IBK）

功效：全株，通经活络、祛瘀止血。

功效来源：《药用植物辞典》

丝穗金粟兰 剪草

Chloranthus fortunei (A. Gray) Solms

凭证标本：全州县普查队 450324130319053LY（IBK、GXMG、CMMI）

功效：全草，祛风活血、解毒消肿。

功效来源：《中华本草》

宽叶金粟兰 四大天王

Chloranthus henryi Hemsl.

凭证标本：钟济新 83349（IBK）

功效：根、全草，祛风除湿、活血散瘀、解毒。

功效来源：《中华本草》

多穗金粟兰 四叶细辛

Chloranthus multistachys S. J. Pei

凭证标本：全州县普查队 450324130422046LY（IBK、GXMG、CMMI）

功效：根、全草、根状茎，活血散瘀、解毒消肿。

功效来源：《中华本草》

及己

Chloranthus serratus (Thunb.) Roem. et Schult.

凭证标本：周子静 46（GXMI）

功效：根，活血散瘀、祛风止痛、解毒杀虫。

功效来源：《中华本草》

草珊瑚属 *Sarcandra* Gardn.

草珊瑚 肿节风

Sarcandra glabra (Thunb.) Nakai

凭证标本：全州县普查队 450324121018013LY（IBK、GXMG）

功效：全株，清热凉血、活血消斑、祛风通络。

功效来源：《中国药典》（2020年版）

海南草珊瑚

Sarcandra glabra (Blume) Verdc. subsp. *brachystachys* (Blume) Verdc.

凭证标本：黄德爱 60608（IBSC）

功效：枝叶，抗菌消炎、祛风除湿、活血止痛。

功效来源：《药用植物辞典》

32. 罂粟科 Papaveraceae

血水草属 *Eomecon* Hance

血水草 血水草根

Eomecon chionantha Hance

凭证标本：全州县普查队 450324130423068LY（IBK、GXMG、CMMI）

功效：根及根状茎，清热解毒、散瘀止痛。

功效来源：《中华本草》

博落回属 *Macleaya* R. Br.

博落回

Macleaya cordata (Willd.) R. Br.

凭证标本：全州县普查队 450324121017031LY（IBK、GXMG、CMMI）

功效：根或全草，散瘀、祛风、解毒、止痛、杀虫。

功效来源：《中华本草》

33. 紫堇科 Fumariaceae

紫堇属 *Corydalis* DC.

北越紫堇

Corydalis balansae Prain

功效：带根全草，清热解毒、消肿拔毒。

功效来源：《药用植物辞典》

注：《广西植物名录》有记载。

刻叶紫堇 刻裂紫堇

Corydalis incisa (Thunb.) Pers.

凭证标本：W. T. Tsang 27614（IBSC）

功效：根、叶、花，解毒杀虫。

功效来源：《全国中草药汇编》

小花黄堇

Corydalis racemosa (Thunb.) Pers.

凭证标本：全州县普查队 450324130422057LY（IBK、GXMG、CMMI）

功效：全草，清热利尿、止痢、止血。

功效来源：《全国中草药汇编》

珠芽地锦苗

Corydalis sheareri Hand.-Mazz. f. *bulbillifera* Hand.-Mazz.

凭证标本：全州县普查队 450324130319050LY（IBK、GXMG、CMMI）

功效：块根，镇痛。

功效来源：《药用植物辞典》

36. 白花菜科 Capparidaceae

黄花草属 *Arivela* Raf.

黄花草

Arivela viscosa (L.) Raf.

凭证标本：全州县普查队 450324121015056LY（IBK、GXMG、CMMI）

功效：全草，散瘀消肿、去腐生肌。

功效来源：《药用植物辞典》

39. 十字花科 Brassicaceae

芸苔属 *Brassica* L.

白花甘蓝

Brassica oleracea L. var. *albiflora* Kuntze

功效：叶，清热、止痛。

功效来源：《全国中草药汇编》

注：民间常见栽培物种。

擘蓝

Brassica oleracea L. var. *gongylodes* L.

功效：球茎，蜜渍嚼服主治胃及十二指肠溃疡、消化不良、食欲不振。

功效来源：《广西中药资源名录》

注：民间常见栽培物种。

白菜

Brassica rapa L. var. *glabra* Regel

功效：叶，消食下气、利肠胃、利尿。

功效来源：《药用植物辞典》

注：民间常见栽培物种。

芸薹

Brassica rapa L. var. *oleifera* DC.

功效：种子，行血散瘀、消肿散结。茎、叶，散血消肿。

功效来源：《药用植物辞典》

注：民间常见栽培物种。

荠属 *Capsella* Medik.

荠

Capsella bursa-pastoris (L.) Medic.

凭证标本：全州县普查队 450324130319027LY（IBK、

GXMG、CMMI）

功效：全草、花序、种子，凉肝止血、平肝明目、清热利湿。

功效来源：《中华本草》

碎米荠属 *Cardamine* L.

弯曲碎米荠 碎米荠

Cardamine flexuosa With.

凭证标本：全州县普查队 450324130422023LY（IBK、GXMG、CMMI）

功效：全草，清热利湿。

功效来源：《全国中草药汇编》

碎米荠 白带草

Cardamine hirsuta L.

凭证标本：全州县普查队 450324141013001LY（IBK、GXMG、CMMI）

功效：全草，清热利湿、安神、止血。

功效来源：《中华本草》

菘蓝属 *Isatis* L.

菘蓝 板蓝根

Isatis indigotica Fortune

功效：根，清热解毒、凉血利咽。叶，清热解毒、凉血消斑。

功效来源：《中国药典》（2020年版）

注：民间常见栽培物种。

独行菜属 *Lepidium* L.

北美独行菜 葶苈子

Lepidium virginicum L.

凭证标本：黄正福 41253（IBK）

功效：种子，泻肺降气、祛痰平喘、利水消肿、泄逐邪。全草，清热解毒、利尿通淋。

功效来源：《中华本草》

萝卜属 *Raphanus* L.

萝卜 莱菔子

Raphanus sativus L.

功效：种子，消食除胀、降气化痰。全草，消食止渴、祛热解毒。

功效来源：《中国药典》（2020年版）

注：民间常见栽培物种。

蔊菜属 *Rorippa* Scop.

蔊菜

Rorippa indica (L.) Hiern

凭证标本：全州县普查队 450324130320024LY（IBK、GXMG、CMMI）

功效：全草，祛痰止咳、解表散寒、活血解毒、利湿退黄。

功效来源：《中华本草》

40. 堇菜科 Violaceae

堇菜属 *Viola* L.

如意草

Viola arcuata Blume

凭证标本：全州县普查队 450324130422033LY（IBK、GXMG、CMMI）

功效：全草，清热解毒、散瘀止血。

功效来源：《中华本草》

七星莲 地白草

Viola diffusa Ging.

凭证标本：全州县普查队 450324121016092LY（IBK、GXMG、CMMI）

功效：全草，清热解毒、散瘀消肿。

功效来源：《中华本草》

柔毛堇菜

Viola fargesii H. Boissieu

凭证标本：全州县普查队 450324141014026LY（IBK、GXMG、CMMI）

功效：全草，清热解毒、散结、祛瘀生新。

功效来源：《药用植物辞典》

紫花堇菜

Viola grypoceras A. Gray

凭证标本：全州县普查队 450324130327035LY（IBK、GXMG、CMMI）

功效：全草，清热解毒、止血、化瘀消肿。

功效来源：《全国中草药汇编》

萱 乌蔨连

Viola moupinensis Franch.

凭证标本：罗金裕 7070（GXMI）

功效：全草或根状茎，清热解毒、活血止痛、止血。

功效来源：《中华本草》

紫花地丁

Viola philippica Sasaki

凭证标本：全州县普查队 450324130319004LY（IBK、GXMG、CMMI）

功效：全草，清热解毒、凉血消肿。

功效来源：《中国药典》（2020年版）

42. 远志科 Polygalaceae

远志属 *Polygala* L.

黄花倒水莲

Polygala fallax Hemsl.

凭证标本：全州调查队 6-3511（GXMI）

功效：根，补益、强壮、祛湿、散瘀。

功效来源：《广西壮族自治区瑶药材质量标准 第一卷》（2014年版）

香港远志

Polygala hongkongensis Hemsl. var. *hongkongensis*

凭证标本：黄德爱 60635（IBSC）

功效：全草，活血化痰、解毒。根、根皮，化痰、安神。

功效来源：《药用植物辞典》

狭叶香港远志

Polygala hongkongensis Hemsl. var. *stenophylla* (Hayata) Migo

凭证标本：全州县普查队 450324130421049LY（IBK、GXMG、CMMI）

功效：全草，用于小儿疳积、咳嗽、肝炎。

功效来源：《广西中药资源名录》

瓜子金

Polygala japonica Houtt.

凭证标本：全州县普查队 450324130319001LY（IBK、GXMG、CMMI）

功效：全草，镇咳、化痰、活血、止血、安神、解毒。

功效来源：《广西壮族自治区瑶药材质量标准 第一卷》（2014年版）

曲江远志 一包花

Polygala koi Merr.

凭证标本：全州县普查队 450324141015002LY（IBK、GXMG、CMMI）

功效：全草，化痰止咳、活血调经。

功效来源：《中华本草》

齿果草属 *Salomonia* Lour.

齿果草 吹云草

Salomonia cantoniensis Lour.

功效：全草，解毒消肿、散瘀止痛。

功效来源：《中华本草》

注：县域各地有零星分布。

45. 景天科 Crassulaceae

落地生根属 *Bryophyllum* Salisb.

棒叶落地生根 洋吊钟

Bryophyllum delagoense (Eckl. & Zeyh.) Druce

功效：全草，清热解毒、收敛生肌。

功效来源：《桂本草 第二卷》（上）

注：民间常见栽培物种。

落地生根

Bryophyllum pinnatum (L. f.) Oken

功效：根及全草，解毒消肿、活血止痛、拔毒。

功效来源：《中华本草》

注：民间常见栽培物种。

八宝属 *Hylotelephium* H. Ohba

紫花八宝

Hylotelephium mingjinianum (S. H. Fu) H. Ohba

凭证标本：方鼎 7329（GXMI）

功效：全草，活血生肌、止血、解毒。

功效来源：《药用植物辞典》

伽蓝菜属 *Kalanchoe* Adans.

伽蓝菜

Kalanchoe ceratophylla Haw.

功效：全草，清热解毒、消肿、散瘀止痛。

功效来源：《药用植物辞典》

注：民间常见栽培种。

景天属 *Sedum* L.

珠芽景天 珠芽半枝

Sedum bulbiferum Makino

凭证标本：W. T. Tsang 27622（IBSC）

功效：全草，散寒、理气、止痛、截疟。

功效来源：《全国中草药汇编》

大叶火焰草 龙鳞草

Sedum drymarioides Hance

凭证标本：全州县普查队 450324130319060LY（IBK、GXMG、CMMI）

功效：全草，清热解毒、消肿止痛。

功效来源：《全国中草药汇编》

凹叶景天 马牙半支

Sedum emarginatum Migo

凭证标本：全州县普查队 450324121015029LY（IBK、GXMG、CMMI）

功效：全草，清热解毒、凉血止血、利湿。

功效来源：《中华本草》

佛甲草

Sedum lineare Thunb.

凭证标本：全州县普查队 450324140520004LY（IBK、GXMG、CMMI）

功效：茎、叶，清热解毒、利湿、止血。

功效来源：《中华本草》

大苞景天

Sedum oligospermum Maire

凭证标本：沙文兰等 7588（GXMI）

功效：带根全草，活血散瘀、散寒理气、接骨、止痛。

功效来源：《药用植物辞典》

垂盆草

Sedum sarmentosum Bunge

凭证标本：全州县普查队 450324121015040LY（IBK、GXMG、CMMI）

功效：全草，利湿退黄、清热解毒。

功效来源：《中国药典》（2020年版）

47. 虎耳草科 Saxifragaceae

落新妇属 *Astilbe* Buch.-Ham. ex D. Don

华南落新妇 落新妇

Astilbe grandis Stapf ex E. H. Wilson

凭证标本：全州县普查队 450324121016090LY（IBK、GXMG、CMMI）

功效：全草，祛风、清热、止咳。

功效来源：《中药大辞典》

金腰属 *Chrysosplenium* L.

肾萼金腰

Chrysosplenium delavayi Franch.

凭证标本：全州县普查队 450324130130008LY（IBK、GXMG、CMMI）

功效：全草，清热解毒、生肌。

功效来源：《中华本草》

天胡荽金腰

Chrysosplenium hydrocotylifolium H. Lév. et Vaniot

凭证标本：全州县普查队 450324130130022LY（IBK、GXMG、CMMI）

功效：全草，清热解毒、祛风解表。

功效来源：《药用植物辞典》

虎耳草属 *Saxifraga* L.

蒙自虎耳草 大虎耳草

Saxifraga mengtzeana Engl. et Irmsch.

凭证标本：全州县普查队 450324121016011LY（IBK、GXMG、CMMI）

功效：全草，清热解毒、活血止血。

功效来源：《中华本草》

虎耳草

Saxifraga stolonifera Curtis

凭证标本：全州县普查队 450324130422048LY（IBK、GXMG）

功效：全草，疏风、清热、凉血解毒。

功效来源：《中华本草》

黄水枝属 *Tiarella* L.

黄水枝

Tiarella polyphylla D. Don

凭证标本：全州县普查队 450324130327021LY（IBK、GXMG、CMMI）

功效：全草，清热解毒、活血祛瘀、消肿止痛。

功效来源：《全国中草药汇编》

52. 沟繁缕科 Elatinaceae

田繁缕属 *Bergia* L.

倍蕊田繁缕

Bergia serrata Blanco

功效：全草，用于蛇毒咬伤。

功效来源：《广西中药资源名录》

注：《广西植物名录》有记载。

53. 石竹科 Caryophyllaceae

无心菜属 *Arenaria* L.

无心菜 铃铃草

Arenaria serpyllifolia L.

凭证标本：全州县普查队 450324130319015LY（IBK、GXMG、CMMI）

功效：全草，止咳、清热明目。

功效来源：《全国中草药汇编》

卷耳属 *Cerastium* L.

球序卷耳 婆婆指甲菜

Cerastium glomeratum Thuill.

凭证标本：全州县普查队 450324130319020LY（IBK、GXMG、CMMI）

功效：全草，清热、利湿、凉血解毒。

功效来源：《中华本草》

石竹属 *Dianthus* L.

石竹 瞿麦

Dianthus chinensis L.

凭证标本：广西药用植物调查队 260（GXMI）

功效：地上部分，利尿通淋、活血通经。

功效来源：《中国药典》（2020年版）

荷莲豆草属 *Drymaria* Willd. ex Schult.

荷莲豆草 荷莲豆菜

Drymaria cordata (L.) Willd. ex Schult.

功效：全草，清热解毒、利湿、消食、化痰。

功效来源：《广西壮族自治区壮药质量标准 第二卷》（2011年版）

注：《广西植物名录》有记载。

鹅肠菜属 *Myosoton* Moench

鹅肠菜 鹅肠草

Myosoton aquaticum (L.) Moench

凭证标本：全州县普查队 450324121020001LY（IBK、GXMG、CMMI）

功效：全草，清热解毒、散瘀消肿。

功效来源：《中华本草》

漆姑草属 *Sagina* L.

漆姑草

Sagina japonica (Sw.) Ohwi

凭证标本：全州县普查队 450324130320066LY（IBK、GXMG、CMMI）

功效：全草，凉血解毒、杀虫止痒。

功效来源：《中华本草》

繁缕属 *Stellaria* L.

雀舌草 天蓬草

Stellaria alsine Grimm

凭证标本：W. T .Tsang 27602（IBSC）

功效：全草，祛风散寒、续筋接骨、活血止痛、解毒。

功效来源：《全国中草药汇编》

中国繁缕

Stellaria chinensis Regel

凭证标本：黄德爱 60631（IBK）

功效：全草，清热解毒、活血止痛。

功效来源：《中华本草》

繁缕

Stellaria media (L.) Vill.

凭证标本：全州县普查队 450324130319040LY（IBK、GXMG、CMMI）

功效：全草，清热解毒、化瘀止痛、催乳。

功效来源：《全国中草药汇编》

箐姑草 接筋草

Stellaria vestita Kurz

凭证标本：全州县普查队 450324130423109LY（IBK、GXMG、CMMI）

功效：全草，利湿、活血止痛。

功效来源：《全国中草药汇编》

54. 粟米草科 Molluginaceae

粟米草属 *Mollugo* L.

粟米草

Mollugo stricta L.

凭证标本：全州县普查队 450324121017030LY（IBK、GXMG、CMMI）

功效：全草，清热化湿、解毒消肿。

功效来源：《中华本草》

56. 马齿苋科 Portulacaceae

马齿苋属 *Portulaca* L.

大花马齿苋 午时花

Portulaca grandiflora Hook.

功效：全草，散瘀止痛、解毒消肿。

功效来源：《全国中草药汇编》

注：民间常见栽培物种。

马齿苋

Portulaca oleracea L.

功效：全草，清热解毒、凉血止痢、除湿通淋。

功效来源：《广西壮族自治区壮药质量标准 第二卷》（2011年版）

注：《广西植物名录》有记载。

土人参属 *Talinum* Adans.

土人参

Talinum paniculatum (Jacq.) Gaertn.

凭证标本：全州县普查队 450324121016064LY（IBK、GXMG、CMMI）

功效：根，补气润肺、止咳、调经。

功效来源：《中华本草》

57. 蓼科 Polygonaceae

金线草属 *Antenoron* Raf.

金线草

Antenoron filiforme (Thunb.) Roberty et Vautier

凭证标本：全州县普查队 450324121012051LY（IBK、GXMG、CMMI）

功效：全草，凉血止血、清热利湿、散瘀止痛。

功效来源：《中华本草》

荞麦属 *Fagopyrum* Mill.

金荞麦

Fagopyrum dibotrys (D. Don) H. Hara

凭证标本：全州县普查队 450324121015019LY（IBK、GXMG）

功效：根茎，清热解毒、排脓祛瘀。

功效来源：《中国药典》（2020年版）

荞麦

Fagopyrum esculentum Moench

凭证标本：W. T. Tsang 27570（IBSC）

功效：茎、叶，降压、止血。种子，健胃、收敛。

功效来源：《全国中草药汇编》

何首乌属 *Fallopia* Adans.

何首乌

Fallopia multiflora (Thunb.) Haraldson

凭证标本：全州县普查队 450324121012068LY（IBK、GXMG、CMMI）

功效：块根，解毒、消痈、截疟、润肠通便。

功效来源：《中国药典》（2020年版）

蓼属 *Polygonum* L.

褐鞘蓼 萹蓄

Polygonum aviculare L.

凭证标本：广西药用植物调查队 161（GXMI）

功效：地上部分，利尿通淋、杀虫、止痒。

功效来源：《中国药典》（2020年版）

头花蓼 石莽草

Polygonum capitatum Buch.-Ham. ex D. Don

功效：全草，清热利湿、活血止痛。

功效来源：《中华本草》

注：县域各地有零星分布。

火炭母

Polygonum chinense L.

凭证标本：全州县普查队 450324121016098LY（IBK、GXMG、CMMI）

功效：全草，清热解毒、利湿止痒、明目退翳。

功效来源：《广西壮族自治区壮药质量标准 第一卷》（2008年版）

蓼子草

Polygonum criopolitanum Hance

凭证标本：全州县普查队 450324121020020LY（IBK、GXMG、CMMI）

功效：全草，祛风解表、清热解毒。

功效来源：《中华本草》

长箭叶蓼

Polygonum hastatosagittatum Makino

凭证标本：全州县普查队 450324121012049LY（IBK、CMMI）

功效：全草，清热解毒、祛风除湿、活血止痛。

功效来源：《药用植物辞典》

水蓼 辣蓼

Polygonum hydropiper L.

凭证标本：全州县卫生科 3291（GXMI）

功效：全草，除湿、化滞。

功效来源：《广西壮族自治区壮药质量标准 第二卷》（2011年版）

愉悦蓼

Polygonum jucundum Meisn.

凭证标本：全州县普查队 450324121012087LY（IBK、GXMG、CMMI）

功效：全草，外用治风湿肿痛、跌打损伤、扭挫伤肿痛。

功效来源：《广西中药资源名录》

尼泊尔蓼 猫儿眼睛

Polygonum nepalense Meisn.

凭证标本：全州县普查队 450324121016013LY（IBK、GXMG、CMMI）

功效：全草，收敛固肠。

功效来源：《全国中草药汇编》

红蓼 水红花子

Polygonum orientale L.

凭证标本：万煜等 44503（GXMI）

功效：果实，散血消癥、消积止痛、利水消肿。

功效来源：《中国药典》（2020年版）

草血竭

Polygonum paleaceum Wall. ex Hook. f.

凭证标本：广西药用植物调查队 226（GXMI）

功效：根状茎，散瘀止血、下气消积、消毒、利湿。

功效来源：《中华本草》

杠板归 扛板归

Polygonum perfoliatum L.

凭证标本：全州县普查队 450324121012006LY（IBK、GXMG、CMMI）

功效：全草，清热解毒、利湿消肿、散瘀止血。

功效来源：《广西壮族自治区壮药质量标准 第一卷》（2008年版）

习见蓼 小萹蓄

Polygonum plebeium R. Br.

凭证标本：全州县普查队 450324121012060LY（IBK、GXMG、CMMI）

功效：全草，清热解毒、通淋利尿、化湿杀虫。

功效来源：《中华本草》

丛枝蓼

Polygonum posumbu Buch.-Ham. ex D. Don

凭证标本：全州县普查队 450324121012035LY（IBK、GXMG、CMMI）

功效：全草，主治腹痛泄泻、痢疾。

功效来源：《中药大辞典》

伏毛蓼

Polygonum pubescens Blume

功效：全草，清热解毒、祛风利湿。

功效来源：《药用植物辞典》

注：县域各地有零星分布。

羽叶蓼

Polygonum runcinatum Buch.-Ham. ex D. Don

凭证标本：钟济新 81593（IBSC）

功效：全草，用于腹泻、痢疾、乳痈、臁疮、跌打损伤、毒蛇咬伤。

功效来源：《广西中药资源名录》

戟叶扛板归

Polygonum sagittifolium Lév. et Vant.

凭证标本：黄德爱 60263（IBK）

功效：全草，外用治毒蛇咬伤、血管瘤。

功效来源：《广西中药资源名录》

戟叶蓼

Polygonum thunbergii Sieb. et Zucc.

凭证标本：全州县普查队 450324130422029LY（IBK、GXMG、CMMI）

功效：全草，祛风、清热、活血止痛。

功效来源：《桂本草 第二卷上》

虎杖属 *Reynoutria* Houtt.

虎杖

Reynoutria japonica Houtt.

凭证标本：全州县普查队 450324121012047LY（IBK、GXMG、CMMI）

功效：根状茎和根，消痰、软坚散结、利水消肿。

功效来源：《中国药典》（2020年版）

酸模属 *Rumex* L.

酸模

Rumex acetosa L.

凭证标本：钟济新 81595（IBK）

功效：根或全草，凉血、解毒、通便、杀虫。

功效来源：《全国中草药汇编》

羊蹄

Rumex japonicus Houtt.

凭证标本：全州县普查队 450324130427011LY（IBK）

功效：根或全草，清热解毒、止血、通便、杀虫。

功效来源：《全国中草药汇编》

59. 商陆科 Phytolaccaceae

商陆属 *Phytolacca* L.

商陆

Phytolacca acinosa Roxb.

凭证标本：陈永昌 132（IBK）

功效：根，逐水消肿、通利二便。

功效来源：《中国药典》（2020年版）

垂序商陆 商陆

Phytolacca americana L.

凭证标本：全州县普查队 450324121012073LY（IBK、GXMG、CMMI）

功效：根，逐水消肿、通利二便。

功效来源：《中国药典》（2020年版）

61. 藜科 Chenopodiaceae

甜菜属 *Beta* L.

莙荙菜 莙荙子

Beta vulgaris L. var. *cicla* L.

功效：果实，清热解毒、凉血止血。

功效来源：《中华本草》

注：民间常见栽培物种。

藜属 *Chenopodium* L.

藜

Chenopodium album L.

功效：全草、果实或种子，清热祛湿、解毒消肿、杀虫止痒。

功效来源：《中华本草》

注：《广西植物名录》有记载。

刺藜属 *Dysphania* Pax

土荆芥

Dysphania ambrosioides (L.) Mosyakin et Clemants

凭证标本：全州县普查队 450324121016024LY（IBK、GXMG、CMMI）

功效：全草，杀虫、祛风、痛经、止痛。

功效来源：《广西壮族自治区壮药质量标准 第三卷》（2018年版）

菠菜属 *Spinacia* L.

菠菜

Spinacia oleracea L.

功效：全草，滋阴平肝、止咳润肠。

功效来源：《全国中草药汇编》

注：民间常见栽培物种。

63. 苋科 Amaranthaceae

牛膝属 *Achyranthes* L.

土牛膝 倒扣草

Achyranthes aspera L.

功效：全草，解表清热、利湿。

功效来源：《广西壮族自治区壮药质量标准 第一卷》（2008年版）

注：《广西中药资源名录》有记载。

牛膝
Achyranthes bidentata Blume
凭证标本：陈永昌 212（IBK）
功效：根，逐瘀通经、补肝肾、强筋骨、引血下行。
功效来源：《中国药典》（2020年版）

柳叶牛膝 土牛膝
Achyranthes longifolia (Makino) Makino
凭证标本：全州县普查队 450324121016072LY（IBK、GXMG、CMMI）
功效：根及根状茎，活血化瘀、泻火解毒、利尿通淋。
功效来源：《中华本草》

莲子草属 *Alternanthera* Forssk.
锦绣苋
Alternanthera bettzickiana (Regel) Nichols.
功效：全株，清热解毒、凉血止血、消积逐瘀。
功效来源：《药用植物辞典》
注：民间常见栽培物种。

喜旱莲子草 空心苋
Alternanthera philoxeroides (Mart.) Griseb.
功效：全草，清热利尿、凉血解毒。
功效来源：《广西壮族自治区壮药质量标准 第三卷》（2018年版）
注：县域各地有零星分布。

莲子草 节节花
Alternanthera sessilis (L.) R. Br. ex DC.
凭证标本：全州县普查队 450324121020005LY（IBK、GXMG、CMMI）
功效：全草，凉血散瘀、清热解毒、除湿通淋。
功效来源：《中华本草》

苋属 *Amaranthus* L.
刺苋
Amaranthus spinosus L.
功效：全草，清热利湿、解毒消肿、凉血止血。
功效来源：《广西壮族自治区壮药质量标准 第三卷》（2018年版）
注：《广西植物名录》有记载。

苋
Amaranthus tricolor L.
功效：茎、叶，清肝明目、通利二便。
功效来源：《中华本草》
注：民间常见栽培物种。

皱果苋 野苋菜
Amaranthus viridis L.
功效：全草，清热利湿。

功效来源：《全国中草药汇编》
注：《广西植物名录》有记载。

青葙属 *Celosia* L.
青葙 青箱子
Celosia argentea L.
凭证标本：全州县普查队 450324121015057LY（IBK、GXMG、CMMI）
功效：成熟种子，清虚热、除骨蒸、解暑热、截疟、退黄。
功效来源：《中国药典》（2020年版）

鸡冠花
Celosia cristata L.
功效：花序，收敛止血、止带、止痢。
功效来源：《中国药典》（2020年版）
注：民间常见栽培物种。

千日红属 *Gomphrena* L.
千日红
Gomphrena globosa L.
功效：花序，止咳平喘、平肝明目。
功效来源：《全国中草药汇编》
注：民间常见栽培物种。

64. 落葵科 Basellaceae
落葵薯属 *Anredera* Juss.
落葵薯 藤三七
Anredera cordifolia (Ten.) Steenis
功效：珠芽，补肾强腰、散瘀消肿。
功效来源：《中华本草》
注：民间常见栽培物种。

65. 亚麻科 Linaceae
亚麻属 *Linum* L.
野亚麻
Linum stelleroides Planch.
凭证标本：方鼎 7302（GXMI）
功效：地上部分及种子，养血润燥、祛风解毒。
功效来源：《药用植物辞典》

亚麻 亚麻子
Linum usitatissimum L.
功效：种子，润肠通便、养血祛风。
功效来源：《全国中草药汇编》
注：民间常见栽培物种。

67. 牻牛儿苗科 Geraniaceae

老鹳草属 *Geranium* L.

野老鹳草 老鹳草

Geranium carolinianum L.

凭证标本：全州县普查队 450324130320009LY（IBK、GXMG、CMMI）

功效：地上部分，祛风湿、通经络、止泻利。

功效来源：《中国药典》（2020年版）

鼠掌老鹳草 老鹳草

Geranium sibiricum L

凭证标本：钟济新 83387（IBK）

功效：全草，祛风通络、活血、清热利湿。

功效来源：《中华本草》

天竺葵属 *Pelargonium* L'Her.

天竺葵 石蜡红

Pelargonium hortorum L. H. Bailey

功效：花，清热消炎。

功效来源：《全国中草药汇编》

注：民间常见栽培物种。

69. 酢浆草科 Oxalidaceae

酢浆草属 *Oxalis* L.

酢浆草

Oxalis corniculata L.

凭证标本：全州县普查队 450324121020022LY（IBK、GXMG、CMMI）

功效：全草，清热利湿、消肿解毒。

功效来源：《广西壮族自治区壮药质量标准 第二卷》（2011年版）

红花酢浆草 铜锤草

Oxalis corymbosa DC.

凭证标本：全州县卫生科 3314（GXMI）

功效：全草，散瘀消肿、清热利湿、解毒。

功效来源：《中华本草》

山酢浆草 麦穗七

Oxalis griffithii Edgeworth et Hook. f.

凭证标本：全州县普查队 450324130327034LY（IBK、GXMG）

功效：根或全草，清热解毒、消肿止痛。

功效来源：《全国中草药汇编》

70. 金莲花科 Tropaeolaceae

旱金莲属 *Tropaeolum* L.

旱金莲 旱莲花

Tropaeolum majus L.

功效：全草，清热解毒、凉血止血。

功效来源：《中华本草》

注：民间常见栽培物种。

71. 凤仙花科 Balsaminaceae

凤仙花属 *Impatiens* L.

凤仙花

Impatiens balsamina L.

凭证标本：Tsang W. T. 27668（IBSC）

功效：花，祛风除湿、活血止痛、解毒杀虫。

功效来源：《中华本草》

睫毛萼凤仙花

Impatiens blepharosepala Pritz. ex Diels

凭证标本：W. T. Tsang 27605（IBSC）

功效：根，用于贫血、外伤出血。

功效来源：《药用植物辞典》

黄金凤

Impatiens siculifer Hook. f.

凭证标本：全州县普查队 450324130429008LY（IBK、GXMG、CMMI）

功效：根、全草、种子，祛瘀消肿、清热解毒、祛风、活血止痛。

功效来源：《药用植物辞典》

72. 千屈菜科 Lythraceae

水苋菜属 *Ammannia* L.

水苋菜

Ammannia baccifera L.

凭证标本：全州县普查队 450324121013037LY（IBK、GXMG、CMMI）

功效：全草，散瘀止血、除湿解毒。

功效来源：《中华本草》

紫薇属 *Lagerstroemia* L.

紫薇

Lagerstroemia indica L.

凭证标本：全州县普查队 450324130810001LY（IBK、GXMG、CMMI）

功效：根、树皮，活血、止血、解毒、消肿。

功效来源：《全国中草药汇编》

南紫薇

Lagerstroemia subcostata Koehne

凭证标本：高成芝等 7655（GXMI）

功效：花、根，败毒消瘀。

功效来源：《药用植物辞典》

千屈菜属 *Lythrum* L.

千屈菜 千屈草

Lythrum salicaria L.

凭证标本：全州县普查队 450324130811009LY（IBK、GXMG、CMMI）

功效：全草，清热解毒、凉血止血。

功效来源：《全国中草药汇编》

节节菜属 *Rotala* L.

节节菜 水马齿苋

Rotala indica (Willd.) Koehne

功效：全草，清热解毒、止泻。

功效来源：《中华本草》

注：《广西植物名录》有记载。

圆叶节节菜 水苋菜

Rotala rotundifolia (Buch.-Ham. ex Roxb.) Koehne

凭证标本：全州县普查队 450324140526004LY（IBK、GXMG、CMMI）

功效：全草，清热利湿、解毒。

功效来源：《全国中草药汇编》

75. 石榴科 Punicaceae

石榴属 *Punica* L.

石榴 石榴皮

Punica granatum L.

功效：果皮，涩肠止泻、止血、驱虫。

功效来源：《中国药典》（2020年版）

注：民间常见栽培物种。

77. 柳叶菜科 Onagraceae

露珠草属 *Circaea* L.

露珠草 牛泷草

Circaea cordata Royle

凭证标本：陈永昌 220（IBK）

功效：全草，清热解毒、生肌。

功效来源：《中华本草》

南方露珠草

Circaea mollis Sieb. et Zucc.

凭证标本：全州县普查队 450324121022029LY（IBK）

功效：全草或根，祛风除湿、活血消肿、清热解毒。

功效来源：《中华本草》

柳叶菜属 *Epilobium* L.

毛脉柳叶菜

Epilobium amurense Hausskn. subsp. *amurense*

凭证标本：钟济新 83386（IBK）

功效：全草，收敛止血、止痢。

功效来源：《药用植物辞典》

光滑柳叶菜

Epilobium amurense Hausskn. subsp. *cephalostigma* (Hausskn.) C. J. Chen

凭证标本：全州县普查队 450324130812010LY（IBK、CMMI）

功效：根，理气、活血、止血。

功效来源：《药用植物辞典》

柳叶菜

Epilobium hirsutum L.

凭证标本：李光照 62837（IBK）

功效：花，清热消炎、调经止带、止痛。根，理气活血、止血。带根全草，用于治疗骨折、跌打损伤、疔疮痈肿、外伤出血。

功效来源：《全国中草药汇编》

沼生柳叶菜

Epilobium palustre L.

凭证标本：钟济新 83386（IBK）

功效：全草，疏风清热、镇咳、止泻。

功效来源：《药用植物辞典》

阔柱柳叶菜

Epilobium platystigmatosum C. B. Rob.

凭证标本：全州县普查队 450324130812014LY（IBK、CMMI）

功效：全株，用于月经不调。

功效来源：《药用植物辞典》

长籽柳叶菜

Epilobium pyrricholophum Franch. et Savat.

凭证标本：罗金裕 7025（GXMI）

功效：全草，活血、调经、止痢。种毛，止血。

功效来源：《全国中草药汇编》

丁香蓼属 *Ludwigia* L.

水龙 过塘蛇

Ludwigia adscendens (L.) Hara

功效：全草，清热解毒、利尿消肿。

功效来源：《广西中药材标准 第一册》

注：《广西植物名录》有记载。

草龙

Ludwigia hyssopifolia (G. Don) Exell

凭证标本：全州县普查队 450324121016051LY（IBK、GXMG、CMMI）

功效：全草，清热解毒、利湿消肿。

功效来源：《广西壮族自治区壮药质量标准 第三卷》（2018年版）

毛草龙

Ludwigia octovalvis (Jacq.) P. H. Raven

功效：全草，清热利湿、解毒消肿。

功效来源：《中华本草》

注：《广西植物名录》有记载。

月见草属 *Oenothera* L.

月见草

Oenothera stricta Ledeb. et Link

功效：根，清热解毒、解表散寒、祛风除湿、止痛。

功效来源：《药用植物辞典》

注：民间常见栽培物种。

78. 小二仙草科 Haloragaceae

小二仙草属 *Gonocarpus* Thunb.

小二仙草

Gonocarpus micrantha Thunb.

凭证标本：全州县普查队 450324130812033LY（IBK、GXMG、CMMI）

功效：全草，止咳平喘、清热利湿、调经活血。

功效来源：《中华本草》

狐尾藻属 *Myriophyllum* L.

穗状狐尾藻

Myriophyllum spicatum L.

功效：全草，用于痢疾，外用治烧烫伤。

功效来源：《广西中药资源名录》

注：《广西植物名录》有记载。

81. 瑞香科 Thymelaeaceae

瑞香属 *Daphne* L.

长柱瑞香

Daphne championii Benth.

凭证标本：全州县普查队 450324141011034LY（IBK、GXMG、CMMI）

功效：根皮、茎皮，祛风除湿、解毒消肿、消疳散积。全株，消疳散积、消炎。

功效来源：《药用植物辞典》

白瑞香 软皮树

Daphne papyracea Wall. ex Steud.

凭证标本：全州县普查队 450324130130001LY（IBK、CMMI）

功效：根皮、茎皮或全株，祛风止痛、活血调经。

功效来源：《中华本草》

荛花属 *Wikstroemia* Endl.

了哥王

Wikstroemia indica (L.) C. A. Mey.

凭证标本：全州县普查队 450324121015054LY（IBK、GXMG、CMMI）

功效：茎、叶，清热解毒、化痰散结、消肿止痛。

功效来源：《广西壮族自治区壮药质量标准 第一卷》（2008年版）

北江荛花

Wikstroemia monnula Hance

凭证标本：全州县普查队 450324130423087LY（IBK、GXMG、CMMI）

功效：根，散结散瘀、清热消肿、通经逐水。

功效来源：《药用植物辞典》

83. 紫茉莉科 Nyctaginaceae

叶子花属 *Bougainvillea* Comm. ex Juss.

光叶子花 紫三角

Bougainvillea glabra Choisy

功效：花，调和气血。

功效来源：《全国中草药汇编》

注：民间常见栽培物种。

紫茉莉属 *Mirabilis* L.

紫茉莉

Mirabilis jalapa L.

功效：叶、果实，清热解毒、祛风渗湿、活血。

功效来源：《中华本草》

注：民间常见栽培物种。

84. 山龙眼科 Proteaceae

山龙眼属 *Helicia* Lour.

小果山龙眼

Helicia cochinchinensis Lour.

凭证标本：陈照宙 52741（IBK）

功效：根、叶，行气活血、祛瘀止痛。

功效来源：《药用植物辞典》

网脉山龙眼

Helicia reticulata W. T. Wang

功效：枝、叶，止血。

功效来源：《中华本草》

注：《广西植物名录》有记载。

88. 海桐花科 Pittosporaceae

海桐花属 *Pittosporum* Banks ex Sol.

短萼海桐

Pittosporum brevicalyx (Oliv.) Gagnep.

凭证标本：全州县普查队 450324121013004LY（IBK、GXMG、CMMI）

功效：全株、茎皮、叶、果实，祛风、消肿解毒、镇咳祛痰、平喘、消炎止痛。根皮，活血调经、化瘀生新。

功效来源：《药用植物辞典》

光叶海桐

Pittosporum glabratum Lindl. var. *glabratum*

凭证标本：陈照宙 52538（IBK）

功效：叶，消肿解毒、止血。根或根皮，祛风除湿、活血通络、止咳涩精。种子，清热利咽、止泻。

功效来源：《中华本草》

狭叶海桐 金刚口摆

Pittosporum glabratum Lindl. var. *neriifolium* Rehder et E. H. Wilson

凭证标本：全州县普查队 450324121016089LY（IBK、GXMG、CMMI）

功效：果实或全株，清热利湿。

功效来源：《中华本草》

海金子 海桐树

Pittosporum illicioides Makino

凭证标本：Z. S. Chung 81623（IBSC）

功效：根、种子，祛风活络、散瘀止痛。

功效来源：《全国中草药汇编》

薄萼海桐

Pittosporum leptosepalum Gowda

凭证标本：钟济新 81567（IBK）

功效：根皮，祛风湿。叶，止血。

功效来源：《药用植物辞典》

小果海桐

Pittosporum parvicapsulare H. T. Chang et S. Z. Yan

功效：根、叶、种子，消肿解毒、利湿、活血。

功效来源：《药用植物辞典》

注：《广西植物名录》有记载。

少花海桐 海金子

Pittosporum pauciflorum Hook. et Arn.

凭证标本：全州县普查队 450324121012070LY（IBK、GXMG、CMMI）

功效：茎、枝，祛风活络、散寒止痛、镇静。

功效来源：《广西壮族自治区瑶药材质量标准 第一卷》（2014年版）

柄果海桐

Pittosporum podocarpum Gagnep.

凭证标本：陈照宙 52634（IBK）

功效：根，补肾益肺、祛风湿、活血通络。

功效来源：《药用植物辞典》

海桐 海桐花

Pittosporum tobira (Thunb.) W. T. Aiton

功效：枝、叶，杀虫、外用煎水洗疥疮。

功效来源：《全国中草药汇编》

注：民间常见栽培物种。

93. 大风子科 Flacourtiaceae

山桂花属 *Bennettiodendron* Merr.

山桂花

Bennettiodendron leprosipes (Clos) Merr.

凭证标本：全州县普查队 450324140520041LY（IBK、GXMG、CMMI）

功效：树皮、叶，清热解毒、消炎、止血生肌。

功效来源：《药用植物辞典》

山桐子属 *Idesia* Maxim.

山桐子

Idesia polycarpa Maxim. var. *polycarpa*

凭证标本：钟济新 81994（IBSC）

功效：叶，清热凉血、散瘀消肿。种子油，杀虫。

功效来源：《药用植物辞典》

毛叶山桐子

Idesia polycarpa Maxim. var. *vestita* Diels

功效：果实，解毒、杀虫。

功效来源：《药用植物辞典》

注：《广西植物名录》有记载。

柞木属 *Xylosma* G. Forst.

南岭柞木

Xylosma controversa Clos

凭证标本：全州县普查队 450324130810019LY（IBK、GXMG）

功效：根、叶，清热凉血、散瘀消肿。

功效来源：《药用植物辞典》

94. 天料木科 Samydaceae

天料木属 *Homalium* Jacq.

天料木

Homalium cochinchinense (Lour.) Druce

凭证标本：陈照宙 52742（IBK）

功效：根，收敛。

功效来源：《药用植物辞典》

98. 柽柳科 Tamaricaceae

柽柳属 *Tamarix* L.

柽柳 西河柳

Tamarix chinensis Lour.

凭证标本：陈永昌 258（IBK）

功效：细嫩枝叶，发表透疹、祛风除湿。

功效来源：《中国药典》（2020年版）

101. 西番莲科 Passifloraceae
西番莲属 *Passiflora* L.
鸡蛋果

Passiflora edulis Sims

功效：果实，清热解毒、镇痛安神。

功效来源：《全国中草药汇编》

注：民间常见栽培物种。

103. 葫芦科 Cucurbitaceae
冬瓜属 *Benincasa* Savi
冬瓜 冬瓜皮

Benincasa hispida (Thunb.) Cogn.

功效：果皮，利尿消肿。

功效来源：《中国药典》（2020年版）

注：民间常见栽培物种。

西瓜属 *Citrullus* Schrad.
西瓜 西瓜霜

Citrullus lanatus (Thunb.) Matsum. et Nakai

功效：果实与皮硝，清热泻火、消肿止痛。

功效来源：《中国药典》（2020年版）

注：民间常见栽培物种。

黄瓜属 *Cucumis* L.
甜瓜 甜瓜子

Cucumis melo L. var. *melo*

功效：种子，清肺、润肠、化瘀、排脓、疗伤止痛。

功效来源：《中国药典》（2020年版）

注：民间常见栽培物种。

菜瓜

Cucumis melo L. var. *conomon* (Thunb.) Makino

功效：果实，除烦热、生津液、利小便。果实腌制品，健胃和中、生津止渴。

功效来源：《中华本草》

注：民间常见栽培物种。

黄瓜

Cucumis sativus L.

功效：果实，清热利尿。茎藤，消炎、祛痰、镇痉。

功效来源：《全国中草药汇编》

注：民间常见栽培物种。

南瓜属 *Cucurbita* L.
南瓜 南瓜干

Cucurbita moschata (Duch. ex Lam.) Duch. ex Poir.

功效：成熟果实，补中益气、消炎止痛、解毒杀虫。

功效来源：《广西中药材标准 第一册》

注：民间常见栽培物种。

西葫芦 桃南瓜

Cucurbita pepo L.

功效：果实，平喘、止嗽。

功效来源：《全国中草药汇编》

注：民间常见栽培物种。

绞股蓝属 *Gynostemma* Blume
绞股蓝

Gynostemma pentaphyllum (Thunb.) Makino

凭证标本：全州县普查队 450324121012072LY（IBK、GXMG、CMMI）

功效：全草，清热解毒、止咳祛痰、益气养阴、延缓衰老。

功效来源：《广西壮族自治区壮药质量标准 第三卷》（2018年版）

雪胆属 *Hemsleya* Cogn. ex F. B. Forbes et Hemsl.
翼蛇莲

Hemsleya dipterygia Kuang et A. M. Lu

功效：全草，用于炎症发热、喉痛、胃痛、腹痛、跌打损伤、疮疖。

功效来源：《广西中药资源名录》

注：《广西植物名录》有记载。

葫芦属 *Lagenaria* Ser.
瓠瓜 瓢瓜

Lagenaria siceraria (Molina) Standl. var. *depressa* (Ser.) Hara

功效：果皮，利湿消肿。

功效来源：《全国中草药汇编》

注：《广西植物名录》有记载。

丝瓜属 *Luffa* Mill.
广东丝瓜 丝瓜络

Luffa acutangula (L.) Roxb.

功效：果实的维管束，通络、活血、祛风。

功效来源：《广西中药材标准 第一册》

注：民间常见栽培物种。

丝瓜 丝瓜络

Luffa cylindrica Roem.

功效：果实的维管束，祛风、通络、活血、下乳。

功效来源：《中国药典》（2020年版）

注：民间常见栽培物种。

苦瓜属 *Momordica* L.
苦瓜 苦瓜干

Momordica charantia L.

功效：果实，清暑涤热、明目、解毒。

功效来源：《广西壮族自治区壮药质量标准 第二卷》（2011年版）

注：民间常见栽培物种。

佛手瓜属 *Sechium* P. Browne

佛手瓜

Sechium edule (Jacq.) Sw.

功效：叶，清热消肿。

功效来源：《药用植物辞典》

注：民间常见栽培物种。

罗汉果属 *Siraitia* Merr.

罗汉果

Siraitia grosvenorii (Swingle) C. Jeffrey ex A. M. Lu et Z. Y. Zhang

凭证标本：方鼎 7286（GXMI）

功效：果实，清热润肺、利咽开音、滑肠通便。

功效来源：《中国药典》（2020年版）

赤瓟属 *Thladiantha* Bunge

球果赤瓟

Thladiantha globicarpa A. M. Lu et Z. Y. Zhang

凭证标本：全州县普查队 450324121018016LY（IBK、GXMG、CMMI）

功效：全草，用于深部脓肿、各种化脓性感染、骨髓炎。

功效来源：《广西中药资源名录》

栝楼属 *Trichosanthes* L.

王瓜

Trichosanthes cucumeroides (Ser.) Maxim.

凭证标本：罗金裕 6972（GXMI）

功效：种子、果实，清热利湿、凉血止血。

功效来源：《中华本草》

栝楼

Trichosanthes kirilowii Maxim.

功效：果实，润肺、化痰、散结、滑肠。种子，润肺、化痰、滑肠。

功效来源：《药用植物辞典》

注：《广西植物名录》有记载。

芋叶栝楼

Trichosanthes homophylla Hayata

凭证标本：全州县普查队 450324140801020LY（IBK、GXMG、CMMI）

功效：产于台湾。药用植物。

功效来源：《药用植物辞典》

湘桂栝楼

Trichosanthes hylonoma Hand.-Mazz.

凭证标本：陈永昌 85（IBK）

功效：果实，润肺、化痰、散结、滑肠。

功效来源：《药用植物辞典》

长萼栝楼

Trichosanthes laceribractea Hayata

凭证标本：全州县普查队 450324121015009LY（IBK、GXMG）

功效：果实，润肺、化痰、散结、滑肠。种子，润肺、化痰、滑肠。

功效来源：《药用植物辞典》

全缘栝楼 实葫芦根

Trichosanthes ovigera Blume

凭证标本：全州县普查队 450324141011017LY（IBK、GXMG、CMMI）

功效：根，散瘀消肿、清热解毒。

功效来源：《中华本草》

中华栝楼

Trichosanthes rosthornii Harms var. *rosthornii*

凭证标本：全州县普查队 450324121022027LY（IBK、GXMG）

功效：根、成熟果实、成熟种子，清热泻火、生津止渴、消肿排脓。

功效来源：《中国药典》（2020年版）

多卷须栝楼

Trichosanthes rosthornii Harms var. *multicirrata* (C. Y. Cheng et C. H. Yueh) S. K. Chen

凭证标本：陈秀香组 7985（GXMI）

功效：根，用于热病烦渴、肺热燥咳、消渴、疮疡肿毒。

功效来源：《药用植物辞典》

马㼎儿属 *Zehneria* Endl.

马㼎儿 马交儿

Zehneria indica (Lour.) Keraudren

凭证标本：全州县普查队 450324121018012LY（IBK、GXMG、CMMI）

功效：根或叶，清热解毒、消肿散结。

功效来源：《全国中草药汇编》

钮子瓜

Zehneria maysorensis (Wight et Arn.) Arn.

凭证标本：全州县普查队 450324121012090LY（IBK、GXMG、CMMI）

功效：全草或根，清热解毒、通淋。

功效来源：《中华本草》

104. 秋海棠科 Begoniaceae
秋海棠属 *Begonia* L.
四季秋海棠
Begonia cucullata Willd.
功效：全草，清热解毒、散结消肿。
功效来源：《药用植物辞典》
注：民间常见栽培物种。

紫背天葵 红天葵
Begonia fimbristipula Hance
功效：块茎或全草，清热凉血、散瘀消肿、止咳化痰。
功效来源：《广西中药材标准 第一册》
注：《广西植物名录》有记载。

秋海棠
Begonia grandis Dryand. var. *grandis*
凭证标本：沙文兰等 7586（GXMI）
功效：块根、果实，活血化瘀、止血清热。茎叶，清热、消肿。花，活血化瘀、清热解毒。全草，健胃行血、消肿、驱虫。
功效来源：《药用植物辞典》

中华秋海棠
Begonia grandis Dryand. var. *sinensis* (A. DC.) Irmsch.
凭证标本：罗金裕 6975（GXMI）
功效：块茎，活血散瘀、清热、止痛、止血。
功效来源：《药用植物辞典》

粗喙秋海棠 大半边莲
Begonia longifolia Blume
功效：根状茎，清热解毒、消肿止痛。
功效来源：《广西壮族自治区壮药质量标准 第二卷》（2011年版）
注：《广西植物名录》有记载。

竹节秋海棠 竹节海棠
Begonia maculata Raddi
功效：全草，散瘀、利水、解毒。
功效来源：《中华本草》
注：民间常见栽培物种。

裂叶秋海棠 红孩儿
Begonia palmata D. Don
凭证标本：钟济新 83362（IBK）
功效：全草，清热解毒、化瘀消肿。
功效来源：《广西壮族自治区壮药质量标准 第二卷》（2011年版）

106. 番木瓜科 Caricaceae
番木瓜属 *Carica* L.
番木瓜
Carica papaya L.
功效：果实，健胃消食、滋补催乳、舒筋通络。
功效来源：《全国中草药汇编》
注：民间常见栽培物种。

107. 仙人掌科 Cactaceae
叶团扇属 *Brasiliopuntia*
叶团扇 猪耳掌
Brasiliopuntia brasiliensis (Willd.) Haw.
功效：茎，软坚散结。
功效来源：《中华本草》
注：民间常见栽培物种。

红尾令箭属 *Disocactus* Lindl.
鼠尾掌
Disocactus flagelliformis (L.) Barthlott
功效：国外药用植物。
功效来源：《药用植物辞典》
注：民间常见栽培物种。

昙花属 *Epiphyllum* Haw.
昙花
Epiphyllum oxypetalum (DC.) Haw.
功效：花，清肺止咳、凉血止血、养心安神。茎，清热解毒。
功效来源：《中华本草》
注：民间常见栽培物种。

量天尺属 *Hylocereus* (A. Berger) Britton et Rose
量天尺
Hylocereus undatus (Haw.) Britton et Rose
功效：茎，舒筋活络、解毒消肿。
功效来源：《中华本草》
注：民间常见栽培物种。

乳突球属 *Mammillaria* Haw.
光刺长突球
Mammillaria sphaerica A. Dietr. ex Engelm.
功效：全株，清热止咳。
功效来源：《中华本草》
注：民间常见栽培物种。

仙人掌属 *Opuntia* Mill.
仙人掌
Opuntia stricta (Haw.) Haw. var. *dillenii* (Ker Gawl.) L. D. Benson
功效：地上部分，行气活血、清热解毒。

功效来源：《广西壮族自治区壮药质量标准 第二卷》（2011年版）

注：民间常见栽培物种。

仙人指属 *Schlumbergera* Lem.

蟹爪兰

Schlumbergera truncata (Haw.) Moran

功效：地上部分，解毒消肿。

功效来源：《中华本草》

注：民间常见栽培物种。

108. 山茶科 Theaceae

杨桐属 *Adinandra* Jack

川杨桐

Adinandra bockiana E. Pritz. ex Diels var. *bockiana*

凭证标本：黄德爱 60383（IBK）

功效：叶，消炎、止血。

功效来源：《药用植物辞典》

尖萼川杨桐 尖叶川黄瑞木

Adinandra bockiana E. Pritz. ex Diels var. *acutifolia* (Hand.-Mazz.) Kobuski

凭证标本：罗金裕 6962（GXMI）

功效：全株，祛风解表、行气止痛。

功效来源：《中华本草》

杨桐

Adinandra millettii (Hook. et Arn.) Benth. et Hook. f. ex Hance

凭证标本：全州县普查队 450324130812058LY（IBK、GXMG、CMMI）

功效：根、嫩叶，凉血止血、消肿解毒。

功效来源：《药用植物辞典》

亮叶杨桐

Adinandra nitida Merr. ex H. L. Li

凭证标本：全州县普查队 450324121012001LY（IBK、GXMG）

功效：叶，消炎、退热、降压、止血。

功效来源：《药用植物辞典》

山茶属 *Camellia* L.

心叶毛蕊茶

Camellia cordifolia (F. P. Metcalf) Nakai

凭证标本：全州县普查队 450324121021005LY（IBK、GXMG、CMMI）

功效：根、花，收敛、凉血、止血。

功效来源：《药用植物辞典》

连蕊茶 尖连蕊茶根

Camellia cuspidata (Kochs) Wright

凭证标本：全州县普查队 450324130427033LY（IBK、GXMG、CMMI）

功效：根，健脾消食、补虚。

功效来源：《中华本草》

山茶 山茶花

Camellia japonica L.

功效：根、花，收敛凉血、止血。

功效来源：《全国中草药汇编》

注：民间常见栽培物种。

油茶

Camellia oleifera Abel

凭证标本：全州县普查队 450324121016028LY（IBK、GXMG、CMMI）

功效：根和茶子饼，清热解毒、活血散瘀、止痛。

功效来源：《全国中草药汇编》

西南红山茶 西南山茶

Camellia pitardii Cohen-Stuart

凭证标本：全州县普查队 450324121022018LY（IBK、GXMG、CMMI）

功效：花、叶、根，消炎、止痢、调经。

功效来源：《全国中草药汇编》

茶 茶叶

Camellia sinensis (L.) O. Kuntze

凭证标本：全州县普查队 450324130422049LY（IBK、GXMG、CMMI）

功效：嫩叶或嫩芽，清头目、除烦渴、消食化痰、利尿止泻。

功效来源：《广西壮族自治区壮药质量标准 第三卷》（2018年版）

红淡比属 *Cleyera* Thunb.

红淡比

Cleyera japonica Thunb.

凭证标本：陈照宙 52698（IBK）

功效：花，凉血、止血、消肿。

功效来源：《药用植物辞典》

柃木属 *Eurya* Thunb.

尖萼毛柃

Eurya acutisepala Hu et L. K. Ling

凭证标本：全州县普查队 450324130423038LY（IBK、GXMG、CMMI）

功效：叶、果实，祛风除湿、活血祛瘀，主治风湿痛、跌打损伤。

功效来源：《药用植物辞典》

翅柃

Eurya alata Kobuski

凭证标本：全州县普查队 450324130421026LY（IBK、GXMG、CMMI）

功效：根皮，理气活血、消瘀止痛。枝叶，清热消肿。

功效来源：《药用植物辞典》

短柱柃

Eurya brevistyla Kobuski

凭证标本：全州县普查队 450324140519014LY（IBK、GXMG、CMMI）

功效：叶，用于烧烫伤。

功效来源：《药用植物辞典》

米碎花

Eurya chinensis R. Br.

凭证标本：陈照宙 52730（IBK）

功效：根或全株，清热解毒、除湿敛疮。

功效来源：《全国中草药汇编》

岗柃

Eurya groffii Merr.

功效：叶，豁痰镇咳、消肿止痛。

功效来源：《全国中草药汇编》

注：《广西植物名录》有记载。

微毛柃

Eurya hebeclados Ling

凭证标本：全州县普查队 450324121018011LY（IBK、GXMG、CMMI）

功效：根、茎、果实、枝叶，截疟、祛风、消肿、止血、解毒。

功效来源：《药用植物辞典》

细枝柃

Eurya loquaiana Dunn

凭证标本：全州县普查队 450324141015021LY（IBK、GXMG、CMMI）

功效：茎、叶，祛风通络、活血止痛。

功效来源：《中华本草》

细齿叶柃

Eurya nitida Korth.

凭证标本：全州县普查队 450324130320038LY（IBK、GXMG、CMMI）

功效：全株，祛风除湿、解毒敛疮、止血。

功效来源：《中华本草》

金叶柃 野茶子

Eurya obtusifolia H. T. Chang var. *aurea* (H. Lév.) T. L. Ming

凭证标本：蒋庆坤 147（IBK）

功效：果实，清热止渴、利尿、提神。

功效来源：《中华本草》

窄叶柃

Eurya stenophylla Merr.

凭证标本：陈照宙 52660（IBSC）

功效：根、枝、叶，清热、补虚。

功效来源：《药用植物辞典》

四角柃

Eurya tetragonoclada Merr. et Chun

凭证标本：全州县普查队 450324130130013LY（IBK、GXMG、CMMI）

功效：根，消肿止痛。

功效来源：《药用植物辞典》

木荷属 *Schima* Reinw. ex Blume

银木荷 银木荷皮

Schima argentea E. Pritz.

凭证标本：全州县普查队 450324121017041LY（IBK、GXMG、CMMI）

功效：茎皮或根皮，清热止痢、驱虫。

功效来源：《中华本草》

木荷 木荷叶

Schima superba Gardner et Champ.

凭证标本：全州县普查队 450324130810007LY（IBK、GXMG、CMMI）

功效：叶，解毒疗疮。

功效来源：《中华本草》

紫茎属 *Stewartia* L.

紫茎

Stewartia sinensis Rehd. et E. H. Wilson

凭证标本：钟济新 81971（IBK）

功效：树皮、根皮、果实，舒筋活血。

功效来源：《药用植物辞典》

厚皮香属 *Ternstroemia* Mutis ex L. f.

厚皮香

Ternstroemia gymnanthera (Wight et Arn.) Bedd.

凭证标本：蒋庆坤 240（IBK）

功效：叶、花、果实，清热解毒、消痈肿。

功效来源：《药用植物辞典》

尖萼厚皮香

Ternstroemia luteoflora L. K. Ling

凭证标本：全州县普查队 450324121016006LY（IBK、GXMG、CMMI）

功效：根、叶，清热解毒、舒筋活络、消肿止痛、止泻。

功效来源：《药用植物辞典》

112. 猕猴桃科 Actinidiaceae

猕猴桃属 *Actinidia* Lindl.

异色猕猴桃

Actinidia callosa Lindl. var. *discolor* C. F. Liang

凭证标本：全州县普查队 450324130423005LY（IBK、GXMG、CMMI）

功效：根皮，清热、消肿。

功效来源：《药用植物辞典》

京梨猕猴桃

Actinidia callosa Lindl. var. *henryi* Maxim.

功效：根皮，清热消肿、利湿止痛。

功效来源：《中华本草》

注：《广西植物名录》有记载。

中华猕猴桃

Actinidia chinensis Planch. var. *chinensis*

功效：枝叶、藤或藤中的汁液、果实，清热解毒、散瘀、止血。

功效来源：《中华本草》

注：《广西植物名录》有记载。

美味猕猴桃

Actinidia chinensis Planch. var. *deliciosa* (A. Chev.) A Chev.

功效：根，止血、消炎、祛风除湿、解毒、接骨。

功效来源：《药用植物辞典》

注：《广西植物名录》有记载。

毛花猕猴桃 毛冬瓜

Actinidia eriantha Benth.

凭证标本：罗庭凯 s.n.（IBK）

功效：根、根皮及叶，抗癌、解毒消肿、清热利湿。

功效来源：《全国中草药汇编》

条叶猕猴桃

Actinidia fortunatii Finet et Gagnep.

凭证标本：全州县普查队 450324130423044LY（IBK、GXMG、CMMI）

功效：根，用于跌打损伤。

功效来源：《药用植物辞典》

黄毛猕猴桃

Actinidia fulvicoma Hance var. *fulvicoma*

凭证标本：全州县普查队 450324121018007LY（IBK、GXMG）

功效：根、叶、果实，清热止渴、除烦下气、和中利尿。

功效来源：《药用植物辞典》

糙毛猕猴桃

Actinidia fulvicoma Hance var. *hirsuta* Finet et Gagnep.

凭证标本：罗金裕 7010（GXMI）

功效：根，消积、消疮。果实，滋补强壮。

功效来源：《药用植物辞典》

阔叶猕猴桃 多花猕猴桃

Actinidia latifolia (Gardn. et Champ.) Merr.

凭证标本：全州县普查队 450324121012092LY（IBK、GXMG）

功效：茎、叶，清热解毒、消肿止痛、除湿。

功效来源：《中华本草》

两广猕猴桃

Actinidia liangguangensis C. F. Liang

凭证标本：陈永昌 203（IBK）

功效：根或全株，利尿、清热、舒筋活络。

功效来源：《药用植物辞典》

118. 桃金娘科 Myrtaceae

桃金娘属 *Rhodomyrtus* (DC.) Rchb.

桃金娘

Rhodomyrtus tomentosa (Aiton) Hassk.

功效：果实，补血滋养、涩肠、固精。根，理气止痛、利湿止泻、化瘀止血、益肾养血。

功效来源：《广西壮族自治区壮药质量标准 第一卷》（2008年版）

注：县域各地有零星分布。

蒲桃属 *Syzygium* R. Br. ex Gaertn.

赤楠

Syzygium buxifolium Hook. et Arn.

凭证标本：全州县普查队 450324121012029LY（IBK、GXMG、CMMI）

功效：根或根皮，健脾利湿、平喘、散瘀消肿。叶，清热解毒。

功效来源：《中华本草》

轮叶蒲桃

Syzygium grijsii (Hance) Merr. et L. M. Perry

凭证标本：万煜 41505（GXMI）

功效：根、叶，祛风散寒、活血破瘀。

功效来源：《药用植物辞典》

120. 野牡丹科 Melastomataceae
柏拉木属 *Blastus* Lour.
长瓣金花树
Blastus apricus (Hand.-Mazz.) H. L. Li var. *longiflorus* (Hand.-Mazz.) C. Chen

凭证标本：全州县普查队 450324130327010LY（IBK）

功效：全株，外用治疮疥。

功效来源：《广西中药资源名录》

匙萼柏拉木
Blastus cavaleriei H. Lév. et Vaniot

凭证标本：全州县普查队 450324121012027LY（IBK、GXMG、CMMI）

功效：叶，用于白带异常。

功效来源：《广西中药资源名录》

金花树
Blastus dunnianus H. Lév.

凭证标本：蒋庆坤 178（IBK）

功效：全株，祛风湿、止血。

功效来源：《药用植物辞典》

野海棠属 *Bredia* Blume
心叶野海棠
Bredia esquirolii (Levl.) Lauener var. *cordata* (H. L. Li) C. Chen

凭证标本：高成芝等 7562（GXMI）

功效：全株，化痰止咳、活血止血。

功效来源：《中华本草》

叶底红
Bredia fordii (Hance) Diels

凭证标本：全州县普查队 450324141011006LY（IBK、GXMG、CMMI）

功效：全株，养血调经。

功效来源：《中华本草》

异药花属 *Fordiophyton* Stapf
肥肉草
Fordiophyton fordii (Oliv.) Krasser

凭证标本：全州县普查队 450324121016095LY（IBK、GXMG、CMMI）

功效：全草，清热利湿、凉血消肿。

功效来源：《中华本草》

野牡丹属 *Melastoma* L.
地菍
Melastoma dodecandrum Lour.

凭证标本：全州县普查队 450324121012015LY（IBK、GXMG、CMMI）

功效：全株，清热解毒、活血止血。

功效来源：《广西壮族自治区壮药质量标准 第三卷》（2018年版）

金锦香属 *Osbeckia* L.
金锦香 天香炉
Osbeckia chinensis L.

凭证标本：全州县普查队 450324121018029LY（IBK、GXMG、CMMI）

功效：全草或根，化痰利湿、祛瘀止血、解毒消肿。

功效来源：《中华本草》

假朝天罐 朝天罐
Osbeckia crinita Benth.

凭证标本：全州县普查队 450324121018032LY（IBK、GXMG、CMMI）

功效：根、果实，清热利湿、止咳、调经。

功效来源：《全国中草药汇编》

朝天罐
Osbeckia opipara C. Y. Wu et C. Chen

凭证标本：全州县普查队 450324121016019LY（IBK、GXMG、CMMI）

功效：根、枝叶，止血、解毒。

功效来源：《广西壮族自治区壮药质量标准 第三卷》（2018年版）

锦香草属 *Phyllagathis* Blume
锦香草
Phyllagathis cavaleriei (H. Lév. et Vaniot) Guillaumin var. *cavaleriei*

凭证标本：钟济新 82001（IBSC）

功效：全草，清热凉血、利湿。

功效来源：《中华本草》

短毛熊巴掌
Phyllagathis cavaleriei (H. Lév. et Vaniot) Guillaumin var. *tankahkeei* (Merr.) C. Y. Wu ex C. Chen

功效：全株，清热解毒、利湿消肿、清热凉血、滋补。

功效来源：《药用植物辞典》

注：《广西植物名录》有记载。

偏瓣花属 *Plagiopetalum* Rehd.
偏瓣花
Plagiopetalum esquirolii (Rehder) Rehder

凭证标本：吕相革等 7290（GXMI）

功效：根，清热解毒、降火消肿。

功效来源：《药用植物辞典》

肉穗草属 *Sarcopyramis* Wall.

楮头红

Sarcopyramis nepalensis Wall.

凭证标本：黄德爱 60398（IBK）

功效：全草，清肺热、祛肝火。

功效来源：《药用植物辞典》

121. 使君子科 Combretaceae

使君子属 *Quisqualis* L.

使君子

Quisqualis indica L.

凭证标本：陈永昌 311（IBK）

功效：成熟果实，杀虫消积。

功效来源：《中国药典》（2020年版）

123. 金丝桃科 Hypericaceae

金丝桃属 *Hypericum* L.

黄海棠

Hypericum ascyron L.

凭证标本：黄德爱 60819（IBK）

功效：全草或地上部分，清热解毒、平肝、止血凉血、消肿。

功效来源：《药用植物辞典》

赶山鞭

Hypericum attenuatum Fisch. ex Choisy

凭证标本：陈永昌 232（IBK）

功效：全草，止血、镇痛、通乳。

功效来源：《全国中草药汇编》

挺茎遍地金 遍地金

Hypericum elodeoides Choisy

凭证标本：全州县普查队 450324141016011LY（IBK、GXMG、CMMI）

功效：全草，清热解毒、通经活血。

功效来源：《全国中草药汇编》

小连翘

Hypericum erectum Thunb. ex Mur.

凭证标本：陈永昌 154（IBK）

功效：全草，止血、消肿、解毒调经。

功效来源：《药用植物辞典》

扬子小连翘

Hypericum faberi R. Keller

凭证标本：陈秀香组 7843（GXMI）

功效：全株，凉血止血、消肿止痛。

功效来源：《药用植物辞典》

衡山金丝桃

Hypericum hengshanense W. T. Wang

凭证标本：全州调查队 6-3617（GXMI）

功效：全草，清热解毒、凉血止血、舒筋活血、利尿消肿。

功效来源：《药用植物辞典》

地耳草

Hypericum japonicum Thunb. ex Mur.

凭证标本：黄正福 41261（IBK）

功效：全草，清利湿热、散瘀消肿。

功效来源：《广西壮族自治区壮药质量标准 第二卷》（2011年版）

金丝桃

Hypericum monogynum L.

凭证标本：全州县普查队 450324130810021LY（IBK、GXMG、CMMI）

功效：全株、果实，清热解毒、散瘀止痛。

功效来源：《中华本草》

元宝草

Hypericum sampsonii Hance

凭证标本：全州县普查队 450324140520007LY（IBK、GXMG、CMMI）

功效：全草，凉血止血、清热解毒、活血调经、祛风通络。

功效来源：《中华本草》

密腺小连翘

Hypericum seniawinii Maxim.

凭证标本：程志立等 232（GXMI）

功效：全草，收敛止血、镇痛、调经、消肿解毒。

功效来源：《药用植物辞典》

126. 藤黄科 Guttiferae

藤黄属 *Garcinia* L.

木竹子

Garcinia multiflora Champ. ex Benth.

功效：树皮、果实，清热解毒、收敛生肌。

功效来源：《中华本草》

注：《广西植物名录》有记载。

128. 椴树科 Tiliaceae

田麻属 *Corchoropsis* Sieb. et Zucc.

田麻

Corchoropsis crenata Sieb. et Zucc.

凭证标本：全州县普查队 450324121016010LY（IBK、GXMG、CMMI）

功效：全草，平肝利湿、解毒、止血。

功效来源：《全国中草药汇编》

扁担杆属 *Grewia* L.

苘麻叶扁担杆

Grewia abutilifolia W. Vent. ex Juss.

凭证标本：覃德海等 41587（GXMI）

功效：根，用于肝炎。叶，止泻痢，用于痢疾。

功效来源：《药用植物辞典》

扁担杆

Grewia biloba G. Don

凭证标本：全州县普查队 450324130811013LY（IBK、GXMG、CMMI）

功效：根或全株，健脾益气、固精止带、祛风除湿。

功效来源：《全国中草药汇编》

椴属 *Tilia* L.

椴树

Tilia tuan Szyszyl.

凭证标本：钟济新 83356（IBK）

功效：根，祛风活血、镇痛。

功效来源：《药用植物辞典》

刺蒴麻属 *Triumfetta* L.

长勾刺蒴麻 金纳香

Triumfetta pilosa Roth

凭证标本：全州县普查队 450324121015006LY（IBK、GXMG、CMMI）

功效：根和叶，活血行气、散瘀消肿。

功效来源：《中华本草》

128a. 杜英科 Elaeocarpaceae

杜英属 *Elaeocarpus* L.

褐毛杜英

Elaeocarpus duclouxii Gagnep.

凭证标本：全州县普查队 450324130320045LY（IBK、GXMG、CMMI）

功效：果实，理肺止咳、清热通淋、养胃消食。

功效来源：《药用植物辞典》

山杜英

Elaeocarpus sylvestris (Lour.) Poir.

功效：根皮，散瘀、消肿。

功效来源：《药用植物辞典》

注：《广西植物名录》有记载。

猴欢喜属 *Sloanea* L.

薄果猴欢喜

Sloanea leptocarpa Diels

功效：根，消肿止痛、祛风除湿。

功效来源：《药用植物辞典》

注：《广西植物名录》有记载。

猴欢喜

Sloanea sinensis (Hance) Hemsl.

凭证标本：李光照 62835（IBK）

功效：根，健脾和胃、祛风、益肾、壮腰。

功效来源：《药用植物辞典》

130. 梧桐科 Sterculiaceae

梧桐属 *Firmiana* Marsili

梧桐

Firmiana simplex (L.) W. Wight

功效：树皮、花、种子，祛风除湿、调经止血、解毒疗疮。

功效来源：《中华本草》

注：民间常见栽培物种。

马松子属 *Melochia* L.

马松子 木达地黄

Melochia corchorifolia L.

凭证标本：全州县普查队 450324121020014LY（IBK、GXMG、CMMI）

功效：茎、叶，清热利湿。

功效来源：《全国中草药汇编》

午时花属 *Pentapetes* L.

午时花

Pentapetes phoenicea L.

功效：全草，消结散肿。

功效来源：《药用植物辞典》

注：民间常见栽培物种。

132. 锦葵科 Malvaceae

秋葵属 *Abelmoschus* Medik.

长毛黄葵

Abelmoschus crinitus Wall.

凭证标本：李光照 62833（IBK）

功效：根，补脾、化痞、通经、消食。

功效来源：《药用植物辞典》

黄蜀葵

Abelmoschus manihot (L.) Medik.

凭证标本：全州县普查队 450324121018009LY（IBK、GXMG、CMMI）

功效：根、茎或茎皮、叶、花、种子，利水、通经、解毒。

功效来源：《中华本草》

苘麻属 *Abutilon* Mill.

金铃花

Abutilon pictum (Gillies ex Hooker) Walp.

功效：花，清热解毒、活血。叶，活血。

功效来源：《药用植物辞典》

注：民间常见栽培物种。

蜀葵属 *Alcea* L.
蜀葵
Alcea rosea L.
功效：种子，利尿通淋。花，利尿、解毒散结。根，清热利湿、解毒排脓。
功效来源：《中华本草》
注：民间常见栽培物种。

棉属 *Gossypium* L.
陆地棉 棉花根
Gossypium hirsutum L.
功效：根，补气、止咳、平喘。种子，温肾、通乳、活血止血。
功效来源：《全国中草药汇编》
注：民间常见栽培物种。

木槿属 *Hibiscus* L.
美丽芙蓉
Hibiscus indicus (Burm. f.) Hochr.
功效：根、叶，消痈解毒、消食散积、通淋止血。
功效来源：《药用植物辞典》
注：民间常见栽培物种。

木芙蓉 芙蓉叶
Hibiscus mutabilis L.
凭证标本：全州县普查队 4503241210211012LY（IBK、GXMG、CMMI）
功效：叶，清肺凉血、解毒、消肿排脓。
功效来源：《广西壮族自治区壮药质量标准 第一卷》（2008年版）

华木槿
Hibiscus sinosyriacus L. H. Bailey
凭证标本：黄德爱 60827（IBK）
功效：根皮、叶、种子，清热解毒、祛湿利尿。
功效来源：《药用植物辞典》

木槿 木槿花
Hibiscus syriacus L.
凭证标本：全州县普查队 4503241210190027LY（IBK、GXMG）
功效：花，清湿热、凉血。
功效来源：《广西壮族自治区壮药质量标准 第一卷》（2008年版）

锦葵属 *Malva* L.
锦葵
Malva cathayensis M. G. Gilbert, Y. Tang et Dorr
凭证标本：黄正福 41260（IBK）

功效：地上部分，主治二便不畅、淋巴结结核。
功效来源：《广西中药资源名录》

冬葵
Malva crispa L.
功效：根，清热利水、解毒。嫩苗或叶，清热、利湿、滑肠、通乳。种子，利水通淋、滑肠通便、下乳。
功效来源：《中华本草》
注：民间常见栽培物种。

野葵 冬葵根
Malva verticillata L.
功效：根，清热利水、解毒。种子，利水通淋、滑肠通便、下乳。
功效来源：《中华本草》
注：民间常见栽培物种。

黄花稔属 *Sida* L.
白背黄花稔 黄花稔
Sida rhombifolia L.
凭证标本：全州县普查队 4503241408010016LY（IBK、GXMG、CMMI）
功效：全株，清热利湿、排脓止痛。
功效来源：《全国中草药汇编》

梵天花属 *Urena* L.
地桃花
Urena lobata L.
功效：根或全草，祛风利湿、消热解毒、活血消肿。
功效来源：《广西壮族自治区壮药质量标准 第一卷》（2008年版）
注：县域各地有零星分布。

梵天花
Urena procumbens L.
凭证标本：全州县普查队 4503241210120067LY（IBK、GXMG、CMMI）
功效：全草，祛风利湿、消热解毒。
功效来源：《中华本草》

135. 古柯科 Erythroxylaceae
古柯属 *Erythroxylum* P. Browne
东方古柯
Erythroxylum sinense C. Y. Wu
凭证标本：钟济新 81635（IBSC）
功效：叶，提神、强筋骨、局部麻醉。根，用于腹痛。
功效来源：《药用植物辞典》

136. 大戟科 Euphorbiaceae

铁苋菜属 *Acalypha* L.

铁苋菜 铁苋

Acalypha australis L.

凭证标本：全州县普查队 450324121012064LY（IBK、GXMG、CMMI）

功效：地上部分，清热解毒、利湿、收敛止血。

功效来源：《广西壮族自治区壮药质量标准 第二卷》（2011年版）

山麻杆属 *Alchornea* Sw.

红背山麻杆 红背娘

Alchornea trewioides (Benth.) Müll. Arg. var. *trewioides*

凭证标本：全州县普查队 450324130320005LY（IBK、GXMG、CMMI）

功效：全株，清热解毒、杀虫止痒。

功效来源：《广西壮族自治区壮药质量标准 第三卷》（2018年版）

绿背山麻杆

Alchornea trewioides (Benth.) Müll. Arg. var. *sinica* (Benth.) Müll. Arg.

功效：根，用于肾炎水肿。枝叶，用于外伤出血、疮疡肿毒。

功效来源：《广西中药资源名录》

注：县域各地有零星分布。

五月茶属 *Antidesma* L.

日本五月茶

Antidesma japonicum Sieb. et Zucc.

凭证标本：陈照宙 52757（IBK）

功效：全株，祛风湿、止泻、生津。

功效来源：《药用植物辞典》

秋枫属 *Bischofia* Blume

秋枫

Bischofia javanica Blume

功效：根、树皮及叶，行气活血、消肿解毒。

功效来源：《全国中草药汇编》

注：县域各地有零星分布。

重阳木

Bischofia polycarpa (H. Lév.) Airy Shaw

凭证标本：蒋庆坤 259（IBK）

功效：根，用于风湿痹痛。树皮，用于痢疾。叶，用于肝炎、肝区痛。

功效来源：《广西中药资源名录》

土蜜树属 *Bridelia* Willd.

禾串树

Bridelia balansae Tutcher

凭证标本：钟济新 81532（IBK）

功效：根，用于骨折、跌打损伤。叶，用于慢性肝炎、慢性气管炎。

功效来源：《药用植物辞典》

巴豆属 *Croton* L.

毛果巴豆 小叶双眼龙

Croton lachynocarpus Benth.

凭证标本：全州县普查队 450324121018008LY（IBK、GXMG）

功效：根、叶，散寒除湿、祛风活血。

功效来源：《中华本草》

巴豆

Croton tiglium L.

凭证标本：赵瑞峰 604332（IBK）

功效：种子，泻下祛积、逐水消肿。根，温中散寒、祛风活络。叶，外用治冻疮，并可杀孑孓、蝇蛆。

功效来源：《中国药典》（2020年版）

小巴豆

Croton xiaopadou (Y. T. Chang et S. Z. Huang) H. S. Kiu

凭证标本：全州县普查队 450324121013016LY（IBK、GXMG、CMMI）

功效：全株，祛风散寒、破瘀活血。

功效来源：文献

大戟属 *Euphorbia* L.

猩猩草

Euphorbia cyathophora Murray

功效：全草，调经、止血、止咳、接骨、消肿。

功效来源：《药用植物辞典》

注：民间常见栽培物种。

乳浆大戟 猫眼草

Euphorbia esula L.

凭证标本：全州县普查队 450324130421041LY（IBK、GXMG、CMMI）

功效：全草，利尿消肿、拔毒止痒。

功效来源：《全国中草药汇编》

泽漆

Euphorbia helioscopia L.

凭证标本：全州县普查队 450324130319044LY（IBK、GXMG、CMMI）

功效：全草，利水消肿、化痰散结、杀虫。

功效来源：《全国中草药汇编》

飞扬草
Euphorbia hirta L.
凭证标本：全州县普查队 450324121013029LY（IBK、GXMG、CMMI）
功效：全草，清热解毒、止痒利湿、通乳。
功效来源：《中国药典》（2020年版）

地锦草
Euphorbia humifusa Willd. ex Schltdl.
功效：全草，清热解毒、凉血止血、利湿退黄。
功效来源：《中国药典》（2020年版）
注：县域各地有零星分布。

通奶草
Euphorbia hypericifolia L.
功效：全草，清热解毒、利水、健脾通奶。
功效来源：《药用植物辞典》
注：《广西植物名录》有记载。

续随子 千金子
Euphorbia lathyris L.
功效：种子，泻下逐水、破血消癥。
功效来源：《中国药典》（2020年版）
注：《广西植物名录》有记载。

铁海棠
Euphorbia milii Des Moul.
功效：花，止血。茎、叶，拔毒消肿。
功效来源：《全国中草药汇编》
注：民间常见栽培物种。

金刚纂
Euphorbia neriifolia L.
功效：茎，消肿、通便、杀虫。叶，清热化滞、解毒行瘀。花蕊，解毒消肿。
功效来源：《药用植物辞典》
注：民间常见栽培物种。

大戟 京大戟
Euphorbia pekinensis Rupr.
凭证标本：全州县普查队 450324121019003LY（IBK、GXMG、CMMI）
功效：根，泻水逐饮、消肿散结。
功效来源：《中国药典》（2020年版）

一品红 猩猩木
Euphorbia pulcherrima Willd. ex Klotzsch
功效：全株，调经止血、接骨消肿。
功效来源：《全国中草药汇编》
注：民间常见栽培物种。

千根草 小飞扬草
Euphorbia thymifolia L.
功效：全草，清热利湿、收敛止痒。
功效来源：《全国中草药汇编》
注：县域各地有零星分布。

白饭树属 *Flueggea* Willd.
一叶萩
Flueggea suffruticosa (Pall.) Baill.
凭证标本：全州县普查队 450324130811014LY（IBK、GXMG、CMMI）
功效：嫩枝叶及根，活血舒筋、健脾益肾。
功效来源：《药用植物辞典》

白饭树
Flueggea virosa (Roxb. ex Willd.) Voigt
凭证标本：黄正福 41249（IBK）
功效：全株，清热解毒、消肿止痛、止痒止血。
功效来源：《广西壮族自治区壮药质量标准 第三卷》（2018年版）

算盘子属 *Glochidion* J. R. Forst. et G. Forst.
毛果算盘子
Glochidion eriocarpum Champ. ex Benth.
功效：地上部分，清热利湿、散瘀消肿、解毒止痒。
功效来源：《广西壮族自治区壮药质量标准 第一卷》（2008年版）
注：《广西植物名录》有记载。

算盘子
Glochidion puberum (L.) Hutch.
凭证标本：全州县普查队 450324130811016LY（IBK、GXMG、CMMI）
功效：全株，清热利湿、解毒消肿。
功效来源：《广西壮族自治区壮药质量标准 第三卷》（2018年版）

野桐属 *Mallotus* Lour.
白背叶
Mallotus apelta (Lour.) Müll. Arg.
凭证标本：全州县普查队 450324121012024LY（IBK、GXMG、CMMI）
功效：根及叶，柔肝活血、健脾化湿、收敛固脱。
功效来源：《广西壮族自治区壮药质量标准 第一卷》（2008年版）

毛桐
Mallotus barbatus (Wall.) Müll. Arg.
功效：根，清热利尿。
功效来源：《广西壮族自治区壮药质量标准 第三卷》（2018年版）

注：县域各地有零星分布。

野梧桐

Mallotus japonicus (L. f.) Müll. Arg.

凭证标本：黄德爱 60848（IBK）

功效：树皮、根和叶，清热解毒、收敛止血。

功效来源：《中华本草》

尼泊尔野桐 山桐子

Mallotus nepalensis Müll. Arg.

凭证标本：陈秀香组 7973（GXMI）

功效：根、皮，解毒生新。

功效来源：《全国中草药汇编》

绒毛野桐

Mallotus oreophilus Müll. Arg.

功效：根、叶，用于血尿。

功效来源：《广西中药资源名录》

注：县域各地有零星分布。

红叶野桐

Mallotus paxii Pamp.

凭证标本：陈照宙 52720（KUN）

功效：根、根皮、叶，清热解毒、收敛止血、消肿、平肝。

功效来源：《药用植物辞典》

粗糠柴 粗糠柴根

Mallotus philippensis (Lam.) Müll. Arg.

凭证标本：钟济新 82098（IBK）

功效：根，清热利湿。

功效来源：《广西壮族自治区壮药质量标准 第一卷》（2008年版）

石岩枫 杠香藤

Mallotus repandus (Willd.) Müll. Arg.

凭证标本：全州县普查队 450324130421022LY（IBK、GXMG、CMMI）

功效：全株，祛风除湿、活血通络、解毒消肿、驱虫止痒。

功效来源：《中华本草》

野桐

Mallotus tenuifolius Pax

凭证标本：陈照宙 52720（IBSC）

功效：根皮，收敛止血、散瘀止痛、解毒生新。

功效来源：《药用植物辞典》

木薯属 *Manihot* Mill.

木薯

Manihot esculenta Crantz

功效：叶、根，解毒消肿。

功效来源：《中华本草》

注：民间常见栽培物种。

山靛属 *Mercurialis* L.

山靛

Mercurialis leiocarpa Sieb. et Zucc.

凭证标本：全州县普查队 450324130327007LY（IBK、GXMG、CMMI）

功效：收载于《英汉医学词汇》、赤松金芳著《和汉药》。

功效来源：《药用植物辞典》

叶下珠属 *Phyllanthus* L.

余甘子

Phyllanthus emblica L.

功效：成熟果实，清热凉血、消食健胃、生津止咳。

功效来源：《中国药典》（2020年版）

注：县域各地有零星分布。

落萼叶下珠

Phyllanthus flexuosus (Sieb. et Zucc.) Müll. Arg.

凭证标本：全州县普查队 450324130423037LY（IBK、GXMG、CMMI）

功效：根，用于小儿疳积。茎、叶，用于风湿症。全株，用于过敏性皮疹、小儿夜啼。

功效来源：《药用植物辞典》

小果叶下珠 红鱼眼

Phyllanthus reticulatus Poir.

凭证标本：黄德爱 60412（IBSC）

功效：茎，祛风活血、散瘀消肿。

功效来源：《广西中药材标准 第一册》

叶下珠

Phyllanthus urinaria L.

功效：全草，平肝清热、利水解毒。

功效来源：《广西壮族自治区壮药质量标准 第二卷》（2011年版）

注：《广西植物名录》有记载。

黄珠子草

Phyllanthus virgatus G. Forst.

凭证标本：全州县普查队 450324121020021LY（IBK、GXMG、CMMI）

功效：全草，健脾消积、利尿通淋、清热解毒。

功效来源：《中华本草》

蓖麻属 *Ricinus* L.

蓖麻 蓖麻子
Ricinus communis L.
功效：成熟种子，消肿拔毒、泻下通滞。
功效来源：《中国药典》（2020年版）
注：民间常见栽培物种。

乌桕属 *Sapium* Jacq.

济新乌桕
Sapium chihsinianum S. K. Lee
功效：根、树皮，用于水肿、大便燥结、小便急胀。叶、果实，用于湿疹、皮肤瘙痒、毒蛇咬伤。
功效来源：《广西中药资源名录》
注：《广西植物名录》有记载。

山乌桕
Sapium discolor (Champ. ex Benth.) Müll. Arg.
凭证标本：黄德爱 60425（IBK）
功效：根皮、树皮及叶，泻下逐水、消肿散瘀。
功效来源：《全国中草药汇编》

白木乌桕
Sapium japonicum (Sieb. et Zucc.) Pax et K. Hoffm.
凭证标本：陈照宙 52536（IBK）
功效：根皮，散瘀消肿、利尿。
功效来源：《药用植物辞典》

圆叶乌桕
Sapium rotundifolium Hemsl.
凭证标本：陈照宙 52709（IBK）
功效：叶或果实，解毒消肿、杀虫。
功效来源：《中华本草》

乌桕 乌桕根
Sapium sebiferum (L.) Roxb.
凭证标本：全州县普查队 450324130810033LY（IBK、GXMG、CMMI）
功效：根，泻下逐水、消肿散结、解蛇虫毒。
功效来源：《广西壮族自治区壮药质量标准 第二卷》（2011年版）

地构叶属 *Speranskia* Baill.

广东地构叶 蛋不老
Speranskia cantonensis (Hance) Pax et K. Hoffm.
凭证标本：全州县普查队 450324130319016LY（IBK、GXMG、CMMI）
功效：全草，祛风湿、通经络、破瘀止痛。
功效来源：《中华本草》

油桐属 *Vernicia* Lour.

油桐
Vernicia fordii (Hemsl.) Airy Shaw
凭证标本：全州县普查队 450324130320030LY（IBK、GXMG、CMMI）
功效：全株、种子油，下气消积、利水化痰、驱虫。
功效来源：《中华本草》

木油桐
Vernicia montana Lour.
功效：根、叶、果实，杀虫止痒、拔毒生肌。
功效来源：《药用植物辞典》
注：民间常见栽培物种。

136a. 虎皮楠科 Daphniphyllaceae

虎皮楠属 *Daphniphyllum* Blume

牛耳枫
Daphniphyllum calycinum Benth.
凭证标本：全州县普查队 450324121012041LY（IBK、GXMG、CMMI）
功效：全株，清热解毒、活血化瘀。
功效来源：《广西壮族自治区壮药质量标准 第一卷》（2008年版）

交让木
Daphniphyllum macropodum Miq.
凭证标本：全州县普查队 450324130428022LY（IBK、GXMG、CMMI）
功效：种子及叶，消肿拔毒、杀虫。
功效来源：《全国中草药汇编》

虎皮楠
Daphniphyllum oldhamii (Hemsl.) Rosenthal
凭证标本：全州县普查队 450324121012038LY（IBK、GXMG、CMMI）
功效：根、叶，清热解毒、活血散瘀。
功效来源：《中华本草》

139a. 鼠刺科 Escalloniaceae

鼠刺属 *Itea* L.

鼠刺
Itea chinensis Hook. et Arn.
凭证标本：全州县普查队 450324141010014LY（IBK、GXMG、CMMI）
功效：根、叶，活血、消肿、止痛。花，滋补强壮。
功效来源：《药用植物辞典》

腺鼠刺
Itea glutinosa Hand.-Mazz.
凭证标本：沙文兰等 7575（GXMI）

功效：根、花，续筋接骨、强壮滋补、润肺止咳。
功效来源：《药用植物辞典》

142. 绣球花科 Hydrangeaceae
溲疏属 Deutzia Thunb.
四川溲疏
Deutzia setchuenensis Franch.
凭证标本：全州县普查队 450324130320004LY（IBK、GXMG）
功效：枝叶，用于小儿疳积、风湿骨痛、蛇咬伤。果实，用于膀胱炎。
功效来源：《广西中药资源名录》

常山属 Dichroa Lour.
常山
Dichroa febrifuga Lour.
凭证标本：全州县普查队 450324121012026LY（IBK、GXMG、CMMI）
功效：根，涌吐痰涎、截疟。
功效来源：《中国药典》（2020年版）

绣球属 Hydrangea L.
冠盖绣球
Hydrangea anomala D. Don
凭证标本：全州县普查队 450324130428076LY（IBK、GXMG、CMMI）
功效：叶，清热、抗疟。根，祛痰、截疟、解毒、活血散瘀。
功效来源：《药用植物辞典》

中国绣球
Hydrangea chinensis Maxim.
凭证标本：全州县普查队 450324140528009LY（IBK、GXMG、CMMI）
功效：根，利尿、抗疟、祛瘀止痛、活血生新。
功效来源：《药用植物辞典》

圆锥绣球 土常山
Hydrangea paniculata Sieb.
凭证标本：全州县普查队 450324121016084LY（IBK、GXMG、CMMI）
功效：根，截疟退热、消积和中。
功效来源：《全国中草药汇编》

粗枝绣球
Hydrangea robusta Hook. f. et Thomson
凭证标本：全州县普查队 450324130327024LY（IBK、GXMG、CMMI）
功效：叶，清热抗疟。
功效来源：《药用植物辞典》

蜡莲绣球 土常山
Hydrangea strigosa Rehder
凭证标本：全州县普查队 450324141011029LY（IBK、GXMG、CMMI）
功效：根，截疟、消食、清热解毒、祛痰散结。
功效来源：《中华本草》

冠盖藤属 Pileostegia Hook. f. et Thomson
冠盖藤 青棉花藤叶
Pileostegia viburnoides Hook. f. et Thoms.
凭证标本：全州县普查队 450324121022003LY（IBK、GXMG）
功效：根，祛风除湿、散瘀止痛、消肿解毒。
功效来源：《中华本草》

143. 蔷薇科 Rosaceae
龙芽草属 Agrimonia L.
龙芽草 仙鹤草
Agrimonia pilosa Ledeb. var. *pilosa*
凭证标本：全州县普查队 450324121016009LY（IBK、GXMG、CMMI）
功效：地上部分，收敛止血、杀虫。
功效来源：《广西壮族自治区壮药质量标准 第二卷》（2011年版）

黄龙尾
Agrimonia pilosa Ledeb. var. *nepalensis* Ledeb.
凭证标本：程志立等 264（GXMI）
功效：全草，收敛、止血、消炎、健胃。
功效来源：《药用植物辞典》

桃属 Amygdalus L.
桃 桃花
Amygdalus persica L.
凭证标本：全州县普查队 450324130320023LY（IBK、GXMG、CMMI）
功效：花，泻下通便、利水消肿。
功效来源：《全国中草药汇编》

杏属 Armeniaca Scop.
梅 梅花
Armeniaca mume Sieb.
功效：花蕾，疏肝和中、化痰散结。
功效来源：《中国药典》（2020年版）
注：民间常见栽培物种。

樱属 Cerasus Mill.
钟花樱桃
Cerasus campanulata (Maxim.) A. N. Vassiljeva
凭证标本：全州县普查队 450324130423073LY（IBK、GXMG、CMMI）

功效：种仁，主治咳嗽、发热。
功效来源：文献

木瓜属 Chaenomeles Lindl.
毛叶木瓜 楂子
Chaenomeles cathayensis (Hemsl.) Schneid.
凭证标本：陈永昌 147（IBK）
功效：果实，和胃化湿、舒筋活络。
功效来源：《中华本草》

木瓜 榠楂
Chaenomeles sinensis (Thouin) Koehne
凭证标本：陈永昌 314（IBK）
功效：果实，和胃舒筋、祛风除湿、消痰止咳。
功效来源：《中华本草》

贴梗海棠 木瓜
Chaenomeles speciosa (Sweet) Nakai
凭证标本：W. T. Tsang 27610（IBSC）
功效：果实，舒筋活络、和胃化湿。
功效来源：《中国药典》（2020年版）

山楂属 Crataegus L.
野山楂 山楂
Crataegus cuneata Sieb. et Zucc.
凭证标本：程志立等 256（GXMI）
功效：果实、根、叶，消食化滞、散瘀止痛。
功效来源：《全国中草药汇编》

蛇莓属 Duchesnea Sm.
蛇莓
Duchesnea indica (Andrews) Focke
凭证标本：全州县普查队 450324121020007LY（IBK、GXMG、CMMI）
功效：全草，清热解毒、散瘀消肿、凉血止血。
功效来源：《中华本草》

枇杷属 Eriobotrya Lindl.
大花枇杷
Eriobotrya cavaleriei (H. Lév.) Rehder
凭证标本：钟济新 8336（IBSC）
功效：花、叶、根皮，清肺、止咳、平喘、消肿止痛。
功效来源：《药用植物辞典》

枇杷 枇杷叶
Eriobotrya japonica (Thunb.) Lindl.
凭证标本：全州县普查队 450324130327051LY（IBK、GXMG、CMMI）
功效：叶，清肺止咳、降逆止呕。
功效来源：《中国药典》（2020年版）

路边青属 Geum L.
柔毛路边青 蓝布正
Geum japonicum Thunb. var. *chinense* f. Bolle
凭证标本：全州县普查队 450324121016008LY（IBK、GXMG、CMMI）
功效：全草，益气健脾、补血养阴、润肺化痰。
功效来源：《中国药典》（2020年版）

棣棠花属 Kerria DC.
棣棠花
Kerria japonica (L.) DC.
凭证标本：W. T. Tsang 27564（IBSC）
功效：枝叶、花，清热解毒、止咳化痰、消肿行水、健脾消食、驱风止痛。
功效来源：《药用植物辞典》

桂樱属 Lauro-cerasus Tourn. ex Duham.
腺叶桂樱
Laurocerasus phaeosticta (Hance) C. K. Schneid.
凭证标本：全州县普查队 450324141014039LY（IBK、GXMG、CMMI）
功效：全株、种子，活血祛瘀、镇咳利尿、润燥滑肠。
功效来源：《药用植物辞典》

刺叶桂樱
Laurocerasus spinulosa (Sieb. et Zucc.) C. K. Schneid.
凭证标本：陈照宙 52903（KUN）
功效：果实、种子，祛风除湿、消肿止血。
功效来源：《药用植物辞典》

苹果属 Malus Mill.
台湾海棠 涩梨
Malus doumeri (Bois) A. Chev.
功效：果实，消食导滞、理气健脾。
功效来源：《中华本草》
注：《广西植物名录》有记载。

三叶海棠
Malus sieboldii (Regel) Rehder
凭证标本：全州县普查队 450324141012045LY（IBK、GXMG、CMMI）
功效：果实，健胃消食。
功效来源：《中华本草》

绣线梅属 Neillia D. Don
中华绣线梅
Neillia sinensis Oliv.
凭证标本：全州县普查队 450324130422044LY（IBK、GXMG、CMMI）
功效：全株，祛风解表、和中止泻。

功效来源：《中华本草》

稠李属 Padus Mill.
橡木

Padus buergeriana (Miq.) T. T. Yü et T. C. Ku

凭证标本：全州县普查队 450324130428042LY（IBK、GXMG、CMMI）

功效：种子，缓泻、利尿。

功效来源：《药用植物辞典》

石楠属 Photinia Lindl.
中华石楠

Photinia beauverdiana C. K. Schneid.

凭证标本：钟济新 81603（IBK）

功效：果实，补肾强筋。根、叶，行气活血、祛风止痛。

功效来源：《中华本草》

光叶石楠

Photinia glabra (Thunb.) Maxim.

凭证标本：钟济新 81584（IBK）

功效：果实，杀虫、止血、涩肠、生津、解酒。叶，清热利尿、消肿止痛。

功效来源：《中华本草》

小叶石楠

Photinia parvifolia (E. Pritz.) C. K. Schneid.

凭证标本：全州县普查队 450324130811015LY（IBK、GXMG、CMMI）

功效：根，清热解毒、活血止痛。

功效来源：《中华本草》

桃叶石楠

Photinia prunifolia (Hook. et Arn.) Lindl.

凭证标本：全州县普查队 450324141013031LY（IBK、GXMG、CMMI）

功效：叶，祛风、通络、益肾。

功效来源：《药用植物辞典》

石楠

Photinia serratifolia (Desf.) Kalkman

凭证标本：陈照宙 52708（IBK）

功效：根、叶，祛风止痛。

功效来源：《全国中草药汇编》

毛叶石楠

Photinia villosa (Thunb.) DC.

凭证标本：全州县普查队 450324121016023LY（IBK、GXMG、CMMI）

功效：根、果实，除湿热、止吐泻。

功效来源：《全国中草药汇编》

委陵菜属 Potentilla L.
翻白草

Potentilla discolor Bunge

凭证标本：全州县普查队 450324130320012LY（IBK、GXMG、CMMI）

功效：全草，清热解毒、止痢、止血。

功效来源：《中国药典》（2020年版）

三叶委陵菜 地蜂子

Potentilla freyniana Bornm.

凭证标本：全州县普查队 450324130327038LY（IBK、GXMG、CMMI）

功效：根或全草，清热解毒、止痛止血。

功效来源：《全国中草药汇编》

蛇含委陵菜 蛇含

Potentilla kleiniana Wight et Arn.

凭证标本：全州县普查队 450324130319030LY（IBK、GXMG、CMMI）

功效：全草，清热定惊、截疟、止咳化痰、解毒活血。

功效来源：《中华本草》

李属 Prunus L.
李

Prunus salicina Lindl.

凭证标本：曾怀德 27682（IBSC）

功效：根，清热解毒、利湿、止痛。种仁，活血祛瘀、滑肠、利水。

功效来源：《全国中草药汇编》

火棘属 Pyracantha M. Roem.
全缘火棘

Pyracantha atalantioides (Hance) Stapf

凭证标本：全州县普查队 450324130319071LY（IBK、GXMG、CMMI）

功效：叶、果实，清热解毒、止血。

功效来源：《中华本草》

梨属 Pyrus L.
豆梨

Pyrus calleryana Decne. var. *calleryana*

凭证标本：钟济新 82007（IBSC）

功效：根皮、果实，清热解毒、敛疮、健脾消食、涩肠止痢。

功效来源：《中华本草》

楔叶豆梨 豆梨

Pyrus calleryana Decne. var. *koehnei* (C. K. Schneid.) T. T. Yü

功效：根、果实，止泻、止痢。

功效来源：《药用植物辞典》

注：《广西植物名录》有记载。

沙梨

Pyrus pyrifolia (Burm. f.) Nakai

凭证标本：蒋庆坤 S182（IBK）

功效：果实，生津、润燥、清热、化痰。

功效来源：《广西壮族自治区壮药质量标准 第三卷》（2018年版）

麻梨

Pyrus serrulata Rehder

凭证标本：曾怀德 27690（IBSC）

功效：果实，生津、润燥止咳、清热、消暑健胃、收敛、化痰、消食。

功效来源：《药用植物辞典》

石斑木属 *Rhaphiolepis* Lindl.

石斑木

Rhaphiolepis indica (L.) Lindl.

凭证标本：全州县普查队 450324121012032LY（IBK、GXMG、CMMI）

功效：根、叶，活血祛风、止痛、消肿解毒。

功效来源：《药用植物辞典》

蔷薇属 *Rosa* L.

月季花

Rosa chinensis Jacquem.

凭证标本：全州县普查队 450324130326001LY（IBK、GXMG、CMMI）

功效：花，活血调经、疏肝解郁。

功效来源：《中国药典》（2020年版）

小果蔷薇 金樱根

Rosa cymosa Tratt.

凭证标本：全州县普查队 450324130421044LY（IBK、GXMG、CMMI）

功效：根及根状茎，清热解毒、利湿消肿、收敛止血、活血散瘀、固涩益肾。

功效来源：《广西壮族自治区瑶药材质量标准 第一卷》（2014年版）

软条七蔷薇

Rosa henryi Boulenger

凭证标本：钟济新 81556（IBSC）

功效：根，祛风除湿、活血调经、化痰、止血。

功效来源：《药用植物辞典》

金樱子

Rosa laevigata Michx.

凭证标本：全州县普查队 450324130320008LY（IBK、GXMG、CMMI）

功效：成熟果实，固精缩尿、固崩止带、涩肠止泻。

功效来源：《中国药典》（2020年版）

长尖叶蔷薇

Rosa longicuspis Bertol.

凭证标本：陈照宙 52553（IBK）

功效：叶上虫瘿，祛风除湿、止咳平喘。果实，止痢、利尿。根，收敛止泻、舒筋活络。

功效来源：《药用植物辞典》

野蔷薇

Rosa multiflora Thunb. var. *multiflora*

凭证标本：钟济新 81540（IBK）

功效：根、果实，活血通络、收敛解毒。

功效来源：《药用植物辞典》

粉团蔷薇 金樱根

Rosa multiflora Thunb. var. *cathayensis* Rehder et E. H. Wilson

凭证标本：全州县普查队 450324140519011LY（IBK、GXMG、CMMI）

功效：根及根状茎，清热解毒、利湿消肿、收敛止血、活血散瘀、固涩益肾。

功效来源：《广西壮族自治区瑶药材质量标准 第一卷》（2014年版）

玫瑰

Rosa rugosa Thunb.

功效：花蕾，行气解郁、和血、止痛。

功效来源：《中国药典》（2020年版）

注：民间常见栽培物种。

悬钩子属 *Rubus* L.

粗叶悬钩子

Rubus alceifolius Poir.

凭证标本：全州县普查队 450324140519010LY（IBK、GXMG、CMMI）

功效：根、叶，清热利湿、止血、散瘀。

功效来源：《中华本草》

山莓

Rubus corchorifolius L. f.

凭证标本：全州县普查队 450324130320037LY（IBK、GXMG、CMMI）

功效：根和叶，活血、止血、祛风利湿。

功效来源：《全国中草药汇编》

白叶莓

Rubus innominatus S. Moore

凭证标本：全州县普查队 450324121019021LY（IBK、GXMG）

功效：根，清热解毒、止咳平喘、止血、止痛。

功效来源：《药用植物辞典》

灰毛泡

Rubus irenaeus Focke

凭证标本：W. T. Tsang 27592（IBSC）

功效：根、叶，理气止痛、散毒生肌。

功效来源：《药用植物辞典》

广西悬钩子

Rubus kwangsiensis H. L. Li

凭证标本：全州县普查队 450324130427027LY（IBK、GXMG、CMMI）

功效：根、叶，祛风止痛。

功效来源：《药用植物辞典》

高粱泡 高粱泡叶

Rubus lambertianus Ser.

凭证标本：全州县普查队 450324121012004LY（IBK、GXMG）

功效：叶，清热凉血、解毒疗疮。

功效来源：《中华本草》

棠叶悬钩子

Rubus malifolius Focke

凭证标本：钟济新 83351（IBK）

功效：根、叶、茎，消肿止痛、收敛。

功效来源：《药用植物辞典》

茅莓

Rubus parvifolius L.

凭证标本：全州县普查队 450324130327049LY（IBK、GXMG、CMMI）

功效：地上部分、根，清热解毒、散瘀止血、杀虫疗疮。

功效来源：《广西壮族自治区壮药质量标准 第一卷》（2008年版）

空心泡 倒触伞

Rubus rosifolius Sm.

凭证标本：全州县普查队 450324130320027LY（IBK、GXMG、CMMI）

功效：根或嫩枝叶，清热解毒、止咳、收敛止血、接骨。

功效来源：《中华本草》

红腺悬钩子 牛奶莓

Rubus sumatranus Miq.

凭证标本：钟济新 82100（IBK）

功效：根，清热解毒、开胃、利水。

功效来源：《中华本草》

木莓

Rubus swinhoei Hance

凭证标本：全州县普查队 450324130423030LY（IBK、GXMG、CMMI）

功效：根、叶，凉血止血、活血调经、收敛解毒、消食积、止泻痢。

功效来源：《药用植物辞典》

灰白毛莓

Rubus tephrodes Hance var. *tephrodes*

凭证标本：全州县普查队 450324130811010LY（IBK、GXMG、CMMI）

功效：果实、种子，补肝肾、缩小便、补气益精。叶，止血解毒。

功效来源：《药用植物辞典》

无腺灰白毛莓

Rubus tephrodes Hance var. *ampliflorus* (H. Lév. et Vaniot) Hand.-Mazz.

凭证标本：全州县普查队 450324121010017LY（IBK、GXMG、CMMI）

功效：根，祛风除湿、活血调经、凉血止血。果实、种子，补肝肾、缩小便、补气益精。叶，止血解毒。

功效来源：《药用植物辞典》

地榆属 *Sanguisorba* L.

地榆

Sanguisorba officinalis L. var. *officinalis*

凭证标本：全州县普查队 450324121013045LY（IBK、GXMG、CMMI）

功效：根，凉血止血、解毒敛疮。

功效来源：《中国药典》（2020年版）

长叶地榆

Sanguisorba officinalis L. var. *longifolia* (Bertol.) T. T. Yu et C. L. Li

凭证标本：饶伟源等 41670（GXMI）

功效：根及根茎，凉血止血、清热解毒。

功效来源：《药用植物辞典》

花楸属 *Sorbus* L.

美脉花楸

Sorbus caloneura (Stapf) Rehder

凭证标本：全州县普查队 450324130320061LY（IBK、GXMG、CMMI）

功效：果实、根，消积健胃、助消化、收敛止泻。枝叶，消炎、止血。

功效来源：《药用植物辞典》

石灰花楸

Sorbus folgneri (C. K. Schneid.) Rehder

凭证标本：赵瑞峰 102（IBK）

功效：果实、茎，祛风除湿、舒筋活络。

功效来源：《药用植物辞典》

毛序花楸

Sorbus keissleri (C. K. Schneid.) Rehder

凭证标本：黄德爱 60662（IBK）

功效：花、叶，健胃、助消化。果实，恢复体力，主治肌体疲乏无力。

功效来源：《药用植物辞典》

绣线菊属 *Spiraea* L.

绣球绣线菊 珍珠绣球

Spiraea blumei G. Don

凭证标本：全州县普查队 450324130421040LY（IBK、GXMG、CMMI）

功效：根、果实，调气、止痛、散瘀利湿。

功效来源：《全国中草药汇编》

麻叶绣线菊

Spiraea cantoniensis Lour.

凭证标本：全州县普查队 450324130320028LY（IBK、GXMG、CMMI）

功效：枝叶，外用治疮疖。

功效来源：《广西中药资源名录》

中华绣线菊 笑靥花

Spiraea chinensis Maxim.

凭证标本：全州县普查队 450324141012056LY（IBK、GXMG、CMMI）

功效：根，利咽消肿、祛风止痛。

功效来源：《中华本草》

绣线菊

Spiraea japonica L. f.

凭证标本：全州县普查队 450324130529007LY（IBK、GXMG、CMMI）

功效：叶，消肿解毒、去腐生肌。

功效来源：《全国中草药汇编》

野珠兰属 *Stephanandra* Sieb. et Zucc.

野珠兰

Stephanandra chinensis Hance

凭证标本：全州县普查队 450324121015012LY（IBK、GXMG、CMMI）

功效：根，清热解毒、调经。

功效来源：《药用植物辞典》

红果树属 *Stranvaesia* Lindl.

毛萼红果

Stranvaesia amphidoxa C. K. Schneid.

凭证标本：陈照宙 52576（IBK）

功效：根，活血止血、祛风利湿。叶，解毒消肿。

功效来源：《药用植物辞典》

红果树

Stranvaesia davidiana Decne. var. *davidiana*

凭证标本：黄德爱 60616（IBK）

功效：果实，清热除湿、化瘀止痛。

功效来源：《药用植物辞典》

波叶红果树

Stranvaesia davidiana Decne. var. *undulata* (Decne.) Rehder et E. H. Wilson

凭证标本：全州县普查队 450324130531011LY（IBK、GXMG、CMMI）

功效：根，活血止血、祛风利湿。叶，解毒消肿。

功效来源：《药用植物辞典》

146. 含羞草科 Mimosaceae

猴耳环属 *Abarema* Pittier

围涎树 尿桶弓

Abarema clypearia (Jack.) Kosterm.

功效：枝叶，祛风消肿、凉血解毒、收敛生肌。

功效来源：《中华本草》

注：《广西植物名录》有记载。

亮叶猴耳环

Abarema lucida (Benth.) Kosterm.

功效：枝、叶，消肿、祛风湿、凉血、消炎生肌。

功效来源：《药用植物辞典》

注：《广西植物名录》有记载。

金合欢属 *Acacia* Mill.

儿茶

Acacia catechu (L. f.) Willd.

功效：去皮枝、杆，活血止痛、止血生肌、收湿敛疮、清肺化痰。

功效来源：《中国药典》（2020年版）

注：民间常见栽培物种。

合欢属 *Albizia* Durazz.

楹树

Albizia chinensis (Osbeck) Merr.

功效：树皮，固涩止泻、收敛生肌。

功效来源：《药用植物辞典》

注：《广西植物名录》有记载。

山槐

Albizia kalkora (Roxb.) Prain

凭证标本：全州县普查队 450324121013033LY（IBK、GXMG）

功效：根、树皮、花，舒筋活络、活血、消肿止痛、解郁安神。

功效来源：《药用植物辞典》

南洋楹属 *Falcataria*

南洋楹

Falcataria moluccana (Miq.) Barneby et Grimes

功效：树皮，外治跌打肿痛、外伤出血。

功效来源：《广西中药资源名录》

注：民间常见栽培物种。

含羞草属 *Mimosa* L.

含羞草

Mimosa pudica L.

功效：全草，凉血解毒、清热利湿、镇静安神。

功效来源：《中华本草》

注：《广西植物名录》有记载。

147. 苏木科 Caesalpiniaceae

羊蹄甲属 *Bauhinia* L.

红花羊蹄甲

Bauhinia × *blakeana* Dunn

功效：枝叶，抑菌。

功效来源：文献

注：民间常见栽培物种。

龙须藤 九龙藤

Bauhinia championii (Benth.) Benth.

凭证标本：全州县普查队 450324121013034LY（IBK、GXMG、CMMI）

功效：藤茎，祛风除湿、活血止痛、健脾理气。

功效来源：《广西壮族自治区壮药质量标准 第一卷》（2008年版）

粉叶羊蹄甲

Bauhinia glauca (Wall. ex Benth.) Benth.

凭证标本：全州县普查队 450324130811028LY（IBK、GXMG、CMMI）

功效：根，清热利湿、消肿止痛、收敛止血。

功效来源：《药用植物辞典》

云实属 *Caesalpinia* L.

云实 云实根

Caesalpinia decapetala (Roth) Alston

凭证标本：全州县普查队 450324130319031LY（IBK、GXMG、CMMI）

功效：根、茎，解表散寒、祛风除湿。

功效来源：《广西中药材标准 第一册》

喙荚云实 南蛇簕

Caesalpinia minax Hance

功效：茎，清热利湿、散瘀止痛。成熟果实，泻火解

毒、祛湿。

功效来源：《广西壮族自治区壮药质量标准 第二卷》（2011年版）

注：《广西植物名录》有记载。

紫荆属 *Cercis* L.

紫荆 紫荆皮

Cercis chinensis Bunge

凭证标本：全州县普查队 450324130423102LY（IBK、GXMG、CMMI）

功效：树皮，活血通经、消肿止痛、解毒。

功效来源：《全国中草药汇编》

山扁豆属 *Chamaecrista* Moench

含羞草决明

Chamaecrista mimosoides (L.) Greene

凭证标本：全州县普查队 450324121022032LY（IBK、GXMG、CMMI）

功效：全草，清热解毒、散瘀化积、利尿通便。种子，利尿、健胃。

功效来源：《药用植物辞典》

皂荚属 *Gleditsia* L.

华南皂荚

Gleditsia fera (Lour.) Merr.

功效：果实、全株，杀虫、开窍、祛痰。

功效来源：《药用植物辞典》

注：《广西植物名录》有记载。

皂荚

Gleditsia sinensis Lam.

凭证标本：陈永昌 110（IBK）

功效：棘刺、不育果实，消肿托毒、排脓、杀虫。

功效来源：《中国药典》（2020年版）

老虎刺属 *Pterolobium* R. Br. ex Wight et Arn.

老虎刺

Pterolobium punctatum Hemsl.

凭证标本：高成芝等 7650（GXMI）

功效：根，消炎、清热、止痛。

功效来源：《全国中草药汇编》

决明属 *Senna* Mill.

望江南 望江南子

Senna occidentalis (L.) Link

功效：种子，清肝明目、健胃、通便、解毒。

功效来源：《广西中药材标准 第一册》

注：《广西植物名录》有记载。

决明 决明子
Senna tora (L.) Roxb.
凭证标本：全州县普查队 450324141010042LY（IBK、GXMG、CMMI）
功效：成熟种子，清热明目、润肠通便。
功效来源：《中国药典》（2020年版）

酸豆属 *Tamarindus* L.
酸豆 罗望子
Tamarindus indica L.
功效：果实，清热解暑、消食化积。
功效来源：《全国中草药汇编》
注：民间常见栽培物种。

148. 蝶形花科 Papilionaceae

合萌属 *Aeschynomene* L.
合萌 梗通草
Aeschynomene indica L.
功效：茎的木质部，清热、利尿、通乳、明目。根，清热利湿、消积、解毒。叶，解毒、消肿、止血。
功效来源：《中华本草》
注：《广西植物名录》有记载。

两型豆属 *Amphicarpaea* Elliott ex Nutt.
两型豆
Amphicarpaea bracteata (L.) Fernald subsp. *edgeworthii* (Benth.) H. Ohashi
凭证标本：全州县普查队 450324130812020LY（IBK、CMMI）
功效：全草，用于痧症吐泻。
功效来源：《广西中药资源名录》

土圞儿属 *Apios* Fabr.
肉色土圞儿
Apios carnea (Wall.) Benth. ex Baker
凭证标本：方鼎 7335（GXMI）
功效：根，用于肺燥咳嗽、劳伤咳血、消化不良。
功效来源：《广西中药资源名录》

土圞儿
Apios fortunei Maxim.
凭证标本：覃德海等 41583（GXMI）
功效：块根、叶、种子，消肿解毒、祛痰止咳。
功效来源：《药用植物辞典》

落花生属 *Arachis* L.
落花生 花生衣
Arachis hypogaea L.
功效：种皮，止血、散瘀、消肿。
功效来源：《全国中草药汇编》
注：民间常见栽培物种。

黄芪属 *Astragalus* L.
紫云英 红花菜
Astragalus sinicus L.
凭证标本：Tsang W. T. 27612（IBSC）
功效：全草，清热解毒、祛风明目、凉血止血。
功效来源：《中华本草》

木豆属 *Cajanus* Adans.
木豆
Cajanus cajan (L.) Huth
功效：根，利湿消肿、散瘀止痛。
功效来源：《全国中草药汇编》
注：民间常见栽培物种。

昆明鸡血藤属 *Callerya* Endl.
绿花崖豆藤
Callerya championii (Benth.) X. Y. Zhu
功效：根、根皮，凉血散瘀、驱风通络、消肿。
功效来源：《药用植物辞典》
注：《广西植物名录》有记载。

灰毛崖豆藤
Callerya cinerea (Benth.) Schot
凭证标本：全州县普查队 450324130812045LY（IBK、GXMG、CMMI）
功效：茎，用于风湿痹痛、跌打后遗关节不利。
功效来源：《广西中药资源名录》

香花鸡血藤 鸡血藤
Callerya dielsiana (Harms) P. K. Loc ex Z. Wei et Pedley
凭证标本：黄德爱 60791（IBK）
功效：藤茎，活血补血、调经止痛、舒筋活络。
功效来源：《中国药典》（2020年版）

宽序崖豆藤
Callerya eurybotrya (Drake) Schot
凭证标本：全州县普查队 450324140526007LY（IBK、GXMG、CMMI）
功效：全株、茎藤，祛风湿、解毒。
功效来源：《药用植物辞典》

亮叶崖豆藤
Callerya nitida (Benth.) R. Geesink
凭证标本：全州县普查队 450324121015049LY（IBK、GXMG、CMMI）
功效：根、藤茎，活血补血、通经活络、解热解毒、止痢。
功效来源：《药用植物辞典》

网脉崖豆藤 鸡血藤

Callerya reticulata (Benth.) Schot

凭证标本：全州县普查队 450324130811011LY（IBK、GXMG、CMMI）

功效：藤茎，补血、活血、通络。

功效来源：《中国药典》（2020年版）

刀豆属 *Canavalia* Adans.

直生刀豆

Canavalia ensiformis (L.) DC.

功效：种子，温中、下气、止呃、补肾。豆荚，益肾、温中、除湿。

功效来源：《药用植物辞典》

注：民间常见栽培物种。

蝙蝠草属 *Christia* Moench

铺地蝙蝠草 半边钱

Christia obcordata (Poir.) Bakh. f. ex Meeuwen

功效：全株，利水通淋、散瘀止血、清热解毒。

功效来源：《中华本草》

注：《广西植物名录》有记载。

香槐属 *Cladrastis* Raf.

翅荚香槐 香槐

Cladrastis platycarpa (Maxim.) Makino

凭证标本：全州县普查队 450324130424012LY（IBK、GXMG）

功效：根、果实，祛风止痛。

功效来源：《中华本草》

舞草属 *Codariocalyx* Hassk.

小叶三点金

Codariocalyx microphyllus (Thunb.) H. Ohashi

凭证标本：全州县普查队 450324141010010LY（IBK、GXMG、CMMI）

功效：根，清热利湿、止血、通络。

功效来源：《药用植物辞典》

猪屎豆属 *Crotalaria* L.

响铃豆

Crotalaria albida B. Heyne ex Roth

凭证标本：陈秀香组 7968（GXMI）

功效：根及全草，清热解毒、止咳平喘。

功效来源：《全国中草药汇编》

大猪屎豆 自消容

Crotalaria assamica Benth.

功效：茎、叶，清热解毒、凉血止血、利水消肿。

功效来源：《中华本草》

注：县域各地有零星分布。

菽麻

Crotalaria juncea L.

功效：根、种子，清热解毒、消肿止痛、利尿通淋、麻醉。

功效来源：《药用植物辞典》

注：民间常见栽培物种。

三尖叶猪屎豆

Crotalaria micans Link

功效：全草，祛风除湿、消肿止痛、抗肿瘤。

功效来源：《药用植物辞典》

注：民间常见栽培物种。

野百合

Crotalaria sessiliflora L.

凭证标本：罗金裕 6995（GXMI）

功效：全草，清热、利湿、解毒。主治痢疾、疮疖、小儿疳积。

功效来源：《中药大辞典》

黄檀属 *Dalbergia* L. f.

藤黄檀

Dalbergia hancei Benth.

凭证标本：钟济新 82087（IBK）

功效：根，理气止痛、舒筋活络、强壮筋骨。

功效来源：《广西壮族自治区壮药质量标准 第二卷》（2011年版）

黄檀 檀根

Dalbergia hupeana Hance

凭证标本：钟济新 82053（IBK）

功效：根、根皮，清热解毒、止血消肿。

功效来源：《中华本草》

多裂黄檀

Dalbergia rimosa Roxb.

凭证标本：钟济新 83376（IBK）

功效：根，止痛、接骨。叶，疗疮。

功效来源：《药用植物辞典》

滇黔黄檀

Dalbergia yunnanensis Franch.

凭证标本：陈照宙 52589（IBSC）

功效：根，理气发表、散寒、消积除胀、止血。

功效来源：《药用植物辞典》

鱼藤属 *Derris* Lour.

毛鱼藤

Derris elliptica (Wall.) Benth.

功效：根及根状茎，杀虫止痒。

功效来源：《药用植物辞典》

注：民间常见栽培物种。

中南鱼藤 毒鱼藤
Derris fordii Oliv.
凭证标本：全州县普查队 450324140526002LY（IBK、GXMG、CMMI）
功效：茎、叶，解毒杀虫。
功效来源：《中华本草》

山蚂蝗属 *Desmodium* Desv.
假地豆 山花生
Desmodium heterocarpon (L.) DC.
凭证标本：全州县普查队 450324141010008LY（IBK、GXMG、CMMI）
功效：全草，清热解毒、消肿止痛。
功效来源：《全国中草药汇编》

大叶拿身草
Desmodium laxiflorum DC.
凭证标本：全州县普查队 450324140801009LY（IBK、GXMG、CMMI）
功效：全草，活血、平肝、清热、利湿、解毒。
功效来源：《中华本草》

饿蚂蝗
Desmodium multiflorum DC.
凭证标本：陶一鹏 41628（GXMI）
功效：全株，活血止痛、解毒消肿。
功效来源：《中华本草》

野扁豆属 *Dunbaria* Wight et Arn.
野扁豆
Dunbaria villosa (Thunb.) Makino
凭证标本：全州县普查队 450324141010011LY（IBK、GXMG、CMMI）
功效：全草或种子，清热解毒、消肿止带。
功效来源：《中华本草》

鸡头薯属 *Eriosema* (DC.) G. Don
鸡头薯 猪仔笠
Eriosema chinense Vogel
功效：块根，清肺化痰、生津止渴、消肿。
功效来源：《中华本草》
注：《广西植物名录》有记载。

山豆根属 *Euchresta* Benn.
胡豆莲
Euchresta japonica Hook. f. ex Regel
凭证标本：钟济新 83409（IBSC）
功效：根，泻心火、保肺气、去肺和大肠之风热、消肿止痛。

功效来源：《药用植物辞典》

千斤拔属 *Flemingia* Roxb. ex W. T. Aiton
大叶千斤拔 千斤拔
Flemingia macrophylla (Willd.) Kuntze ex Prain
功效：根，祛风湿、强腰膝。
功效来源：《广西中药材标准 第一册》
注：《广西植物名录》有记载。

千斤拔
Flemingia prostrata Roxb. f. ex Roxb.
功效：根，祛风湿、强腰膝。
功效来源：《广西壮族自治区壮药质量标准 第一卷》（2008年版）
注：《广西植物名录》有记载。

球穗千斤拔
Flemingia strobilifera (L.) R. Br.
凭证标本：钟济新 81683（IBK）
功效：叶，止血、生肌、收敛、驱虫。
功效来源：《药用植物辞典》

大豆属 *Glycine* Willd.
大豆 淡豆豉
Glycine max (L.) Merr.
功效：种子，解表、除烦、宣发郁热。
功效来源：《中国药典》（2020年版）
注：民间常见栽培物种。

野大豆
Glycine soja Sieb. et Zucc.
凭证标本：全州县普查队 450324121012094LY（IBK、GXMG、CMMI）
功效：种子，益肾、止汗。
功效来源：《全国中草药汇编》

长柄山蚂蝗属 *Hylodesmum* H. Ohashi et R. R. Mill
长柄山蚂蝗
Hylodesmum podocarpum (DC.) H. Ohashi et R. R. Mill
凭证标本：陈永昌 244（IBK）
功效：全草、根、叶，发表散寒、止血、破瘀消肿、健脾化湿。
功效来源：《药用植物辞典》

木蓝属 *Indigofera* L.
河北木蓝
Indigofera bungeana Walp.
凭证标本：陈照宙 52774（IBK）
功效：全草、根状茎，清热解毒、消肿止血、收敛生肌、利湿。

功效来源：《药用植物辞典》

庭藤 铜罗伞

Indigofera decora Lindl. var. *decora*

凭证标本：全州县普查队 450324140527002LY（IBK、GXMG、CMMI）

功效：根或全草，续筋接骨、散瘀止痛。

功效来源：《中华本草》

宜昌木蓝

Indigofera decora Lindl. var. *ichangensis* (Craib) Y. Y. Fang et C. Z. Zheng

功效：根、根状茎，清热解毒、消肿、止痛。

功效来源：《药用植物辞典》

注：《广西植物名录》有记载。

黑叶木蓝

Indigofera nigrescens Kurz ex King et Prain

凭证标本：蒋庆坤 244（IBK）

功效：全株，主治痢疾。

功效来源：《广西中药资源名录》

马棘

Indigofera pseudotinctoria Matsum.

凭证标本：全州县普查队 450324121010003LY（IBK、GXMG）

功效：根或全株，清热解毒、消肿散结。

功效来源：《全国中草药汇编》

鸡眼草属 *Kummerowia* (A. K.) Schindl.

鸡眼草

Kummerowia striata (Thunb.) Schindl.

凭证标本：全州县普查队 450324141010021LY（IBK、GXMG、CMMI）

功效：全草，清热解毒、健脾利湿、活血止血。

功效来源：《中华本草》

扁豆属 *Lablab* Adans.

扁豆 白扁豆

Lablab purpureus (L.) Sw.

功效：种子，健脾化湿、和中消暑。

功效来源：《中国药典》（2020年版）

注：民间常见栽培物种。

胡枝子属 *Lespedeza* Michx.

中华胡枝子 细叶马料梢

Lespedeza chinensis G. Don

凭证标本：全州县普查队 450324121010007LY（IBK、GXMG、CMMI）

功效：根或全株，清热解毒、宣肺平喘、截疟、祛风除湿。

功效来源：《中华本草》

截叶铁扫帚 铁扫帚

Lespedeza cuneata (Dum. Cours.) G. Don

凭证标本：全州县普查队 450324130810028LY（IBK、GXMG）

功效：地上部分，补肝肾、益肺阴、散瘀消肿。

功效来源：《广西壮族自治区壮药质量标准 第一卷》（2008年版）

大叶胡枝子

Lespedeza davidii Franch.

凭证标本：全州县普查队 450324121012011LY（IBK、GXMG、CMMI）

功效：根、叶，宣开毛窍、通经活络。

功效来源：《全国中草药汇编》

美丽胡枝子 马扫帚

Lespedeza formosa (Vogel) Koehne

凭证标本：全州县普查队 450324121010002LY（IBK、GXMG、CMMI）

功效：根或全株，清热凉血、消肿止痛。

功效来源：《全国中草药汇编》

绒毛胡枝子 小雪人参

Lespedeza tomentosa (Thunb.) Sieb. ex Maxim.

凭证标本：全州县普查队 450324121013047LY（IBK、GXMG、CMMI）

功效：根，健脾补虚、清热利湿、活血调经。

功效来源：《中华本草》

细梗胡枝子 掐不齐

Lespedeza virgata (Thunb.) DC.

凭证标本：183医院 406031（IBK）

功效：全草，清暑利尿、截疟。

功效来源：《中华本草》

百脉根属 *Lotus* L.

百脉根

Lotus corniculatus L.

凭证标本：全州县普查队 450324141012067LY（IBK）

功效：全草，清热解毒、止咳平喘。

功效来源：《全国中草药汇编》

苜蓿属 *Medicago* L.

天蓝苜蓿

Medicago lupulina L.

凭证标本：全州县普查队 450324130327044LY（IBK、GXMG）

功效：全草，清热利湿、凉血止血、舒筋活络。

功效来源：《全国中草药汇编》

崖豆藤属 *Millettia* Wight et Arn.

厚果崖豆藤 苦檀子

Millettia pachycarpa Benth.

凭证标本：全州县普查队 450324130130027LY（IBK、GXMG、CMMI）

功效：根、叶及种子，散瘀消肿。

功效来源：《全国中草药汇编》

油麻藤属 *Mucuna* Adans.

褶皮黧豆

Mucuna lamellata Wilmot-Dear

凭证标本：全州县普查队 450324140731001LY（IBK、GXMG、CMMI）

功效：根，清热、活血散瘀、消肿止痛。

功效来源：《药用植物辞典》

大井属 *Ohwia* H. Ohashi

小槐花

Ohwia caudata (Thunb.) Ohashi

凭证标本：全州县普查队 450324121018001LY（IBK、GXMG、CMMI）

功效：根或全株，清热解毒、祛风利湿。

功效来源：《广西壮族自治区壮药质量标准 第一卷》（2008年版）

红豆树属 *Ormosia* Jacks.

花榈木

Ormosia henryi Prain

凭证标本：全州县普查队 450324141010032LY（IBK、GXMG）

功效：茎及叶，活血化瘀、祛风消肿。

功效来源：《全国中草药汇编》

木荚红豆

Ormosia xylocarpa Chun ex Merr. et L. Chen

凭证标本：钟济新 83379（IBK）

功效：种子，理气、通经。根，清热解毒、镇虚止痛。

功效来源：《药用植物辞典》

菜豆属 *Phaseolus* L.

棉豆 金甲豆

Phaseolus lunatus L.

凭证标本：52670（IBK）

功效：种子，补血、活血、消肿。

功效来源：《中华本草》

排钱树属 *Phyllodium* Desv.

毛排钱树

Phyllodium elegans (Lour.) Desv.

功效：全草，清热利湿、散瘀消肿、活血。

功效来源：《药用植物辞典》

注：《广西植物名录》有记载。

排钱树

Phyllodium pulchellum (L.) Desv.

功效：根、地上部分，清热利水。

功效来源：《广西壮族自治区壮药质量标准 第一卷》（2008年版）

注：《广西植物名录》有记载。

豌豆属 *Pisum* L.

豌豆

Pisum sativum L.

功效：种子，和中下气、强筋骨、利小便、解疮毒。花、叶，清热除湿、清凉解暑、消肿散结。

功效来源：《药用植物辞典》

注：民间常见栽培物种。

葛属 *Pueraria* DC.

山葛藤

Pueraria montana (Lour.) Merr. var. *montana*

凭证标本：陈秀香组 7953（GXMI）

功效：块根，用于感冒发热、头痛。

功效来源：《广西中药资源名录》

葛 葛根

Pueraria montana (Lour.) Merr. var. *lobata* (Willd.) Maesen et S. M. Almeida ex Sanjappa et Predeep

凭证标本：陈照宙 52618（IBK）

功效：根，解肌退热、生津止渴、透疹、升阳止泻、通经活络、解酒毒。

功效来源：《广西壮族自治区瑶药材质量标准 第一卷》（2014年版）

粉葛

Pueraria montana (Lour.) Merr. var. *thomsonii* (Benth.) Wiersema ex D. B. Ward

凭证标本：陈秀香组 7894（GXMI）

功效：根，解肌退热、生津止渴、透疹、升阳止泻、通经活络、解酒毒。

功效来源：《广西壮族自治区瑶药材质量标准 第一卷》（2014年版）

鹿藿属 *Rhynchosia* Lour.

鹿藿

Rhynchosia volubilis Lour.

凭证标本：全州县普查队 450324121012059LY（IBK、

GXMG、CMMI）

功效：根、茎、叶，活血止痛、解毒、消积。

功效来源：《中华本草》

刺槐属 Robinia L.

洋槐

Robinia pseudoacacia L.

凭证标本：黄正福 41256（IBK）

功效：茎皮、根、枝叶、花、果实，清热解毒、祛风止痛、收敛止血、利尿、镇静、镇咳、扩张支气管、止泻。

功效来源：《药用植物辞典》

田菁属 Sesbania Scop.

田菁

Sesbania cannabina (Retz.) Poir.

凭证标本：全州县普查队 450324130810041LY（IBK、GXMG、CMMI）

功效：叶、种子，消炎、止痛。

功效来源：《全国中草药汇编》

槐属 Sophora L.

苦参

Sophora flavescens Aiton

凭证标本：全州县普查队 450324130811012LY（IBK、GXMG、CMMI）

功效：根，清热燥湿、杀虫、利尿。

功效来源：《中国药典》（2020年版）

槐

Sophora japonica L.

凭证标本：全州县普查队 450324121013013LY（IBK、GXMG、CMMI）

功效：花及花蕾、成熟果实，凉血止血、清肝泻火。

功效来源：《中国药典》（2020年版）

葫芦茶属 Tadehagi H. Ohashi

葫芦茶

Tadehagi triquetrum (L.) H. Ohashi

功效：根、枝叶，清热止咳、拔毒散结。

功效来源：《广西壮族自治区壮药质量标准 第一卷》（2008年版）

注：《广西植物名录》有记载。

车轴草属 Trifolium L.

红车轴草

Trifolium pratense L.

功效：花序及带花枝叶，止咳、止喘、镇痉。

功效来源：《全国中草药汇编》

注：民间常见栽培物种。

白车轴草

Trifolium repens L.

功效：全草，清热、凉血、宁心。

功效来源：《全国中草药汇编》

注：民间常见栽培物种。

狸尾豆属 Uraria Desv.

狸尾豆 狸尾草

Uraria lagopodioides (L.) Desv. ex DC.

功效：全草，清热解毒、散结消肿。

功效来源：《全国中草药汇编》

注：《广西植物名录》有记载。

野豌豆属 Vicia L.

蚕豆

Vicia faba L.

功效：花，凉血止血、止带降压。种子，健脾利湿。

功效来源：《全国中草药汇编》

注：民间常见栽培物种。

救荒野豌豆 野豌豆

Vicia sativa L.

凭证标本：全州县普查队 450324130319012LY（IBK、GXMG、CMMI）

功效：全草，补肾调经、祛痰止咳。

功效来源：《全国中草药汇编》

豇豆属 Vigna Savi

赤豆 赤小豆

Vigna angularis (Willd.) Ohwi et H. Ohashi

功效：种子，利水消肿、解毒排脓。

功效来源：《中国药典》（2020年版）

注：民间常见栽培物种。

绿豆

Vigna radiata (L.) R. Wilczek

功效：种皮，清暑止渴、利尿解毒、退目翳。种子，清热解毒、利水消暑。

功效来源：《中华本草》

注：民间常见栽培物种。

豇豆

Vigna unguiculata (L.) Walp. subsp. unguiculata

功效：种子、全株，健脾利湿、清热解毒、止血。

功效来源：《全国中草药汇编》

注：民间常见栽培物种。

长豇豆

Vigna unguiculata (L.) Walp. subsp. sesquipedalis (L.) Verdc.

功效：种子，健胃、补气。

功效来源：《药用植物辞典》

注：民间常见栽培物种。

云南野豇豆

Vigna vexillata (L.) A. Rich.

凭证标本：陈秀香组 7897（GXMI）

功效：根，清热解毒、消肿止痛、利咽。

功效来源：《药用植物辞典》

紫藤属 *Wisteria* Nutt.

紫藤

Wisteria sinensis (Sims) Sweet

功效：茎皮、花及种子，止痛、杀虫。

功效来源：《全国中草药汇编》

注：民间常见栽培物种。

150. 旌节花科 Stachyuraceae

旌节花属 *Stachyurus* Sieb. et Zucc.

中国旌节花 小通草

Stachyurus chinensis Franch.

凭证标本：全州县普查队 450324130320056LY（IBK、GXMG、CMMI）

功效：茎髓，清热、利尿、下乳。

功效来源：《中国药典》（2020年版）

西域旌节花 小通草

Stachyurus himalaicus Hook. f. et Thomson ex Benth.

凭证标本：全州县普查队 450324121016078LY（IBK、GXMG、CMMI）

功效：茎髓，清热、利尿、下乳。

功效来源：《中国药典》（2020年版）

151. 金缕梅科 Hamamelidaceae

蕈树属 *Altingia* Noronha

蕈树 半边风

Altingia chinensis (Champ. ex Benth.) Oliv. ex Hance

功效：根，祛风湿、通经络。

功效来源：《中华本草》

注：《广西植物名录》有记载。

蜡瓣花属 *Corylopsis* Sieb. et Zucc.

瑞木

Corylopsis multiflora Hance

凭证标本：钟济新 81533（IBSC）

功效：根皮、叶，用于恶性发热、呕逆、恶心呕吐、心悸不安、烦乱昏迷、白喉、内伤出血。

功效来源：《药用植物辞典》

蜡瓣花 蜡瓣花根

Corylopsis sinensis Hemsl.

凭证标本：全州县普查队 450324141014001LY（IBK、

GXMG、CMMI）

功效：根或根皮，疏风和胃、宁心安神。

功效来源：《中华本草》

蚊母树属 *Distylium* Sieb. et Zucc.

杨梅蚊母树

Distylium myricoides Hemsl.

凭证标本：全州县普查队 450324141013037LY（IBK、GXMG、CMMI）

功效：根，通络、消肿。

功效来源：《药用植物辞典》

金缕梅属 *Hamamelis* Cronov. et L.

金缕梅

Hamamelis mollis Oliv.

功效：根，益气。

功效来源：《中华本草》

注：《广西植物名录》有记载。

枫香树属 *Liquidambar* L.

枫香树 枫香脂

Liquidambar formosana Hance

凭证标本：全州县普查队 450324121010018LY（IBK、GXMG、CMMI）

功效：树脂，活血止痛、解毒生肌、凉血止血。

功效来源：《中国药典》（2020年版）

檵木属 *Loropetalum* R. Br. ex Rchb.

檵木 檵花

Loropetalum chinense (R. Br.) Oliv.

凭证标本：全州县普查队 450324121010016LY（IBK、GXMG、CMMI）

功效：花，清热、止血。

功效来源：《中药大辞典》

半枫荷属 *Semiliquidambar* H. T. Chang

半枫荷 金缕半枫荷叶

Semiliquidambar cathayensis H. T. Chang

功效：叶，祛风止痛、通络止痛。

功效来源：《中华本草》

注：《广西植物名录》有记载。

水丝梨属 *Sycopsis* Oliv.

水丝梨

Sycopsis sinensis Oliv.

凭证标本：全州县普查队 450324130425001LY（IBK、GXMG、CMMI）

功效：树脂，祛风通窍。

功效来源：《药用植物辞典》

152. 杜仲科 Eucommiaceae

杜仲属 *Eucommia* Oliv.

杜仲

Eucommia ulmoides Oliv.

功效：树皮，补肝肾、强筋骨、安胎、降压。

功效来源：《药用植物辞典》

注：《广西植物名录》有记载。

154. 黄杨科 Buxaceae

黄杨属 *Buxus* L.

匙叶黄杨 细叶黄杨

Buxus harlandii Hance

凭证标本：陈照宙 52776（IBK）

功效：鲜叶，清热解毒。

功效来源：《全国中草药汇编》

大叶黄杨

Buxus megistophylla Lévl.

凭证标本：钟济新 82060（IBSC）

功效：根，祛风除湿、行气活血。茎，祛风除湿、理气止痛。

功效来源：《药用植物辞典》

板凳果属 *Pachysandra* Michx.

板凳果 金丝矮陀陀

Pachysandra axillaris Franch.

凭证标本：全州县普查队 450324130130011LY（IBK、GXMG、CMMI）

功效：全株，祛风除湿、舒筋活络。

功效来源：《全国中草药汇编》

野扇花属 *Sarcococca* Lindl.

长叶柄野扇花

Sarcococca longipetiolata M. Cheng

凭证标本：沙文兰等 7656（GXMI）

功效：全株，凉血散瘀、解毒敛疮。

功效来源：《中华本草》

野扇花

Sarcococca ruscifolia Stapf

凭证标本：全州县普查队 450324121019010LY（IBK）

功效：根、果实，祛风通络、活血止痛。

功效来源：《中药大辞典》

156. 杨柳科 Salicaceae

杨属 *Populus* L.

响叶杨

Populus adenopoda Maxim.

功效：根、叶、茎，散瘀活血、止痛。

功效来源：《全国中草药汇编》

注：民间常见栽培物种。

柳属 *Salix* L.

垂柳 柳枝

Salix babylonica L.

功效：枝条，祛风、利湿、止痛、消肿。

功效来源：《广西中药材标准 第一册》

注：民间常见栽培物种。

159. 杨梅科 Myricaceae

杨梅属 *Myrica* L.

杨梅

Myrica rubra (Lour.) Siebold et Zucc.

凭证标本：全州县普查队 450324130421008LY（IBK、GXMG、CMMI）

功效：果实，生津解烦、和中消食、解酒、止血。

功效来源：《中华本草》

161. 桦木科 Betulaceae

桦木属 *Betula* L.

华南桦

Betula austrosinensis Chun ex P. C. Li

凭证标本：陈照宙 52571（IBSC）

功效：树皮，利水通淋、清热解毒。

功效来源：《中华本草》

亮叶桦

Betula luminifera H. J. P. Winkl.

功效：叶，清热利尿。

功效来源：《全国中草药汇编》

注：《广西植物名录》有记载。

163. 壳斗科 Fagaceae

栗属 *Castanea* Mill.

锥栗

Castanea henryi (Skan) Rehder et E. H. Wilson

凭证标本：陈照宙 52578（IBK）

功效：叶、壳斗、种子、种仁，补脾、健胃、补肾强腰、活血止血、收敛、祛湿。

功效来源：《药用植物辞典》

栗

Castanea mollissima Blume

凭证标本：全州县普查队 450324130421024LY（IBK、GXMG、CMMI）

功效：果实，滋阴补肾。花序，止泻。

功效来源：《全国中草药汇编》

茅栗

Castanea seguinii Dode

凭证标本：全州县普查队 450324130810027LY（IBK、GXMG、CMMI）

功效：叶，消食健胃。根，清热解毒、消食。种仁，安神。

功效来源：《中华本草》

锥属 *Castanopsis* (D. Don) Spach

米槠

Castanopsis carlesii (Hemsl.) Hayata

凭证标本：陈照宙 52682（IBK）

功效：种仁，用于痢疾。

功效来源：《药用植物辞典》

锥 锥栗

Castanopsis chinensis (Spreng.) Hance

功效：壳斗、叶和种子，健胃补肾、除湿热。

功效来源：《全国中草药汇编》

注：《广西植物名录》有记载。

甜槠

Castanopsis eyrei (Champ. ex Benth.) Tutcher

凭证标本：陈照宙 52753（IBK）

功效：根皮，止泻。种仁，健胃燥湿、催眠。

功效来源：《药用植物辞典》

罗浮锥

Castanopsis fabri Hance

凭证标本：陈照宙 52680（IBK）

功效：种仁，滋养强壮、健胃、消食。

功效来源：《药用植物辞典》

栲

Castanopsis fargesii Franch.

凭证标本：陈照宙 52675（IBK）

功效：总苞，清热、消炎、消肿止痛、止泻。

功效来源：《药用植物辞典》

黧蒴锥

Castanopsis fissa (Champ. ex Benth.) Rehder et E. H. Wilson

功效：叶，外用治跌打损伤、疮疖。果实，用于咽喉肿痛。

功效来源：《药用植物辞典》

注：《广西植物名录》有记载。

苦槠

Castanopsis sclerophylla (Lindl.) Schottky

凭证标本：陈照宙 52795（IBK）

功效：种仁，燥湿止泻、解毒、生津止渴。树皮及叶，止血、敛疮。

功效来源：《药用植物辞典》

钩锥 钩栗

Castanopsis tibetana Hance

凭证标本：陈照宙 52681（IBK）

功效：果实，厚肠、止痢。

功效来源：《中华本草》

青冈属 *Cyclobalanopsis* Oersted

青冈 槠子

Cyclobalanopsis glauca (Thunb.) Oerst.

凭证标本：全州县普查队 450324121013001LY（IBK、GXMG）

功效：种仁，涩肠止泻、生津止渴。

功效来源：《中华本草》

细叶青冈

Cyclobalanopsis gracilis (Rehder et E. H. Wils.) W. C. Cheng et T. Hong

凭证标本：罗金裕 6977（GXMI）

功效：种仁，止渴、止痢、破恶血、健行。

功效来源：《药用植物辞典》

小叶青冈

Cyclobalanopsis myrsinifolia (Blume) Oerst.

凭证标本：W. T. Tsang 27709（IBSC）

功效：种仁，止泻痢、消食、止渴、健行、破恶血。树皮、叶，收敛、止血、敛疮。

功效来源：《药用植物辞典》

云山青冈

Cyclobalanopsis sessilifolia (Blume) Schottky

凭证标本：陈照宙 52654（IBK）

功效：树皮，为民间用作收敛剂的药物。

功效来源：《药用植物辞典》

水青冈属 *Fagus* L.

水青冈

Fagus longipetiolata Seem.

凭证标本：全州县普查队 450324141013032LY（IBK、GXMG、CMMI）

功效：壳斗，健胃、消食、理气。

功效来源：《药用植物辞典》

柯属 *Lithocarpus* Blume

柯 柯树皮

Lithocarpus glaber (Thunb.) Nakai

凭证标本：全州县普查队 450324130810002LY（IBK、GXMG、CMMI）

功效：树皮，行气、利水。

功效来源：《中华本草》

木姜叶柯

Lithocarpus litseifolius (Hance) Chun

凭证标本：赵瑞峰 604292（IBK）

功效：茎，祛风除湿、止痛。根，补肾助阳。叶，清热解毒、利湿。

功效来源：《药用植物辞典》

圆锥柯

Lithocarpus paniculatus Hand.-Mazz.

凭证标本：蒋庆坤 175（IBK）

功效：总苞，清热、消肿、止泻。

功效来源：《药用植物辞典》

栎属 *Quercus* L.

麻栎

Quercus acutissima Carruth.

凭证标本：钟济新 81604（IBK）

功效：树皮、叶，收敛、止痢。果实，解毒消肿。

功效来源：《全国中草药汇编》

槲栎

Quercus aliena Blume

凭证标本：全州县普查队 450324130320034LY（IBK、GXMG、CMMI）

功效：根、树皮、壳斗、种仁，清热利湿、收敛、止痢。

功效来源：《药用植物辞典》

白栎 白栎蔀

Quercus fabri Hance

凭证标本：全州县普查队 450324121013024LY（IBK、GXMG、CMMI）

功效：带虫瘿的果实、总苞或根，理气消积、明目解毒。

功效来源：《中华本草》

大叶栎

Quercus griffithii Hook. f. et Thomson ex Miq.

凭证标本：陶一鹏 41598（GXMI）

功效：树皮、叶、果实，收敛、消肿。

功效来源：《药用植物辞典》

枹栎

Quercus serrata Thunb.

凭证标本：全州县普查队 450324130423043LY（IBK、GXMG、CMMI）

功效：果实，养胃健脾。果壳，清热润肺、收敛固涩。

功效来源：《药用植物辞典》

刺叶高山栎

Quercus spinosa David ex Franch.

凭证标本：黄德爱 60824（IBK）

功效：叶，用于肝炎，煎剂对福氏痢疾杆菌、志贺氏痢疾杆菌、宋内氏痢疾杆菌有较强的抗菌作用，主治痢疾、肝炎。

功效来源：《药用植物辞典》

165. 榆科 Ulmaceae

朴属 *Celtis* L.

紫弹树

Celtis biondii Pamp.

凭证标本：全州县普查队 450324130421020LY（IBK、GXMG、CMMI）

功效：全株，清热解毒、祛痰、利小便。

功效来源：《全国中草药汇编》

朴树

Celtis sinensis Pers.

凭证标本：全州县普查队 450324121013002LY（IBK、GXMG、CMMI）

功效：树皮或根皮，调经。

功效来源：《药用植物辞典》

青檀属 *Pteroceltis* Maxim.

青檀

Pteroceltis tatarinowii Maxim.

凭证标本：全州县普查队 450324121013003LY（IBK、GXMG、CMMI）

功效：茎、叶，祛风、止血、止痛。

功效来源：《药用植物辞典》

山黄麻属 *Trema* Lour.

光叶山黄麻

Trema cannabina Lour.

凭证标本：全州县普查队 450324121018010LY（IBK、GXMG、CMMI）

功效：根皮或全株，利水、解毒、活血祛瘀。

功效来源：《中华本草》

异色山黄麻 山黄麻

Trema orientalis (L.) Blume

功效：根、叶，散瘀、消肿、止血。

功效来源：《全国中草药汇编》

注：《广西植物名录》有记载。

榆属 *Ulmus* L.

榔榆 榔榆叶

Ulmus parvifolia Jacquem.

凭证标本：全州县普查队 450324121013011LY（IBK、GXMG、CMMI）

功效：叶，清热解毒、消肿止痛。

功效来源：《中华本草》

榉树属 *Zelkova* Spach

大叶榉树

Zelkova schneideriana Hand.-Mazz.

凭证标本：曾怀德 27656（IBSC）

功效：树皮，清热、利水。

功效来源：《药用植物辞典》

167. 桑科 Moraceae

构属 *Broussonetia* L'Her. ex Vent.

藤构 谷皮藤

Broussonetia kaempferi Sieb. var. *australis* T. Suzuki

凭证标本：全州县普查队 450324130319075LY（IBK、GXMG、CMMI）

功效：全株，清热养阴、平肝、益肾。

功效来源：《中华本草》

小构树 谷皮树

Broussonetia kazinoki Sieb. et Zucc.

凭证标本：全州县普查队 450324130423055LY（IBK、GXMG、CMMI）

功效：根、根皮，散瘀止痛。叶、树皮汁，解毒、杀虫。

功效来源：《全国中草药汇编》

构树 楮实子

Broussonetia papyrifera (L.) L' Her. ex Vent.

凭证标本：全州县普查队 450324130319042LY（IBK、GXMG、CMMI）

功效：成熟果实，明目、补肾、强筋骨、利尿。

功效来源：《中国药典》（2020年版）

榕属 *Ficus* L.

石榕树

Ficus abelii Miq.

凭证标本：全州县普查队 450324121022038LY（IBK、GXMG、CMMI）

功效：全株，清热解毒、止血、消肿止痛、祛腐生新。

功效来源：《药用植物辞典》

无花果

Ficus carica L.

凭证标本：全州县普查队 450324130424021LY（IBK、GXMG、CMMI）

功效：果实，润肺止咳、清热润肠。

功效来源：《全国中草药汇编》

矮小天仙果 天仙果

Ficus erecta Thunb.

凭证标本：全州县普查队 450324121018034LY（IBK、GXMG）

功效：果实，润肠通便、解毒消肿。全株，补中健脾、祛风除湿、活血通络。

功效来源：《中华本草》

台湾榕 奶汁树

Ficus formosana Maxim.

凭证标本：全州县普查队 450324121012043LY（IBK、GXMG）

功效：根、叶，活血补血、催乳、祛风利湿、清热解毒。

功效来源：《中华本草》

异叶榕 奶浆果

Ficus heteromorpha Hemsl.

凭证标本：全州县普查队 450324130423066LY（IBK、GXMG、CMMI）

功效：果实，下乳、补血。

功效来源：《全国中草药汇编》

粗叶榕 五指毛桃

Ficus hirta Vahl

功效：根，健脾补肺、行气利湿、舒筋活络。茎、叶，健脾化湿、祛瘀消肿、止咳。

功效来源：《广西壮族自治区壮药质量标准 第二卷》（2011年版）

注：县域各地有零星分布。

榕树

Ficus microcarpa L. f.

功效：叶，清热祛湿、化痰止咳、活血散瘀。气根，发汗、清热、透疹。

功效来源：《广西壮族自治区壮药质量标准 第二卷》（2011年版）

注：《广西植物名录》有记载。

琴叶榕 五爪龙

Ficus pandurata Hance var. *pandurata*

凭证标本：全州县普查队 450324121012023LY（IBK、GXMG、CMMI）

功效：全株，祛风除湿、解毒消肿、活血通经。

功效来源：《广西壮族自治区壮药质量标准 第三卷》（2018年版）

全缘琴叶榕

Ficus pandurata Hance var. *holophylla* Migo

凭证标本：全州县普查队 450324130812062LY（IBK、GXMG、CMMI）

功效：根、叶，祛风除湿、舒筋通络、活血调经、解毒消肿。花托，清热解毒。

功效来源：《药用植物辞典》

薜荔 王不留行

Ficus pumila L.

凭证标本：陈照宙 52773（IBK）

功效：花序托，补肾固精、利湿通乳。

功效来源：《广西壮族自治区壮药质量标准 第一卷》（2008年版）

匍茎榕

Ficus sarmentosa Buch.-Ham. ex Sm. var. *sarmentosa*

凭证标本：全州县普查队 450324121016099LY（IBK、GXMG、CMMI）

功效：茎、叶，祛风除湿、止痛。藤、根，祛风化湿。果实，消肿败毒、止血。

功效来源：《药用植物辞典》

珍珠榕 珍珠莲

Ficus sarmentosa Buch.-Ham. ex Sm. var. *henryi* (King ex Oliv.) Corner

凭证标本：全州县普查队 450324130320051LY（IBK、CMMI）

功效：藤、根，祛风除湿、消肿解毒、杀虫。

功效来源：《全国中草药汇编》

竹叶榕

Ficus stenophylla Hemsl.

凭证标本：全州县普查队 450324121021025LY（IBK、GXMG、CMMI）

功效：全株，祛痰止咳、行气活血、祛风除湿。

功效来源：《全国中草药汇编》

地果 地瓜果

Ficus tikoua Bureau

功效：果实，清热解毒、涩精止遗。

功效来源：《中华本草》

注：《广西植物名录》有记载。

斜叶榕

Ficus tinctoria G. Forst. subsp. *gibbosa* (Blume) Corner

功效：树皮，清热利湿、解毒。

功效来源：《中华本草》

注：县域各地有零星分布。

变叶榕

Ficus variolosa Lindl. ex Benth.

功效：根，祛风除湿、活血止痛。

功效来源：《中华本草》

注：《广西植物名录》有记载。

黄葛树 雀榕叶

Ficus virens Aiton

功效：叶，清热解毒、除湿止痒。根，清热解毒。

功效来源：《中华本草》

注：《广西植物名录》有记载。

柘属 *Maclura* Nutt.

构棘 穿破石

Maclura cochinchinensis (Lour.) Corner

凭证标本：全州县普查队 450324130421019LY（IBK、GXMG、CMMI）

功效：根，祛风通络、清热除湿、解毒消肿。

功效来源：《广西壮族自治区壮药质量标准 第三卷》（2018年版）

毛柘藤

Maclura pubescens (Trécul) Z. K. Zhou et M. G. Gilbert

凭证标本：全州县普查队 450324121019026LY（IBK、GXMG）

功效：根，用于肺结核、黄疸型肝炎、肝脾肿大、胃痛、闭经、尿路结石、风湿性腰腿痛。

功效来源：《广西中药资源名录》

柘 穿破石

Maclura tricuspidata Carrière

功效：根，祛风通络、清热除湿、解毒消肿。

功效来源：《广西壮族自治区壮药质量标准 第三卷》（2018年版）

注：民间常见栽培物种。

桑属 *Morus* L.

桑 桑椹

Morus alba L.

凭证标本：全州县普查队 450324130320036LY（IBK、GXMG、CMMI）

功效：果实，补血滋阴、生津润燥。

功效来源：《中国药典》（2020年版）

鸡桑 鸡桑叶

Morus australis Poir.

凭证标本：全州县普查队 450324141013038LY（IBK、GXMG、CMMI）

功效：叶，清热解表、宣肺止咳。根、根皮，清肺、凉血、利湿。

功效来源：《中华本草》

蒙桑

Morus mongolica (Bureau) C. K. Schneid

凭证标本：全州县普查队 450324130423004LY（IBK、GXMG、CMMI）

功效：叶，清肺止咳、凉血明目。桑根白皮，利尿消肿、止咳平喘。果实，益肠胃、补肝肾、养血祛风。

功效来源：《药用植物辞典》

169. 荨麻科 Urticaceae

苎麻属 *Boehmeria* Jacq.

序叶苎麻 水火麻

Boehmeria clidemioides Miq. var. *diffusa* (Wedd.) Hand.-Mazz.

凭证标本：全州县普查队 450324121016079LY（IBK、GXMG、CMMI）

功效：全草，祛风除湿。

功效来源：《中华本草》

野线麻 水禾麻

Boehmeria japonica (L. f.) Miq.

凭证标本：全州县普查队 450324121021002LY（IBK、GXMG、CMMI）

功效：全草，祛风除湿、接骨、解表寒。

功效来源：《中药大辞典》

苎麻 苎麻根

Boehmeria nivea (L.) Gaudich.

功效：根及根状茎，清热毒、凉血止血。

功效来源：《广西壮族自治区壮药质量标准 第一卷》（2008年版）

注：《广西植物名录》有记载。

小赤麻 小赤麻根、小赤麻

Boehmeria spicata (Thunb.) Thunb.

凭证标本：沙文兰等 7591（GXMI）

功效：全草，利尿消肿、解毒透疹。根，活血消肿、止痛。

功效来源：《中华本草》

八角麻

Boehmeria tricuspis (Hance) Makino

凭证标本：黄德爱 60655（IBSC）

功效：根或嫩茎叶，收敛止血、清热解毒。

功效来源：《中华本草》

楼梯草属 *Elatostema* J. R. Forst. et G. Forst.

骤尖楼梯草

Elatostema cuspidatum Wight

凭证标本：全州县普查队 450324130423028LY（IBK、GXMG、CMMI）

功效：全草，祛风除湿、清热解毒。

功效来源：《药用植物辞典》

托叶楼梯草

Elatostema nasutum Hook. f.

凭证标本：全州县普查队 450324121023007LY（IBK、GXMG）

功效：全草，清热解毒、接骨。

功效来源：《药用植物辞典》

钝叶楼梯草

Elatostema obtusum Wedd.

凭证标本：全州县普查队 450324130327002LY（IBK、GXMG、CMMI）

功效：全草，清热解毒、祛瘀止痛。

功效来源：《药用植物辞典》

糯米团属 *Gonostegia* Turcz.

糯米团 糯米藤

Gonostegia hirta (Blume ex Hassk.) Miq.

凭证标本：全州县普查队 450324130429017LY（IBK、GXMG、CMMI）

功效：全草，清热解毒、止血、健脾。

功效来源：《中华本草》

假楼梯草属 *Lecanthus* Wedd.

假楼梯草

Lecanthus peduncularis (Wall. ex Royle) Wedd.

凭证标本：全州县普查队 450324141011037LY（IBK、GXMG、CMMI）

功效：根，拔毒、消肿、接骨。全草，润肺止咳。

功效来源：《药用植物辞典》

花点草属 *Nanocnide* Blume

毛花点草 雪药

Nanocnide lobata Wedd.

凭证标本：全州县普查队 450324130320029LY（IBK、GXMG、CMMI）

功效：全草，通经活血。

功效来源：《中华本草》

紫麻属 *Oreocnide* Miq.

紫麻

Oreocnide frutescens (Thunb.) Miq.

凭证标本：全州县普查队 450324121018005LY（IBK、GXMG）

功效：全株，行气、活血。

功效来源：《中华本草》

赤车属 *Pellionia* Gaudich.

赤车

Pellionia radicans (Sieb. et Zucc.) Wedd.

凭证标本：全州县普查队 450324130422030LY（IBK、GXMG、CMMI）

功效：根或全草，祛瘀、消肿、解毒、止痛。

功效来源：《全国中草药汇编》

蔓赤车

Pellionia scabra Benth.

凭证标本：全州县普查队 450324130320052LY（IBK、GXMG、CMMI）

功效：全草，清热解毒、散瘀消肿、凉血止血。

功效来源：《中华本草》

冷水花属 *Pilea* Lindl.

湿生冷水花 四轮草

Pilea aquarum Dunn

凭证标本：全州县普查队 450324130320048LY（IBK、GXMG）

功效：全草，清热解毒。

功效来源：《中华本草》

石油菜 波缘冷水花

Pilea cavaleriei H. Lév.

凭证标本：全州县普查队 450324121021018LY（IBK、GXMG）

功效：全草，清热解毒、润肺止咳、消肿止痛。

功效来源：《全国中草药汇编》

大叶冷水花

Pilea martini (H. Lév.) Hand.-Mazz.

凭证标本：黄德爱 60653（IBK）

功效：全草，清热解毒、消肿止痛、利尿。

功效来源：《药用植物辞典》

矮冷水花 水石油菜

Pilea peploides (Gaudich.) Hook. et Arn.

凭证标本：全州县普查队 450324130423098LY（IBK、GXMG、CMMI）

功效：全草，清热解毒、祛瘀止痛。

功效来源：《全国中草药汇编》

透茎冷水花

Pilea pumila (L.) A. Gray

凭证标本：全州县普查队 450324141010018LY（IBK、GXMG、CMMI）

功效：根、茎，利尿解热、安胎。

功效来源：《全国中草药汇编》

粗齿冷水花 紫绿草

Pilea sinofasciata C. J. Chen

凭证标本：全州县普查队 450324141014050LY（IBK、GXMG）

功效：全草，理气止痛。

功效来源：《全国中草药汇编》

雾水葛属 *Pouzolzia* Gaudich.

雾水葛

Pouzolzia zeylanica (L.) Benn. et R. Br.

功效：全草，清热利湿、解毒排脓。

功效来源：《全国中草药汇编》

注：民间常见栽培物种。

170. 大麻科 Cannabinaceae

大麻属 *Cannabis* L.

大麻 火麻仁

Cannabis sativa L.

功效：果实，润肠通便。

功效来源：《中国药典》（2020年版）

注：民间常见栽培物种。

葎草属 *Humulus* L.

葎草

Humulus scandens (Lour.) Merr.

凭证标本：全州县普查队 450324121015058LY（IBK、CMMI）

功效：全草，清热解毒、利尿消肿。

功效来源：《全国中草药汇编》

171. 冬青科 Aquifoliaceae

冬青属 *Ilex* L.

满树星

Ilex aculeolata Nakai

凭证标本：全州县普查队 450324130421042LY（IBK、GXMG、CMMI）

功效：根皮、叶，清热解毒、止咳化痰。

功效来源：《中华本草》

刺叶冬青

Ilex bioritsensis Hayata

凭证标本：全州县普查队 450324121010001LY（IBK、GXMG、CMMI）

功效：根、叶、枝，滋阴、补肾、清热、止血、活血。

功效来源：《药用植物辞典》

冬青 四季青

Ilex chinensis Sims

凭证标本：全州县普查队 450324140520037LY（IBK、GXMG、CMMI）

功效：根皮、叶，清热解毒、生肌敛疮、活血止血。

功效来源：《全国中草药汇编》

榕叶冬青 上山虎

Ilex ficoidea Hemsl.

凭证标本：全州县普查队 450324130327018LY（IBK、GXMG、CMMI）

功效：根，清热解毒、活血止痛。

功效来源：《中华本草》

台湾冬青

Ilex formosana Maxim.

凭证标本：陈照宙 52548（IBK）

功效：树皮黏液，用作捕蝇胶、绊创膏、皮肤病治疗剂。

功效来源：《药用植物辞典》

海南冬青 山绿茶

Ilex hainanensis Merr.

功效：叶，清热平肝、消肿止痛、活血通脉。

功效来源：《广西壮族自治区壮药质量标准 第一卷》（2008年版）

注：《广西植物名录》有记载。

细刺枸骨

Ilex hylonoma Hu et T. Tang

凭证标本：赵瑞峰 604340（IBK）

功效：根，消肿止痛。

功效来源：《药用植物辞典》

广东冬青

Ilex kwangtungensis Merr.

凭证标本：钟济新 83359（IBK）

功效：根、叶，清热解毒、消肿止痛、消炎。

功效来源：《药用植物辞典》

小果冬青

Ilex micrococca Maxim.

凭证标本：蒋庆坤 194（IBK）

功效：根、叶，清热解毒、消炎、消肿止痛。

功效来源：《药用植物辞典》

毛冬青

Ilex pubescens Hook. et Arn.

凭证标本：全州县普查队 450324121012031LY（IBK、GXMG、CMMI）

功效：根，清热解毒、活血通脉、消肿止痛。

功效来源：《广西壮族自治区壮药质量标准 第二卷》（2011年版）

铁冬青 救必应

Ilex rotunda Thunb.

凭证标本：全州县普查队 450324121018019LY（IBK、GXMG）

功效：树皮，清热解毒、利湿止痛。

功效来源：《中国药典》（2020年版）

三花冬青 小冬青

Ilex triflora Blume

功效：根，清热解毒。

功效来源：《桂本草 第二卷》（上）

注：《广西植物名录》有记载。

紫果冬青

Ilex tsoi Merr.et Chun

凭证标本：钟济新 82014（IBK）

功效：根、叶，消炎、解毒。

功效来源：《药用植物辞典》

173. 卫矛科 Celastraceae

南蛇藤属 *Celastrus* L.

过山枫

Celastrus aculeatus Merr.

凭证标本：全州县普查队 450324130319066LY（IBK、GXMG、CMMI）

功效：藤茎，清热解毒、祛风除湿。

功效来源：《广西壮族自治区瑶药材质量标准 第一卷》（2014年版）

大芽南蛇藤 霜红藤、绵藤

Celastrus gemmatus Loes.

凭证标本：陈照宙 52653（IBSC）

功效：根，舒筋活血、散瘀。叶，化瘀消肿、止血生肌。

功效来源：《全国中草药汇编》

滇边南蛇藤

Celastrus hookeri Prain

凭证标本：钟济新 82041（IBK）

功效：根，活血行气、疏风祛湿。

功效来源：《药用植物辞典》

粉背南蛇藤

Celastrus hypoleucus (Oliv.) Warb. ex Loes.

凭证标本：曾怀德 27666（IBSC）

功效：根、叶，化瘀消肿、止血生肌。

功效来源：《药用植物辞典》

独子藤 窄叶南蛇藤

Celastrus monospermus Roxb.

凭证标本：全州县普查队 450324130319063LY（IBK、GXMG、CMMI）

功效：根、茎，祛风除湿、解毒消肿、活血行气。

功效来源：《中华本草》

南蛇藤

Celastrus orbiculatus Thunb.

凭证标本：全州县普查队 450324130320010LY（IBK、

GXMG、CMMI）

功效：全株，祛风活血、消肿止痛、解毒散瘀。果实，安神镇静。

功效来源：《全国中草药汇编》

短梗南蛇藤 短柄南蛇藤根
Celastrus rosthornianus Loes.

凭证标本：全州县普查队 450324141014004LY（IBK、GXMG、CMMI）

功效：全株，祛风除湿、活血止痛、解毒消肿。果实，宁心安神。

功效来源：《中华本草》

显柱南蛇藤 无毛南蛇藤
Celastrus stylosus Wall.

凭证标本：陈照宙 52697（IBK）

功效：茎，祛风消肿、解毒消炎。

功效来源：《全国中草药汇编》

卫矛属 *Euonymus* L.
刺果卫矛
Euonymus acanthocarpus Franch.

凭证标本：罗金裕 6985（GXMI）

功效：藤、茎皮，祛风除湿、通筋活络、止痛止血。根，祛风湿、散寒。

功效来源：《药用植物辞典》

百齿卫矛
Euonymus centidens H. Lév.

凭证标本：全州县普查队 450324130326007LY（IBK、GXMG、CMMI）

功效：根、茎皮、果实，活血化瘀、强筋壮骨。

功效来源：《药用植物辞典》

棘刺卫矛
Euonymus echinatus Wall.

凭证标本：全州调查队 6-3521（GXMI）

功效：树皮，充杜仲用，主治腰酸背痛。

功效来源：《药用植物辞典》

扶芳藤
Euonymus fortunei (Turcz.) Hand.-Mazz.

凭证标本：全州县普查队 450324130428060LY（IBK、GXMG）

功效：地上部分，益气血、补肝肾、舒筋活络。

功效来源：《广西壮族自治区壮药质量标准 第一卷》（2008年版）

大花卫矛
Euonymus grandiflorus Wall.

凭证标本：全州县普查队 450324121020010LY（IBK、

GXMG、CMMI）

功效：树皮、根皮、果实、叶，补肝肾、强筋骨、祛风湿、舒筋络、软坚散结、调经活血。

功效来源：《药用植物辞典》

西南卫矛
Euonymus hamiltomianus Wall. ex Roxb.

凭证标本：全州县普查队 450324141014008LY（IBK、GXMG、CMMI）

功效：根、根皮、茎皮、枝叶，祛风湿、强筋骨、活血解毒。

功效来源：《中华本草》

常春卫矛
Euonymus hederaceus Champ. ex Benth.

凭证标本：蒋庆坤 164（IBK）

功效：茎、叶，散瘀止血、舒筋活络。

功效来源：《药用植物辞典》

冬青卫矛 扶芳藤
Euonymus japonicus Thunb.

功效：地上部分，益气血、补肝肾、舒筋活络。

功效来源：《广西中药材标准 第一册》

注：《广西植物名录》有记载。

疏花卫矛 山杜仲
Euonymus laxiflorus Champ. ex Benth.

凭证标本：陈照宙 52748（IBSC）

功效：根皮、树皮，祛风湿、强筋骨。

功效来源：《全国中草药汇编》

大果卫矛
Euonymus myrianthus Hemsl.

凭证标本：全州县普查队 450324130423018LY（IBK、GXMG、CMMI）

功效：根、茎，益肾壮腰、化瘀利湿。

功效来源：《中华本草》

中华卫矛
Euonymus nitidus Benth.

凭证标本：Tsang W.T. 27685（IBSC）

功效：全株，舒筋活络、强筋健骨。

功效来源：《药用植物辞典》

长刺卫矛
Euonymus wilsonii Sprague

凭证标本：朱国兴 002（IBK）

功效：根，祛风除湿、止痛。

功效来源：《全国中草药汇编》

假卫矛属 *Microtropis* Wall. ex Meisn.

密花假卫矛

Microtropis gracilipes Merr. et F. P. Metcalf

凭证标本：陈照宙 52609（IBK）

功效：根，利尿。

功效来源：《药用植物辞典》

雷公藤属 *Tripterygium* Hook. f.

粉背雷公藤 掉毛草

Tripterygium hypoglaucum (H. Lév.) Hutch.

凭证标本：陈照宙 52568（IBK）

功效：全草，祛风除湿、活血散瘀、续筋接骨。

功效来源：《全国中草药汇编》

雷公藤

Tripterygium wilfordii Hook. f.

凭证标本：全州县普查队 450324130811007LY（IBK、GXMG、CMMI）

功效：木质部，祛风除湿、活血通络、杀虫解毒。

功效来源：《中华本草》

178. 翅子藤科 Hippocrateaceae

五层龙属 *Salacia* L.

无柄五层龙

Salacia sessiliflora Hand.-Mazz.

凭证标本：全州县普查队 450324121013052LY（IBK）

功效：果实，用于胃痛。

功效来源：《药用植物辞典》

182. 铁青树科 Olacaceae

青皮木属 *Schoepfia* Schreb.

华南青皮木 碎骨仔树

Schoepfia chinensis Gardner et Champ.

凭证标本：全州县普查队 450324121018006LY（IBK）

功效：根、树枝、叶，清热利湿、活血止痛。

功效来源：《中华本草》

青皮木 脆骨风

Schoepfia jasminodora Sieb. et Zucc.

凭证标本：钟济新 82008（IBSC）

功效：全株，散瘀、消肿止痛。

功效来源：《全国中草药汇编》

185. 桑寄生科 Loranthaceae

离瓣寄生属 *Helixanthera* Lour.

离瓣寄生 五瓣寄生

Helixanthera parasitica Lour.

凭证标本：全州县普查队 450324121012042LY（IBK、GXMG、CMMI）

功效：带叶茎枝，祛风湿、止咳、止痢。

功效来源：《广西药用植物名录》

桑寄生属 *Loranthus* Jacq.

桐树桑寄生

Loranthus delavayi Tiegh.

凭证标本：蒋庆坤 141（IBK）

功效：带叶茎枝，补肝肾、祛风湿、止血、安胎。

功效来源：《中华本草》

鞘花属 *Macrosolen* (Blume) Reichb.

双花鞘花

Macrosolen bibracteolatus (Hance) Danser

功效：带叶茎枝，祛风湿。

功效来源：《中华本草》

注：《广西植物名录》有记载。

鞘花 杉寄生

Macrosolen cochinchinensis (Lour.) Tiegh.

功效：茎枝、叶，祛风湿、补肝肾、活血止痛、止咳。

功效来源：《中华本草》

注：《广西植物名录》有记载。

梨果寄生属 *Scurrula* L.

红花寄生

Scurrula parasitica L.

功效：枝叶，祛风湿、强筋骨、活血解毒。

功效来源：《中华本草》

注：《广西植物名录》有记载。

钝果寄生属 *Taxillus* Tiegh.

锈毛钝果寄生

Taxillus levinei (Merr.) H. S. Kiu

凭证标本：全州县普查队 450324121012040LY（IBK、GXMG、CMMI）

功效：带叶茎枝，清肺止咳、祛风除湿。

功效来源：《中华本草》

木兰寄生

Taxillus limprichtii (Grüning) H. S. Kiu

功效：茎枝，补肝肾、祛风湿、安胎。

功效来源：《中华本草》

注：《广西植物名录》有记载。

毛叶钝果寄生

Taxillus nigrans (Hance) Danser

凭证标本：陈照宙 52751（IBSC）

功效：枝叶，补肝肾、强筋骨、祛风湿、安胎。

功效来源：《药用植物辞典》

桑寄生
Taxillus sutchuenensis (Lecomte) Danser
凭证标本：覃方思 41393（IBSC）
功效：带叶茎枝，补肝肾、强筋骨、祛风湿、安胎。
功效来源：《广西壮族自治区壮药质量标准 第二卷》（2011年版）

大苞寄生属 *Tolypanthus* (Blume) Blume
大苞寄生
Tolypanthus maclurei (Merr.) Danser
凭证标本：钟济新 82086（IBK）
功效：带叶茎枝，补肝肾、强筋骨、祛风除湿。
功效来源：《中华本草》

槲寄生属 *Viscum* L.
槲寄生
Viscum coloratum (Kom.) Nakai
凭证标本：周子静等 41363（GXMI）
功效：带叶茎枝，祛风湿、补肝肾、强筋骨、安胎。
功效来源：《中国药典》（2020年版）

棱枝槲寄生 柿寄生
Viscum diospyrosicola Hayata
凭证标本：钟济新 83411（IBK）
功效：带叶茎枝，祛风湿、强筋骨、止咳、降压。
功效来源：《中华本草》

枫香槲寄生 枫香寄生
Viscum liquidambaricola Hayata
凭证标本：全州调查队 6-3515（GXMI）
功效：带叶茎枝，祛风除湿、舒筋活血。
功效来源：《中华本草》

186. 檀香科 Santalaceae
檀梨属 *Pyrularia* Michx.
檀梨
Pyrularia edulis (Wall.) A. DC.
凭证标本：钟济新 81939（IBK）
功效：全草，止痛。
功效来源：《药用植物辞典》

百蕊草属 *Thesium* L.
百蕊草
Thesium chinense Turcz.
凭证标本：方鼎 7303（GXMI）
功效：全草，清热解毒、解暑。
功效来源：《全国中草药汇编》

190. 鼠李科 Rhamnaceae
勾儿茶属 *Berchemia* Neck. ex DC.
多花勾儿茶
Berchemia floribunda (Wall.) Brongn.
凭证标本：全州县普查队 4503241210190 12LY（IBK、GXMG）
功效：根，健脾利湿、通经活络。茎、叶，清热解毒、利尿。
功效来源：《药用植物辞典》

多叶勾儿茶 鸭公藤
Berchemia polyphylla Wall. ex Lawson
凭证标本：全州县普查队 4503241210130 46LY（IBK、GXMG）
功效：全株，清热利湿、解毒散结。
功效来源：《中华本草》

枳椇属 *Hovenia* Thunb.
枳椇 枳椇子
Hovenia acerba Lindl.
功效：带果序轴的果实，止渴除烦、解酒毒、利尿通便。
功效来源：《广西壮族自治区壮药质量标准 第二卷》（2011年版）
注：《广西植物名录》有记载。

马甲子属 *Paliurus* Mill.
铜钱树 金钱木根
Paliurus hemsleyanus Rehder
凭证标本：全州县普查队 4503241210150 51LY（IBK、GXMG）
功效：根，补气。
功效来源：《中华本草》

马甲子 铁篱笆
Paliurus ramosissimus (Lour.) Poir.
凭证标本：全州县普查队 4503241308100 24LY（IBK、GXMG、CMMI）
功效：刺、花及叶，清热解毒。
功效来源：《中华本草》

鼠李属 *Rhamnus* L.
山绿柴
Rhamnus brachypoda C. Y. Wu ex Y. L. Chen
凭证标本：全州县普查队 4503241308120 39LY（IBK、GXMG）
功效：根，用于牙痛、喉痛、胃痛、腹痛泄泻。
功效来源：《广西中药资源名录》

长叶冻绿 黎辣根
Rhamnus crenata Sieb. et Zucc.
凭证标本：全州县普查队 450324121012013LY（IBK、GXMG、CMMI）
功效：根或根皮，清热解毒、杀虫利湿。
功效来源：《中华本草》

黄鼠李
Rhamnus fulvotincta Metcalf
凭证标本：陈照宙 52798（IBK）
功效：全株、根，解毒、祛风湿、清肝明目。
功效来源：《药用植物辞典》

钩齿鼠李
Rhamnus lamprophylla C. K. Schneid.
凭证标本：全州县普查队 450324130319029LY（IBK、GXMG、CMMI）
功效：根，用于肺热咳嗽。果，用于腹胀便秘。
功效来源：《药用植物辞典》

薄叶鼠李 绛梨木
Rhamnus leptophylla C. K. Schneid.
凭证标本：全州县普查队 450324121019005LY（IBK、GXMG、CMMI）
功效：根和果实，消食顺气、活血祛瘀。
功效来源：《全国中草药汇编》

尼泊尔鼠李
Rhamnus napalensis (Wall.) Lawson
凭证标本：全州县普查队 450324130319009LY（IBK、GXMG、CMMI）
功效：叶、根、果实，祛风除湿、利水消肿。
功效来源：《药用植物辞典》

冻绿
Rhamnus utilis Decne.
凭证标本：全州县普查队 450324130319069LY（IBK、GXMG、CMMI）
功效：叶、果实，止痛、消食。
功效来源：《中华本草》

雀梅藤属 *Sageretia* Brongn.
皱叶雀梅藤
Sageretia rugosa Hance
凭证标本：全州县普查队 450324121010008LY（IBK、GXMG、CMMI）
功效：根，舒筋活络。
功效来源：《药用植物辞典》

枣属 *Ziziphus* Mill.
枣 大枣
Ziziphus jujuba Mill.
凭证标本：朱国兴 228（IBK）
功效：果实，补中益气、养血安神。
功效来源：《中国药典》（2020年版）

191. 胡颓子科 Elaeagnaceae
胡颓子属 *Elaeagnus* L.
巴东胡颓子
Elaeagnus difficilis Servettaz
凭证标本：全州县普查队 450324130319018LY（IBK、GXMG、CMMI）
功效：根，温下焦、祛寒湿、收敛止泻。
功效来源：《药用植物辞典》

蔓胡颓子
Elaeagnus glabra Thunb.
凭证标本：全州县普查队 450324121016060LY（IBK、GXMG）
功效：果实，收敛止泻、健脾消食、止咳平喘、止血。
功效来源：《中华本草》

银果牛奶子
Elaeagnus magna (Servett.) Rehder
凭证标本：W. T. Tsang 27681（IBSC）
功效：根、叶，清热解毒、解表透疹。
功效来源：《药用植物辞典》

胡颓子
Elaeagnus pungens Thunb.
凭证标本：全州县普查队 450324130319022LY（IBK、GXMG、CMMI）
功效：根，祛风利湿、行瘀止血。叶，止咳平喘。果实，消食止痢。
功效来源：《全国中草药汇编》

193. 葡萄科 Vitaceae
蛇葡萄属 *Ampelopsis* Michx.
蓝果蛇葡萄 上山龙
Ampelopsis bodinieri (H. Lév. et Vaniot) Rehder
凭证标本：全州县普查队 450324140801012LY（IBK、GXMG、CMMI）
功效：根皮，消肿解毒、止血、止痛、排脓生肌、祛风除湿。
功效来源：《全国中草药汇编》

广东蛇葡萄 甜茶藤
Ampelopsis cantoniensis (Hook. et Arn.) K. Koch
凭证标本：全州县普查队 450324121012008LY（IBK、

GXMG）

功效：茎叶、根，清热解毒、利湿消肿。

功效来源：《中华本草》

羽叶蛇葡萄

Ampelopsis chaffanjonii (H. Lév.) Rehder

凭证标本：全州县普查队 450324121021011LY（IBK、GXMG）

功效：藤茎，祛风除湿。

功效来源：《药用植物辞典》

蛇葡萄 蝙蝠葛

Ampelopsis glandulosa (Wall.) Momiy. var. *glandulosa*

凭证标本：全州县普查队 450324121012061LY（IBK、GXMG、CMMI）

功效：根及根状茎，利尿、消炎、止血。叶，清热解毒、消肿止痛。

功效来源：《广西壮族自治区壮药质量标准 第三卷》（2018年版）

牯岭蛇葡萄

Ampelopsis glandulosa (Wall.) Momiy. var. *kulingensis* (Rehder) Momiy.

凭证标本：陈秀香组 7946（GXMI）

功效：根、茎、叶，清热解毒、祛风活络、消炎、利尿、消肿、止血。

功效来源：《药用植物辞典》

显齿蛇葡萄 甜茶藤

Ampelopsis grossedentata (Hand.-Mazz.) W. T. Wang

凭证标本：全州县普查队 450324121022026LY（IBK、GXMG）

功效：茎、叶、根，清热解毒、利湿消肿。

功效来源：《中华本草》

白蔹

Ampelopsis japonica (Thunb.) Makino

功效：根，清热解毒、消痈散结、敛疮生肌。

功效来源：《中国药典》（2020年版）

注：《广西植物名录》有记载。

毛枝蛇葡萄

Ampelopsis rubifolia (Wall.) Planch.

凭证标本：全州县普查队 450324141010013LY（IBK、GXMG、CMMI）

功效：根皮，活血散瘀、解毒、生肌长骨、祛风除湿。

功效来源：《药用植物辞典》

乌蔹莓属 *Cayratia* Juss.

乌蔹莓

Cayratia japonica (Thunb.) Gagnep. var. *japonica*

凭证标本：全州县普查队 450324140801017LY（IBK、GXMG、CMMI）

功效：全草，解毒消肿、清热利湿。

功效来源：《中华本草》

毛乌蔹莓 红母猪藤

Cayratia japonica (Thunb.) Gagnep. var. *mollis* (Wall.) Momiy.

凭证标本：全州县普查队 450324141011043LY（IBK、GXMG、CMMI）

功效：全草，清热毒、消痈肿。

功效来源：《全国中草药汇编》

白粉藤属 *Cissus* L.

苦郎藤 风叶藤

Cissus assamica (M. A. Lawson) Craib

凭证标本：全州县普查队 450324121021009LY（IBK、GXMG、CMMI）

功效：根，拔脓消肿、散瘀止痛。

功效来源：《全国中草药汇编》

地锦属 *Parthenocissus* Planch.

花叶地锦

Parthenocissus henryana (Hemsl.) Graebn. ex Diels et Gilg

凭证标本：赵瑞峰 604334（IBK）

功效：藤、叶、液汁，消肿散痈。

功效来源：《药用植物辞典》

绿叶地锦

Parthenocissus laetevirens Rehder

凭证标本：陈永昌 93（IBK）

功效：藤，舒筋活络、消肿散瘀、接骨。

功效来源：《药用植物辞典》

栓翅地锦

Parthenocissus suberosa Hand.-Mazz.

凭证标本：钟济新 83398（IBK）

功效：根、茎，破瘀血、消肿毒。

功效来源：《药用植物辞典》

崖爬藤属 *Tetrastigma* (Miq.) Planch.

三叶崖爬藤 三叶青

Tetrastigma hemsleyanum Diels et Gilg

凭证标本：全州调查队 6-3591（GXMI）

功效：块根或全草，清热解毒、祛风化痰、活血止痛。

功效来源：《广西壮族自治区壮药质量标准 第三

卷》（2018年版）

扁担藤
Tetrastigma planicaule (Hook. f.) Gagnep.
功效：藤茎，祛风除湿、舒筋活络。
功效来源：《广西壮族自治区壮药质量标准 第二卷》（2011年版）
注：《广西植物名录》有记载。

葡萄属 *Vitis* L.
葛藟葡萄 葛藟
Vitis flexuosa Thunb.
功效：根、茎、果实，补五脏、续筋骨、长肌肉。
功效来源：《全国中草药汇编》
注：《广西植物名录》有记载。

毛葡萄
Vitis heyneana Roem. et Schult.
凭证标本：全州县普查队 450324130428017LY（IBK、GXMG、CMMI）
功效：根皮，调经活血、补虚止带、清热解毒、生肌、利湿。全株，止血、祛风湿、安胎、清热。叶，清热利湿、消肿解毒。
功效来源：《药用植物辞典》

鸡足葡萄 复叶葡萄叶
Vitis lanceolatifoliosa C. L. Li
凭证标本：全州县普查队 450324130421032LY（IBK、GXMG、CMMI）
功效：叶，止血、清热解暑。
功效来源：《中华本草》

葡萄
Vitis vinifera L.
功效：果实，解表透疹、利尿、安胎。根、藤，祛风湿、利尿。
功效来源：《全国中草药汇编》
注：《广西植物名录》有记载。

194. 芸香科 Rutaceae
石椒草属 *Boenninghausenia* Reichb. ex Meisn.
臭节草 岩椒草
Boenninghausenia albiflora (Hook.) Rchb. ex Meisn.
凭证标本：全州县普查队 450324121016073LY（IBK、GXMG、CMMI）
功效：全草，解表截疟、活血散瘀。
功效来源：《中华本草》

柑橘属 *Citrus* L.
酸橙 枳壳
Citrus × *aurantium* L.
凭证标本：胡光露等 41414（GXMI）
功效：果皮，理气宽中、行滞消胀。
功效来源：《中国药典》（2020年版）

宜昌橙
Citrus ichangensis Swingle
功效：果实，化痰止咳、生津健胃、止血消炎、祛瘀止痛。根，行气、止痛、止咳平喘。
功效来源：《药用植物辞典》
注：民间常见栽培物种。

柚 橘红
Citrus maxima (Burm.) Merr.
功效：未成熟或近成熟的外层果皮，理气宽中、燥湿化痰。叶，行气止痛、解毒消肿。花蕾或开放的花，行气、化痰、镇痛。
功效来源：《广西壮族自治区壮药质量标准 第二卷》（2011年版）
注：民间常见栽培物种。

香橼
Citrus medica L. var. *medica*
功效：果实，疏肝理气、宽中、化痰。
功效来源：《中国药典》（2020年版）
注：民间常见栽培物种。

佛手
Citrus medica L. var. *sarcodactylis* Swingle
功效：果实，疏肝理气、和胃止痛、燥湿化痰。
功效来源：《中国药典》（2020年版）
注：民间常见栽培物种。

柑橘 青皮
Citrus reticulata Blanco
凭证标本：全州县普查队 450324130327043LY（IBK、GXMG、CMMI）
功效：幼果或未成熟果实的果皮，疏肝破气、消积化滞。
功效来源：《中国药典》（2020年版）

甜橙 枳实
Citrus sinensis (L.) Osbeck
功效：幼果，破气消积、化痰散痞。
功效来源：《中国药典》（2020年版）
注：民间常见栽培物种。

黄皮属 *Clausena* Burm. f.

齿叶黄皮 野黄皮

Clausena dunniana H. Lév.

凭证标本：全州县普查队 450324121015053LY（IBK、GXMG）

功效：叶、根，疏风解表、除湿消肿、行气散瘀。

功效来源：《中华本草》

黄皮

Clausena lansium (Lour.) Skeels

功效：叶，疏风解表、除痰行气。成熟种子，理气、消滞、散结、止痛。

功效来源：《广西壮族自治区壮药质量标准 第一卷》（2008年版）

注：《广西植物名录》有记载。

金橘属 *Fortunella* Swingle

山橘

Fortunella hindsii (Champ. ex Benth.) Swingle

功效：根，醒脾行气。果实，宽中、化痰、下气。

功效来源：《全国中草药汇编》

注：《广西植物名录》有记载。

蜜茱萸属 *Melicope* J. R. Forst. et G. Forst.

三桠苦 三叉苦

Melicope pteleifolia (Champ. ex Benth.) Hartley

功效：茎，清热解毒、祛风除湿、消肿止痛。

功效来源：《广西壮族自治区壮药质量标准 第一卷》（2008年版）

注：民间常见栽培物种。

九里香属 *Murraya* J. König ex L.

九里香

Murraya exotica L.

功效：叶和带叶嫩枝，行气止痛、活血散瘀。

功效来源：《中国药典》（2020年版）

注：《广西植物名录》有记载。

千里香 九里香

Murraya paniculata (L.) Jack.

凭证标本：全州县普查队 450324121021017LY（IBK、GXMG、CMMI）

功效：叶和带叶嫩枝，行气止痛、活血散瘀。

功效来源：《中国药典》（2020年版）

黄檗属 *Phellodendron* Rupr.

秃叶黄檗 黄柏

Phellodendron chinense C. K. Schneid. var. *glabriusculum* C. K. Schneid

凭证标本：全州县普查队 450324121022014LY（IBK、GXMG、CMMI）

功效：树皮，清热燥湿、泻火解毒。

功效来源：《中国药典》（2020年版）

枳属 *Poncirus* Raf.

枳 枸橘

Poncirus trifoliata (L.) Raf.

凭证标本：陈永昌 305（IBK）

功效：果实，健胃消食、理气止痛。叶，行气消食、止呕。

功效来源：《全国中草药汇编》

裸芸香属 *Psilopeganum* Hemsl.

裸芸香 虱子草

Psilopeganum sinense Hemsl.

功效：全草，解表、止呕定喘。根，主治腰痛。

功效来源：《全国中草药汇编》

注：民间常见栽培物种。

芸香属 *Ruta* L.

芸香

Ruta graveolens L.

凭证标本：全州县卫生科 41407（GXMI）

功效：全草，清热解毒、散瘀止痛、活血消肿、祛风、利尿、杀虫、驱虫。

功效来源：《药用植物辞典》

茵芋属 *Skimmia* Thunb.

茵芋

Skimmia reevesiana (Fortune) Fortune

凭证标本：全州县普查队 450324121023001LY（IBK、GXMG、CMMI）

功效：茎叶，祛风除湿。

功效来源：《中华本草》

吴茱萸属 *Tetradium* Lour.

吴茱萸

Tetradium ruticarpum (A. Juss.) Hartley

凭证标本：全州县普查队 450324121013012LY（IBK、GXMG、CMMI）

功效：成熟果实，祛寒止痛、降逆止呕、助阳止泻。

功效来源：《广西壮族自治区壮药质量标准 第三卷》（2018年版）

飞龙掌血属 *Toddalia* Juss.

飞龙掌血

Toddalia asiatica (L.) Lam.

功效：根，祛风止痛、散瘀止血。

功效来源：《广西壮族自治区壮药质量标准 第二卷》（2011年版）

注：《广西植物名录》有记载。

花椒属 *Zanthoxylum* L.

竹叶花椒

Zanthoxylum armatum DC. var. *armatum*

　　凭证标本：全州县普查队 450324121013008LY（IBK、GXMG、CMMI）

　　功效：成熟果实，散寒、止痛、驱蛔虫。

　　功效来源：《广西中药材标准 第一册》

毛竹叶花椒

Zanthoxylum armatum DC. var. *ferrugineum* (Rehd. et E. H. Wilson) C. C. Huang

　　凭证标本：周子静 3288（GXMI）

　　功效：全株，用于感冒、食积腹胀、风湿痹痛，外用治跌打损伤、骨折、目赤肿痛。

　　功效来源：《广西中药资源名录》

岭南花椒 搜山虎

Zanthoxylum austrosinense C. C. Huang

　　功效：根，祛风解表、行气活血、消肿止痛。

　　功效来源：《中华本草》

　　注：《广西植物名录》有记载。

花椒

Zanthoxylum bungeanum Maxim.

　　凭证标本：全州县普查队 450324130424015LY（IBK、GXMG、CMMI）

　　功效：果皮，温中散寒、除湿止痛、杀虫、解鱼腥毒。

　　功效来源：《药用植物辞典》

蚬壳花椒 大叶花椒

Zanthoxylum dissitum Hemsl.

　　凭证标本：全州县普查队 450324130130002LY（IBK、CMMI）

　　功效：茎、叶、果实、种子，消食助运、行气止痛。

　　功效来源：《中华本草》

刺壳花椒 单面针

Zanthoxylum echinocarpum Hemsl.

　　凭证标本：全州县普查队 450324130319085LY（IBK、CMMI）

　　功效：根、根皮或茎、叶，消食助运、行气止痛。

　　功效来源：《中华本草》

异叶花椒 羊山刺

Zanthoxylum ovalifolium Wight

　　功效：枝叶，散寒燥湿。

　　功效来源：《中华本草》

　　注：《广西植物名录》有记载。

花椒簕

Zanthoxylum scandens Blume

　　凭证标本：全州县普查队 450324130428002LY（IBK、GXMG、CMMI）

　　功效：根及果实，活血化瘀、镇痛、清热解毒、祛风行气。

　　功效来源：《药用植物辞典》

青花椒 花椒、椒目、花椒根

Zanthoxylum schinifolium Sieb. et Zucc.

　　凭证标本：全州县普查队 450324141012031LY（IBK、GXMG、CMMI）

　　功效：果皮，温中散寒、除湿止痛、杀虫、解鱼腥毒。

　　功效来源：《药用植物辞典》

野花椒

Zanthoxylum simulans Hance

　　凭证标本：全州县普查队 450324130319039LY（IBK、GXMG、CMMI）

　　功效：叶，祛风散寒、健胃驱虫、除湿止泻、活血通经。

　　功效来源：《药用植物辞典》

195. 苦木科 Simaroubaceae

苦树属 *Picrasma* Blume

苦树 苦木

Picrasma quassioides (D. Don) Benn.

　　凭证标本：李光照 62815（IBK）

　　功效：枝和叶，清热解毒、燥湿杀虫。

　　功效来源：《广西壮族自治区壮药质量标准 第一卷》（2008年版）

197. 楝科 Meliaceae

米仔兰属 *Aglaia* Lour.

米仔兰

Aglaia odorata Lour.

　　功效：枝叶，活血化瘀、消肿止痛。花，行气解郁。

　　功效来源：《全国中草药汇编》

　　注：《广西植物名录》有记载。

麻楝属 *Chukrasia* A. Juss.

麻楝

Chukrasia tabularis A. Juss.

　　功效：树皮，退热、祛风止痒。根，清热润肺、止咳。

　　功效来源：《药用植物辞典》

　　注：《广西中药资源名录》有记载。

浆果楝属 *Cipadessa* Blume

灰毛浆果楝 野茶辣

Cipadessa baccifera (Roth) Miq.

功效：根、叶，祛风化湿、行气止痛。

功效来源：《中华本草》

注：《广西植物名录》有记载。

鹧鸪花属 *Heynea* Roxb. ex Sims

鹧鸪花

Heynea trijuga Roxb.

功效：根，清热解毒、祛风湿、利咽喉。

功效来源：《药用植物辞典》

注：《广西植物名录》有记载。

楝属 *Melia* L.

楝 苦楝

Melia azedarach L.

凭证标本：全州县普查队 450324130421047LY（IBK、GXMG、CMMI）

功效：果实、叶、树皮及根皮，行气止痛、杀虫。

功效来源：《中华本草》

香椿属 *Toona* (Endl.) M. Roem.

香椿

Toona sinensis (Juss.) Roem.

凭证标本：覃方思 41394（GXMI）

功效：果实、树皮或根皮韧皮部、花、树干流出的液汁，祛风、散寒、止痛。

功效来源：《中华本草》

198. 无患子科 Sapindaceae

黄梨木属 *Boniodendron* Gagnep.

黄梨木

Boniodendron minius (Hemsl.) T. C. Chen

凭证标本：全州县普查队 450324141011073LY（IBK、GXMG、CMMI）

功效：花、果实，外用治目赤、眼皮溃烂。

功效来源：《广西中药资源名录》

倒地铃属 *Cardiospermum* L.

倒地铃 三角泡

Cardiospermum halicacabum L.

功效：全草，清热利湿、凉血解毒。

功效来源：《广西壮族自治区壮药质量标准 第二卷》（2011年版）

注：《广西植物名录》有记载。

车桑子属 *Dodonaea* Mill.

车桑子

Dodonaea viscosa Jacquem.

功效：根，消肿解毒。叶，清热解毒、祛瘀消肿、消炎镇咳、祛风除湿。

功效来源：《药用植物辞典》

注：《广西植物名录》有记载。

栾树属 *Koelreuteria* Laxm.

复羽叶栾树

Koelreuteria bipinnata Franch.

凭证标本：全州县普查队 450324130810023LY（IBK、GXMG、CMMI）

功效：根，消肿止痛、活血、驱虫。花，清肝明目、清热止咳。

功效来源：《药用植物辞典》

无患子属 *Sapindus* L.

无患子

Sapindus saponaria L.

功效：种子，清热、祛痰、消积、杀虫。

功效来源：《广西壮族自治区壮药质量标准 第一卷》（2008年版）

注：《广西植物名录》有记载。

198b. 伯乐树科 Bretschneideraceae

伯乐树属 *Bretschneidera* Hemsl.

伯乐树

Bretschneidera sinensis Hemsl.

凭证标本：全州县普查队 450324130423085LY（IBK、GXMG、CMMI）

功效：树皮，祛风活血。

功效来源：《药用植物辞典》

200. 槭树科 Aceraceae

槭属 *Acer* L.

紫果槭

Acer cordatum Pax

凭证标本：沙文兰等 7624（GXMI）

功效：叶芽，清热明目。

功效来源：《药用植物辞典》

青榨槭

Acer davidii Franch.

凭证标本：全州县普查队 450324130423041LY（IBK、GXMG、CMMI）

功效：根、根皮、树皮，消炎、止痛、止血、祛风除湿、活血化瘀。枝叶，清热解毒、行气止痛。

功效来源：《药用植物辞典》

罗浮槭 蝴蝶果

Acer fabri Hance

凭证标本：全州县普查队 450324141015010LY（IBK、GXMG）

功效：果实，清热、利咽喉。

功效来源：《广西中药材标准 第一册》

中华械
Acer sinense Pax
凭证标本：全州县普查队 450324130424003LY（IBK、GXMG、CMMI）
功效：根、根皮，接骨、利关节、止痛。
功效来源：《药用植物辞典》

201. 清风藤科 Sabiaceae
泡花树属 *Meliosma* Blume
香皮树
Meliosma fordii Hemsl.
凭证标本：陈照宙 52746（IBK）
功效：树皮、叶，滑肠通便。
功效来源：《药用植物辞典》

暖木
Meliosma veitchiorum Hemsl.
凭证标本：全州县普查队 450324140521007LY（IBK、GXMG、CMMI）
功效：根或干皮，清热燥湿、收涩止带、止泻、止血。果实，活血祛风、清热利湿。
功效来源：《药用植物辞典》

毛泡花树
Meliosma velutina Rehder et E. H. Wilson
凭证标本：陈照宙 52759（IBK）
功效：根、叶，止咳化痰。
功效来源：《药用植物辞典》

清风藤属 *Sabia* Colebr.
平伐清风藤
Sabia dielsii H. Lév.
凭证标本：全州县普查队 450324130423025LY（IBK、GXMG、CMMI）
功效：根皮、拔毒、消水肿。
功效来源：《药用植物辞典》

灰背清风藤 广藤根
Sabia discolor Dunn
凭证标本：全州县普查队 450324140521011LY（IBK、GXMG）
功效：干燥藤茎，祛风除湿、活血止痛。
功效来源：《广西壮族自治区瑶药材质量标准 第一卷》（2014年版）

凹萼清风藤
Sabia emarginata Lecomte
凭证标本：全州县普查队 450324130428050LY（IBK、GXMG、CMMI）

功效：全株，祛风除湿、止痛。
功效来源：《药用植物辞典》

清风藤
Sabia japonica Maxim.
凭证标本：全州县普查队 450324121017002LY（IBK、GXMG）
功效：茎、叶或根，祛风利湿、活血解毒。
功效来源：《中华本草》

柠檬清风藤
Sabia limoniacea Wall. ex Hook. f. et Thomson
功效：根、茎，广西民间常用作产后要药，治产后瘀血不尽、风湿痹痛。
功效来源：《药用植物辞典》
注：《广西植物名录》有记载。

尖叶清风藤
Sabia swinhoei Hemsl.
凭证标本：全州县普查队 450324130319073LY（IBK、GXMG、CMMI）
功效：根、茎、叶，祛风止痛。
功效来源：《药用植物辞典》

204. 省沽油科 Staphyleaceae
野鸦椿属 *Euscaphis* Sieb. et Zucc.
野鸦椿
Euscaphis japonica (Thunb.) Dippel
凭证标本：全州县普查队 450324130426010LY（IBK、GXMG、CMMI）
功效：根、果实、花，清热解表、利湿。
功效来源：《中华本草》

瘿椒树属 *Tapiscia* Oliv.
银鹊树
Tapiscia sinensis Oliv.
凭证标本：W. T. Tsang 21655（IBSC）
功效：根、果实，解表、清热、祛湿。
功效来源：《药用植物辞典》

山香圆属 *Turpinia* Vent.
锐尖山香圆 山香圆叶
Turpinia arguta Seem.
凭证标本：全州县普查队 450324121015002LY（IBK、GXMG、CMMI）
功效：叶，清热解毒、消肿止痛。
功效来源：《中国药典》（2020年版）

205. 漆树科 Anacardiaceae

南酸枣属 *Choerospondias* Burtt et A. W. Hill

南酸枣 广枣

Choerospondias axillaris (Roxb.) B. L. Burtt et A. W. Hill

凭证标本：全州县普查队 450324140519001LY（IBK、GXMG、CMMI）

功效：果实，行气活血、养心安神。

功效来源：《中国药典》（2020年版）

杧果属 *Mangifera* L.

杧果 杧果核

Mangifera indica L.

功效：叶，行气疏滞、祛瘀积。成熟果核，清热消滞。

功效来源：《广西壮族自治区壮药质量标准 第一卷》（2008年版）

注：民间常见栽培物种。

黄连木属 *Pistacia* L.

黄连木 黄楝树

Pistacia chinensis Bunge

凭证标本：全州县普查队 450324121010005LY（IBK、GXMG、CMMI）

功效：叶芽、叶或根、树皮，清热解毒、生津。

功效来源：《中华本草》

盐肤木属 *Rhus* L.

盐肤木 五倍子

Rhus chinensis Mill. var. *chinensis*

凭证标本：全州县普查队 450324121021019LY（IBK、GXMG、CMMI）

功效：虫瘿，敛肺降火、涩肠止泻、敛汗止血、收湿敛疮。

功效来源：《中国药典》（2020年版）

滨盐肤木 盐酸树

Rhus chinensis Mill. var. *roxburghii* (DC.) Rehder

功效：根、叶，解毒消肿、散瘀止痛。

功效来源：《中华本草》

注：《广西植物名录》有记载。

漆属 *Toxicodendron* Mill.

山漆树 木蜡树根

Toxicodendron sylvestre (Sieb. et Zucc.) Kuntze

功效：根，祛瘀、止痛、止血。

功效来源：《中华本草》

注：《广西植物名录》有记载。

漆

Toxicodendron vernicifluum (Stokes) f. A. Barkley

凭证标本：谢家隆等 41497（GXMI）

功效：干皮或根皮，接骨。木心，行气、镇痛。

功效来源：《药用植物辞典》

207. 胡桃科 Juglandaceae

黄杞属 *Engelhardia* Lesch. ex Bl.

黄杞 罗汉茶

Engelhardia roxburghiana Wall.

凭证标本：罗金裕 6997（GXMI）

功效：叶，清热解毒、生津解渴、解暑利湿。

功效来源：《广西壮族自治区壮药质量标准 第二卷》（2011年版）

化香树属 *Platycarya* Sieb. et Zucc.

化香树

Platycarya strobilacea Sieb. et Zucc.

凭证标本：蒋庆坤 5158（IBK）

功效：果实，顺气祛风、消肿止痛、燥湿杀虫。叶，理气、解毒、消肿止痛、杀虫止痒。

功效来源：《药用植物辞典》

枫杨属 *Pterocarya* Kunth

枫杨

Pterocarya stenoptera C. DC.

凭证标本：全州县普查队 450324130319017LY（IBK、GXMG、CMMI）

功效：树皮，解毒、杀虫止痒、祛风止痛。

功效来源：《药用植物辞典》

209. 山茱萸科 Cornaceae

桃叶珊瑚属 *Aucuba* Thunb.

桃叶珊瑚 天脚板

Aucuba chinensis Benth.

凭证标本：全州县普查队 450324130320053LY（IBK、GXMG、CMMI）

功效：叶，清热解毒、消肿止痛。

功效来源：《中华本草》

倒心叶珊瑚 倒心叶桃叶珊瑚

Aucuba obcordata (Rehd.) Fu ex W. K. Hu et Z. P. Soong

凭证标本：W. T. Tsang 27640（IBSC）

功效：叶，活血调经、解毒消肿。

功效来源：《中华本草》

山茱萸属 *Cornus* L.

头状四照花

Cornus capitata Wall.

凭证标本：钟济新 81927（IBK）

功效：叶、花、果实、树皮、根皮，清热解毒、利胆行水、消积杀虫。

功效来源：《药用植物辞典》

灯台树
Cornus controversa Hemsl.

凭证标本：全州县普查队 450324130531005LY（IBK、GXMG、CMMI）

功效：树皮、根皮、叶，清热、消肿止痛。

功效来源：《中华本草》

尖叶四照花
Cornus elliptica (Pojarkova) Q. Y. Xiang et Boufford

凭证标本：沙文兰等 7589（GXMI）

功效：叶、花，收敛止血。果实，清热利湿、止血、驱蛔虫。全株，外用治水肿。

功效来源：《药用植物辞典》

香港四照花
Cornus hongkongensis Hemsl.

凭证标本：全州县普查队 450324130529006LY（IBK、CMMI）

功效：叶、花，收敛止血。

功效来源：《中华本草》

梾木
Cornus macrophylla Wall.

凭证标本：全州县普查队 450324121015035LY（IBK、GXMG）

功效：根、树皮，清热平肝、活血、祛风止痛、舒筋活络。

功效来源：《药用植物辞典》

毛梾
Cornus walteri Wangerin

凭证标本：陈照宙 52779（IBK）

功效：枝、叶、果实，清热解毒、止痛。

功效来源：《药用植物辞典》

青荚叶属 *Helwingia* Willd.
青荚叶 小通草
Helwingia japonica (Thunb. ex Murray) f. Dietr.

凭证标本：全州县普查队 450324130428008LY（IBK、GXMG）

功效：茎髓，清热、利尿、下乳。

功效来源：《中国药典》（2020年版）

210. 八角枫科 Alangiaceae
八角枫属 *Alangium* Lam.
八角枫
Alangium chinense (Lour.) Harms

凭证标本：全州县普查队 450324130424004LY（IBK、GXMG、CMMI）

功效：根、叶及花，祛风除湿、舒筋活络、散瘀止痛。

功效来源：《广西壮族自治区壮药质量标准 第一卷》（2008年版）

小花八角枫 五代同堂
Alangium faberi Oliv. var. *aberi*

凭证标本：全州县普查队 450324140520043LY（IBK）

功效：根，理气活血、祛风除湿。

功效来源：《中华本草》

阔叶八角枫 五代同堂根
Alangium faberi Oliv. var. *platyphyllum* Chun et f. C. How

凭证标本：全州县普查队 450324140801008LY（IBK、GXMG、CMMI）

功效：根，理气活血、祛风除湿。

功效来源：《中华本草》

毛八角枫
Alangium kurzii Craib

凭证标本：钟济新 82038（IBK）

功效：根、叶，舒筋活血、行瘀止痛。花，清热解毒。种子，拔毒消炎。

功效来源：《药用植物辞典》

211. 珙桐科 Nyssaceae
喜树属 *Camptotheca* Decne.
喜树
Camptotheca acuminata Decne.

凭证标本：全州县普查队 450324121017034LY（IBK、GXMG）

功效：果实、根，清热解毒、散结消症。

功效来源：《中华本草》

蓝果树属 *Nyssa* Gronov. ex L.
蓝果树
Nyssa sinensis Oliver

凭证标本：全州县普查队 450324130423047LY（IBK、GXMG、CMMI）

功效：根，抗癌。

功效来源：《药用植物辞典》

212. 五加科 Araliaceae

楤木属 *Aralia* L.

食用土当归 九眼独活

Aralia cordata Thunb.

凭证标本：全州县普查队 450324130812032LY（IBK、GXMG、CMMI）

功效：根和根状茎，祛风除湿、舒筋活络、活血止痛。

功效来源：《中华本草》

树参属 *Dendropanax* Decne. et Planch.

树参 枫荷桂

Dendropanax dentiger (Harms) Merr.

凭证标本：全州县普查队 450324141012011LY（IBK、GXMG、CMMI）

功效：茎枝，祛风除湿、活血消肿。

功效来源：《广西壮族自治区瑶药材质量标准 第一卷》（2014年版）

五加属 *Eleutherococcus* Maxim.

细柱五加 五加皮

Eleutherococcus nodiflorus (Dunn) S. Y. Hu

凭证标本：程志立等 64（GXMI）

功效：根皮，祛风湿、补肝肾、强筋骨。

功效来源：《中国药典》（2020年版）

白簕 三加

Eleutherococcus trifoliatus (L.) S. Y. Hu

凭证标本：全州县普查队 450324121013022LY（IBK、GXMG、CMMI）

功效：根及茎，清热解毒、祛风利湿、舒筋活血。

功效来源：《广西壮族自治区壮药质量标准 第一卷》（2008年版）

萸叶五加属 *Gamblea* C. B. Clarke

吴茱萸五加

Gamblea ciliata C. B. Clarke var. *evodiaefolia* (Franch.) C. B. Shang, Lowry et Frodin

功效：根皮，祛风利湿、补肝肾、强筋骨。

功效来源：《药用植物辞典》

注：《广西植物名录》有记载。

常春藤属 *Hedera* L.

常春藤 常春藤子

Hedera sinensis (Tobler) Hand.-Mazz.

凭证标本：全州县普查队 450324121016070LY（IBK、GXMG、CMMI）

功效：果实，补肝肾、强腰膝、行气止痛。

功效来源：《中华本草》

刺楸属 *Kalopanax* Miq.

刺楸 川桐皮

Kalopanax septemlobus (Thunb.) Koidz.

凭证标本：全州县普查队 450324121013019LY（IBK、GXMG、CMMI）

功效：树皮，祛风利湿、活血止痛。

功效来源：《中药大辞典》

人参属 *Panax* L.

竹节参

Panax japonicus (T. Nees) C. A. Mey.

凭证标本：方鼎 41441（GXMI）

功效：根状茎，滋补强壮、止血祛痰。

功效来源：《中国药典》（2020年版）

鹅掌柴属 *Schefflera* J. R. Forst. et G. Forst.

穗序鹅掌柴 大泡通皮

Schefflera delavayi (Franch.) Harms

凭证标本：全州县普查队 450324141012012LY（IBK、GXMG、CMMI）

功效：树皮，主治风湿麻木、关节肿痛、跌打瘀痛、腰膝酸痛、胃痛。叶，主治皮炎、湿疹、风疹。

功效来源：《全国中草药汇编》

球序鹅掌柴

Schefflera pauciflora R. Vig.

功效：根或树皮，祛风活络、散瘀止痛、消症利水。

功效来源：《中华本草》

注：《广西植物名录》有记载。

通脱木属 *Tetrapanax* (K. Koch) K. Koch

通脱木

Tetrapanax papyrifer (Hook.) K. Koch

凭证标本：陈永昌 122（IBK）

功效：根和茎枝，清热利水、活血下乳。

功效来源：《广西壮族自治区瑶药材质量标准 第一卷》（2014年版）

213. 伞形科 Apiaceae

莳萝属 *Anethum* L.

莳萝 莳萝苗

Anethum graveolens L.

功效：嫩茎叶或全草，行气利膈、降逆止呕、化痰止咳。

功效来源：《中华本草》

注：民间常见栽培物种。

当归属 *Angelica* L.

重齿当归

Angelica biserrata (R. H. Shan et C. Q. Yuan) C. Q. Yuan et Shan

凭证标本：陈永昌 149（IBK）

功效：根，祛风除湿、通痹止痛。

功效来源：《药用植物辞典》

杭白芷 白芷

Angelica dahurica (Fisch. ex Hoffmann) Benth. et Hook. f. ex Franch. et Sav. 'Hangbaizhi' Yuan et shan

功效：根，解表散寒、祛风止痛、宣通鼻窍、燥湿止带、消肿排脓。

功效来源：《中国药典》（2020年版）

注：民间常见栽培物种。

紫花前胡 前胡

Angelica decursiva (Miq.) Franch. et Sav.

凭证标本：全州县普查队 450324121013021LY（IBK、GXMG、CMMI）

功效：根，降气化痰、散风清热。

功效来源：《中国药典》（2020年版）

芹属 *Apium* L.

旱芹

Apium graveolens L.

功效：全草，平肝、清热、祛风、利水、止血、解毒。

功效来源：《桂本草 第一卷上》

注：《广西植物名录》有记载。

柴胡属 *Bupleurum* L.

竹叶柴胡

Bupleurum marginatum Wall. ex DC.

凭证标本：陈秀香组 7847（GXMI）

功效：全草、根，疏风退热、疏肝、升阳。

功效来源：《药用植物辞典》

积雪草属 *Centella* L.

积雪草

Centella asiatica (L.) Urb.

凭证标本：全州县普查队 450324130422031LY（IBK、GXMG、CMMI）

功效：全草，清热利湿、解毒消肿。

功效来源：《中国药典》（2020年版）

蛇床属 *Cnidium* Cuss.

蛇床 蛇床子

Cnidium monnieri (L.) Cusson

凭证标本：全州县普查队 450324130812022LY（IBK、CXMG、CMMI）

功效：果实，燥湿祛风、杀虫止痒、温肾壮阳。

功效来源：《中国药典》（2020年版）

芫荽属 *Coriandrum* L.

芫荽 胡荽

Coriandrum sativum L.

凭证标本：全州县卫生科 41544（GXMI）

功效：根及全草，发表透疹、消食开胃、止痛解毒。

功效来源：《中华本草》

鸭儿芹属 *Cryptotaenia* DC.

鸭儿芹

Cryptotaenia japonica Hassk.

凭证标本：钟济新 83370（IBK）

功效：茎叶，祛风止咳、活血祛瘀。

功效来源：《中华本草》

胡萝卜属 *Daucus* L.

胡萝卜

Daucus carota L. var. *sativa* Hoffm.

凭证标本：农睦康等 252（GXMI）

功效：根，健脾和胃、滋肝明目、化痰止咳、清热解毒。

功效来源：《中华本草》

茴香属 *Foeniculum* Mill.

茴香 小茴香

Foeniculum vulgare Mill.

功效：果实，散寒止痛、理气和胃。

功效来源：《中国药典》（2020年版）

注：民间常见栽培物种。

天胡荽属 *Hydrocotyle* L.

红马蹄草

Hydrocotyle nepalensis Hook.

凭证标本：全州县普查队 450324121017009LY（IBK、GXMG、CMMI）

功效：全草，清肺止咳、止血活血。

功效来源：《中华本草》

天胡荽

Hydrocotyle sibthorpioides Lam.

凭证标本：周子静 3315（GXMI）

功效：全草，清热利尿、解毒消肿、祛痰止咳。

功效来源：《广西壮族自治区壮药质量标准 第一卷》（2008年版）

破铜钱 天胡荽

Hydrocotyle sibthorpioides Lam. var. *batrachium* (Hance) Hand.-Mazz. ex Shan

功效：全草，清热利湿、解毒消肿。

功效来源：《广西中药材标准 第一册》

注：《广西植物名录》有记载。

肾叶天胡荽 毛叶天胡荽

Hydrocotyle wilfordii Maxim.

凭证标本：钟济新 83363（IBSC）

功效：全草，清热解毒、利湿。

功效来源：《中华本草》

藁本属 *Ligusticum* L.

藁本

Ligusticum sinense Oliv.

凭证标本：全州县普查队 450324130421010LY（IBK、GXMG、CMMI）

功效：根状茎、根，祛风除湿、散寒止痛。

功效来源：《中华本草》

水芹属 *Oenanthe* L.

卵叶水芹

Oenanthe javanica (Blume) DC. subsp. *rosthornii* (Diels) F. T. Pu

凭证标本：黄剑辉 192（NAS）

功效：全草，清热、利水、止血。

功效来源：《药用植物辞典》

线叶水芹

Oenanthe linearis Wall. ex DC.

凭证标本：黄德爱 60650（IBK）

功效：全草，清热凉血。

功效来源：《药用植物辞典》

山芹属 *Ostericum* Hoffm.

香白芷 隔山香

Ostericum citriodorum (Hance) C. Q. Yuan et R. H. Shan

功效：根或全草，疏风清热、祛痰止咳、消肿止痛。

功效来源：《中华本草》

注：《广西植物名录》有记载。

前胡属 *Peucedanum* L.

台湾前胡

Peucedanum formosanum Hayata

凭证标本：全州县普查队 450324141014056LY（IBK）

功效：根，解热、镇痛、镇咳、祛痰、通五脏、安胎。

功效来源：《药用植物辞典》

南岭前胡

Peucedanum longshengense R. H. Shan et M. L. Sheh

凭证标本：陈秀香组 7857（GXMI）

功效：根，主治风热咳嗽痰多、咳热喘满、咯痰黄稠。

功效来源：《广西中药资源名录》

华中前胡 光头前胡

Peucedanum medicum Dunn

凭证标本：陈永昌 129（IBK）

功效：根及根状茎，宣肺祛痰、降气止咳、定惊。

功效来源：《中华本草》

前胡

Peucedanum praeruptorum Dunn

凭证标本：周子静 35（GXMI）

功效：根，疏风散热、降气化痰。

功效来源：《中华本草》

茴芹属 *Pimpinella* L.

杏叶茴芹 杏叶防风

Pimpinella candolleana Wight et Arn.

凭证标本：全州县普查队 450324141012066LY（IBK）

功效：根或全草，温中散寒、行气止痛、解毒消肿。

功效来源：《中华本草》

异叶茴芹 鹅脚板

Pimpinella diversifolia DC.

凭证标本：全州县普查队 450324121022013LY（IBK、GXMG、CMMI）

功效：全草、根，祛风活血、解毒消肿。

功效来源：《中华本草》

囊瓣芹属 *Pternopetalum* Franch.

膜蕨囊瓣芹

Pternopetalum trichomanifolium (Franch.) Hand.-Mazz.

凭证标本：全州县普查队 450324130130006LY（IBK、GXMG、CMMI）

功效：带根全草，清热解毒、祛风除湿、活血止血。

功效来源：《中华本草》

变豆菜属 *Sanicula* L.

变豆菜

Sanicula chinensis Bunge

凭证标本：W. T. Tsang 27689（IBSC）

功效：全草，解毒、止血。

功效来源：《中华本草》

薄片变豆菜 大肺筋草

Sanicula lamelligera Hance

凭证标本：钟济新 82065（IBK）

功效：全草，祛风发表、化痰止咳、活血调经。

功效来源：《中华本草》

野鹅脚板

Sanicula orthacantha S. Moore

凭证标本：全州县普查队 450324121017033LY（IBK、GXMG）

功效：全草，清热、解毒。

功效来源：《全国中草药汇编》

窃衣属 *Torilis* Adans.

小窃衣 窃衣

Torilis japonica (Houtt.) DC.

凭证标本：W. T. Tsang 27739（IBSC）

功效：果实、全草，杀虫止泻、收湿止痒。

功效来源：《中华本草》

窃衣

Torilis scabra (Thunb.) DC.

功效：果实、全草，杀虫止泻、收湿止痒。

功效来源：《中华本草》

注：《广西植物名录》有记载。

214. 桤叶树科 Clethraceae

山柳属 *Clethra* L.

单毛桤叶树

Clethra bodinieri H. Lév.

凭证标本：李荫昆 400707（IBK）

功效：根，外用治疮疖肿毒。

功效来源：《药用植物辞典》

云南桤叶树

Clethra delavayi Franch.

凭证标本：黄德爱 60390（IBK）

功效：树皮、根，活血祛瘀、强筋壮骨、祛风。

功效来源：《药用植物辞典》

贵州桤叶树

Clethra kaipoensis H. Lév.

凭证标本：全州县普查队 450324130531014LY（IBK、GXMG、CMMI）

功效：根、叶，祛风镇痛。

功效来源：《药用植物辞典》

215. 杜鹃花科 Ericaceae

吊钟花属 *Enkianthus* Lour.

灯笼吊钟花

Enkianthus chinensis Franch.

凭证标本：钟济新 81670（IBK）

功效：花，清热、止血、调经。

功效来源：《药用植物辞典》

齿缘吊钟花

Enkianthus serrulatus (E. H. Wilson) C. K. Schneid.

凭证标本：钟济新 81969（IBSC）

功效：根，祛风除湿、活血。

功效来源：《药用植物辞典》

白珠树属 *Gaultheria* Kalm ex L.

毛滇白珠

Gaultheria leucocarpa Blume var. *crenulata* (Kurz) T. Z. Hsu

凭证标本：全州调查队 6-3516（GXMI）

功效：叶、全株，祛风除湿、舒筋活络、活血止痛。

功效来源：《药用植物辞典》

滇白珠 白珠树

Gaultheria leucocarpa Blume var. *yunnanensis* (Franch.) T. Z. Hsu et R. C. Fang

凭证标本：全州县普查队 450324130812015LY（IBK、CMMI）

功效：全株，祛风除湿、舒筋活络、活血止痛。

功效来源：《中华本草》

珍珠花属 *Lyonia* Nutt.

珍珠花 南烛

Lyonia ovalifolia (Wall.) Drude var. *ovalifolia*

凭证标本：全州县普查队 450324130428055LY（IBK、GXMG、CMMI）

功效：茎、叶、果实，活血、祛瘀、止痛。

功效来源：《全国中草药汇编》

小果珍珠花 米录木

Lyonia ovalifolia (Wall.) Drude var. *elliptica* (Sieb. et Zucc.) Hand.-Mazz.

凭证标本：全州县普查队 450324130811029LY（IBK、GXMG、CMMI）

功效：根、果实、叶，健脾止泻、活血、强筋。

功效来源：《全国中草药汇编》

狭叶珍珠花

Lyonia ovalifolia (Wall.) Drude var. *lanceolata* (Wall.) Hand.-Mazz.

凭证标本：全州县普查队 450324140519015LY（IBK、GXMG、CMMI）

功效：全株，用于感冒、痢疾、痧症夹色、骨鲠喉。叶，外用治骨折。

功效来源：《广西中药资源名录》

马醉木属 *Pieris* D. Don

美丽马醉木

Pieris formosa (Wall.) D. Don

凭证标本：全州县普查队 450324141013029LY（IBK、

GXMG、CMMI）

功效：鲜叶汁，疗疮、杀虫。全草，消炎止痛、舒筋活络。

功效来源：《药用植物辞典》

杜鹃花属 *Rhododendron* L.

桃叶杜鹃

Rhododendron annae Franch.

凭证标本：全州县普查队 450324130428061LY（IBK、GXMG）

功效：根皮，化痰止咳。

功效来源：《药用植物辞典》

耳叶杜鹃

Rhododendron auriculatum Hemsl.

凭证标本：全州县普查队 450324141014024LY（IBK、GXMG、CMMI）

功效：根，理气止咳。

功效来源：《药用植物辞典》

腺萼马银花

Rhododendron bachii H. Lév.

凭证标本：陈照宙 52765（KUN）

功效：叶，清热利湿、止咳化痰。

功效来源：《药用植物辞典》

云锦杜鹃

Rhododendron fortunei Lindl.

凭证标本：全州县普查队 450324130428053LY（IBK、GXMG、CMMI）

功效：花、叶，清热解毒、敛疮。

功效来源：《全国中草药汇编》

西施花 鹿角杜鹃

Rhododendron latoucheae Franch.

凭证标本：全州县普查队 450324121012014LY（IBK、GXMG、CMMI）

功效：花、叶，清热解毒、疏风行气、止咳祛痰、活血化瘀。

功效来源：《药用植物辞典》

百合花杜鹃

Rhododendron liliiflorum H. Lév.

凭证标本：钟济新 83353（IBK）

功效：全株，清热利湿、活血止血。

功效来源：《药用植物辞典》

满山红

Rhododendron mariesii Hemsl. et E. H. Wilson

凭证标本：钟济新 82056（IBK）

功效：叶、花、根，活血调经、清热解毒、止痛、消

肿、止血、平喘、止咳、祛痰、祛风利湿。

功效来源：《药用植物辞典》

羊踯躅 闹羊花

Rhododendron molle (Blume) G. Don

凭证标本：赵善欢 87（IBSC）

功效：花，祛风除湿、散瘀定痛。

功效来源：《中国药典》（2020年版）

毛棉杜鹃 丝线吊芙蓉

Rhododendron moulmainense Hook. f.

凭证标本：钟济新 81561（IBSC）

功效：根皮、茎皮，利水、活血。

功效来源：《中华本草》

团叶杜鹃

Rhododendron orbiculare Decne.

凭证标本：钟济新 82076（IBSC）

功效：根、叶，祛风除湿、止痛。

功效来源：《药用植物辞典》

马银花

Rhododendron ovatum (Lindl.) Planch. ex Maxim.

凭证标本：全州县普查队 450324130320031LY（IBK、GXMG、CMMI）

功效：根，清热利湿。

功效来源：《全国中草药汇编》

毛果杜鹃

Rhododendron seniavinii Maxim.

凭证标本：陈照宙 52530（IBK）

功效：叶、根、茎，祛痰、止咳、平喘、消炎。

功效来源：《药用植物辞典》

杜鹃 杜鹃花根

Rhododendron simsii Planch.

凭证标本：全州县普查队 450324130320026LY（IBK、GXMG、CMMI）

功效：根及根状茎，祛风湿、活血去瘀、止血。

功效来源：《广西中药材标准 第一册》

长蕊杜鹃

Rhododendron stamineum Franch.

凭证标本：钟济新 82094（IBK）

功效：根、枝、叶、花，用于狂犬病。

功效来源：《药用植物辞典》

215a. 鹿蹄草科 Pyrolaceae

鹿蹄草属 *Pyrola* L.

长叶鹿蹄草

Pyrola elegantula Andres

凭证标本：钟济新 81615（IBSC）

功效：全草，功效同紫背鹿蹄草。祛风除湿、强筋壮骨、止血。

功效来源：《药用植物辞典》

216. 乌饭树科 Vacciniaceae

越桔属 *Vaccinium* L.

南烛 南烛根

Vaccinium bracteatum Thunb.

凭证标本：陈照宙 52556（IBSC）

功效：根，散瘀、止痛。

功效来源：《中华本草》

黄背越桔

Vaccinium iteophyllum Hance

凭证标本：全州县普查队 450324130426030LY（IBK、GXMG、CMMI）

功效：全株，祛风除湿、利尿消肿、舒筋活络、散炎止痛。

功效来源：《药用植物辞典》

江南越桔

Vaccinium mandarinorum Diels

凭证标本：黄德爱 60667（IBSC）

功效：叶、果实，用于白带异常，外用治枪弹、铁砂入肉。

功效来源：《广西中药资源名录》

221. 柿科 Ebenaceae

柿属 *Diospyros* L.

山柿

Diospyros japonica Sieb. et Zucc.

凭证标本：钟济新 82072（IBSC）

功效：树皮，提取物抑制艾氏腹水癌生长。叶，用作毒鱼剂；叶提取物，抗炎、解热、镇痛、有解痉和中枢抑制作用。

功效来源：《药用植物辞典》

柿 柿叶

Diospyros kaki Thunb. var. *kaki*

凭证标本：全州县普查队 450324130421023LY（IBK、GXMG、CMMI）

功效：叶，止咳定喘、生津止渴、活血止血。

功效来源：《广西壮族自治区壮药质量标准 第二卷》（2011年版）

野柿

Diospyros kaki Thunb. var. *silvestris* Makino

凭证标本：全州县普查队 450324121012063LY（IBK、CMMI）

功效：果实，润肺止咳、生津、润肠。

功效来源：《药用植物辞典》

君迁子

Diospyros lotus L.

凭证标本：钟济新 81678（IBK）

功效：果实，止渴、除痰。

功效来源：《全国中草药汇编》

罗浮柿

Diospyros morrisiana Hance

功效：叶、茎皮，解毒消炎、收敛止泻。

功效来源：《中华本草》

注：《广西植物名录》有记载。

223. 紫金牛科 Myrsinaceae

紫金牛属 *Ardisia* Sw.

细罗伞 波叶紫金牛

Ardisia affinis Hemsl.

凭证标本：沙文兰等 7662（GXMI）

功效：全株，利咽止咳、理气活血。

功效来源：《中华本草》

九管血 血党

Ardisia brevicaulis Diels

凭证标本：全州县普查队 450324121012010LY（IBK、GXMG、CMMI）

功效：全株，祛风湿、活血调经、消肿止痛。

功效来源：《广西壮族自治区壮药质量标准 第二卷》（2011年版）

小紫金牛

Ardisia chinensis Benth.

凭证标本：全州县普查队 450324121016005LY（IBK、GXMG、CMMI）

功效：全株，活血止血、散瘀止痛、清热利湿。

功效来源：《中华本草》

朱砂根

Ardisia crenata Sims

凭证标本：全州县普查队 450324121012016LY（IBK、GXMG、CMMI）

功效：根，行血祛风、解毒消肿。

功效来源：《中国药典》（2020年版）

百两金

Ardisia crispa (Thunb.) A. DC

凭证标本：全州县普查队 450324121017005LY（IBK、CMMI）

功效：根及根状茎，清热利咽、祛痰利湿、活血解毒。

功效来源：《中华本草》

月月红

Ardisia faberi Hemsl.

凭证标本：全州县普查队 450324130130021LY（IBK、GXMG、CMMI）

功效：全株，清热解毒、祛痰利湿、活血止血。

功效来源：《药用植物辞典》

紫金牛 矮地茶

Ardisia japonica (Thunb.) Blume

凭证标本：全州县普查队 450324121022035LY（IBK、GXMG、CMMI）

功效：全株，止咳化痰、活血。

功效来源：《中药大辞典》

九节龙 小青

Ardisia pusilla A. DC.

凭证标本：全州县普查队 450324121018023LY（IBK、GXMG）

功效：全株或叶，清热利湿、活血消肿。

功效来源：《中华本草》

酸藤子属 *Embelia* Burm. f.

酸藤子

Embelia laeta (L.) Mez

凭证标本：全州县普查队 450324121017012LY（IBK、GXMG、CMMI）

功效：根，清热解毒、散瘀止血。

功效来源：《广西壮族自治区瑶药材质量标准 第一卷》（2014年版）

网脉酸藤子 了哥利

Embelia rudis Hand.-Mazz.

凭证标本：陈照宙 52696（IBK）

功效：根、茎，活血通经。

功效来源：《中华本草》

瘤皮孔酸藤子 假刺藤

Embelia scandens (Lour.) Mez

凭证标本：全州县普查队 450324121012003LY（IBK、GXMG、CMMI）

功效：根或叶，舒筋活络、敛肺止咳。

功效来源：《中华本草》

杜茎山属 *Maesa* Forssk.

杜茎山

Maesa japonica (Thunb.) Moritzi et Zoll.

凭证标本：陈照宙 52701（IBK）

功效：根、茎叶，祛风邪、解疫毒、消肿胀。

功效来源：《中华本草》

鲫鱼胆

Maesa perlarius (Lour.) Merr.

凭证标本：全州县普查队 450324121012022LY（IBK、GXMG、CMMI）

功效：全株，接骨消肿、生肌祛腐。

功效来源：《全国中草药汇编》

铁仔属 *Myrsine* L.

密花树

Myrsine seguinii H. Lév.

凭证标本：赵瑞峰 604326（IBK）

功效：根皮、叶，清热解毒、凉血、祛湿。

功效来源：《药用植物辞典》

224. 安息香科 Styracaceae

赤杨叶属 *Alniphyllum* Matsum.

赤杨叶 豆渣树

Alniphyllum fortunei (Hemsl.) Makino

凭证标本：全州县普查队 450324130422022LY（IBK、GXMG、CMMI）

功效：根、叶，祛风除湿、利水消肿。

功效来源：《中华本草》

陀螺果属 *Melliodendron* Hand.-Mazz.

陀螺果

Melliodendron xylocarpum Hand.-Mazz.

凭证标本：全州县普查队 450324130320064LY（IBK、GXMG、CMMI）

功效：根、叶，清热、杀虫。枝叶，滑肠。

功效来源：《药用植物辞典》

白辛树属 *Pterostyrax* Siebold et Zucc.

白辛树

Pterostyrax psilophyllus Diels ex Perkins

凭证标本：蒋庆坤 228（IBK）

功效：根皮，散瘀。

功效来源：《药用植物辞典》

安息香属 *Styrax* L.

赛山梅

Styrax confusus Hemsl.

凭证标本：全州县普查队 450324130426017LY（IBK、GXMG、CMMI）

功效：果实，清热解毒、消痈散结。全株，止泻、止痒。

功效来源：《药用植物辞典》

白花龙

Styrax faberi Perkins

凭证标本：全州县普查队 450324121012046LY（IBK、GXMG）

功效：全株，止泻、止痒。叶，止血、生肌、消肿。

功效来源：《药用植物辞典》

野茉莉

Styrax japonicus Sieb. et Zucc.

凭证标本：全州县普查队 450324130531017LY（IBK、GXMG、CMMI）

功效：花，清火。虫瘿、叶、果实，祛风除湿。

功效来源：《全国中草药汇编》

芬芳安息香

Styrax odoratissimus Champ. ex Benth.

凭证标本：陈照宙 52659（IBK）

功效：叶，清热解毒、祛风除湿、理气止痛、润肺止咳。

功效来源：《药用植物辞典》

栓叶安息香 红皮

Styrax suberifolius Hook. et Arn.

凭证标本：钟济新 82051（IBK）

功效：叶、根，祛风湿、理气止痛。

功效来源：《中华本草》

225. 山矾科 Symplocaceae

山矾属 *Symplocos* Jacq.

薄叶山矾

Symplocos anomala Brand

凭证标本：全州县普查队 450324141015003LY（IBK、GXMG）

功效：果实，清热解毒、平肝泻火。

功效来源：《药用植物辞典》

越南山矾

Symplocos cochinchinensis (Lour.) S. Moore var. cochinchinensis

凭证标本：全州县普查队 450324121020029LY（IBK、GXMG、CMMI）

功效：根，用于咳嗽、腹痛、泄泻。

功效来源：《广西中药资源名录》

黄牛奶树

Symplocos cochinchinensis (Lour.) S. Moore var. *laurina* (Retz.) Noot.

凭证标本：全州县普查队 450324130812051LY（IBK、GXMG、CMMI）

功效：根、树皮，散热、清热。

功效来源：《药用植物辞典》

光亮山矾 四川山矾

Symplocos lucida (Thunb.) Sieb. et Zucc.

凭证标本：全州县普查队 450324141013023LY（IBK、GXMG、CMMI）

功效：根、茎、叶，行水、定喘、清热解毒。

功效来源：《中华本草》

白檀

Symplocos paniculata (Thunb.) Miq.

凭证标本：全州县普查队 450324130421015LY（IBK、GXMG、CMMI）

功效：根、叶、花或种子，清热解毒、调气散结、祛风止痒。

功效来源：《中华本草》

珠仔树 山矾叶

Symplocos racemosa Roxb.

功效：叶，清热解毒、收敛止血。

功效来源：《中华本草》

注：《广西植物名录》有记载。

老鼠矢 小药木

Symplocos stellaris Brand

凭证标本：钟济新 81649（IBK）

功效：叶、根，活血、止血。

功效来源：《中华本草》

山矾

Symplocos sumuntia Buch.-Ham. ex D. Don

凭证标本：全州县普查队 450324130810015LY（IBK、GXMG、CMMI）

功效：花，化痰解郁、生津止渴。根，清热利湿、凉血止血、祛风止痛。叶，清热解毒、收敛止血。

功效来源：《中华本草》

228. 马钱科 Loganiaceae

醉鱼草属 *Buddleja* L.

巴东醉鱼草

Buddleja albiflora Hemsl.

凭证标本：全州县普查队 450324130320035LY（IBK、GXMG、CMMI）

功效：全草，祛瘀、杀虫。花蕾，止咳化痰。

功效来源：《药用植物辞典》

白背枫 白鱼尾
Buddleja asiatica Lour.
功效：全株，祛风利湿、行气活血。
功效来源：《中华本草》
注：《广西植物名录》有记载。

大叶醉鱼草 酒药花
Buddleja davidii Franch.
凭证标本：全州县普查队 450324141014031LY（IBK、GXMG、CMMI）
功效：枝叶、根皮，祛风散寒、活血止痛、解毒杀虫。
功效来源：《中华本草》

醉鱼草
Buddleja lindleyana Fortune
凭证标本：全州县普查队 450324121013048LY（IBK、GXMG、CMMI）
功效：茎、叶，祛风湿、壮筋骨、活血祛瘀。
功效来源：《中华本草》

密蒙花
Buddleja officinalis Maxim.
功效：花蕾及其花序，清热养肝、明目退翳。
功效来源：《中国药典》（2020年版）
注：《广西植物名录》有记载。

蓬莱葛属 *Gardneria* Wall.
蓬莱葛
Gardneria multiflora Makino
凭证标本：钟济新 83340（IBK）
功效：根、种子，祛风活血。
功效来源：《药用植物辞典》

钩吻属 *Gelsemium* Juss.
钩吻 断肠草
Gelsemium elegans (Gardn. et Champ.) Benth.
功效：根和茎，祛风、攻毒、止痛。
功效来源：《广西壮族自治区壮药质量标准 第一卷》（2008年版）
注：《广西植物名录》有记载。

229. 木犀科 Oleaceae
梣属 *Fraxinus* L.
白蜡树 秦皮
Fraxinus chinensis Roxb.
凭证标本：蒋庆坤 187（IBK）
功效：树皮，清热燥湿、清肝明目、止咳平喘。
功效来源：《中华本草》

苦枥木
Fraxinus insularis Hemsl.
凭证标本：钟济新 81562（IBK）
功效：枝叶，外用治风湿痹痛。
功效来源：《广西中药资源名录》

素馨属 *Jasminum* L.
扭肚藤
Jasminum elongatum (Bergius) Willd.
功效：枝叶，清热利湿、解毒、消滞。
功效来源：《中华本草》
注：《广西植物名录》有记载。

清香藤 破骨风
Jasminum lanceolaria Roxb.
凭证标本：全州县普查队 450324121015016LY（IBK、GXMG、CMMI）
功效：全株，破血瘀、理气止痛。
功效来源：《广西壮族自治区瑶药材质量标准 第一卷》（2014年版）

桂叶素馨
Jasminum laurifolium Gagnep. var. *brachylobum* Kurz
功效：全株，用于风热赤目、疟疾、尿路感染、膀胱炎、肾炎水肿。
功效来源：《广西中药资源名录》
注：民间常见栽培物种。

华素馨 华清香藤
Jasminum sinense Hemsl.
凭证标本：全州县普查队 450324130319026LY（IBK、GXMG、CMMI）
功效：全株，清热解毒。
功效来源：《中华本草》

川素馨
Jasminum urophyllum Hemsl.
凭证标本：方鼎 7334（GXMI）
功效：全株，祛风除湿。
功效来源：《中华本草》

女贞属 *Ligustrum* L.
女贞 女贞子
Ligustrum lucidum W. T. Aiton
凭证标本：全州县普查队 450324130810025LY（IBK、GXMG、CMMI）
功效：果实，滋补肝肾、明目乌发。
功效来源：《中国药典》（2020年版）

小蜡 小蜡树叶
Ligustrum sinense Lour. var. *sinense*
凭证标本：全州县普查队 450324130320032LY（IBK、

GXMG、CMMI）

功效：叶，清热利湿、解毒消肿。

功效来源：《广西壮族自治区壮药质量标准 第二卷》（2011年版）

光萼小蜡 毛女贞

Ligustrum sinense Lour. var. *myrianthum* (Diels) Hoefker

凭证标本：全州县普查队 450324141011058LY（IBK、GXMG、CMMI）

功效：枝、叶，泻火解毒。

功效来源：《中华本草》

木犀榄属 *Olea* L.

木犀榄 毛女贞

Olea europaea L.

功效：种子油，外用治烧烫伤。

功效来源：《广西中药资源名录》

注：民间常见栽培物种。

木犀属 *Osmanthus* Lour.

桂花

Osmanthus fragrans (Thunb.) Lour.

凭证标本：陈照宙 52707（IBK）

功效：花，散寒破结、化痰止咳。果实，暖胃、平肝、散寒。根，祛风湿、散寒。

功效来源：《全国中草药汇编》

厚边木犀

Osmanthus marginatus (Champ. ex Benth.) Hemsl.

凭证标本：赵瑞峰 604314（IBK）

功效：花，提神、醒脑。

功效来源：《药用植物辞典》

牛矢果

Osmanthus matsumuranus Hayata

凭证标本：陈照宙 52572（KUN）

功效：叶、树皮，解毒、排脓、消痈。

功效来源：《中华本草》

230. 夹竹桃科 Apocynaceae

黄蝉属 *Allamanda* L.

黄蝉

Allamanda schottii Pohl

功效：全株，杀虫、灭孑孓。

功效来源：《药用植物辞典》

注：民间常见栽培物种。

链珠藤属 *Alyxia* Banks ex R. Br.

筋藤

Alyxia levinei Merr.

凭证标本：沙文兰等 7553（GXMI）

功效：全株，祛风除湿、活血止痛。

功效来源：《中华本草》

长春花属 *Catharanthus* G. Don

长春花

Catharanthus roseus (L.) G. Don

功效：全草，抗癌、降血压。

功效来源：《全国中草药汇编》

注：民间常见栽培物种。

夹竹桃属 *Nerium* L.

夹竹桃

Nerium oleander L.

功效：叶，强心利尿、祛痰杀虫。

功效来源：《全国中草药汇编》

注：民间常见栽培物种。

白花夹竹桃 夹竹桃

Nerium indicum Mill. 'Paihua'

功效：叶，强心利尿、祛痰定喘、祛瘀止痛。

功效来源：《桂本草 第一卷上》

注：民间常见栽培物种。

鸡蛋花属 *Plumeria* L.

鸡蛋花

Plumeria rubra L.

功效：花，清热、解暑、利湿、止咳。

功效来源：《广西中药材标准 第一册》

注：民间常见栽培物种。

帘子藤属 *Pottsia* Hook. et Arn.

大花帘子藤 帘子藤

Pottsia grandiflora Markgr.

凭证标本：钟济新 81929（IBSC）

功效：茎，用于产后虚弱。

功效来源：《广西中药资源名录》

萝芙木属 *Rauvolfia* L.

萝芙木

Rauvolfia verticillata (Lour.) Baill.

功效：根和茎，清热、降压、宁神。

功效来源：《广西壮族自治区壮药质量标准 第一卷》（2008年版）

注：《广西植物名录》有记载。

羊角拗属 *Strophanthus* DC.

羊角拗 羊角扭

Strophanthus divaricatus (Lour.) Hook. et Arn.

凭证标本：黄德爱 60851（IBSC）

功效：全株，祛风湿、通经络、杀虫。

功效来源：《广西壮族自治区瑶药材质量标准 第一

卷》（2014年版）

络石属 Trachelospermum Lem.
紫花络石
Trachelospermum axillare Hook. f.
凭证标本：方鼎 41453（GXMI）
功效：全株，解表发汗、通经活络、止痛。
功效来源：《全国中草药汇编》

短柱络石
Trachelospermum brevistylum Hand.-Mazz.
凭证标本：钟济新 82071（IBK）
功效：茎，用于风湿痹痛。
功效来源：《广西中药资源名录》

络石 络石藤
Trachelospermum jasminoides (Lindl.) Lem.
凭证标本：全州县普查队 450324121015052LY（IBK、GXMG、CMMI）
功效：带叶藤茎，凉血消肿、祛风通络。
功效来源：《中国药典》（2020年版）

231. 萝藦科 Asclepiadaceae
鹅绒藤属 Cynanchum L.
白薇
Cynanchum atratum Bunge
凭证标本：钟济新 81633（IBK）
功效：根及根状茎，清热凉血、利尿通淋、解毒疗疮。
功效来源：《中国药典》（2020年版）

牛皮消 飞来鹤
Cynanchum auriculatum Royle ex Wight
凭证标本：全州县普查队 450324121016003LY（IBK、GXMG）
功效：根、全草，健胃消积、解毒消肿。
功效来源：《全国中草药汇编》

白前
Cynanchum glaucescens (Decne.) Hand.-Mazz.
凭证标本：广西药用植物调查队 259（GXMI）
功效：根及根状茎，降气、消痰、止咳、健脾消积。全草，清热解毒。
功效来源：《药用植物辞典》

朱砂藤
Cynanchum officinale (Hemsl.) Tsiang et H. D. Zhang
凭证标本：全州县普查队 450324130812016LY（IBK、CMMI）
功效：根，理气、止痛、强筋骨、除风湿、明目。
功效来源：《全国中草药汇编》

青羊参
Cynanchum otophyllum C. K. Schneid.
凭证标本：全州县普查队 450324121015022LY（IBK、GXMG、CMMI）
功效：根，祛风除湿、解毒镇痉。
功效来源：《全国中草药汇编》

徐长卿
Cynanchum paniculatum (Bunge) Kitag.
凭证标本：全州县普查队 450324121019031LY（IBK、GXMG）
功效：根，祛风、化湿、止痛、止痒。
功效来源：《中国药典》（2020年版）

柳叶白前 白前
Cynanchum stauntonii (Decne.) Schltr. ex H. Lév.
凭证标本：钟济新 81572（IBK）
功效：根状茎及根，降气、消痰、止咳。
功效来源：《中国药典》（2020年版）

隔山消
Cynanchum wilfordii (Maxim.) Hemsl.
凭证标本：黄德爱 60786（IBK）
功效：块根，补肝益肾、强筋壮骨、健胃消食。
功效来源：《药用植物辞典》

萝藦属 Metaplexis R. Br.
萝藦
Metaplexis japonica (Thunb.) Makino
凭证标本：方鼎 7343（GXMI）
功效：全草，补肾强壮、行气活血、消肿解毒。
功效来源：《药用植物辞典》

娃儿藤属 Tylophora R. Br.
多花娃儿藤 双飞蝴蝶
Tylophora floribunda Miq.
功效：根，祛风化痰、通经散瘀。
功效来源：《全国中草药汇编》
注：《广西植物名录》有记载。

娃儿藤
Tylophora ovata (Lindl.) Hook. ex Steud.
凭证标本：吕相军等 7280（GXMI）
功效：根，祛风化痰、解毒散瘀。
功效来源：《中药大辞典》

贵州娃儿藤
Tylophora silvestris Tsiang
凭证标本：沙文兰等 7634（GXMI）
功效：全草，舒筋络。
功效来源：《药用植物辞典》

232. 茜草科 Rubiaceae

水团花属 *Adina* Salisb.

水团花

Adina pilulifera (Lam.) Franch. ex Drake

功效：根、枝叶、花、果实，清热利湿、解毒消肿。

功效来源：《中华本草》

注：《广西植物名录》有记载。

细叶水团花 水杨梅

Adina rubella Hance

凭证标本：全州县普查队 450324121015047LY（IBK、GXMG、CMMI）

功效：根、茎皮、叶、花及果实，清热解毒、散瘀止痛。

功效来源：《全国中草药汇编》

茜树属 *Aidia* Lour.

香楠

Aidia canthioides (Champ. ex Benth.) Masam.

凭证标本：全州县普查队 450324121012007LY（IBK、GXMG、CMMI）

功效：根，用于胃痛、风湿骨痛、跌打损伤。

功效来源：《广西中药资源名录》

茜树

Aidia cochinchinensis Lour.

功效：根，清热利湿、润肺止咳。全株，清热解毒、利湿消肿、润肺止咳。

功效来源：《药用植物辞典》

注：《广西植物名录》有记载。

丰花草属 *Borreria* G. Mey.

阔叶丰花草

Borreria latifolia (Aubl.) K. Schum.

凭证标本：全州县普查队 450324141010034LY（IBK、GXMG、CMMI）

功效：全草，用于疟疾发热。

功效来源：《药用植物辞典》

流苏子属 *Coptosapelta* Korth.

流苏子 流苏子根

Coptosapelta diffusa (Champ. ex Benth.) Steenis

凭证标本：全州县普查队 450324121012033LY（IBK、GXMG）

功效：根，祛风除湿、止痒。

功效来源：《中华本草》

虎刺属 *Damnacanthus* Gaertn. f.

短刺虎刺 岩石羊

Damnacanthus giganteus (Makino) Nakai

凭证标本：全州县普查队 450324141015016LY（IBK、GXMG、CMMI）

功效：根，养血、止血、除湿、舒筋。

功效来源：《中华本草》

虎刺 鸡筋参

Damnacanthus indicus C. F. Gaertn.

凭证标本：钟济新 81539（IBSC）

功效：全株，益气补血、收敛止血。

功效来源：《中华本草》

狗骨柴属 *Diplospora* DC.

狗骨柴

Diplospora dubia (Lindl.) Masam.

凭证标本：全州县普查队 450324121015011LY（IBK、GXMG）

功效：根，消肿散结、解毒排脓。

功效来源：《药用植物辞典》

拉拉藤属 *Galium* L.

四叶葎

Galium bungei Steud.

凭证标本：全州县普查队 450324130425014LY（IBK、GXMG、CMMI）

功效：全草，清热解毒、利尿、止血、消食。

功效来源：《全国中草药汇编》

猪殃殃 八仙草

Galium spurium L.

凭证标本：全州县普查队 450324130319019LY（IBK、GXMG、CMMI）

功效：全草，清热解毒、利尿消肿。

功效来源：《全国中草药汇编》

栀子属 *Gardenia* J. Ellis

栀子

Gardenia jasminoides J. Ellis

凭证标本：全州县普查队 450324121017042LY（IBK、GXMG、CMMI）

功效：成熟果实，泻火除烦、清热利湿、凉血解毒、消肿止痛。

功效来源：《中国药典》（2020年版）

耳草属 *Hedyotis* L.

剑叶耳草

Hedyotis caudatifolia Merr. et f. P. Metcalf

凭证标本：全州县普查队 450324121012034LY（IBK、GXMG、CMMI）

功效：全草，润肺止咳、消积、止血。

功效来源：《全国中草药汇编》

金毛耳草

Hedyotis chrysotricha (Palib.) Merr.

凭证标本：全州县普查队 450324121012018LY（IBK、GXMG、CMMI）

功效：全草，清热利湿、消肿解毒、舒筋活血。

功效来源：《药用植物辞典》

拟金草

Hedyotis consanguinea Hance

凭证标本：全州县普查队 450324130810014LY（IBK、GXMG、CMMI）

功效：全草，疏风退热、润肺止咳、消积、止血、止泻，外用治跌打肿痛、外伤出血。

功效来源：《药用植物辞典》

伞房花耳草 水线草

Hedyotis corymbosa (L.) Lam.

功效：全草，清热解毒、利尿消肿、活血止痛。

功效来源：《中药大辞典》

注：《广西植物名录》有记载。

白花蛇舌草

Hedyotis diffusa Willd.

凭证标本：全州县普查队 450324121012062LY（IBK、GXMG、CMMI）

功效：全草，清热解毒、利湿消肿。

功效来源：《广西壮族自治区壮药质量标准 第一卷》（2008年版）

牛白藤

Hedyotis hedyotidea (DC.) Merr.

功效：根、藤及叶，消肿止血、祛风活络。

功效来源：《广西壮族自治区壮药质量标准 第一卷》（2008年版）

注：《广西植物名录》有记载。

粗毛耳草 卷毛耳草

Hedyotis mellii Tutcher

凭证标本：陈秀香组 7875（GXMI）

功效：全草及根，祛风、清热、消食、止血、解毒。

功效来源：《全国中草药汇编》

粗叶木属 *Lasianthus* Jack

日本粗叶木

Lasianthus japonicus Miq. subsp. *japonicus*

凭证标本：全州县普查队 450324121015018LY（IBK、GXMG、CMMI）

功效：全株，抗炎、抗菌。

功效来源：文献

云广粗叶木

Lasianthus japonicus Miq. subsp. *longicaudus* (Hook. f.) C. Y. Wu et H. Zhu

凭证标本：钟济新 81531（IBK）

功效：全株，清热解毒、消炎止痒。

功效来源：《药用植物辞典》

巴戟天属 *Morinda* L.

羊角藤

Morinda umbellata L. subsp. *obovata* Y. Z. Ruan

凭证标本：全州县普查队 450324121012019LY（IBK、GXMG、CMMI）

功效：根及全株，止痛止血、祛风除湿。

功效来源：《全国中草药汇编》

玉叶金花属 *Mussaenda* L.

楠藤

Mussaenda erosa Champ. ex Benth.

凭证标本：全州县普查队 450324130812047LY（IBK、GXMG、CMMI）

功效：茎、叶，清热解毒。

功效来源：《中华本草》

贵州玉叶金花 大叶白纸扇

Mussaenda esquirolii H. Lév.

凭证标本：陈永昌 197（IBK）

功效：茎、叶、根，清热解毒、解暑利湿。

功效来源：《中华本草》

玉叶金花

Mussaenda pubescens W. T. Aiton

凭证标本：钟济新 82004（IBK）

功效：茎和根，清热利湿、解毒消肿。

功效来源：《广西壮族自治区壮药质量标准 第一卷》（2008年版）

新耳草属 *Neanotis* W. H. Lewis

薄叶新耳草

Neanotis hirsuta (L. f.) W. H. Lewis

凭证标本：全州县普查队 450324121016081LY（IBK、GXMG、CMMI）

功效：全草，清热解毒、利尿退黄、消肿止痛。

功效来源：《药用植物辞典》

蛇根草属 *Ophiorrhiza* L.

广州蛇根草 朱砂草

Ophiorrhiza cantonensis Hance

凭证标本：全州县普查队 450324130326020LY（IBK、GXMG）

功效：根状茎，清热止咳、镇静安神、消肿止痛。

功效来源：《中华本草》

中华蛇根草

Ophiorrhiza chinensis H. S. Lo

凭证标本：全州县普查队 450324121022040LY（IBK、GXMG、CMMI）

功效：全草，主治咳嗽、关节炎、骨折。

功效来源：《广西中药资源名录》

日本蛇根草 蛇根草

Ophiorrhiza japonica Blume

凭证标本：全州县普查队 450324130130010LY（IBK、GXMG、CMMI）

功效：全草，止渴祛痰、活血调经。

功效来源：《全国中草药汇编》

鸡矢藤属 *Paederia* L.

耳叶鸡矢藤

Paederia cavaleriei H. Lév.

凭证标本：陈秀香组 7948（GXMI）

功效：根、全草，祛风利湿、消食化积、止咳、止痛。

功效来源：《药用植物辞典》

白毛鸡矢藤

Paederia pertomentosa Merr. ex H. L. Li

凭证标本：全州县普查队 450324121012088LY（IBK、GXMG、CMMI）

功效：根、叶，平肝息风、健脾消食、壮肾固涩、祛风除湿。

功效来源：《药用植物辞典》

鸡矢藤

Paederia scandens (Lour.) Merr.

凭证标本：全州县普查队 450324141010015LY（IBK、GXMG、CMMI）

功效：根或全草，祛风利湿、消食化积、止咳、止痛。

功效来源：《广西壮族自治区壮药质量标准 第一卷》（2008年版）

九节属 *Psychotria* L.

九节 九节木

Psychotria rubra (Lour.) Poir.

功效：地上部分，清热解毒、祛风除湿、活血止痛。

功效来源：《广西壮族自治区壮药质量标准 第三卷》（2018年版）

注：《广西植物名录》有记载。

茜草属 *Rubia* L.

金剑草

Rubia alata Roxb.

凭证标本：黄德爱 60861（IBK）

功效：根及根状茎，用于月经不调、风湿痹痛。

功效来源：《广西中药资源名录》

东南茜草

Rubia argyi (H. Lév. et Vant) Hara ex Lauener et Fergu

凭证标本：全州县普查队 450324130130005LY（IBK、GXMG、CMMI）

功效：根及根状茎，用于吐血、衄血、崩漏下血、外伤出血、经闭瘀阻、关节痹痛、跌打肿痛。

功效来源：《广西中药资源名录》

柄花茜草

Rubia podantha Diels

凭证标本：全州县普查队 450324121019014LY（IBK、GXMG、CMMI）

功效：根及根状茎、叶，清热解毒、凉血止血、活血祛瘀、祛风除湿、祛痰。

功效来源：《药用植物辞典》

多花茜草

Rubia wallichiana Decne.

凭证标本：陈照宙 52633（IBK）

功效：根状茎及根，清热凉血，主治血病、扩散伤热、肺肾热邪、大小肠热。

功效来源：《药用植物辞典》

白马骨属 *Serissa* Comm. ex Juss.

白马骨

Serissa serissoides (DC.) Druce

凭证标本：全州县普查队 450324121012056LY（IBK、GXMG、CMMI）

功效：全草，祛风利湿、清热解毒。

功效来源：《中华本草》

乌口树属 *Tarenna* Gaertn.

白皮乌口树

Tarenna depauperata Hutch.

凭证标本：全州县普查队 450324130424001LY（IBK、GXMG、CMMI）

功效：叶，用于治痈疮溃疡。

功效来源：《广西药用植物名录》

钩藤属 *Uncaria* Schreb.

钩藤

Uncaria rhynchophylla (Miq.) Miq. ex Havil.

凭证标本：全州县普查队 450324121012084LY（IBK、GXMG）

功效：带钩茎枝，清热平肝、息风定惊。

功效来源：《中国药典》（2020年版）

华钩藤 钩藤
Uncaria sinensis (Oliv.) Havil.
凭证标本：陈秀香组 7951（GXMI）
功效：带钩茎枝，息风定惊、清热平肝。
功效来源：《中国药典》（2020年版）

水锦树属 *Wendlandia* Bartl. ex DC.
水锦树
Wendlandia uvariifolia Hance
功效：根、叶，祛风除湿、散瘀消肿、止血生肌。
功效来源：《全国中草药汇编》
注：《广西植物名录》有记载。

233. 忍冬科 Caprifoliaceae
六道木属 *Abelia* R. Br.
糯米条
Abelia chinensis R. Br.
凭证标本：全州县普查队 450324141012060LY（IBK、GXMG、CMMI）
功效：茎、叶，清热解毒、凉血止血。
功效来源：《中华本草》

忍冬属 *Lonicera* L.
淡红忍冬
Lonicera acuminata Wall.
凭证标本：全州县普查队 450324130531010LY（IBK、GXMG、CMMI）
功效：茎枝（忍冬藤），清热解毒、疏风通络。花蕾（金银花），清热解毒、凉散风热。
功效来源：《广西中药资源名录》

菰腺忍冬 山银花
Lonicera hypoglauca Miq. subsp. *hypoglauca*
凭证标本：全州县普查队 450324121021015LY（IBK、GXMG）
功效：花蕾或带初开的花，清热解毒、疏风散热。
功效来源：《中国药典》（2020年版）

净花菰腺忍冬
Lonicera hypoglauca Miq. subsp. *nudiflora* P. S. Hsu et H. J. Wang
功效：花蕾，清热解毒、疏风散热。嫩枝，清热解毒、通络。
功效来源：《药用植物辞典》
注：《广西植物名录》有记载。

忍冬
Lonicera japonica Thunb.
凭证标本：钟济新 81869（IBK）
功效：花蕾或带初开的花、茎枝，清热解毒、凉风散热。

功效来源：《中国药典》（2020年版）

大花忍冬
Lonicera macrantha (D. Don) Spreng. var. *macrantha*
凭证标本：钟济新 81689（IBSC）
功效：全株，镇惊、祛风、败毒、清热。花蕾、叶，祛热解毒、消炎。
功效来源：《药用植物辞典》

异毛忍冬
Lonicera macrantha (D. Don) Spreng. var. *heterotricha* P. S. Hsu et H. J. Wang
凭证标本：罗金裕 7034（GXMI）
功效：花蕾，清热解毒、消炎。
功效来源：《药用植物辞典》

灰毡毛忍冬 山银花
Lonicera macranthoides Hand.-Mazz.
凭证标本：钟济新 82040（IBK）
功效：花蕾或带初开的花，清热解毒、疏风散热。
功效来源：《中国药典》（2020年版）

云雾忍冬
Lonicera nubium (Hand.-Mazz.) Hand.-Mazz.
凭证标本：黄德爱 60796（IBK）
功效：花蕾，清热解毒。
功效来源：《药用植物辞典》

短柄忍冬
Lonicera pampaninii H. Lév.
凭证标本：全州县普查队 450324121013043LY（IBK、GXMG、CMMI）
功效：花蕾，清热解毒、舒筋通络、凉血止血、止痢、截疟。
功效来源：《药用植物辞典》

皱叶忍冬
Lonicera rhytidophylla Hand.-Mazz.
凭证标本：全州县普查队 450324121016083LY（IBK、GXMG、CMMI）
功效：花蕾，清热解毒、凉血、止痢。
功效来源：《药用植物辞典》

接骨木属 *Sambucus* L.
接骨草 走马风
Sambucus javanica Reinw. ex Blume
凭证标本：全州县普查队 450324121015008LY（IBK、GXMG、CMMI）
功效：全株，活血消肿、祛风除湿。
功效来源：《广西壮族自治区壮药质量标准 第一卷》（2008年版）

接骨木
Sambucus williamsii Hance
凭证标本：陈永昌 88（IBK）
功效：茎枝、全株，祛风、利湿、活血、止痛、接骨续筋。
功效来源：《药用植物辞典》

荚蒾属 *Viburnum* L.

桦叶荚蒾
Viburnum betulifolium Batalin
凭证标本：全州县普查队 450324130423023LY（IBK、GXMG、CMMI）
功效：根，调经、涩精。
功效来源：《全国中草药汇编》

金佛山荚蒾
Viburnum chinshanense Graebn.
凭证标本：全州县普查队 450324121020011LY（IBK、GXMG、CMMI）
功效：全草，用于泄泻、痢疾、痔疮出血、风湿关节痛、跌打损伤。果实，清热解毒、破瘀通经、健脾。
功效来源：《药用植物辞典》

金腺荚蒾
Viburnum chunii Hsu
凭证标本：陈照宙 52615（IBK）
功效：根，用于风湿痹痛、跌打肿痛。
功效来源：《广西中药资源名录》

伞房荚蒾
Viburnum corymbiflorum P. S. Hsu et S. C. Hsu
凭证标本：Z. S. Chung 82029（IBSC）
功效：根、叶、种子，解痈毒。
功效来源：《药用植物辞典》

水红木 揉白叶
Viburnum cylindricum Buch.-Ham. ex D. Don
凭证标本：陈照宙 52622（IBK）
功效：根、叶及花，清热解毒。
功效来源：《全国中草药汇编》

荚蒾
Viburnum dilatatum Thunb.
凭证标本：钟济新 81555（IBK）
功效：枝、叶，清热解毒、疏风解表。根，祛瘀消肿。
功效来源：《全国中草药汇编》

宜昌荚蒾 宜昌荚蒾叶
Viburnum erosum Thunb.
凭证标本：全州县普查队 450324130427021LY（IBK、GXMG、CMMI）
功效：茎、叶，解毒、疲显、止痒。
功效来源：《中华本草》

南方荚蒾 满山红
Viburnum fordiae Hance
凭证标本：全州县普查队 450324121016047LY（IBK、GXMG、CMMI）
功效：根，祛风清热、散瘀活血。
功效来源：《广西壮族自治区壮药质量标准 第二卷》（2011年版）

珊瑚树 早禾树
Viburnum odoratissimum Ker Gawl.
凭证标本：全州县普查队 450324130812028LY（IBK、GXMG、CMMI）
功效：叶、树皮及根，祛风除湿、通经活络。
功效来源：《中华本草》

球核荚蒾
Viburnum propinquum Hemsl.
凭证标本：陈照宙 52791（IBK）
功效：叶，止血、消肿止痛、接骨续筋。
功效来源：《全国中草药汇编》

茶荚蒾 鸡公柴
Viburnum setigerum Hance
凭证标本：陈照宙 52580（IBK）
功效：根，清热利湿、活血止血。
功效来源：《中华本草》

合轴荚蒾
Viburnum sympodiale Graebn.
凭证标本：钟济新 81669（IBK）
功效：根、茎，清热解毒、消积。
功效来源：《药用植物辞典》

台东荚蒾 对叶油麻根
Viburnum taitoense Hayata
凭证标本：全州县普查队 450324130319034LY（IBK、GXMG、CMMI）
功效：茎、叶，散瘀止痛、通便。
功效来源：《中华本草》

三脉叶荚蒾
Viburnum triplinerve Hand.-Mazz.
凭证标本：全州县普查队 450324121013041LY（IBK、GXMG）
功效：全株，止血、消肿止痛、接骨续筋。
功效来源：《药用植物辞典》

锦带花属 *Weigela* Thunb.

半边月 水马桑

Weigela japonica Thunb. var. *sinica* (Rehder) Bailey

凭证标本：全州县普查队 450324121022002LY（IBK、GXMG、CMMI）

功效：根，补虚弱。

功效来源：《全国中草药汇编》

235. 败酱科 Valerianaceae

败酱属 *Patrinia* Juss.

少蕊败酱

Patrinia monandra C. B. Clarke

功效：全草，清热解毒、消肿消炎、宁心安神、利湿祛瘀、排脓、止血止痛。

功效来源：《药用植物辞典》

注：《广西植物名录》有记载。

败酱

Patrinia scabiosifolia Fisch. ex Trevir.

凭证标本：全州县普查队 450324141010060LY（IBK、GXMG、CMMI）

功效：全草，清热解毒、活血排脓。

功效来源：《中华本草》

白花败酱 败酱草

Patrinia villosa (Thunb.) Juss.

凭证标本：全州县普查队 450324121012044LY（IBK、GXMG、CMMI）

功效：根状茎和根、全草，清热解毒、消痈排脓、活血行瘀。

功效来源：《全国中草药汇编》

缬草属 *Valeriana* L.

缬草

Valeriana officinalis L.

凭证标本：周子静 37（GXMI）

功效：根及根状茎，安神镇静、祛风解痉、生肌止血、止痛。

功效来源：《药用植物辞典》

236. 川续断科 Dipsacaceae

川续断属 *Dipsacus* L.

川续断 续断

Dipsacus asper Wall.

凭证标本：全州县普查队 450324121016087LY（IBK、GXMG、CMMI）

功效：根，补肝肾、强筋骨、续折伤、止崩漏。

功效来源：《全国中草药汇编》

238. 菊科 Asteraceae

下田菊属 *Adenostemma* J. R. Forst. et G. Forst.

下田菊

Adenostemma lavenia (L.) Kuntze

凭证标本：全州县普查队 450324121012025LY（IBK、GXMG、CMMI）

功效：全草，清热解毒、利湿、消肿。

功效来源：《全国中草药汇编》

藿香蓟属 *Ageratum* L.

藿香蓟 胜红蓟

Ageratum conyzoides L.

功效：全草，清热解毒、利咽消肿。

功效来源：《广西壮族自治区壮药质量标准 第三卷》（2018年版）

注：《广西植物名录》有记载。

兔儿风属 *Ainsliaea* DC.

杏香兔儿风 金边兔耳

Ainsliaea fragrans Champ. ex Benth.

凭证标本：全州县普查队 450324121017036LY（IBK、GXMG、CMMI）

功效：全草，清热补虚、凉血止血、利湿解毒。

功效来源：《中华本草》

纤枝兔儿风

Ainsliaea gracilis Franch.

功效：全草，用于咳血、无名肿毒、跌打损伤。

功效来源：《广西药用植物名录》

注：《广西植物名录》有记载。

灯台兔儿风 铁灯兔耳风

Ainsliaea macroclinidioides Hayata

凭证标本：全州县普查队 450324121022001LY（IBK、GXMG、CMMI）

功效：全草，清热解毒。

功效来源：《全国中草药汇编》

香青属 *Anaphalis* DC.

二色香青 三轮蒿

Anaphalis bicolor (Franch.) Diels

凭证标本：全州县普查队 450324141012026LY（IBK、GXMG、CMMI）

功效：全草，清暑、镇痛、补虚。

功效来源：《全国中草药汇编》

珠光香青 山萩

Anaphalis margaritacea (L.) Benth. et Hook. f. var. *margaritacea*

凭证标本：全州县普查队 450324141014011LY（IBK、GXMG、CMMI）

功效：全草或根，清热解毒、祛风通络、驱虫。

功效来源：《全国中草药汇编》

黄褐珠光香青

Anaphalis margaritacea (L.) Benth. et Hook. f. var. *cinnamomea* (DC.) Herder ex Maxim.

凭证标本：全州县普查队 450324121023002LY（IBK、GXMG、CMMI）

功效：全草，清热解毒、泻火、燥湿消肿。

功效来源：《药用植物辞典》

山黄菊属 *Anisopappus* Hook. et Arn.

山黄菊

Anisopappus chinensis (L.) Hook. et Arn.

功效：花，清热化痰。

功效来源：《广西中药材标准 第一册》

注：《广西植物名录》有记载。

牛蒡属 *Arctium* L.

牛蒡 牛蒡子

Arctium lappa L.

凭证标本：钟济新 83395（IBK）

功效：成熟果实，疏散风热、宣肺透疹、解毒利咽。

功效来源：《中国药典》（2020年版）

蒿属 *Artemisia* L.

黄花蒿 青蒿

Artemisia annua L.

功效：地上部分，清虚热、除骨蒸、解暑热、截疟、退黄。

功效来源：《中国药典》（2020年版）

注：《广西植物名录》有记载。

奇蒿 刘寄奴

Artemisia anomala S. Moore var. *anomala*

凭证标本：全州县普查队 450324130810031LY（IBK、GXMG、CMMI）

功效：全草，清暑利湿、活血化瘀、通经止痛。

功效来源：《全国中草药汇编》

密毛奇蒿

Artemisia anomala S. Moore var. *tomentella* Hand.-Mazz.

功效：全草、花穗，清暑利湿、活血行瘀、通经止痛。

功效来源：《药用植物辞典》

注：《广西植物名录》有记载。

艾 艾叶

Artemisia argyi H. Lév. et Vaniot

凭证标本：全州县普查队 450324121010004LY（IBK、GXMG、CMMI）

功效：叶，温经止血、散寒止痛。

功效来源：《中国药典》（2020年版）

牡蒿 牡蒿根

Artemisia japonica Thunb.

凭证标本：全州县普查队 450324121019011LY（IBK、GXMG、CMMI）

功效：根，祛风、补虚、杀虫截疟。

功效来源：《中华本草》

白苞蒿 刘寄奴

Artemisia lactiflora Wall. ex DC.

功效：全草，活血散瘀、通经止痛、利湿消肿、消积除胀。

功效来源：《广西中药材标准 第一册》

注：《广西植物名录》有记载。

白莲蒿 万年蒿

Artemisia sacrorum Ledeb. var. *sacrorum*

功效：全草，清热解毒、凉血止痛。

功效来源：《全国中草药汇编》

注：县域各地有零星分布。

灰莲蒿

Artemisia sacrorum Ledeb. var. *incana* (Bess.) Y. R. Ling

凭证标本：全州县普查队 450324121010009LY（IBK、GXMG、CMMI）

功效：全草，清热解毒、凉血止痛。

功效来源：《药用植物辞典》

猪毛蒿 茵陈

Artemisia scoparia Waldst. et Kit.

凭证标本：全州县普查队 450324121019029LY（IBK、GXMG、CMMI）

功效：地上部分，清利湿热、利胆退黄。

功效来源：《中国药典》（2020年版）

毛莲蒿

Artemisia vestita Wall. ex Bess.

凭证标本：方鼎 7341（GXMI）

功效：全草，清虚热、健胃、利湿、驱风止痒。

功效来源：《药用植物辞典》

紫菀属 *Aster* L.

三脉紫菀

Aster ageratoides Turcz. var. *ageratoides*

凭证标本：程志立等 211（GXMI）

功效：全草、根，清热解毒、祛痰镇咳、凉血止血。

功效来源：《中国本草》

宽伞三脉紫菀

Aster ageratoides Turcz. var. *laticorymbus* (Vant.) Hand.-Mazz.

凭证标本：全州县普查队 450324121023003LY（IBK、GXMG、CMMI）

功效：全草，清热解毒、利尿、止血。

功效来源：《药用植物辞典》

微糙三脉紫菀 三脉紫菀微糙变种

Aster ageratoides Turcz. var. *scaberulus* (Miq.) Ling

凭证标本：全州县普查队 450324121013006LY（IBK、GXMG、CMMI）

功效：全草，用于蛇咬伤。

功效来源：《广西药用植物名录》

钻叶紫菀 瑞连草

Aster subulatus Michx

凭证标本：方鼎 7333（GXMI）

功效：全草，清热解毒。

功效来源：《全国中草药汇编》

鬼针草属 *Bidens* L.

白花鬼针草 鬼针草

Bidens alba (L.) DC.

功效：全草，疏表清热、解毒、散瘀。

功效来源：《广西壮族自治区壮药质量标准 第二卷》（2011年版）

注：县域各地有零星分布。

婆婆针 刺针草

Bidens bipinnata L.

凭证标本：人名83（IBK）

功效：全草，清热解毒、祛风活血。

功效来源：《全国中草药汇编》

大狼杷草

Bidens frondosa L.

凭证标本：全州县普查队 450324141016002LY（IBK、GXMG、CMMI）

功效：全草，清热解毒。

功效来源：《药用植物辞典》

鬼针草

Bidens pilosa L. var. *pilosa*

凭证标本：全州县普查队 450324121015041LY（IBK、CMMI）

功效：全草，疏表清热、解毒、散瘀。

功效来源：《广西壮族自治区壮药质量标准 第二卷》（2011年版）

三叶鬼针草 白花鬼针草

Bidens pilosa L. var. *radiata* Sch.-Bip.

功效：全草，清热解毒、利湿退黄。

功效来源：《中华本草》

注：《广西植物名录》有记载。

狼杷草

Bidens tripartita L.

凭证标本：全州县普查队 450324141011026LY（IBK、GXMG、CMMI）

功效：全草，清热解毒、利湿通经。

功效来源：《中华本草》

百能葳属 *Blainvillea* Cass.

百能葳 鱼鳞菜

Blainvillea acmella (L.) Philipson

功效：全草，疏风清热、止咳。

功效来源：《中华本草》

注：县域各地有零星分布。

艾纳香属 *Blumea* DC.

艾纳香 大风艾

Blumea balsamifera (L.) DC.

凭证标本：全州县普查队 450324121015015LY（IBK、GXMG、CMMI）

功效：地上部分，祛风除湿、温中活血、调经、杀虫。

功效来源：《广西壮族自治区壮药质量标准 第三卷》（2018年版）

东风草

Blumea megacephala (Randeria) C. C. Chang et Y. Q. Tseng

凭证标本：全州县普查队 450324121012071LY（IBK、GXMG、CMMI）

功效：全草，清热明目、祛风止痒、解毒消肿。

功效来源：《中华本草》

金盏花属 *Calendula* L.

欧洲金盏菊

Calendula arvensis (Vaill.) L.

功效：全草，清热、利尿、发汗、兴奋、缓下、通经、止血。

功效来源：《药用植物辞典》

注：民间常见栽培物种。

金盏花 金盏菊根

Calendula officinalis L.

功效：根，活血散瘀、行气利尿。花，凉血、止血。

功效来源：《全国中草药汇编》

注：《广西植物名录》有记载。

天名精属 *Carpesium* L.

天名精 鹤虱

Carpesium abrotanoides L.

凭证标本：全州县普查队 450324121013005LY（IBK、GXMG、CMMI）

功效：成熟果实，杀虫消积。

功效来源：《中国药典》（2020年版）

烟管头草 挖耳草

Carpesium cernuum L.

凭证标本：方鼎 7322（GXMI）

功效：全草，清热解毒、消肿止痛。

功效来源：《全国中草药汇编》

金挖耳

Carpesium divaricatum Sieb. et Zucc.

凭证标本：全州调查队 6-3517（GXMI）

功效：全草，清热解毒、消肿止痛。根，止痛、解毒。

功效来源：《中华本草》

小花金挖耳

Carpesium minus Hemsl.

凭证标本：罗金裕 6981（GXMI）

功效：全草，清热凉血、消肿解毒。

功效来源：《药用植物辞典》

棉毛尼泊尔天名精 地朝阳

Carpesium nepalense Less. var. *lanatum* (Hook. f. et Thomson ex C. B. Clarke) Kitam.

凭证标本：高成芝等 7679（GXMI）

功效：全草，清热解毒。

功效来源：《中华本草》

红花属 *Carthamus* L.

红花

Carthamus tinctorius L.

功效：花序，活血通经、散瘀止痛。种子，解毒止痛。

功效来源：《药用植物辞典》

注：民间常见栽培物种。

石胡荽属 *Centipeda* Lour.

石胡荽 鹅不食草

Centipeda minima (L.) A. Braun et Asch.

凭证标本：全州县普查队 450324121018025LY（IBK、GXMG、CMMI）

功效：全草，发散风寒、通鼻窍、止咳。

功效来源：《中国药典》（2020年版）

飞机草属 *Chromolaena* DC.

飞机草

Chromolaena odorata (L.) R. King et H. Rob.

凭证标本：全州县普查队 450324130812035LY（IBK、GXMG、CMMI）

功效：全草，散瘀消肿、止血、杀虫。

功效来源：《全国中草药汇编》

菊属 *Chrysanthemum* L.

野菊

Chrysanthemum indicum L.

凭证标本：万煜 41518（GXMI）

功效：头状花序，清热解毒、泻火平肝。

功效来源：《中国药典》（2020年版）

菊花

Chrysanthemum morifolium Ramat.

功效：花，散风清热、平肝明目、清热解毒。

功效来源：《中国药典》（2020年版）

注：民间常见栽培物种。

茼蒿属 *Glebionis* Cass.

南茼蒿 茼蒿

Chrysanthemum segetum Forssk. ex DC.

功效：茎、叶，和脾胃、消痰饮、安心神。

功效来源：《中华本草》

注：民间常见栽培物种。

蓟属 *Cirsium* Mill.

大蓟

Cirsium japonicum (Thunb.) Fisch. ex DC.

功效：地上部分或根，凉血止血、祛瘀消肿。

功效来源：《中华本草》

注：《广西植物名录》有记载。

白酒草属 *Conyza* Less.

小蓬草 小飞蓬

Conyza canadensis (L.) Cronq.

功效：全草，清热利湿、散瘀消肿。

功效来源：《中华本草》

注：《广西植物名录》有记载。

苏门白酒草 竹叶艾

Conyza sumatrensis (Retz.) Walker

凭证标本：全州县普查队 450324121013026LY（IBK、GXMG、CMMI）

功效：全草，化痰、通络、止血。

功效来源：《中华本草》

金鸡菊属 *Coreopsis* L.

剑叶金鸡菊

Coreopsis lanceolata L.

功效：全草、叶，清热解毒、化瘀消肿。

功效来源：《药用植物辞典》

注：民间常见栽培物种。

两色金鸡菊 波斯菊

Coreopsis tinctoria Nutt.

功效：全草，清热解毒、化湿。

功效来源：《全国中草药汇编》

注：民间常见栽培物种。

野茼蒿属 *Crassocephalum* Moench

野茼蒿 假茼蒿

Crassocephalum crepidioides (Benth.) S. Moore

功效：全草，清热解毒、健脾利湿。

功效来源：《广西壮族自治区壮药质量标准 第三卷》（2018年版）

注：《广西植物名录》有记载。

芙蓉菊属 *Crossostephium* Less.

芙蓉菊 千年艾

Crossostephium chinense (L.) Makino

功效：根、叶，祛风除湿、解毒消肿、止咳化痰。

功效来源：《全国中草药汇编》

注：民间常见栽培物种。

大丽花属 *Dahlia* Cav.

大丽花

Dahlia pinnata Cav.

功效：块根，清热解毒、消炎去肿、止痛。

功效来源：《药用植物辞典》

注：民间常见栽培物种。

鱼眼草属 *Dichrocephala* L'Her. ex DC.

鱼眼草 蚯疽草

Dichrocephala auriculata (Thunb.) Druce

凭证标本：全州县普查队 450324121016075LY（IBK、GXMG、CMMI）

功效：全草，活血调经、消肿解毒。

功效来源：《中华本草》

东风菜属 *Doellingeria* Nees

短冠东风菜 东风菜

Doellingeria marchandii (H. Lév.) Ling

凭证标本：陈永昌 107（IBK）

功效：全草及根，清热解毒、祛风止痛。

功效来源：《全国中草药汇编》

东风菜

Doellingeria scabra (Thunb.) Nees

凭证标本：王战等 1046（IBK）

功效：根状茎及全草，清热解毒、明目、利咽。

功效来源：《中华本草》

鳢肠属 *Eclipta* L.

鳢肠 墨旱莲

Eclipta prostrata (L.) L.

功效：地上部分，滋补肝肾、凉血止血。

功效来源：《中国药典》（2020年版）

注：《广西植物名录》有记载。

地胆草属 *Elephantopus* L.

地胆草 苦地胆根

Elephantopus scaber L.

凭证标本：全州县普查队 450324121012055LY（IBK、GXMG、CMMI）

功效：根，清热解毒、除湿。

功效来源：《广西壮族自治区壮药质量标准 第一卷》（2008年版）

一点红属 *Emilia* (Cass.) Cass.

绒缨菊

Emilia coccinea (Sims) G.Don

凭证标本：钟济新 83399（IBK）

功效：全草，散毒、行血。外用治毒蛇咬伤。地上部分可提取蓝花楹酮（Jacaranone），具有抗癌活性的最简单的化合物，对人体鼻咽癌KB细胞有抑制活性的作用。

功效来源：《药用植物辞典》

小一点红

Emilia prenanthoidea DC.

凭证标本：程志立等 213（GXMI）

功效：带根全草，清热解毒、消肿止痛、利水、凉血。

功效来源：《药用植物辞典》

一点红

Emilia sonchifolia DC.

凭证标本：全州县普查队 450324121012048LY（IBK、GXMG、CMMI）

功效：全草，清热解毒、散瘀消肿。

功效来源：《广西壮族自治区壮药质量标准 第一卷》（2008年版）

飞蓬属 *Erigeron* L.

一年蓬

Erigeron annuus Pers.

凭证标本：全州县普查队 450324130320016LY（IBK、GXMG、CMMI）

功效：根、全草，清热解毒、助消化、抗疟。

功效来源：《药用植物辞典》

短葶飞蓬 灯盏细辛

Erigeron breviscapus (Vaniot) Hand.-Mazz.

凭证标本：钟济新 81605（IBK）

功效：全草或根，散寒解表、祛风除湿、活络止痛。

功效来源：《全国中草药汇编》

泽兰属 *Eupatorium* L.

多须公 华泽兰

Eupatorium chinense L.

凭证标本：全州县普查队 450324121012045LY（IBK、GXMG、CMMI）

功效：根，清热解毒、凉血利咽。

功效来源：《广西中药材标准 第一册》

佩兰

Eupatorium fortunei Turcz.

凭证标本：全州县普查队 450324121019020LY（IBK、GXMG、CMMI）

功效：地上部分，芳香化湿、醒脾开胃、发表解暑。

功效来源：《中国药典》（2020年版）

白头婆 山佩兰

Eupatorium japonicum Thunb.

凭证标本：全州县普查队 450324140527006LY（IBK、GXMG、CMMI）

功效：全草，祛暑发表、化湿和中、理气活血、解毒。

功效来源：《中华本草》

林泽兰 野马追

Eupatorium lindleyanum DC.

凭证标本：黄正福 41241（IBK）

功效：全草，宣肺止咳、化痰平喘、降血压。

功效来源：《中华本草》

牛膝菊属 *Galinsoga* Ruiz et Pav.

牛膝菊 辣子草

Galinsoga parviflora Cav.

凭证标本：全州县普查队 450324130423107LY（IBK、GXMG、CMMI）

功效：全草，止血、消炎。

功效来源：《全国中草药汇编》

大丁草属 *Gerbera* L.

大丁草

Gerbera anandria (L.) Sch. Bip.

凭证标本：全州调查队 6-3527（GXMI）

功效：全草，清热利湿、解毒消肿、止咳、止血。

功效来源：《全国中草药汇编》

毛大丁草

Gerbera piloselloides (L.) Cass.

功效：全草，清热解毒、润肺止咳、活血化瘀。

功效来源：《广西中药材标准 第一册》

注：《广西植物名录》有记载。

鼠麹草属 *Gnaphalium* L.

鼠麹草 鼠曲草

Gnaphalium affine D. Don

凭证标本：全州县普查队 450324121016076LY（IBK、GXMG、CMMI）

功效：全草，化痰止咳、祛风除湿、解毒。

功效来源：《中华本草》

细叶鼠麹草

Gnaphalium japonicum Thunb.

凭证标本：全州县普查队 450324121016091LY（IBK、GXMG）

功效：全草，用于结膜炎、角膜白斑、白喉。

功效来源：《广西药用植物名录》

田基黄属 *Grangea* Adans.

田基黄

Grangea maderaspatana (L.) Poir.

功效：全草，清热利湿、解毒、散瘀消肿。

功效来源：《中华本草》

注：县域各地有零星分布。

菊三七属 *Gynura* Cass.

菊三七

Gynura japonica (Thunb.) Juel

凭证标本：全州县普查队 450324121022039LY（IBK、GXMG、CMMI）

功效：全草、根，散瘀止血、解毒消肿。

功效来源：《药用植物辞典》

向日葵属 *Helianthus* L.

向日葵 向日葵茎髓

Helianthus annuus L.

功效：茎髓，清热、利尿、止咳。

功效来源：《中华本草》

注：民间常见栽培物种。

菊芋

Helianthus tuberosus L.

凭证标本：陈秀香组 7877（GXMI）

功效：块茎、茎、叶，清热凉血、活血消肿、利尿、接骨。

功效来源：《药用植物辞典》

泥胡菜属 *Hemistepta* Bunge

泥胡菜

Hemistepta lyrata (Bunge) Bunge

凭证标本：全州县普查队 450324130319013LY（IBK、GXMG、CMMI）

功效：全草、根，清热解毒、利尿、消肿祛瘀、止咳、止血、活血。

功效来源：《药用植物辞典》

山柳菊属 *Hieracium* L.

山柳菊

Hieracium umbellatum L.

凭证标本：全州县普查队 450324130812012LY（IBK、GXMG、CMMI）

功效：根及全草，清热解毒、利湿消积。

功效来源：《全国中草药汇编》

旋覆花属 *Inula* L.

羊耳菊

Inula cappa (Buch.-Ham. ex D. Don) DC.

凭证标本：全州县普查队 450324121010006LY（IBK、GXMG、CMMI）

功效：地上部分，祛风、利湿、行气化滞。

功效来源：《广西壮族自治区壮药质量标准 第一卷》（2008年版）

旋覆花 旋覆花根

Inula japonica Thunb.

功效：头状花序，祛风湿、平咳喘、解毒生肌。

功效来源：《中华本草》

注：《广西植物名录》有记载。

苦荬菜属 *Ixeris* (Cass.) Cass.

剪刀股

Ixeris japonica (Burm. f.) Nakai

功效：全草，清热解毒、消痈肿、凉血、利尿。

功效来源：《药用植物辞典》

注：《广西植物名录》有记载。

苦荬菜 多头苦荬

Ixeris polycephala Cass.

功效：全草，清热解毒、利湿消痞，外用治消炎退肿。

功效来源：《全国中草药汇编》

注：《广西植物名录》有记载。

马兰属 *Kalimeris* (Cass.) Cass.

马兰 路边菊

Kalimeris indica (L.) Sch. Bip.

凭证标本：全州县普查队 450324121013023LY（IBK、GXMG、CMMI）

功效：全草，健脾利湿、解毒止血。

功效来源：《广西壮族自治区壮药质量标准 第二卷》（2011年版）

莴苣属 *Lactuca* L.

莴苣 莴苣子

Lactuca sativa L.

功效：种子，通乳、利小便、活血行瘀。

功效来源：《中华本草》

注：民间常见栽培物种。

稻槎菜属 *Lapsanastrum* J. H. Pak et K. Bremer

稻槎菜

Lapsanastrum apogonoides (Maxim.) J. H. Pak et Bremer

凭证标本：全州县普查队 450324130320068LY（IBK、GXMG、CMMI）

功效：全草，清热凉血、止血、疏风透表、消痈解毒。

功效来源：《药用植物辞典》

栓果菊属 *Launaea* Cass.

光茎栓果菊 滑背草鞋

Launaea acaulis (Roxb.) Babc. ex Kerr

功效：全草，清热解毒、利尿。

功效来源：《中华本草》

注：《广西植物名录》有记载。

橐吾属 *Ligularia* Cass.

齿叶橐吾

Ligularia dentata (A. Gray) Hara

凭证标本：罗金裕 7001（GXMI）

功效：根，舒筋活血、散瘀止痛。

功效来源：《全国中草药汇编》

大头橐吾

Ligularia japonica (Thunb.) Less.

凭证标本：全州县普查队 450324141016001LY（IBK、GXMG、CMMI）

功效：根、全草，舒筋活血、解毒消肿。

功效来源：《全国中草药汇编》

粘冠草属 *Myriactis* Less.

圆舌粘冠草 油头草

Myriactis nepalensis Less.

凭证标本：全州县普查队 450324121022023LY（IBK、GXMG、CMMI）

功效：全草，消炎、止痛。

功效来源：《全国中草药汇编》

黄瓜菜属 *Paraixeris* Nakai

黄瓜菜 野苦荬菜

Paraixeris denticulata (Houtt.) Nakai

凭证标本：全州县普查队 450324121015013LY（IBK、GXMG、CMMI）

功效：全草或根，清热解毒、散瘀止痛、止血、止带。

功效来源：《中华本草》

翅果菊属 *Pterocypsela* C. Shih

高大翅果菊 水紫菀

Pterocypsela elata (Hemsl.) C. Shih

凭证标本：罗金裕 7022（GXMI）

功效：根，止咳化痰。

功效来源：《中华本草》

翅果菊

Pterocypsela indica (L.) C. Shih

凭证标本：罗金裕 6990（GXMI）

功效：全草，清热解毒、活血祛瘀、利湿排脓。

功效来源：《药用植物辞典》

匹菊属 *Pyrethrum* Zinn.

除虫菊

Pyrethrum cinerariifolium Trevis.

功效：花或全草，杀虫。

功效来源：《全国中草药汇编》

注：民间常见栽培物种。

风毛菊属 *Saussurea* DC.

三角叶风毛菊

Saussurea deltoidea (DC.) Sch.-Bip.

凭证标本：方鼎 7326（GXMI）

功效：根，祛风湿、通经络、健脾消疳。

功效来源：《中华本草》

风毛菊

Saussurea japonica (Thunb.) DC.

凭证标本：方鼎 7305（GXMI）

功效：全草，祛风活血、散瘀止痛。

功效来源：《药用植物辞典》

千里光属 *Senecio* L.

千里光

Senecio scandens Buch.-Ham. ex D. Don

凭证标本：全州县普查队 450324141011047LY（IBK、GXMG、CMMI）

功效：全草，清热解毒、明目退翳、杀虫止痒。

功效来源：《中华本草》

麻花头属 *Serratula* L.

华麻花头

Serratula chinensis S. Moore

凭证标本：全州县普查队 450324121017003LY（IBK、GXMG、CMMI）

功效：根，发痘疹、解毒、清热宣肺。

功效来源：《药用植物辞典》

豨莶属 *Sigesbeckia* L.

豨莶 豨莶草

Sigesbeckia orientalis L.

凭证标本：全州县普查队 450324121012065LY（IBK、GXMG、CMMI）

功效：地上部分，祛风湿、通经络、清热解毒。

功效来源：《广西壮族自治区壮药质量标准 第二卷》（2011年版）

水飞蓟属 *Silybum* Vaill. ex Adans.

水飞蓟

Silybum marianum (L.) Gaertn.

功效：瘦果，清热利湿、疏肝利胆。

功效来源：《中华本草》

注：民间常见栽培物种。

蒲儿根属 *Sinosenecio* B. Nord.

广西蒲儿根

Sinosenecio guangxiensis C. Jeffrey et Y. L. Chen

凭证标本：钟济新 81966（IBK）

功效：全草，用于风湿关节痛。

功效来源：《药用植物辞典》

包果菊属 *Smallanthus* Mack.

雪莲果

Smallanthus sonchifolius (Poepp. et Endl.) H. Rob.

功效：嫩枝，抗霉菌、抗稻瘟病。叶，主治糖尿病、肾病、消化系统疾病

功效来源：《药用植物辞典》

注：民间常见栽培物种。

一枝黄花属 *Solidago* L.

一枝黄花

Solidago decurrens Lour.

凭证标本：全州县普查队 450324121016041LY（IBK、GXMG）

功效：全草或根，疏风泄热、解毒消肿。

功效来源：《广西壮族自治区壮药质量标准 第一卷》（2008年版）

苦苣菜属 *Sonchus* L.

苣荬菜

Sonchus arvensis L.

功效：全草，清热解毒、凉血利湿。

功效来源：《全国中草药汇编》

注：《广西植物名录》有记载。

花叶滇苦菜

Sonchus asper (L.) Hill

功效：全草，清热解毒、消炎止血、消肿止痛、祛瘀。

功效来源：《药用植物辞典》

注：《广西植物名录》有记载。

苦苣菜 滇苦菜

Sonchus oleraceus L.

凭证标本：全州县普查队 450324130319047LY（IBK、GXMG、CMMI）

功效：全草，清热解毒、凉血止血。

功效来源：《全国中草药汇编》

金钮扣属 *Spilanthes* Jacq.

金钮扣

Spilanthes paniculata Wall. ex DC.

功效：全草，清热解毒、消肿止痛、祛风除湿、止咳定喘。

功效来源：《广西壮族自治区壮药质量标准 第三卷》（2018年版）

注：县域各地有零星分布。

金腰箭属 *Synedrella* Gaertn.

金腰箭

Synedrella nodiflora (L.) Gaertn.

功效：全草，清热解毒、散瘀消肿。

功效来源：《全国中草药汇编》

注：县域各地有零星分布。

合耳菊属 *Synotis* (C. B. Clarke) C. Jeffrey et Y. L. Chen

锯叶合耳菊 白叶火草

Synotis nagensium (C. B. Clarke) C. Jeffrey et Y. L. Chen

凭证标本：全州县普查队 450324121022031LY（IBK、GXMG、CMMI）

功效：全草，散风热、定喘咳、利水湿。

功效来源：《中华本草》

万寿菊属 *Tagetes* L.

孔雀草

Tagetes patula L.

功效：全草，清热利湿、止咳、止痛。

功效来源：《全国中草药汇编》

注：民间常见栽培物种。

蒲公英属 *Taraxacum* F. H. Wigg.

蒲公英

Taraxacum mongolicum Hand.-Mazz.

功效：全草，清热解毒、消肿散结、利尿通淋。

功效来源：《中国药典》（2020年版）

注：《广西植物名录》有记载。

斑鸠菊属 *Vernonia* Schreb.

夜香牛 伤寒草

Vernonia cinerea (L.) Less.

凭证标本：全州县普查队 450324121015021LY（IBK、GXMG、CMMI）

功效：全草，疏风清热、凉血解毒、安神。

功效来源：《广西壮族自治区壮药质量标准 第三卷》（2018年版）

咸虾花 狗仔花

Vernonia patula (Dryand.) Merr.

功效：全草，发表散寒、凉血解毒、清热止泻。

功效来源：《广西壮族自治区壮药质量标准 第三卷》（2018年版）

注：县域各地有零星分布。

苍耳属 *Xanthium* L.

北美苍耳 苍耳子

Xanthium chinense Mill.

凭证标本：全州县普查队 450324121012057LY（IBK、GXMG、CMMI）

功效：成熟带总苞的果实，散风寒、通鼻窍、祛风湿。

功效来源：《中国药典》（2020年版）

黄鹌菜属 *Youngia* Cass.

黄鹌菜

Youngia japonica (L.) DC.

功效：全草或根，清热解毒、利尿消肿、止痛。

功效来源：《全国中草药汇编》

注：《广西植物名录》有记载。

百日菊属 *Zinnia* L.

百日菊 百日草

Zinnia elegans Jacq.

功效：全草，清热利尿。

功效来源：《全国中草药汇编》

注：民间常见栽培物种。

239. 龙胆科 Gentianaceae

蔓龙胆属 *Crawfurdia* Wall.

福建蔓龙胆

Crawfurdia pricei (C. Marquand) Harry Sm.

凭证标本：全州县普查队 450324141015049LY（IBK、GXMG、CMMI）

功效：全草，清热解毒。

功效来源：《药用植物辞典》

藻百年属 *Exacum* L.

藻百年

Exacum tetragonum Roxb.

凭证标本：罗金裕 7000（GXMI）

功效：全草，用于口腔炎、骨折、跌打损伤。

功效来源：《药用植物辞典》

龙胆属 *Gentiana* L.

五岭龙胆 落地荷花

Gentiana davidii Franch.

凭证标本：全州县普查队 450324130812040LY（IBK、GXMG、CMMI）

功效：带花全草，清热解毒、利湿。

功效来源：《中华本草》

流苏龙胆

Gentiana panthaica Prain et Burkill

凭证标本：方鼎 41446（GXMI）

功效：全草，清热解毒、利湿消肿、疏肝、利胆。

功效来源：《药用植物辞典》

龙胆

Gentiana scabra Bunge

凭证标本：陈永昌 101（IBK）

功效：根及根状茎，泻肝胆实火、除下焦湿热。

功效来源：《药用植物辞典》

匙叶草属 *Latouchea* Franch.

匙叶草

Latouchea fokienensis Franch.

凭证标本：钟济新 81614（IBK）

功效：全草，活血化瘀、清热止咳。

功效来源：《中华本草》

獐牙菜属 *Swertia* L.

狭叶獐牙菜

Swertia angustifolia Buch.-Ham. ex D. Don var. *angustifolia*

功效：全草，清肝利胆、除湿清热。

功效来源：《药用植物辞典》

注：县域各地有零星分布。

美丽獐牙菜 青叶胆

Swertia angustifolia Buch.-Ham. ex D. Don var. *pulchella* (D. Don) Burkill

凭证标本：方鼎 7307（GXMI）

功效：全草，清热解毒、利湿退黄。

功效来源：《中华本草》

獐牙菜

Swertia bimaculata (Sieb. et Zucc.) Hook. f. et Thomson ex C. B. Clarke

凭证标本：全州县普查队 450324121016094LY（IBK、GXMG、CMMI）

功效：全草，清热解毒、利湿、疏肝利胆。

功效来源：《中华本草》

大籽獐牙菜

Swertia macrosperma (C. B. Clarke) C. B. Clarke

凭证标本：全州县普查队 450324141014014LY（IBK、GXMG、CMMI）

功效：全草，清热消炎、清肝利胆、除湿、健胃。

功效来源：《药用植物辞典》

双蝴蝶属 *Tripterospermum* Blume

香港双蝴蝶

Tripterospermum nienkui (C. Marquand) C. J. Wu

凭证标本：全州县普查队 450324141012015LY（IBK、GXMG、CMMI）

功效：根、全草，清热、调经。

功效来源：《药用植物辞典》

240. 报春花科 Primulaceae

点地梅属 *Androsace* L.

点地梅 喉咙草

Androsace umbellata (Lour.) Merr.

凭证标本：全州县普查队 450324130319064LY（IBK、GXMG、CMMI）

功效：全草或果实，清热解毒、消肿止痛。

功效来源：《中华本草》

珍珠菜属 *Lysimachia* L.

广西过路黄

Lysimachia alfredii Hance

凭证标本：全州县普查队 450324121018015LY（IBK、GXMG）

功效：全草，清热利湿、排石通淋。

功效来源：《中华本草》

泽珍珠菜 单条草

Lysimachia candida Lindl.

凭证标本：全州县普查队 450324130424017LY（IBK、GXMG、CMMI）

功效：全草或根，清热解毒、活血止痛、利湿消肿。

功效来源：《中华本草》

矮桃 珍珠菜

Lysimachia clethroides Duby

凭证标本：全州县普查队 450324130812019LY（IBK、CMMI）

功效：根及全草，活血调经、解毒消肿。

功效来源：《全国中草药汇编》

临时救 风寒草

Lysimachia congestiflora Hemsl.

凭证标本：钟济新 81990（IBK）

功效：全草，祛风散寒、止咳化痰、消积解毒。

功效来源：《中华本草》

星宿菜 大田基黄

Lysimachia fortunei Maxim.

凭证标本：全州县普查队 450324121020009LY（IBK、GXMG、CMMI）

功效：全草或根，清热利湿、凉血活血、解毒消肿。

功效来源：《中华本草》

山萝过路黄

Lysimachia melampyroides R. Knuth

凭证标本：全州县普查队 450324140520014LY（IBK、GXMG、CMMI）

功效：全草，用于梅毒。

功效来源：《广西药用植物名录》

落地梅 四块瓦

Lysimachia paridiformis Franch. var. *paridiformis*

凭证标本：全州县普查队 450324121021040LY（IBK、GXMG、CMMI）

功效：根，祛风除湿、活血止痛、止咳、解毒。

功效来源：《中华本草》

狭叶落地梅 追风伞

Lysimachia paridiformis Franch. var. *stenophylla* Franch.

凭证标本：全州县普查队 450324121016018LY（IBK）

功效：全草或根，祛风通络、活血止痛。

功效来源：《中华本草》

巴东过路黄 大四块瓦

Lysimachia patungensis Hand.-Mazz.

凭证标本：全州县普查队 450324121017028LY（IBK、GXMG、CMMI）

功效：全草，祛风除湿、活血止痛。

功效来源：《中华本草》

阔叶假排草

Lysimachia petelotii Merr.

功效：全草，用于乳痈。

功效来源：《药用植物辞典》

注：《广西植物名录》有记载。

叶头过路黄 大过路黄

Lysimachia phyllocephala Hand.-Mazz.

凭证标本：全州县普查队 450324140519003LY（IBK、GXMG、CMMI）

功效：全草，祛风、清热、化痰。

功效来源：《全国中草药汇编》

显苞过路黄

Lysimachia rubiginosa Hemsl.

凭证标本：黄德爱 60408（IBK）

功效：全草，清热解毒、利湿消肿、祛风化痰。

功效来源：《药用植物辞典》

假婆婆纳属 *Stimpsonia* C. Wright ex A. Gray

假婆婆纳

Stimpsonia chamaedryoides Wright ex A. Gray

凭证标本：全州县普查队 450324130327042LY（IBK、GXMG、CMMI）

功效：全草，清热解毒、活血、消肿止痛。

功效来源：《药用植物辞典》

241. 白花丹科 Plumbaginaceae

白花丹属 *Plumbago* L.

白花丹

Plumbago zeylanica L.

凭证标本：全州县普查队 450324121013014LY（IBK、GXMG、CMMI）

功效：全草，祛风、散瘀、解毒、杀虫。

功效来源：《广西壮族自治区壮药质量标准 第一卷》（2008年版）

242. 车前科 Plantaginaceae

车前属 *Plantago* L.

车前 车前草

Plantago asiatica L.

凭证标本：全州县普查队 450324121016097LY（IBK、GXMG、CMMI）

功效：全草，清热、利尿、通淋、祛痰、凉血、解毒。种子，清热利尿、渗湿通淋、明目、祛痰。

功效来源：《中国药典》（2020年版）

大车前 车前子

Plantago major L.

凭证标本：黄正福 41269（IBK）

功效：成熟种子，清热利尿、渗湿止泻、明目、祛痰。

功效来源：《中华本草》

243. 桔梗科 Campanulaceae

沙参属 *Adenophora* Fisch.

杏叶沙参 沙参

Adenophora petiolata Pax et Hoffm. subsp. *hunanensis* (Nannf.) D. Y. Hong et S. Ge

凭证标本：陈秀香组 7869（GXMI）

功效：根，养阴清热、润肺化痰、益胃生津。

功效来源：《中华本草》

无柄沙参

Adenophora stricta Miq. subsp. *sessilifolia* D. Y. Hong

功效：根，养阴清肺、化痰、益气。

功效来源：《药用植物辞典》

注：县域各地有零星分布。

轮叶沙参 南沙参

Adenophora tetraphylla (Thunb.) Fisch.

凭证标本：全州县普查队 450324130812017LY（IBK、GXMG、CMMI）

功效：根，养阴清肺、益胃生津、化痰、益气。

功效来源：《中国药典》（2020年版）

金钱豹属 *Campanumoea* Blume

桂党参 土党参

Campanumoea javanica Blume

凭证标本：全州县普查队 450324121016042LY（IBK、GXMG、CMMI）

功效：根，补中益气、润肺生津。

功效来源：《全国中草药汇编》

党参属 *Codonopsis* Wall.

羊乳 山海螺

Codonopsis lanceolata (Sieb. et Zucc.) Benth. et Hook. f.

凭证标本：全州县普查队 450324121018021LY（IBK、GXMG、CMMI）

功效：根，益气养阴、解毒消肿、排脓、通乳。

功效来源：《中华本草》

管花党参

Codonopsis tubulosa Kom.

凭证标本：黄剑辉 195（GXMI）

功效：根，益气血、和脾胃、生津。

功效来源：《药用植物辞典》

桔梗属 *Platycodon* A. DC.

桔梗

Platycodon grandiflorus (Jacq.) A. DC.

凭证标本：全州县普查队 450324130810022LY（IBK、GXMG、CMMI）

功效：根，宣肺、利咽、祛痰、排脓。

功效来源：《中国药典》（2020年版）

蓝花参属 *Wahlenbergia* Schrad. ex Roth

蓝花参

Wahlenbergia marginata (Thunb.) A. DC.

凭证标本：全州县普查队 450324130422034LY（IBK、GXMG、CMMI）

功效：根或全草，益气补虚、祛痰、截疟。

功效来源：《全国中草药汇编》

244. 半边莲科 Lobeliaceae

半边莲属 *Lobelia* L.

铜锤玉带草

Lobelia angulata Forst.

凭证标本：全州县普查队 450324121018014LY（IBK、GXMG、CMMI）

功效：全草，祛风利湿、活血散瘀。

功效来源：《广西壮族自治区壮药质量标准 第三卷》（2018年版）

半边莲

Lobelia chinensis Lour.

凭证标本：全州县普查队 450324121012096LY（IBK、GXMG、CMMI）

功效：全草，利尿消肿、清热解毒。

功效来源：《中国药典》（2020年版）

江南山梗菜

Lobelia davidii Franch.

凭证标本：全州县普查队 450324121016088LY（IBK、GXMG、CMMI）

功效：叶、根、带花全草，宣肺化痰、清热解毒、利尿消肿。

功效来源：《药用植物辞典》

卵叶半边莲 肉半边莲

Lobelia zeylanica L.

功效：根状茎和全草，清热解毒、消肿止痛。

功效来源：《全国中草药汇编》

注：《广西植物名录》有记载。

249. 紫草科 Boraginaceae

基及树属 *Carmona* Cav.

福建茶

Carmona microphylla (Lam.) G. Don

功效：全株，用于咯血、便血。叶，用于疔疮。

功效来源：《药用植物辞典》

注：民间常见栽培物种。

琉璃草属 *Cynoglossum* L.

琉璃草 铁箍散

Cynoglossum furcatum Wall.

凭证标本：全州县普查队 450324130319025LY（IBK、GXMG、CMMI）

功效：根皮及叶，清热解毒、散瘀止血。

功效来源：《中华本草》

厚壳树属 *Ehretia* P. Browne

厚壳树

Ehretia acuminata (DC.) R. Br.

凭证标本：全州县普查队 450324130424008LY（IBK、GXMG、CMMI）

功效：叶，清热解暑、去腐生肌。

功效来源：《全国中草药汇编》

紫草属 *Lithospermum* L.

紫草

Lithospermum erythrorhizon Sieb. et Zucc.

凭证标本：黄德爱 60780（IBK）

功效：根，凉血、活血、透疹、解毒。

功效来源：《中华本草》

附地菜属 *Trigonotis* Steven

瘤果附地菜

Trigonotis macrophylla Vaniot var. *verrucosa* I. M. Johnst.

凭证标本：全州县普查队 450324130327003LY（IBK）

功效：全草，清热解毒、活血。

功效来源：《药用植物辞典》

附地菜

Trigonotis peduncularis (Trevis.) Benth. ex Baker et S. Moore

凭证标本：全州县普查队 450324130319058LY（IBK、GXMG、CMMI）

功效：全草，温中健胃、消肿止痛、止血。

功效来源：《全国中草药汇编》

250. 茄科 Solanaceae

辣椒属 *Capsicum* L.

辣椒 辣椒叶

Capsicum annuum L. var. *annuum*

功效：叶，消肿涤络、杀虫止痒。

功效来源：《中华本草》

注：民间常见栽培物种。

朝天椒

Capsicum annuum L. var. *conoides* (Mill.) Irish

功效：果实，外用治冻疮、脚气、狂犬咬伤。

功效来源：《药用植物辞典》

注：民间常见栽培物种。

夜香树属 *Cestrum* L.

夜香树

Cestrum nocturnum L.

功效：叶，清热消肿。花，行气止痛、散寒。

功效来源：《药用植物辞典》

注：民间常见栽培物种。

曼陀罗属 *Datura* L.

曼陀罗

Datura stramonium L.

功效：叶，麻醉、镇痛、平喘、止咳。

功效来源：《广西壮族自治区壮药质量标准 第二卷》（2011年版）

注：《广西植物名录》有记载。

红丝线属 *Lycianthes* (Dunal) Hassl.

单花红丝线 佛葵

Lycianthes lysimachioides (Wall.) Bitter

凭证标本：全州县普查队 450324141013009LY（IBK、GXMG、CMMI）

功效：全草，杀虫、解毒。

功效来源：《全国中草药汇编》

枸杞属 *Lycium* L.

枸杞 地骨皮

Lycium chinense Mill.

功效：根皮，凉血除蒸、清肺降火。

功效来源：《中国药典》（2020年版）

注：民间常见栽培物种。

番茄属 *Lycopersicon* Mill.

番茄 西红柿

Lycopersicon esculentum Mill.

功效：果实，生津止渴、健胃消食。

功效来源：《中华本草》

注：民间常见栽培物种。

烟草属 *Nicotiana* L.

烟草

Nicotiana tabacum L.

功效：全草，消肿解毒、杀虫。

功效来源：《全国中草药汇编》

注：民间常见栽培物种。

碧冬茄属 *Petunia* Juss.

碧冬茄

Petunia hybrida (Hook.) Vilm.

功效：种子，舒气、杀虫。

功效来源：《药用植物辞典》

注：民间常见栽培物种。

酸浆属 *Physalis* L.

挂金灯 酸浆

Physalis alkekengi L. var. *francheti* (Mast.) Makino

凭证标本：W. T. Tsang 27595（IBSC）

功效：全草，清热毒、利咽喉、通利二便。

功效来源：《中华本草》

苦蘵

Physalis angulata L.

凭证标本：全州县普查队 450324121020004LY（IBK、GXMG、CMMI）

功效：全草，清热利尿、解毒消肿。

功效来源：《中华本草》

茄属 *Solanum* L.

少花龙葵 古钮菜

Solanum americanum Mill.

凭证标本：全州县普查队 450324130319010LY（IBK、GXMG、CMMI）

功效：全草，清热解毒、利湿消肿。

功效来源：《中华本草》

假烟叶树 野烟叶

Solanum erianthum D. Don

功效：全株，清热解毒、祛风止痛。

功效来源：《广西壮族自治区壮药质量标准 第三卷》（2018年版）

注：《广西植物名录》有记载。

白英

Solanum lyratum Thunb.

凭证标本：全州县普查队 450324121012086LY（IBK、GXMG、CMMI）

功效：全草，清热利湿、解毒消肿。

功效来源：《广西壮族自治区壮药质量标准 第二卷》（2011年版）

乳茄 五指茄

Solanum mammosum L.

功效：果实，散瘀消肿。

功效来源：《全国中草药汇编》

注：民间常见栽培物种。

茄 茄叶

Solanum melongena L.

功效：叶，散血消肿。

功效来源：《中华本草》

注：民间常见栽培物种。

龙葵

Solanum nigrum L.

凭证标本：全州县普查队 450324121015036LY（IBK、GXMG、CMMI）

功效：地上部分，清热解毒、活血消肿、消炎、利尿。

功效来源：《广西壮族自治区壮药质量标准 第三卷》（2018年版）

海桐叶白英

Solanum pittosporifolium Hemsl.

凭证标本：全州县普查队 450324141014058LY（IBK）

功效：全草，清热解毒、散瘀消肿、祛风除湿、抗癌。

功效来源：《药用植物辞典》

珊瑚樱 玉珊瑚根

Solanum pseudocapsicum L. var. *pseudocapsicum*

凭证标本：全州县普查队 450324130424002LY（IBK、GXMG、CMMI）

功效：根，活血止痛。

功效来源：《中华本草》

珊瑚豆 冬珊瑚

Solanum pseudocapsicum L. var. *diflorum* (Vell.) Bitter

功效：根，止痛。

功效来源：《全国中草药汇编》

注：民间常见栽培物种。

马铃薯 土豆

Solanum tuberosum L.

功效：块茎，补气、健脾、消炎。

功效来源：《药用植物辞典》

注：民间常见栽培物种。

龙珠属 *Tubocapsicum* (Wettst.) Makino

龙珠

Tubocapsicum anomalum (Franch. et Sav.) Makino

凭证标本：全州县普查队 450324121021006LY（IBK、GXMG、CMMI）

功效：果实，清热解毒、除烦热。

功效来源：《全国中草药汇编》

251. 旋花科 Convolvulaceae

菟丝子属 *Cuscuta* L.

金灯藤 菟丝

Cuscuta japonica Choisy

凭证标本：全州县普查队 450324121012066LY（IBK、GXMG、CMMI）

功效：全草，清热解毒、凉血止血、健脾利湿。

功效来源：《中华本草》

马蹄金属 *Dichondra* J. R. Forst. et G. Forst.

马蹄金 小金钱草

Dichondra micrantha Urb.

功效：全草，清热利湿、解毒。

功效来源：《广西壮族自治区壮药质量标准 第一卷》（2008年版）

注：《广西植物名录》有记载。

飞蛾藤属 *Dinetus* Buch.-Ham. ex Sweet

飞蛾藤

Dinetus racemosus (Roxb.) Buch.-Ham. ex Sweet

凭证标本：全州县普查队 450324121017006LY（IBK、GXMG、CMMI）

功效：全草，发表、消食积。

功效来源：《全国中草药汇编》

番薯属 *Ipomoea* L.

月光花

Ipomoea alba L.

功效：种子，外用治跌打肿痛、骨折。

功效来源：《全国中草药汇编》

注：《广西植物名录》有记载。

蕹菜

Ipomoea aquatica Forssk.

功效：全草及根，清热解毒、利尿、止血。

功效来源：《全国中草药汇编》

注：民间常见栽培物种。

番薯 甘薯

Ipomoea batatas (L.) Lam.

功效：根，补中、生津、止血、排脓。

功效来源：《全国中草药汇编》

注：民间常见栽培物种。

牵牛 牵牛子

Ipomoea nil (L.) Roth

功效：成熟种子，利水通便、祛痰逐饮、消积、杀虫。

功效来源：《中华本草》

注：《广西植物名录》有记载。

圆叶牵牛 牵牛子

Ipomoea purpurea (L.) Roth

功效：成熟种子，利水通便、祛痰逐饮、消积、杀虫。

功效来源：《中华本草》

注：《广西植物名录》有记载。

茑萝

Ipomoea quamoclit L.

功效：根，用于头痛和作泻剂。

功效来源：《药用植物辞典》

注：民间常见栽培物种。

鱼黄草属 *Merremia* Dennst. ex Endl.

篱栏网 篱栏子

Merremia hederacea (Burm. f.) Hallier f.

凭证标本：全州县普查队 450324121013049LY（IBK、GXMG、CMMI）

功效：种子或全株，清热、利咽、凉血。

功效来源：《广西壮族自治区壮药质量标准 第一卷》（2008年版）

252. 玄参科 Scrophulariaceae

毛麝香属 *Adenosma* R. Br.

毛麝香 黑头茶

Adenosma glutinosum (L.) Druce

功效：全草，祛风止痛、散瘀消肿、解毒止痒。

功效来源：《广西中药材标准 第二册》（1996年版）

注：《广西植物名录》有记载。

球花毛麝香 大头陈

Adenosma indianum (Lour.) Merr.

功效：全草，疏风解表、化湿消滞。

功效来源：《广西壮族自治区壮药质量标准 第一卷》（2008年版）

注：《广西植物名录》有记载。

黑蒴属 *Alectra* Thunb.

黑蒴

Alectra arvensis (Benth.) Merr.

功效：全草，用于肝炎、痛经；外治跌打肿痛。

功效来源：《广西中药资源名录》

注：《广西植物名录》有记载。

金鱼草属 *Antirrhinum* L.

金鱼草

Antirrhinum majus L.

功效：全草，清热解毒、活血消肿。

功效来源：《中华本草》

注：民间常见栽培物种。

黑草属 *Buchnera* L.

黑草 鬼羽箭

Buchnera cruciata Buch.-Ham. ex D. Don

功效：全草，清热解毒、凉血止血。

功效来源：《中华本草》

注：《广西植物名录》有记载。

母草属 Lindernia All.

旱田草

Lindernia ruellioides (Colsm.) Pennell

功效：全草，理气活血、消肿止痛。

功效来源：《广西壮族自治区壮药质量标准 第三卷》（2018年版）

注：县域各地有零星分布。

通泉草属 Mazus Lour.

通泉草

Mazus pumilus (Burm. f.) Steenis

功效：全草，清热解毒、消炎消肿、利尿、止痛、健胃消积。

功效来源：《药用植物辞典》

注：县域各地有零星分布。

弹刀子菜

Mazus stachydifolius (Turcz.) Maxim.

凭证标本：全州县普查队 450324141015026LY（IBK、GXMG、CMMI）

功效：全草，解蛇毒。

功效来源：《中华本草》

山罗花属 Melampyrum L.

山罗花

Melampyrum roseum Maxim.

凭证标本：陈永昌 228（IBK）

功效：根，清凉（代茶喝）。全草，清热解毒、消痈肿。

功效来源：《药用植物辞典》

沟酸浆属 Mimulus L.

尼泊尔沟酸浆

Mimulus tenellus Bunge var. *nepalensis* (Benth.) P. C. Tsoong

凭证标本：全州县普查队 450324130422021LY（IBK、GXMG、CMMI）

功效：全草，清热解毒、利湿。

功效来源：《药用植物辞典》

泡桐属 Paulownia Sieb. et Zucc.

白花泡桐 泡桐叶

Paulownia fortunei (Seem.) Hemsl.

凭证标本：全州县普查队 450324130320007LY（IBK、GXMG、CMMI）

功效：叶，清热解毒、止血消肿。

功效来源：《中华本草》

台湾泡桐

Paulownia kawakamii T. Ito

凭证标本：全州县普查队 450324130327027LY（IBK、GXMG、CMMI）

功效：树皮，解毒消肿、止血。

功效来源：《中华本草》

马先蒿属 Pedicularis L.

亨氏马先蒿 凤尾参

Pedicularis henryi Maxim.

凭证标本：全州县普查队 450324121019023LY（IBK、GXMG、CMMI）

功效：根，补气血、强筋骨、健脾胃。

功效来源：《中华本草》

粗茎返顾马先蒿

Pedicularis resupinata L. subsp. *crassicaulis* (Vaniot ex Bonati) P. C. Tsoong

凭证标本：方鼎 7301（GXMI）

功效：根，行气、止痛。

功效来源：《药用植物辞典》

爆仗竹属 Russelia Jacq.

爆仗竹

Russelia equisetiformis Schlecht. et Cham.

功效：地上部分，续筋接骨、活血。

功效来源：《中华本草》

注：民间常见栽培物种。

玄参属 Scrophularia L.

玄参

Scrophularia ningpoensis Hemsl.

凭证标本：方鼎 7308（GXMI）

功效：根，凉血滋阴、泻火解毒。

功效来源：《全国中草药汇编》

阴行草属 Siphonostegia Benth.

阴行草 金钟茵陈

Siphonostegia chinensis Benth.

凭证标本：全州县普查队 450324121019025LY（IBK、GXMG、CMMI）

功效：全草，清热利湿、凉血止血、祛瘀止痛。

功效来源：《中华本草》

短冠草属 Sopubia Buch.-Ham. ex D. Don

短冠草

Sopubia trifida Buch.-Ham. ex D. Don

凭证标本：罗金裕 7019（GXMI）

功效：全草，舒筋活络、温肾止痛。

功效来源：《全国中草药汇编》

独脚金属 *Striga* Lour.

独脚金

Striga asiatica (L.) Kuntze

功效：全草，清肝、健脾、消积、杀虫。

功效来源：《广西中药材标准 第一册》

注：《广西植物名录》有记载。

大独脚金

Striga masuria (Buch.-Ham. ex Benth.) Benth.

凭证标本：程志立等 766（GXMI）

功效：全草，清肝、消积、杀虫、解毒、清心火。

功效来源：《药用植物辞典》

蝴蝶草属 *Torenia* L.

光叶蝴蝶草 水韩信草

Torenia asiatica L.

凭证标本：全州县普查队 450324121012009LY（IBK、GXMG、CMMI）

功效：全株，清热利湿、解毒、散瘀。

功效来源：《中华本草》

紫萼蝴蝶草

Torenia violacea (Azaola ex Blanco) Pennell

凭证标本：全州调查队 6-3513（GXMI）

功效：全草，清热解毒、利湿止咳、化痰。

功效来源：《药用植物辞典》

婆婆纳属 *Veronica* L.

直立婆婆纳

Veronica arvensis L.

凭证标本：全州县普查队 450324130326018LY（IBK、GXMG、CMMI）

功效：全草，清热、截疟。

功效来源：《全国中草药汇编》

华中婆婆纳

Veronica henryi T. Yamaz.

凭证标本：全州县普查队 450324130423026LY（IBK、GXMG、CMMI）

功效：全草，清热解毒、活血化瘀、活络。

功效来源：《药用植物辞典》

多枝婆婆纳

Veronica javanica Blume

功效：全草，祛风散热、解毒消肿。

功效来源：《全国中草药汇编》

注：《广西植物名录》有记载。

蚊母草 仙桃草

Veronica peregrina L.

凭证标本：全州县普查队 450324130326015LY（IBK、

GXMG、CMMI）

功效：带虫瘿的全草，活血、止血、消肿、止痛。

功效来源：《全国中草药汇编》

阿拉伯婆婆纳 灯笼婆婆纳

Veronica persica Poir.

凭证标本：全州县普查队 450324130423067LY（IBK、GXMG、CMMI）

功效：全草，解热毒。

功效来源：《全国中草药汇编》

婆婆纳

Veronica polita Fries

凭证标本：全州县普查队 450324130130015LY（IBK、GXMG、CMMI）

功效：全草，凉血止血、理气止痛。

功效来源：《全国中草药汇编》

水苦荬

Veronica undulata Wall. ex Jack

凭证标本：全州县普查队 450324130421046LY（IBK、GXMG、CMMI）

功效：带虫瘿果的全草，活血止血、解毒消肿。

功效来源：《全国中草药汇编》

腹水草属 *Veronicastrum* Heist. ex Fabr.

四方麻

Veronicastrum caulopterum (Hance) T. Yamaz.

凭证标本：全州县普查队 450324121012093LY（IBK、GXMG、CMMI）

功效：全草，清热解毒、消肿止痛。

功效来源：《全国中草药汇编》

长穗腹水草

Veronicastrum longispicatum (Merr.) T. Yamaz.

凭证标本：罗金裕 6940（GXMI）

功效：全草，清热、行水、消肿、解毒。

功效来源：《药用植物辞典》

大叶腹水草

Veronicastrum robustum (Diels) D. Y. Hong subsp. *grandifolium* T. L. Chin et D. Y. Hong

凭证标本：陈秀香组 7979（GXMI）

功效：叶，祛风除湿、散瘀止痛。

功效来源：《药用植物辞典》

253. 列当科 Orobanchaceae

野菰属 *Aeginetia* L.

野菰

Aeginetia indica L.

凭证标本：全州县普查队 450324130811026LY（IBK、

GXMG、CMMI）

功效：全草，解毒消肿、清热凉血。

功效来源：《全国中草药汇编》

256. 苦苣苔科 Gesneriaceae

报春苣苔属 *Chirita* Buch.-Ham. ex D. Don

牛耳朵 牛耳岩白菜

Primulia eburnea Hance

凭证标本：全州县普查队 450324121013018LY（IBK、GXMG）

功效：根状茎及全草，清肺止咳、凉血止血、解毒消痈。

功效来源：《中华本草》

蚂蟥七 石蜈蚣

Primulia fimbrisepala Hand.-Mazz.

凭证标本：全州县普查队 450324130423019LY（IBK、GXMG、CMMI）

功效：根状茎或全草，清热利湿、行滞消积、止血活血、解毒消肿。

功效来源：《中华本草》

羽裂报春苣苔

Primulia pinnatifida (Hand.-Mazz.) B. L. Burtt

凭证标本：钟济新 83334（IBK）

功效：全草，用于痢疾，跌打损伤。

功效来源：《广西药用植物名录》

桂林小花苣苔

Primulina subulata (W. T. Wang) Mich. Möller & A. Weber var. *guilinensis* (W. T. Wang) W. B. Xu & K. F. Chung

凭证标本：全州县普查队 450324130130025LY（IBK）

功效：全草，用于肺结核。

功效来源：《广西中药资源名录》

长蒴苣苔属 *Didymocarpus* Wall. ex Buch.-Ham.

东南长蒴苣苔 石茶

Didymocarpus hancei Hemsl.

凭证标本：全州县普查队 450324130319045LY（IBK、GXMG、CMMI）

功效：全草，散风热、解毒。

功效来源：《中华本草》

半蒴苣苔属 *Hemiboea* C. B. Clarke

贵州半蒴苣苔

Hemiboea cavaleriei H. Lév.

凭证标本：方鼎 7312（GXMI）

功效：全草，清热解毒、利水除湿。

功效来源：《药用植物辞典》

短茎半蒴苣苔

Hemiboea subacaulis Hand.-Mazz.

凭证标本：方鼎 7315（GXMI）

功效：全草，清热解毒、祛风。

功效来源：《药用植物辞典》

半蒴苣苔 降龙草

Hemiboea subcapitata C. B. Clarke

凭证标本：全州县普查队 450324121016016LY（IBK、GXMG、CMMI）

功效：全草，清热湿、解毒。

功效来源：《中华本草》

吊石苣苔属 *Lysionotus* D. Don

吊石苣苔 石吊兰

Lysionotus pauciflorus Maxim.

凭证标本：全州县普查队 450324121016007LY（IBK、GXMG、CMMI）

功效：全株，清热利湿、祛痰止咳、活血调经。

功效来源：《中国药典》

马铃苣苔属 *Oreocharis* Benth.

长瓣马铃苣苔

Oreocharis auricula (S. Moore) C. B. Clarke

凭证标本：钟济新 81699（IBK）

功效：全草，凉血止血、清热解毒。

功效来源：《中华本草》

大叶石上莲

Oreocharis benthamii C. B. Clarke var. *benthamii*

凭证标本：全州县普查队 450324130423031LY（IBK、GXMG、CMMI）

功效：全草，用于跌打损伤、咳嗽。

功效来源：《广西药用植物名录》

石上莲

Oreocharis benthamii C. B. Clarke var. *reticulata* Dunn

凭证标本：全州县普查队 450324121016044LY（IBK、GXMG、CMMI）

功效：叶，外用治湿疹。

功效来源：《广西药用植物名录》

绢毛马铃苣苔

Oreocharis sericea (H. Lév.) H. Lév.

凭证标本：沙文兰等 7546（GXMI）

功效：全草，用于无名肿毒。

功效来源：《药用植物辞典》

湘桂马铃苣苔

Oreocharis xiangguiensis W. T. Wang et K. Y. Pan

凭证标本：全州县普查队 450324141014046LY（IBK、GXMG、CMMI）

功效：全草，用于跌打损伤。

功效来源：《药用植物辞典》

石山苣苔属 Petrocodon Hance

石山苣苔

Petrocodon dealbatus Hance

凭证标本：全州县普查队 450324121016067LY（IBK、GXMG、CMMI）

功效：全草，用于肺热咳嗽、吐血、肿痛、出血。

功效来源：《药用植物辞典》

257. 紫葳科 Bignoniaceae

凌霄属 Campsis Lour.

凌霄 凌霄花

Campsis grandiflora (Thunb.) K. Schum.

凭证标本：邓先福 11438（IBK）

功效：花，活血通经、凉血祛风。

功效来源：《中国药典》（2020年版）

梓属 Catalpa Scop.

梓

Catalpa ovata G. Don

功效：根，用于湿热黄疸、咳嗽痰多，外用治小儿热痱，有小毒。

功效来源：《广西中药资源名录》

注：民间常见栽培物种。

炮仗藤属 Pyrostegia Presl

炮仗花

Pyrostegia venusta (Ker-Gawl.) Miers

功效：花，清热利咽、润肺止咳。茎叶，清热利咽。

功效来源：《药用植物辞典》

注：民间常见栽培物种。

硬骨凌霄属 Tecomaria Spach

硬骨凌霄

Tecomaria capensis (Thunb.) Spach

功效：茎、叶，散瘀消肿。花，通经、利尿。

功效来源：《全国中草药汇编》

注：民间常见栽培物种。

258. 胡麻科 Pedaliaceae

胡麻属 Sesamum L.

芝麻 黑芝麻

Sesamum indicum L.

功效：种子，补益肝肾、养血益精、润肠通便。

功效来源：《中华本草》

注：民间常见栽培物种。

259. 爵床科 Acanthaceae

穿心莲属 Andrographis Wall. ex Nees

穿心莲

Andrographis paniculata (Burm. f.) Nees

功效：地上部分，清热解毒、凉血、消肿。

功效来源：《中国药典》（2020年版）

注：民间常见栽培物种。

白接骨属 Asystasiella Lindau

白接骨

Asystasiella neesiana (Wall.) Lindau

凭证标本：全州县普查队 450324141011008LY（IBK、GXMG、CMMI）

功效：全草，化瘀止血、续筋接骨、利尿消肿、清热解毒。

功效来源：《中华本草》

狗肝菜属 Dicliptera Juss.

狗肝菜

Dicliptera chinensis (L.) Juss.

功效：全草，清热、凉血、利湿、解毒。

功效来源：《广西壮族自治区壮药质量标准 第一卷》（2008年版）

注：《广西植物名录》有记载。

喜花草属 Eranthemum L.

喜花草

Eranthemum pulchellum Andrews

功效：叶，清热解毒、散瘀消肿。

功效来源：《药用植物辞典》

注：民间常见栽培物种。

爵床属 Justicia L.

鸭嘴花

Justicia adhatoda L.

功效：全株，祛风活血、散瘀止痛、接骨。

功效来源：《全国中草药汇编》

注：民间常见栽培物种。

小驳骨

Justicia gendarussa L. f.

功效：地上部分，祛瘀止痛、续筋接骨。

功效来源：《广西壮族自治区壮药质量标准 第一卷》（2008年版）

注：《广西植物名录》有记载。

爵床

Justicia procumbens L.

凭证标本：全州县普查队 450324121020017LY（IBK、GXMG、CMMI）

功效：全草，清热解毒、利湿消积、活血止痛。

功效来源：《中华本草》

杜根藤
Justicia quadrifaria (Nees) T. Anderson
凭证标本：方鼎 7249（GXMI）
功效：全草，清热解毒。
功效来源：《药用植物辞典》

观音草属 *Peristrophe* Nees
九头狮子草
Peristrophe japonica (Thunb.) Bremek.
凭证标本：全州县普查队 450324141011082LY（IBK、GXMG、CMMI）
功效：全草，解表、清热解毒、镇痉。
功效来源：《全国中草药汇编》

紫云菜属 *Strobilanthes* Blume
板蓝 青黛
Strobilanthes cusia (Nees) Kuntze
功效：叶或莲叶经加工制得的粉末、团块或颗粒，清热解毒、凉血消斑、泻火定惊。
功效来源：《中国药典》（2020年版）
注：《广西植物名录》有记载。

球花马蓝
Strobilanthes dimorphotricha Hance
凭证标本：陈秀香组 7910（GXMI）
功效：地上部分或根，清热解毒、凉血消斑。
功效来源：《中华本草》

四子马蓝
Strobilanthes tetrasperma (Champ. ex Benth.) Druce
凭证标本：全州县普查队 450324121013027LY（IBK、GXMG、CMMI）
功效：全草，清热解表、消肿、解毒疗疮。
功效来源：《药用植物辞典》

山牵牛属 *Thunbergia* Retz.
山牵牛 老鸦嘴
Thunbergia grandiflora Roxb.
功效：全株，舒筋活络、散瘀消肿。
功效来源：《广西壮族自治区壮药质量标准 第一卷》（2008年版）
注：《广西植物名录》有记载。

263. 马鞭草科 Verbenaceae
紫珠属 *Callicarpa* L.
紫珠 珍珠风子
Callicarpa bodinieri H. Lév.
凭证标本：全州县普查队 450324121017001LY（IBK、GXMG）

功效：果实，发表散寒。
功效来源：《中华本草》

短柄紫珠
Callicarpa brevipes (Benth.) Hance
凭证标本：赖茂祥等 41654（GXMI）
功效：根、叶，祛风除湿、化痰止咳。
功效来源：《药用植物辞典》

白棠子树 紫珠
Callicarpa dichotoma (Lour.) K. Koch
凭证标本：全州县普查队 450324121020026LY（IBK、GXMG、CMMI）
功效：叶，收敛止血、清热解毒。
功效来源：《中华本草》

杜虹花 紫珠叶
Callicarpa formosana Rolfe
凭证标本：全州县普查队 450324121012089LY（IBK、GXMG、CMMI）
功效：叶，凉血、收敛止血、散瘀解毒、消肿。
功效来源：《中国药典》（2020年版）

藤紫珠
Callicarpa integerrima Champ. var. *chinensis* (C. P'ei) S. L. Chen
凭证标本：陈照宙 52586（IBK）
功效：全株，用于泄泻、感冒发热、风湿痛。
功效来源：《药用植物辞典》

枇杷叶紫珠 牛舌癀
Callicarpa kochiana Makino
凭证标本：全州县普查队 450324130320063LY（IBK）
功效：根、茎、叶，祛风除湿、活血止血。
功效来源：《中华本草》

广东紫珠 金刀菜
Callicarpa kwangtungensis Chun
凭证标本：全州县普查队 450324130811001LY（IBK、GXMG、CMMI）
功效：茎叶，止血止痛。
功效来源：《中华本草》

大叶紫珠
Callicarpa macrophylla Vahl
凭证标本：全州县普查队 450324121012085LY（IBK、GXMG、CMMI）
功效：叶或带叶嫩枝，散瘀止血、消肿止痛。
功效来源：《广西壮族自治区壮药质量标准 第三卷》（2018年版）

红紫珠

Callicarpa rubella Lindl. var. *rubella*

凭证标本：全州县普查队 450324130422042LY（IBK、GXMG、CMMI）

功效：叶及嫩枝，解毒消肿、凉血止血。

功效来源：《中华本草》

秃红紫珠

Callicarpa rubella Lindl. var. *subglabra* (C. P'ei) H. T. Chang

凭证标本：全州县普查队 450324121015017LY（IBK、CMMI）

功效：叶，外用治小儿高烧。

功效来源：《广西中药资源名录》

莸属 *Caryopteris* Bunge

兰香草

Caryopteris incana (Thunb. ex Houtt.) Miq.

凭证标本：全州县普查队 450324121010014LY（IBK、GXMG、CMMI）

功效：全草，疏风解表、祛痰止咳、散瘀止痛。

功效来源：《药用植物辞典》

大青属 *Clerodendrum* L.

臭牡丹

Clerodendrum bungei Steud.

凭证标本：全州县普查队 450324121013028LY（IBK、GXMG、CMMI）

功效：茎叶，解毒消肿、祛风除湿、降血压。

功效来源：《中华本草》

灰毛大青 大叶白花灯笼

Clerodendrum canescens Wall. ex Walp.

凭证标本：高成芝等 7561（GXMI）

功效：全株，清热解毒、凉血止血。

功效来源：《中华本草》

重瓣臭茉莉

Clerodendrum chinense (Osbeck) Mabb.

功效：根、叶，祛风利湿、化痰止咳、活血消肿。

功效来源：《药用植物辞典》

注：《广西植物名录》有记载。

大青 路边青

Clerodendrum cyrtophyllum Turcz.

凭证标本：全州县普查队 450324141014007LY（IBK、GXMG、CMMI）

功效：全株，清热解毒、凉血、利湿。

功效来源：《广西壮族自治区壮药质量标准 第二卷》（2011年版）

白花灯笼

Clerodendrum fortunatum L.

功效：根或全株，清热解毒、止咳定痛。

功效来源：《全国中草药汇编》

注：《广西植物名录》有记载。

海通

Clerodendrum mandarinorum Diels

凭证标本：蒋庆坤 S186（IBK）

功效：根、枝、叶，清热解毒、通经活络、祛风除痹、利水。

功效来源：《药用植物辞典》

龙吐珠

Clerodendrum thomsoniae Balf. f.

功效：全株、叶，解毒。

功效来源：《药用植物辞典》

注：民间常见栽培物种。

假连翘属 *Duranta* L.

假连翘

Duranta erecta L.

功效：叶、果实，散热透邪、行血祛瘀、杀虫止痛、消肿解毒。

功效来源：《全国中草药汇编》

注：民间常见栽培物种。

马缨丹属 *Lantana* L.

马缨丹 五色梅

Lantana camara L.

功效：根、花及叶，清热泻火、解毒散结。

功效来源：《中华本草》

注：《广西植物名录》有记载。

豆腐柴属 *Premna* L.

豆腐柴

Premna microphylla Turcz.

凭证标本：全州县普查队 450324121012002LY（IBK、GXMG）

功效：根、茎及叶，清热解毒。

功效来源：《中华本草》

四棱草属 *Schnabelia* Hand.-Mazz.

四棱草 四楞筋骨草

Schnabelia oligophylla Hand.-Mazz.

凭证标本：全州县普查队 450324140520038LY（IBK、GXMG、CMMI）

功效：全草，祛风除湿、活血通络。

功效来源：《中华本草》

柚木属 *Tectona* L. f.

柚木 紫柚木

Tectona grandis L. f.

功效：茎、叶，和中止呕、祛风止痒。

功效来源：《中华本草》

注：民间常见栽培物种。

马鞭草属 *Verbena* L.

马鞭草

Verbena officinalis L.

凭证标本：全州县普查队 450324130421004LY（IBK、GXMG、CMMI）

功效：地上部分，活血散瘀、解毒、利水、退黄、截疟。

功效来源：《中国药典》（2020年版）

牡荆属 *Vitex* L.

灰毛牡荆

Vitex canescens Kurz

凭证标本：陈照宙 52710（IBK）

功效：果实，祛风、除痰、行气、止痛。

功效来源：《药用植物辞典》

黄荆 五指柑

Vitex negundo L. var. *negundo*

凭证标本：全州县普查队 450324121010011LY（IBK、GXMG、CMMI）

功效：全株，祛风解表、止咳化痰、理气止痛。

功效来源：《广西壮族自治区壮药质量标准 第一卷》（2008年版）

牡荆 五指柑

Vitex negundo L. var. *cannabifolia* (Sieb. et Zucc.) Hand.-Mazz.

功效：全株，祛风解表、止咳化痰、理气止痛。

功效来源：《广西壮族自治区壮药质量标准 第一卷》（2008年版）

注：《广西植物名录》有记载。

264. 唇形科 Labiatae

藿香属 *Agastache* Clayton ex Gronov.

藿香

Agastache rugosa (Fisch. et C. A. Mey.) Kuntze

功效：地上部分，祛暑解表、化湿和中、理气开胃。

功效来源：《药用植物辞典》

注：《广西植物名录》有记载。

筋骨草属 *Ajuga* L.

金疮小草 白毛夏枯草

Ajuga decumbens Thunb.

凭证标本：全州县普查队 450324121017024LY（IBK、GXMG、CMMI）

功效：全草，清热解毒、化痰止咳、凉血散血。

功效来源：《中华本草》

紫背金盘 紫背金盘草

Ajuga nipponensis Makino

凭证标本：全州县普查队 450324130319002LY（IBK、GXMG、CMMI）

功效：全草或根，清热解毒、凉血散瘀、消肿止痛。

功效来源：《中华本草》

排草香属 *Anisochilus* Wall.

排香草 排草香

Anisochilus carnosus (L. f.) Benth. et Wall

功效：根、根状茎，化湿避浊、利水消肿。

功效来源：《中华本草》

注：民间常见栽培物种。

广防风属 *Anisomeles* R. Br.

广防风

Anisomeles indica (L.) Kuntze

功效：全草，祛风解表、理气止痛。

功效来源：《药用植物辞典》

注：《广西植物名录》有记载。

肾茶属 *Clerodendranthus* Kudo

肾茶 猫须草

Clerodendranthus spicatus (Thunb.) C. Y. Wu ex H. W. Li

功效：茎、叶，清热祛湿、排石利尿。

功效来源：《全国中草药汇编》

注：《广西植物名录》有记载。

风轮菜属 *Clinopodium* L.

风轮菜 断血流

Clinopodium chinense (Benth.) Kuntze

凭证标本：全州县普查队 450324130812030LY（IBK、GXMG、CMMI）

功效：全草，收敛止血。

功效来源：《中国药典》（2020年版）

细风轮菜

Clinopodium gracile (Benth.) Matsum.

凭证标本：全州县普查队 450324130320020LY（IBK、GXMG、CMMI）

功效：全草，清热解毒、消肿止痛、凉血止痢、祛风止痒、止血。

功效来源：《药用植物辞典》

水蜡烛属 *Dysophylla* Blume

齿叶水蜡烛

Dysophylla sampsonii Hance

凭证标本：全州县普查队 450324121015038LY（IBK、GXMG、CMMI）

功效：全草，外用治湿疹、跌打肿痛、毒蛇咬伤。

功效来源：《广西中药资源名录》

香薷属 *Elsholtzia* Willd.

紫花香薷

Elsholtzia argyi H. Lév.

凭证标本：全州县普查队 450324121016080LY（IBK、GXMG、CMMI）

功效：全草，祛风、散寒解表、发汗、解暑、利尿、止咳。

功效来源：《药用植物辞典》

香薷 土香薷

Elsholtzia ciliata (Thunb.) Hyland.

凭证标本：全州县普查队 450324141010017LY（IBK、GXMG、CMMI）

功效：全草，发汗、解暑、利尿。

功效来源：《全国中草药汇编》

水香薷

Elsholtzia kachinensis Prain

凭证标本：全州县普查队 450324121016015LY（IBK、GXMG、CMMI）

功效：全草，健胃消食。

功效来源：《药用植物辞典》

小野芝麻属 *Galeobdolon* Adans.

小野芝麻 地绵绵

Galeobdolon chinense (Benth.) C. Y. Wu

凭证标本：全州县普查队 450324130319038LY（IBK、GXMG、CMMI）

功效：块根，主治外伤止血。

功效来源：《全国中草药汇编》

活血丹属 *Glechoma* L.

狭萼白透骨消

Glechoma biondiana (Diels) C. Y. Wu et C. Chen var. *angustituba* C. Y. Wu et C. Chen

凭证标本：全州县普查队 450324130423042LY（IBK、GXMG、CMMI）

功效：全草，清热、消肿。

功效来源：《药用植物辞典》

活血丹 连钱草

Glechoma longituba (Nakai) Kuprian

功效：地上部分，利湿通淋、清热解毒、散瘀消肿。

功效来源：《广西壮族自治区壮药质量标准 第一卷》（2008年版）

注：《广西植物名录》有记载。

香茶菜属 *Isodon* (Schrad. ex Benth.) Spach

细锥香茶菜

Isodon coetsa (Buch.-Ham. ex D. Don) Kudo

凭证标本：全州县普查队 450324121016014LY（IBK、GXMG、CMMI）

功效：根，行血、止痛。

功效来源：《全国中草药汇编》

显脉香茶菜

Isodon nervosus (Hemsl.) Kudo

功效：全草，清热利湿、解毒。

功效来源：《全国中草药汇编》

注：《广西植物名录》有记载。

牛尾草 三叶香茶菜

Isodon ternifolius (D. Don) Kudo

功效：全草，清热解毒、利湿。

功效来源：《广西中药材标准 第一册》

注：《广西植物名录》有记载。

益母草属 *Leonurus* L.

益母草

Leonurus japonicus Houtt.

凭证标本：全州县普查队 450324130319021LY（IBK、GXMG、CMMI）

功效：地上部分，活血调经、利尿消肿、清热解毒。

功效来源：《中国药典》（2020年版）

地笋属 *Lycopus* L.

硬毛地笋 泽兰

Lycopus lucidus Turcz. ex Benth. var. *hirtus* Regel

凭证标本：方鼎 41478（GXMI）

功效：地上部分，活血调经、祛淤消痈、利水消肿。

功效来源：《中国药典》（2020年版）

龙头草属 *Meehania* Britton

龙头草

Meehania henryi (Hemsl.) Sun ex C. Y. Wu

凭证标本：全州县普查队 450324130423035LY（IBK、GXMG、CMMI）

功效：根或叶，补气血、祛风湿、消肿毒。

功效来源：《中华本草》

薄荷属 *Mentha* L.

薄荷

Mentha canadensis L.

凭证标本：全州县普查队 450324121015039LY（IBK、

GXMG、CMMI）

功效：地上部分，疏散风热、清利头目、利咽、透疹、疏肝行气。

功效来源：《中国药典》（2020年版）

石荠苎属 *Mosla* (Benth.) Buch.-Ham. ex Maxim.
小花荠苎 细叶七星剑

Mosla cavaleriei H. Lév.

凭证标本：全州县普查队 450324121012037LY（IBK、GXMG、CMMI）

功效：全草，发汗解暑、健脾利湿、止痒、解蛇毒。

功效来源：《全国中草药汇编》

石香薷 香薷

Mosla chinensis Maxim.

凭证标本：全州县普查队 450324121020033LY（IBK、GXMG、CMMI）

功效：地上部分，发汗解表、和中利湿。

功效来源：《中国药典》（2020年版）

小鱼仙草 热痱草

Mosla dianthera (Buch.-Ham. ex Roxb.) Maxim.

凭证标本：全州县普查队 450324121012036LY（IBK、GXMG）

功效：全草，发表祛暑、利湿和中、消肿止血、散风止痒。

功效来源：《中华本草》

石荠苎 小鱼仙草

Mosla scabra (Thunb.) C. Y. Wu et H. W. Li

凭证标本：全州县普查队 450324141011010LY（IBK、GXMG、CMMI）

功效：全草，疏风解表、清暑降温、解毒止痒。

功效来源：《广西中药材标准 第一册》

荆芥属 *Nepeta* L.
裂叶荆芥

Nepeta tenuifolia Benth.

凭证标本：葛家骐 41404（GXMI）

功效：全草，发表、祛风、理血。炒炭主治止血。

功效来源：《药用植物辞典》

罗勒属 *Ocimum* L.
罗勒 九层塔

Ocimum basilicum L. var. *basilicum*

功效：全草，疏风解表、化湿和中、行气活血、解毒消肿。

功效来源：《广西中药材标准 第一册》

注：民间常见栽培物种。

疏柔毛罗勒

Ocimum basilicum L. var. *pilosum* (Willd.) Benth.

凭证标本：全州县普查队 450324130810040LY（IBK、GXMG、CMMI）

功效：全草，发汗解表、祛风利湿、散瘀止痛。

功效来源：《药用植物辞典》

毛叶丁香罗勒

Ocimum gratissimum L. var. *suave* (Willd.) Hook. f.

功效：全草，发汗解表、祛风利湿、散瘀止痛。

功效来源：《药用植物辞典》

注：民间常见栽培物种。

假糙苏属 *Paraphlomis* Prain
小叶假糙苏

Paraphlomis javanica (Blume) Prain var. *coronata* (Vaniot) C. Y. Wu et H. W. Li

凭证标本：全州县普查队 450324121018004LY（IBK）

功效：全草或根，滋阴润燥、止咳、调经补血。

功效来源：《药用植物辞典》

紫苏属 *Perilla* L.
紫苏

Perilla frutescens (L.) Britton var. *frutescens*

凭证标本：全州县普查队 450324121015004LY（IBK、GXMG、CMMI）

功效：果实，降气化痰、止咳平喘、润肠通便。茎，理气宽中、止痛、安胎。

功效来源：《中国药典》（2020年版）

回回苏

Perilla frutescens (L.) Britton var. *crispa* (Benth.) Deane ex Bailey

功效：果实（苏子），下气消痰、平喘润肺、宽肠。叶，发表散寒、理气和胃。梗，理气、舒郁、止痛、安胎。

功效来源：《药用植物辞典》

注：民间常见栽培物种。

野生紫苏

Perilla frutescens (L.) Britton var. *purpurascens* (Hayata) H. W. Li

凭证标本：全州县普查队 450324121013040LY（IBK、GXMG、CMMI）

功效：根及近根老茎，除风散寒、祛痰降气。茎，理气宽中。

功效来源：《药用植物辞典》

刺蕊草属 *Pogostemon* Desf.

广藿香

Pogostemon cablin (Blanco) Benth.

功效：地上部分，芳香化浊、开胃止呕、发表解暑。

功效来源：《中国药典》（2020年版）

注：民间常见栽培物种。

夏枯草属 *Prunella* L.

夏枯草

Prunella vulgaris L.

凭证标本：全州县普查队 450324130421043LY（IBK、GXMG、CMMI）

功效：果穗，清肝泻火、明目、散结消肿。

功效来源：《中国药典》（2020年版）

鼠尾草属 *Salvia* L.

贵州鼠尾草 血盘草

Salvia cavaleriei H. Lév.

凭证标本：罗金裕 7020（GXMI）

功效：全草，凉血止血、活血消肿、清热利湿。

功效来源：《中华本草》

华鼠尾草 石见穿

Salvia chinensis Benth.

凭证标本：沙文兰等 7657（GXMI）

功效：全草，活血化瘀、清热利湿、散结消肿。

功效来源：《中华本草》

鼠尾草

Salvia japonica Thunb.

凭证标本：全州县普查队 450324121019018LY（IBK、CMMI）

功效：全草，清热利湿、活血调经、解毒消肿。

功效来源：《中华本草》

荔枝草

Salvia plebeia R. Br.

功效：全草，清热解毒、利水消肿。

功效来源：《中华本草》

注：《广西植物名录》有记载。

地梗鼠尾草 地梗鼠尾

Salvia scapiformis Hance

凭证标本：全州县普查队 450324130422052LY（IBK、GXMG、CMMI）

功效：全草，强筋壮骨、补虚益损。

功效来源：《全国中草药汇编》

佛光草

Salvia substolonifera Stib.

凭证标本：全州药物编制组 41405（GXMI）

功效：全草，清热利湿、止咳平喘、调经、止吐血。

功效来源：《药用植物辞典》

黄芩属 *Scutellaria* L.

半枝莲

Scutellaria barbata D. Don

凭证标本：全州县普查队 450324130424005LY（IBK、GXMG、CMMI）

功效：全草，清热解毒、散瘀止血、利尿消肿。

功效来源：《广西壮族自治区壮药质量标准 第二卷》（2011年版）

韩信草

Scutellaria indica L. var. *indica*

功效：全草，祛风活血、解毒止痛。

功效来源：《中药大辞典》

注：《广西植物名录》有记载。

长毛韩信草

Scutellaria indica L. var. *elliptica* Sun ex C. H. Hu

凭证标本：全州县普查队 450324130319057LY（IBK、GXMG、CMMI）

功效：全草，用于跌打损伤、吐血、痈肿、牙痛。

功效来源：《药用植物辞典》

小叶韩信草 韩信草小叶变种

Scutellaria indica L. var. *parvifolia* Makino

功效：全草，外用治跌打肿痛、蛇咬伤。

功效来源：《广西中药资源名录》

注：县域各地有零星分布。

偏花黄芩

Scutellaria tayloriana Dunn

凭证标本：陈照宙 52610（IBK）

功效：根，清热燥湿。

功效来源：《全国中草药汇编》

水苏属 *Stachys* L.

地蚕

Stachys geobombycis C. Y. Wu

凭证标本：钟济新 81946（IBK）

功效：根状茎、全草，益肾润肺、补血消疳。

功效来源：《中华本草》

针筒菜

Stachys oblongifolia Wall. ex Benth.

凭证标本：全州县普查队 450324130421005LY（IBK、GXMG、CMMI）

功效：全草或根，补中益气、止血生肌。

功效来源：《药用植物辞典》

甘露子
Stachys sieboldii Miq.
功效：全草或块茎，祛风利湿、活血散瘀。
功效来源：《全国中草药汇编》
注：民间常见栽培物种。

香科科属 *Teucrium* L.
二齿香科科
Teucrium bidentatum Hemsl.
凭证标本：全州县普查队 450324130811003LY（IBK、GXMG、CMMI）
功效：全草，祛风、利湿、解毒。
功效来源：《中华本草》

铁轴草
Teucrium quadrifarium Buch.-Ham. ex D. Don
凭证标本：罗金裕 7064（GXMI）
功效：全草、根或叶，利湿消肿、祛风解暑、凉血解毒。
功效来源：《中华本草》

血见愁 山藿香
Teucrium viscidum Blume
凭证标本：全州县普查队 450324140801010LY（IBK、GXMG、CMMI）
功效：全草，消肿解毒、凉血止血。
功效来源：《中华本草》

267. 泽泻科 Alismataceae
泽泻属 *Alisma* L.
窄叶泽泻
Alisma canaliculatum A. Braun et Bouché
功效：全草，清热解毒。
功效来源：《药用植物辞典》
注：《广西植物名录》有记载。

慈姑属 *Sagittaria* L.
野慈姑
Sagittaria trifolia L. var. *trifolia*
凭证标本：全州县普查队 450324130811017LY（IBK、GXMG、CMMI）
功效：球茎，用于哮喘、狂犬咬伤。
功效来源：《广西中药资源名录》

慈姑
Sagittaria trifolia L. var. *sinensis* (Sims) Makino
功效：球茎，活血凉血、止咳、通淋、散结、解毒。
功效来源：《中华本草》
注：民间常见栽培物种。

280. 鸭跖草科 Commelinaceae
鸭跖草属 *Commelina* L.
鸭跖草
Commelina communis L.
功效：地上部分，清热泻火、解毒、利水消肿。
功效来源：《中国药典》（2020年版）
注：县域各地有零星分布。

聚花草属 *Floscopa* Lour.
聚花草
Floscopa scandens Lour.
凭证标本：全州县普查队 450324121017010LY（IBK、GXMG、CMMI）
功效：全草，清热解毒、利水。
功效来源：《中华本草》

水竹叶属 *Murdannia* Royle
牛轭草
Murdannia loriformis (Hassk.) R. S. Rao et Kammathy
凭证标本：钟济新 83380（IBK）
功效：全草，清热止咳、解毒、利尿。
功效来源：《中华本草》

杜若属 *Pollia* Thunb.
杜若 竹叶莲
Pollia japonica Thunb.
凭证标本：全州县普查队 450324121017008LY（IBK、GXMG、CMMI）
功效：根状茎或全草，清热利尿、解毒消肿。
功效来源：《中华本草》

竹叶吉祥草属 *Spatholirion* Ridl.
竹叶吉祥草
Spatholirion longifolium (Gagnep.) Dunn
凭证标本：黄德爱 60794（IBK）
功效：花序，调经、止痛。
功效来源：《全国中草药汇编》

竹叶子属 *Streptolirion* Edgew.
竹叶子
Streptolirion volubile Edgeworth
凭证标本：全州县普查队 450324121016001LY（IBK、GXMG）
功效：全草，祛风除湿、养阴、清热解毒、利尿。
功效来源：《药用植物辞典》

紫万年青属 *Tradescantia* L.
紫背万年青 蚌花
Tradescantia spathacea Sw.
功效：花、叶，清热化痰、凉血止痢。

功效来源：《全国中草药汇编》

注：民间常见栽培物种。

吊竹梅

Tradescantia zebrina Bosse

功效：全草，清热解毒、凉血、利尿、止咳。

功效来源：《药用植物辞典》

注：民间常见栽培物种。

285. 谷精草科 Eriocaulaceae

谷精草属 *Eriocaulon* L.

谷精草

Eriocaulon buergerianum Koern.

凭证标本：全州县普查队 450324141011030LY（IBK、GXMG、CMMI）

功效：花序，疏风散热、明目退翳。

功效来源：《中国药典》（2020年版）

287. 芭蕉科 Musaceae

芭蕉属 *Musa* L.

大蕉

Musa × paradisiaca L.

功效：果实，止渴、润肺、解酒、清脾、滑肠。

功效来源：《药用植物辞典》

注：民间常见栽培物种。

野蕉 山芭蕉子

Musa balbisiana Colla

功效：种子，破瘀血、通大便。

功效来源：《中华本草》

注：《广西植物名录》有记载。

芭蕉

Musa basjoo Siebold

功效：叶，清热利尿。种子，止渴、润肺。果仁，通血脉、填精髓。茎液汁，止渴、解毒。

功效来源：《药用植物辞典》

注：民间常见栽培物种。

290. 姜科 Zingiberaceae

山姜属 *Alpinia* Roxb.

山姜

Alpinia japonica (Thunb.) Miq.

凭证标本：全州县普查队 450324121017039LY（IBK、GXMG、CMMI）

功效：根状茎，温中散寒、祛风活血。

功效来源：《中华本草》

华山姜

Alpinia oblongifolia Hayata

凭证标本：黄德爱 60260（IBK）

功效：根状茎，温中暖胃、散寒止痛、消食、除风湿、解疮毒。种子，祛寒暖胃、燥湿、止呃。

功效来源：《药用植物辞典》

花叶山姜

Alpinia pumila Hook. f.

凭证标本：全州县普查队 450324121015007LY（IBK、GXMG、CMMI）

功效：根状茎，除湿消肿、行气止痛。

功效来源：《药用植物辞典》

豆蔻属 *Amomum* Roxb.

三叶豆蔻

Amomum austrosinense D. Fang

功效：果实，用于胸腹胀痛、食积不消。

功效来源：《广西中药资源名录》

注：《广西植物名录》有记载。

姜黄属 *Curcuma* L.

高姜黄 大莪术

Curcuma elata Roxb.

功效：块根，用于经闭痛经、胸腹胀痛刺痛、热病神昏、癫痫发狂、黄疸尿赤。根状茎，用于瘀血经闭、食积胀痛。

功效来源：《广西中药资源名录》

注：民间常见栽培物种。

舞花姜属 *Globba* L.

舞花姜 云南小草蔻

Globba racemosa Sm.

凭证标本：全州县普查队 450324121016038LY（IBK、GXMG）

功效：果实，健胃消食。

功效来源：《中华本草》

山柰属 *Kaempferia* L.

山柰 沙姜

Kaempferia galanga L.

功效：根状茎，温中止痛、行气消食。

功效来源：《桂本草 第一卷》（上）

注：民间常见栽培物种。

姜属 *Zingiber* Mill.

细根姜

Zingiber leptorrhizum D. Fang

凭证标本：全州县普查队 450324121012030LY（IBK、GXMG、CMMI）

功效：全草，行气祛风。

功效来源：《药用植物辞典》

蘘荷

Zingiber mioga (Thunb.) Roscoe

凭证标本：陈照宙 52630（IBK）

功效：根状茎，温中理气、祛风止痛、止咳平喘。

功效来源：《全国中草药汇编》

姜 生姜

Zingiber officinale Roscoe

凭证标本：万煜 41516（GXMI）

功效：根状茎，解表散寒、温中止呕、化痰止咳、解鱼蟹毒。

功效来源：《中国药典》（2020年版）

291. 美人蕉科 Cannaceae
美人蕉属 *Canna* L.

蕉芋

Canna indica 'Edulis' Ker-Gawl.

功效：根状茎，清热利湿、解毒。

功效来源：《中华本草》

注：民间常见栽培物种。

292. 竹芋科 Marantaceae
竹芋属 *Maranta* L.

竹芋

Maranta arundinacea L.

功效：块茎，清肺、利尿。

功效来源：《全国中草药汇编》

注：民间常见栽培物种。

花叶竹芋

Maranta bicolor Ker Gawl.

功效：根、块茎，清热消肿。

功效来源：《全国中草药汇编》

注：民间常见栽培物种。

293. 百合科 Liliaceae
葱属 *Allium* L.

洋葱

Allium cepa L.

功效：鳞茎，散寒、理气、解毒、杀虫。

功效来源：《药用植物辞典》

注：民间常见栽培物种。

薤头 薤白

Allium chinense G. Don

凭证标本：全州县普查队 450324121020030LY（IBK、GXMG、CMMI）

功效：鳞莲，通阳散结、行气导滞。

功效来源：《中国药典》（2020年版）

葱 葱白

Allium fistulosum L.

功效：鳞茎或全草，发汗解表、通阳、利尿。

功效来源：《全国中草药汇编》

注：民间常见栽培物种。

宽叶韭

Allium hookeri Thwaites

凭证标本：方鼎 7344（GXMI）

功效：全草，理气宽中、通阳散结、祛瘀、消肿止痛、活血通络。

功效来源：《药用植物辞典》

韭 韭菜

Allium tuberosum Rottler ex Spreng.

凭证标本：全州县普查队 450324141011035LY（IBK、GXMG、CMMI）

功效：根，补肾、温中行气、散瘀、解毒。

功效来源：《广西壮族自治区壮药质量标准 第二卷》（2011年版）

芦荟属 *Aloe* L.

芦荟

Aloe vera (L.) Burm. f.

功效：叶或叶的干浸膏，主治肝经实热头晕、头痛、耳鸣、烦躁、便秘、小儿惊痫、疳积。花，用于咳血、吐血、尿血。

功效来源：《全国中草药汇编》

注：民间常见栽培物种。

天门冬属 *Asparagus* L.

山文竹

Asparagus acicularis F. T. Wang et S. C. Chen

凭证标本：陈永昌 112（IBK）

功效：根、全草，凉血、解毒、通淋。

功效来源：《药用植物辞典》

天门冬 天冬

Asparagus cochinchinensis (Lour.) Merr.

凭证标本：全州县普查队 450324130424014LY（IBK、GXMG、CMMI）

功效：块根，清肺生津、养阴润燥。

功效来源：《中国药典》（2020年版）

绵枣儿属 *Barnardia* Lindl.

绵枣儿

Barnardia japonica (Thunb.) Schult. et Schult. f.

凭证标本：陈永昌 155（IBK）

功效：鳞茎或全草，活血解毒、消肿止痛、用于乳痈、肠痈、跌打损伤、腰腿痛。

功效来源：《药用植物辞典》

开口箭属 *Campylandra* Baker

开口箭

Campylandra chinensis (Baker) M. N. Tamura, S. Y. Liang et Turland

凭证标本：方鼎 41477（GXMI）

功效：根状茎，清热解毒、祛风除湿、散瘀止痛。

功效来源：《中华本草》

大百合属 *Cardiocrinum* (Endl.) Lindl.

大百合 心叶百合

Cardiocrinum giganteum (Wall.) Makino

功效：鳞茎，清肺止咳、解毒。

功效来源：《全国中草药汇编》

注：《广西植物名录》有记载。

白丝草属 *Chionographis* Maxim.

白丝草 中国白丝草

Chionographis chinensis K. Krause

凭证标本：钟济新 81600（IBK）

功效：全草，用于喉痛、咳嗽、小便黄短。根，用于风湿腰胀痛、膀胱部位痛。

功效来源：《广西中药资源名录》

吊兰属 *Chlorophytum* Ker Gawl.

吊兰

Chlorophytum comosum (Thunb.) Baker

功效：全草，养阴清热、润肺止咳。

功效来源：《全国中草药汇编》

注：民间常见栽培物种。

山菅属 *Dianella* Lam.

山菅 山猫儿

Dianella ensifolia (L.) DC.

功效：根状茎或全草，拔毒消肿、散瘀止痛。

功效来源：《中华本草》

注：《广西植物名录》有记载。

竹根七属 *Disporopsis* Hance

散斑竹根七

Disporopsis aspersa (Hua) Engl. ex K. Krause

凭证标本：钟济新 81680（IBK）

功效：根状茎，补中益气、养阴润肺、生津止咳、化瘀止痛、凉血、解毒。

功效来源：《药用植物辞典》

竹根七

Disporopsis fuscopicta Hance

凭证标本：蒋庆坤 S161（IBK）

功效：根状茎，养阴清肺、活血祛瘀。

功效来源：《中华本草》

万寿竹属 *Disporum* Salisb. ex D. Don

万寿竹 竹叶参

Disporum cantoniense (Lour.) Merr.

凭证标本：全州县普查队 450324130428007LY（IBK、GXMG、CMMI）

功效：根状茎，祛风除湿、舒筋活血、清热、祛痰止咳。

功效来源：《中华本草》

宝铎草 竹林霄

Disporum sessile D. Don

凭证标本：全州县普查队 450324130427047LY（IBK、GXMG）

功效：根及根状茎，清热解毒、润肺止咳、健脾消食、舒筋活络。

功效来源：《中华本草》

萱草属 *Hemerocallis* L.

萱草 萱草根

Hemerocallis fulva (L.) L.

凭证标本：黄德爱 60431（IBK）

功效：根，清热利尿、凉血止血。

功效来源：《中华本草》

玉簪属 *Hosta* Tratt.

紫萼 紫玉簪

Hosta ventricosa (Salisb.) Stearn

凭证标本：黄德爱 60789（IBK）

功效：全草或根，散瘀止痛、解毒。

功效来源：《中华本草》

百合属 *Lilium* L.

野百合

Lilium brownii F. E. Br. ex Miellez var. *brownii*

凭证标本：李光照 62828（IBK）

功效：鳞茎，清心安神、养阴润肺。

功效来源：《中国药典》（2020年版）

百合

Lilium brownii F. E. Br. ex Miellez var. *viridulum* Baker

凭证标本：全州县普查队 450324130812007LY（IBK、CMMI）

功效：鳞叶，养阴润肺、清心安神。

功效来源：《中国药典》（2020年版）

条叶百合

Lilium callosum Sieb. et Zucc.

凭证标本：陈永昌 165（IBK）

功效：鳞茎，润肺止咳、宁心安神。

功效来源：《药用植物辞典》

药百合
Lilium speciosum Thunb. var. *gloriosoides* Baker
凭证标本：陈秀香组 7873（GXMI）
功效：根茎，养阴润肺、止咳、清心安神。
功效来源：《药用植物辞典》

卷丹 百合
Lilium tigrinum Ker Gawl.
凭证标本：李光照 62834（IBK）
功效：鳞片，养阴润肺、清心安神。
功效来源：《中国药典》（2020年版）

山麦冬属 *Liriope* Lour.
阔叶山麦冬
Liriope muscari (Decne.) L. H. Bailey
凭证标本：陈秀香组 7893（GXMI）
功效：块根，养阴生津、润肺、清心、止咳、养胃。
功效来源：《药用植物辞典》

山麦冬 土麦冬
Liriope spicata (Thunb.) Lour.
凭证标本：全州县普查队 450324121015046LY（IBK、CMMI）
功效：块根，养阴生津。
功效来源：《中华本草》

舞鹤草属 *Maianthemum* F. H. Wigg.
窄瓣鹿药
Maianthemum tatsienense (Franch.) LaFrankie
凭证标本：全州县普查队 450324130428046LY（IBK、GXMG）
功效：根及根状茎，补气益肾、祛风除湿、活血调经。
功效来源：《药用植物辞典》

沿阶草属 *Ophiopogon* Ker Gawl.
沿阶草 麦门冬
Ophiopogon bodinieri H. Lév.
凭证标本：全州县普查队 450324121015042LY（IBK、GXMG）
功效：块根，滋阴润肺、益胃生津、清心除烦。
功效来源：《中华本草》

棒叶沿阶草
Ophiopogon clavatus C. H. Wright ex Oliver
凭证标本：钟济新 81641（IBK）
功效：块根，清肺热、生津止咳。
功效来源：《药用植物辞典》

褐鞘沿阶草 八宝镇心丹
Ophiopogon dracaenoides (Baker) Hook. f.
凭证标本：中山大学生物系 23801（IBK）
功效：块根，定心安神、止咳化痰。
功效来源：《全国中草药汇编》

间型沿阶草
Ophiopogon intermedius D. Don
凭证标本：全州县普查队 450324130421035LY（IBK、GXMG、CMMI）
功效：块根，清热润肺、养阴生津、止咳。
功效来源：《药用植物辞典》

麦冬
Ophiopogon japonicus (L. f.) Ker-Gawl.
凭证标本：钟济新 83335（IBK）
功效：块根，养阴生津、润肺、清心。
功效来源：《中国药典》（2020年版）

宽叶沿阶草
Ophiopogon platyphyllus Merr. et Chun
凭证标本：全州县普查队 450324141015052LY（IBK、GXMG）
功效：根状茎，补虚、止痛。
功效来源：《药用植物辞典》

疏花沿阶草
Ophiopogon sparsiflorus F. T. Wang et L. K. Dai
凭证标本：全州县普查队 450324121013032LY（IBK、CMMI）
功效：全草，清热。
功效来源：《药用植物辞典》

阴生沿阶草
Ophiopogon umbraticola Hance
凭证标本：全州县普查队 450324121019016LY（IBK、GXMG）
功效：块根，清热润肺、养阴生津、清心除烦。
功效来源：《药用植物辞典》

黄精属 *Polygonatum* Mill.
多花黄精 黄精
Polygonatum cyrtonema Hua
凭证标本：全州县普查队 450324130319084LY（IBK、CMMI）
功效：根状茎，补气养阴、健脾润肺、益肾。
功效来源：《中国药典》（2020年版）

长梗黄精
Polygonatum filipes Merr. ex C. Jeffrey et McEwan
凭证标本：陈永昌 249（IBK）
功效：根状茎，补气养阴、健脾、润肺、益肾。

功效来源：《药用植物辞典》

滇黄精

Polygonatum kingianum Collett et Hemsl.

凭证标本：李光照 62840（IBK）

功效：根状茎，补气养阴、健脾、润肺、益肾、强筋骨。

功效来源：《药用植物辞典》

玉竹

Polygonatum odoratum (Mill.) Druce

凭证标本：全州县普查队 450324121016017LY（IBK、GXMG、CMMI）

功效：根状茎，养阴润燥、生津止渴。

功效来源：《中国药典》（2020年版）

湖北黄精

Polygonatum zanlanscianense Pamp.

凭证标本：全州县普查队 450324141013043LY（IBK）

功效：根状茎，补血养阴、健脾、润肺、杀虫。

功效来源：《药用植物辞典》

吉祥草属 *Reineckea* Kunth

吉祥草

Reineckea carnea (Andrews) Kunth

凭证标本：全州县普查队 450324130428077LY（IBK、GXMG、CMMI）

功效：全草，清肺止咳、解毒利咽、凉血止血。

功效来源：《中华本草》

万年青属 *Rohdea* Roth

万年青

Rohdea japonica (Thunb.) Roth

凭证标本：钟济新 81596（IBK）

功效：根状茎或全草，清热解毒、强心利尿。

功效来源：《全国中草药汇编》

油点草属 *Tricyrtis* Wall.

油点草

Tricyrtis macropoda Miq.

凭证标本：全州县普查队 450324130812003LY（IBK、CMMI）

功效：全草或根，补虚止咳。

功效来源：《药用植物辞典》

藜芦属 *Veratrum* L.

牯岭藜芦 藜芦

Veratrum schindleri Loes.

凭证标本：钟济新 82077（IBK）

功效：根及根状茎，涌吐风痰、杀虫。

功效来源：《中华本草》

丫蕊花属 *Ypsilandra* Franch.

丫蕊花 蛾眉石凤丹

Ypsilandra thibetica Franch.

凭证标本：全州县普查队 450324130427049LY（IBK、GXMG、CMMI）

功效：全草，清热解毒、散结、利小便。

功效来源：《中华本草》

295. 延龄草科 Trilliaceae

重楼属 *Paris* L.

球药隔重楼 七叶一枝花

Paris fargesii Franch.

凭证标本：陈永昌 175（IBK）

功效：根状茎，清热解毒、消肿止痛。

功效来源：《全国中草药汇编》

七叶一枝花 重楼

Paris polyphylla Sm. var. *polyphylla*

凭证标本：全州县普查队 450324130320060LY（IBK）

功效：根状茎，清热解毒、消肿止痛、凉肝定惊。

功效来源：《中国药典》（2020年版）

华重楼 重楼

Paris polyphylla Sm. var. *chinensis* (Franch.) H. Hara

凭证标本：葛家骐 41532（GXMI）

功效：根状茎，清热解毒、消肿止痛、凉肝定惊。

功效来源：《中国药典》（2020年版）

296. 雨久花科 Pontederiaceae

凤眼蓝属 *Eichhornia* Kunth

凤眼蓝 凤眼兰

Eichhornia crassipes (Mart.) Solms

功效：全草，清热解暑、利尿消肿。

功效来源：《全国中草药汇编》

注：《广西植物名录》有记载。

雨久花属 *Monochoria* C. Presl

鸭舌草

Monochoria vaginalis (Burm. f.) C. Presl ex Kunth

凭证标本：全州县普查队 450324121019030LY（IBK、GXMG、CMMI）

功效：全草，清热解毒。

功效来源：《全国中草药汇编》

297. 菝葜科 Smilacaceae

肖菝葜属 *Heterosmilax* Kunth

肖菝葜 白土茯苓

Heterosmilax japonica Kunth

凭证标本：陈照宙 52564（IBK）

功效：块茎，清热利湿、解毒消肿。

功效来源：《中华本草》

菝葜属 *Smilax* L.

尖叶菝葜
Smilax arisanensis Hayata
凭证标本：全州县普查队 450324121013042LY（IBK、GXMG、CMMI）
功效：根状茎，清热利湿、活血。
功效来源：《药用植物辞典》

菝葜
Smilax china L.
凭证标本：全州县普查队 450324141010044LY（IBK、GXMG、CMMI）
功效：根状茎，利湿去浊、祛风除痹、解毒散瘀。
功效来源：《中国药典》（2020年版）

筐条菝葜
Smilax corbularia Kunth
凭证标本：全州县普查队 450324130810039LY（IBK、GXMG、CMMI）
功效：根状茎，祛风除湿、消肿解毒。
功效来源：《药用植物辞典》

小果菝葜
Smilax davidiana A. DC.
凭证标本：全州县普查队 450324121016069LY（IBK、GXMG、CMMI）
功效：根状茎、叶，清湿热、强筋骨、解毒。
功效来源：《药用植物辞典》

长托菝葜 刺草薢
Smilax ferox Wall. ex Kunth
凭证标本：全州县普查队 450324121012012LY（IBK、GXMG、CMMI）
功效：块茎，祛风利湿、解毒。
功效来源：《全国中草药汇编》

土茯苓
Smilax glabra Roxb.
凭证标本：陶一鹏 41651（GXMI）
功效：根状茎，除湿、解毒、通利关节。
功效来源：《中国药典》（2020年版）

黑果菝葜 金刚藤头
Smilax glaucochina Warb.
凭证标本：全州县普查队 450324121019007LY（IBK、GXMG、CMMI）
功效：根状茎或嫩叶，祛风、清热、利湿、解毒。
功效来源：《中华本草》

马甲菝葜
Smilax lanceifolia Roxb. var. *lanceifolia*
凭证标本：陶一鹏 41642（GXMI）
功效：根状茎，用于腰膝疼痛、水肿、腹胀。
功效来源：《广西中药资源名录》

凹脉菝葜
Smilax lanceifolia Roxb. var. *impressinervia* (F. T. Wang et Ts. Tang) T. Koyama
凭证标本：全州县普查队 450324121023014LY（IBK）
功效：根状茎，消肿止痛、祛风。
功效来源：《药用植物辞典》

暗色菝葜
Smilax lanceifolia Roxb. var. *opaca* A. DC.
凭证标本：全州县普查队 450324121017016LY（IBK、GXMG、CMMI）
功效：根状茎，除湿、解毒、通利关节。
功效来源：《药用植物辞典》

粗糙菝葜
Smilax lebrunii H. Lév.
凭证标本：陈照宙 52554（IBK）
功效：根状茎，消肿止痛、祛风除湿。
功效来源：《药用植物辞典》

白背牛尾菜
Smilax nipponica Miq.
凭证标本：陶一鹏 41646（GXMI）
功效：根及根状茎，舒筋活血、通络止痛。叶，解毒消肿。
功效来源：《药用植物辞典》

红果菝葜
Smilax polycolea Warb.
凭证标本：全州县普查队 450324130422056LY（IBK、GXMG、CMMI）
功效：根状茎，解毒、消肿、利湿。
功效来源：《药用植物辞典》

牛尾菜
Smilax riparia A. DC.
凭证标本：全州县普查队 450324121012054LY（IBK、GXMG、CMMI）
功效：根、根状茎或全草，补气活血、舒筋通络、祛痰止咳。
功效来源：《广西壮族自治区壮药质量标准 第一卷》（2008年版）

短梗菝葜 铁丝灵仙
Smilax scobinicaulis C. H. Wright
凭证标本：全州县普查队 450324130531004LY（IBK、

GXMG、CMMI）

功效：根状茎、根，祛风湿、通经络。

功效来源：《全国中草药汇编》

鞘柄菝葜 铁丝灵仙

Smilax stans Maxim.

凭证标本：全州县普查队 450324130320049LY（IBK、GXMG、CMMI）

功效：根、根状茎，祛风除湿、活血通络、解毒散结。

功效来源：《中华本草》

302. 天南星科 Araceae

菖蒲属 *Acorus* L.

石菖蒲

Acorus tatarinowii Schott

凭证标本：全州县普查队 450324121015024LY（IBK、GXMG）

功效：根状茎，醒神益智、化湿开胃、开窍豁痰。

功效来源：《中国药典》（2020年版）

广东万年青属 *Aglaonema* Schott

广东万年青

Aglaonema modestum Schott. ex Engl.

功效：根状茎及叶，清热凉血、消肿拔毒、止痛。

功效来源：《中华本草》

注：《广西植物名录》有记载。

磨芋属 *Amorphophallus* Blume

磨芋 蒟蒻

Amorphophallus konjac K. Koch

凭证标本：沙文兰等 7645（GXMI）

功效：块茎，化痰散积、行瘀消肿。

功效来源：《中药大辞典》

野磨芋 魔芋

Amorphophallus variabilis Blume

凭证标本：钟济新 82090（IBK）

功效：块茎，化痰消积、解毒散结、行瘀止痛。

功效来源：《中华本草》

天南星属 *Arisaema* Mart.

灯台莲

Arisaema bockii Engl.

凭证标本：全州县普查队 450324130327028LY（IBK）

功效：块茎，有毒；清热解毒。

功效来源：《药用植物辞典》

一把伞南星 天南星

Arisaema erubescens (Wall.) Schott

凭证标本：全州县普查队 450324130423039LY（IBK、

GXMG）

功效：块茎，散结消肿。

功效来源：《中国药典》（2020年版）

螃蟹七

Arisaema fargesii Buchet

凭证标本：全州县普查队 450324130425016LY（IBK、GXMG、CMMI）

功效：块茎，燥湿、祛风、化痰、散结。

功效来源：《中华本草》

天南星

Arisaema heterophyllum Blume

凭证标本：全州县普查队 450324130319083LY（IBK、GXMG、CMMI）

功效：块茎，散结消肿、燥湿化痰、祛风止痉。

功效来源：《中国药典》（2020年版）

花南星

Arisaema lobatum Engl.

凭证标本：李光照 62826（IBK）

功效：块茎，祛痰止咳、消肿、散结。

功效来源：《药用植物辞典》

瑶山南星

Arisaema sinii K. Krause

功效：块茎，有毒；燥湿化痰、和胃、健脾、解毒。

功效来源：《药用植物辞典》

注：《广西植物名录》有记载。

山珠南星

Arisaema yunnanense Buchet

凭证标本：全州县普查队 450324130421029LY（IBK、GXMG、CMMI）

功效：块茎，消肿、散结。

功效来源：《药用植物辞典》

芋属 *Colocasia* Schott

芋 芋头

Colocasia esculenta (L.) Schott

功效：花序，理气止痛、散瘀止血。根状茎，健脾补虚、散结解毒。

功效来源：《中华本草》

注：民间常见栽培物种。

半夏属 *Pinellia* Ten.

虎掌 天南星

Pinellia pedatisecta Schott

凭证标本：程志立等 41582（GXMI）

功效：块茎，祛风止痉、化痰、散结。

功效来源：《中华本草》

半夏

Pinellia ternata (Thunb.) Breitenb.

凭证标本：陈永昌 116（IBK）

功效：块茎，燥湿化痰、健脾和胃、消肿散结。

功效来源：《中华本草》

石柑属 *Pothos* L.

石柑子

Pothos chinensis (Raf.) Merr.

凭证标本：全州县普查队 450324121012095LY（IBK、GXMG）

功效：全草，舒筋活络、散瘀消肿、导滞去积。

功效来源：《广西壮族自治区壮药质量标准 第三卷（2018年版）》

303. 浮萍科 Lemnaceae

浮萍属 *Lemna* L.

浮萍

Lemna minor L.

功效：全草，发汗解表、透疹止痒、利水消肿、清热解毒。

功效来源：《中华本草》

注：《广西植物名录》有记载。

紫萍属 *Spirodela* Schleid.

紫萍 浮萍

Spirodela polyrhiza (L.) Schleiden

功效：全草，宣散风热、透疹、利尿。

功效来源：《中国药典》（2020年版）

注：《广西植物名录》有记载。

306. 石蒜科 Amaryllidaceae

文殊兰属 *Crinum* L.

文殊兰

Crinum asiaticum Linn. var. *sinicum* (Roxb. ex Herb.) Baker

功效：叶和鳞茎，行血散瘀、消肿止痛。

功效来源：《全国中草药汇编》

注：民间常见栽培物种。

虎耳兰属 *Haemanthus* L.

网球花 虎耳兰

Haemanthus multiflorus Martyn

功效：鳞茎，解毒消肿。

功效来源：《中华本草》

注：民间常见栽培物种。

朱顶红属 *Hippeastrum* Herb.

花朱顶红 朱顶红

Hippeastrum vittatum (L'Hér.) Herb.

功效：鳞茎，解毒消肿。

功效来源：《中华本草》

注：民间常见栽培物种。

水鬼蕉属 *Hymenocallis* Salisb.

水鬼蕉

Hymenocallis littoralis (Jacq.) Salisb.

功效：叶，舒筋活血、消肿止痛。

功效来源：《中华本草》

注：民间常见栽培物种。

石蒜属 *Lycoris* Herb.

忽地笑 铁色箭

Lycoris aurea (L'Hér.) Herb.

凭证标本：全州县普查队 450324121021022LY（IBK、GXMG、CMMI）

功效：鳞茎，润肺止咳、解毒消肿。

功效来源：《中华本草》

石蒜

Lycoris radiata (L'Hér.) Herb.

凭证标本：全州县普查队 450324130811025LY（IBK、GXMG、CMMI）

功效：鳞茎，祛痰、催吐、解毒散结。

功效来源：《中华本草》

葱莲属 *Zephyranthes* Herb.

葱莲 玉帘

Zephyranthes candida (Lindl.) Herb.

功效：全草，平肝熄风。

功效来源：《全国中草药汇编》

注：民间常见栽培物种。

韭莲 赛番红花

Zephyranthes grandiflora Lindl.

功效：全草，活血凉血、解毒消肿。

功效来源：《中华本草》

注：民间常见栽培物种。

307. 鸢尾科 Iridaceae

射干属 *Belamcanda* Adans.

射干

Belamcanda chinensis (L.) DC.

凭证标本：全州县普查队 450324130811018LY（IBK、GXMG、CMMI）

功效：根状茎，清热解毒、消痰利咽。

功效来源：《中国药典》（2020年版）

雄黄兰属 *Crocosmia* Planch.

雄黄兰

Crocosmia × crocosmiiflora (Lemoine) N. E. Br.

功效：球茎，消肿止痛。

功效来源：《中华本草》

注：民间常见栽培物种。

红葱属 Eleutherine Herb.

红葱 小红蒜根

Eleutherine plicata Herb.

功效：鳞茎，养血补虚、活血止血。

功效来源：《中华本草》

注：民间常见栽培物种。

唐菖蒲属 Gladiolus L.

唐菖蒲 搜山黄

Gladiolus gandavensis Van Houtte

功效：球茎，清热解毒、散瘀消肿。

功效来源：《中华本草》

注：民间常见栽培物种。

鸢尾属 Iris L.

蝴蝶花

Iris japonica Thunb.

凭证标本：全州县普查队 450324121015001LY（IBK、GXMG、CMMI）

功效：全草，消肿止痛、清热解毒。

功效来源：《中华本草》

310. 百部科 Stemonaceae

百部属 Stemona Lour.

大百部 百部

Stemona tuberosa Lour.

凭证标本：全州县普查队 450324121019009LY（IBK、GXMG）

功效：块根，润肺下气止咳、杀虫灭虱。

功效来源：《中国药典》（2020年版）

311. 薯蓣科 Dioscoreaceae

薯蓣属 Dioscorea L.

参薯 毛薯

Dioscorea alata L.

功效：块茎，健脾止泻、益肺滋肾、解毒敛疮。

功效来源：《中华本草》

注：民间常见栽培物种。

大青薯

Dioscorea benthamii Prain et Burkill

凭证标本：全州县普查队 450324130811030LY（IBK、GXMG、CMMI）

功效：块茎，活血止血。

功效来源：《药用植物辞典》

黄独

Dioscorea bulbifera L.

凭证标本：程志立等 41580（GXMI）

功效：块茎，化痰消食、止咳、止血。

功效来源：《广西壮族自治区壮药质量标准 第三卷（2018年版）》

山薯

Dioscorea fordii Prain et Burkill

凭证标本：全州县普查队 450324121021008LY（IBK、GXMG）

功效：块茎，补脾养胃、生津益肺、补肾涩精。

功效来源：《药用植物辞典》

光叶薯蓣 红山药

Dioscorea glabra Roxb.

凭证标本：程志立等 41579（GXMI）

功效：根，通经活络、止血、止痢。

功效来源：《全国中草药汇编》

日本薯蓣 山药

Dioscorea japonica Thunb. var. *japonica*

凭证标本：黄德爱 60854（IBK）

功效：根状茎，生津益肺、补肾涩精、补脾养胃。

功效来源：《中国药典》（2020年版）

细叶日本薯蓣

Dioscorea japonica Thunb. var. *oldhamii* Uline ex R. Knuth

功效：块茎，用于脾虚食少、久泻不止、肺虚咳喘、肾虚遗精、带下、尿频、虚热消渴。

功效来源：《广西中药资源名录》

注：县域各地有零星分布。

毛芋头薯蓣

Dioscorea kamoonensis Kunth

凭证标本：方鼎 7345（GXMI）

功效：块茎，舒筋壮骨、健胃止泻、止痛、补虚。

功效来源：《药用植物辞典》

褐苞薯蓣

Dioscorea persimilis Prain et Burkill

凭证标本：沙文兰等 7654（GXMI）

功效：块茎，补脾肺、涩精气、健胃。

功效来源：《药用植物辞典》

薯蓣

Dioscorea polystachya Turcz.

凭证标本：全州县普查队 450324141010005LY（IBK、GXMG、CMMI）

功效：块茎，补脾养胃、生津益肺、止咳平喘、补肾涩精、止泻。珠芽，补虚损、强腰脚、益肾。

功效来源：《药用植物辞典》

马肠薯蓣
Dioscorea simulans Prain et Burkill
凭证标本：黄浔阳 03294（GXMI）
功效：块茎，解毒、散血、消肿。
功效来源：《中华本草》

绵萆薢
Dioscorea spongiosa J. Q. Xi, M. Mizuno et W. L. Zhao
凭证标本：郑学忠 188（GXMI）
功效：块茎，利湿去浊、祛风除痹。
功效来源：《中国药典》（2020年版）

313. 龙舌兰科 Agavaceae
龙舌兰属 *Agave* L.
龙舌兰
Agave americana L. var. *americana*
功效：叶，解毒拔脓、杀虫、止血。
功效来源：《中华本草》
注：民间常见栽培物种。

金边龙舌兰
Agave americana L. var. *marginata* Trel.
功效：鲜叶，润肺止咳、平喘、透疹、祛瘀生新。
功效来源：《全国中草药汇编》
注：民间常见栽培物种。

朱蕉属 *Cordyline* Comm. ex R. Br.
朱蕉
Cordyline fruticosa (L.) A. Chev.
功效：花，清热化痰、凉血止血。叶或根，凉血止血、散瘀定痛。
功效来源：《中华本草》
注：民间常见栽培物种。

虎尾兰属 *Sansevieria* Thunb.
虎尾兰
Sansevieria trifasciata Prain
功效：叶，清热解毒、去腐生肌。
功效来源：《全国中草药汇编》
注：民间常见栽培物种。

金边虎尾兰 虎尾兰
Sansevieria trifasciata Prain var. *laurentii* (De Wildem.) N. E. Brown
功效：叶，清热解毒、活血消肿。
功效来源：《中华本草》
注：民间常见栽培物种。

314. 棕榈科 Arecaceae
散尾葵属 *Chrysalidocarpus* H. Wendl.
散尾葵
Chrysalidocarpus lutescens H. Wendl.
功效：叶鞘纤维，收敛止血。
功效来源：《中华本草》
注：民间常见栽培物种。

油棕属 *Elaeis* Jacq.
油棕 油棕根
Elaeis guineensis Jacq.
功效：根，祛瘀消肿。
功效来源：《中华本草》
注：民间常见栽培物种。

蒲葵属 *Livistona* R. Br.
蒲葵 蒲葵子
Livistona chinensis (Jacq.) R. Br.
功效：成熟果实，抗癌。
功效来源：《广西中药材标准 第二册》
注：民间常见栽培物种。

棕榈属 *Trachycarpus* H. Wendl.
棕榈
Trachycarpus fortunei (Hook.) H. Wendl.
凭证标本：谢家隆等 41500（GXMI）
功效：叶柄，收敛止血。
功效来源：《中国药典》（2020年版）

318. 仙茅科 Hypoxidaceae
仙茅属 *Curculigo* Gaertn.
仙茅
Curculigo orchioides Gaertn.
凭证标本：黄德爱 60672（IBK）
功效：根状茎，补肾壮阳、祛寒除湿。
功效来源：《广西壮族自治区壮药质量标准 第二卷》（2011年版）

小金梅草属 *Hypoxis* L.
小金梅草 野鸡草
Hypoxis aurea Lour.
功效：全株，温肾壮阳、理气止痛。
功效来源：《中华本草》
注：《广西植物名录》有记载。

321. 蒟蒻薯科 Taccaceae
裂果薯属 *Schizocapsa* Hance
裂果薯 水田七
Schizocapsa plantaginea Hance
凭证标本：全州县普查队 450324121019028LY（IBK、

GXMG）

功效：块根，清热解毒、止咳祛痰、理气止痛、散瘀止血。

功效来源：《广西壮族自治区壮药质量标准 第二卷》（2011年版）

蒟蒻薯属 *Tacca* J. R. Forst. et G. Forst.

箭根薯 蒟蒻薯

Tacca chantrieri André

凭证标本：人名40081（IBK）

功效：根状茎，清热解毒、理气止痛。

功效来源：《中华本草》

323. 水玉簪科 Burmanniaceae

水玉簪属 *Burmannia* L.

水玉簪

Burmannia disticha L.

凭证标本：黄志 39631（WUK）

功效：全草、根，清热利湿、止咳。

功效来源：《中华本草》

326. 兰科 Orchidaceae

无柱兰属 *Amitostigma* Schltr.

无柱兰

Amitostigma gracile (Blume) Schltr.

凭证标本：黄德爱 60632（IBK）

功效：块茎、全草，解毒、消肿、止血。

功效来源：《药用植物辞典》

开唇兰属 *Anoectochilus* Blume

花叶开唇兰 金线兰

Anoectochilus roxburghii (Wall.) Lindl.

凭证标本：全州县普查队 450324141013018LY（IBK、GXMG、CMMI）

功效：全草，清热解毒、祛风除湿、凉血平肝、固肾。

功效来源：《广西壮族自治区壮药质量标准 第三卷》（2018年版）

白及属 *Bletilla* Rchb. f.

黄花白及

Bletilla ochracea Schltr.

功效：块茎，收敛止血、消肿生肌。

功效来源：《药用植物辞典》

注：《广西植物名录》有记载。

白及

Bletilla striata (Thunb. ex A. Murray) Rchb. f.

凭证标本：黄德爱 60788（IBK）

功效：块茎，收敛止血、消肿生肌。

功效来源：《全国中草药汇编》

石豆兰属 *Bulbophyllum* Thouars

齿瓣石豆兰

Bulbophyllum levinei Schltr.

凭证标本：沙文兰等 7639-1（GXMI）

功效：全草，滋阴降火、清热消肿。

功效来源：《药用植物辞典》

虾脊兰属 *Calanthe* R. Br.

钩距虾脊兰 四里麻

Calanthe graciliflora Hayata

凭证标本：钟济新 81643（IBK）

功效：根、全草，清热解毒、活血止痛。

功效来源：《中华本草》

头蕊兰属 *Cephalanthera* Rich.

金兰

Cephalanthera falcata (Thunb. ex A. Murray) Blume

凭证标本：钟济新 81617（IBK）

功效：全草，清热、泻火。

功效来源：《全国中草药汇编》

兰属 *Cymbidium* Sw.

多花兰 牛角三七

Cymbidium floribundum Lindl.

凭证标本：钟济新 81553（IBK）

功效：全草，清热化痰、补肾健脑。

功效来源：《中华本草》

寒兰

Cymbidium kanran Makino

功效：全草，清心润肺、止咳平喘。根，清热、驱蛔。

功效来源：《药用植物辞典》

注：《广西植物名录》有记载。

兔耳兰

Cymbidium lancifolium Hook.

功效：全草，补肝肺、祛风除湿、强筋骨、清热解毒、消肿、润肺、宁神、固气、利水。

功效来源：《药用植物辞典》

注：《广西植物名录》有记载。

石斛属 *Dendrobium* Sw.

河南石斛

Dendrobium henanense J. L. Lu et L. X. Gao

凭证标本：全州县普查队 450324130423070LY（IBK、GXMG、CMMI）

功效：茎，益胃生津、滋阴清热、止渴。

功效来源：《药用植物辞典》

细茎石斛

Dendrobium moniliforme (L.) Sw.

凭证标本：全州县普查队 450324130423012LY（IBK、GXMG、CMMI）

功效：茎，益胃生津、滋阴清热。

功效来源：《药用植物辞典》

天麻属 *Gastrodia* R. Br.

天麻

Gastrodia elata Blume

凭证标本：覃方思 41397（GXMI）

功效：块茎，平肝、息风、止痉。

功效来源：《全国中草药汇编》

斑叶兰属 *Goodyera* R. Br.

光萼斑叶兰

Goodyera henryi Rolfe

凭证标本：罗金裕 7023（GXMI）

功效：全草，清热解毒、润肺化痰。

功效来源：《药用植物辞典》

高斑叶兰 石风丹

Goodyera procera (Ker Gawl.) Hook.

功效：全草，祛风除湿、行气活血、止咳平喘。

功效来源：《中华本草》

注：《广西植物名录》有记载。

斑叶兰

Goodyera schlechtendaliana Rchb. f.

凭证标本：陈照宙 52617（IBK）

功效：全草，润肺止咳、补肾益气、行气活血、消肿解毒。

功效来源：《中华本草》

玉凤花属 *Habenaria* Willd.

毛葶玉凤花 肾经草

Habenaria ciliolaris Kraenzl.

凭证标本：吕清华 3325（IBK）

功效：块茎，强腰补肾、清热利水、解毒。

功效来源：《中华本草》

鹅毛玉凤花 白花草

Habenaria dentata (Sw.) Schltr.

凭证标本：罗金裕 6998（GXMI）

功效：茎、叶、块茎，清热利湿。

功效来源：《中华本草》

橙黄玉凤花

Habenaria rhodocheila Hance

凭证标本：全州县普查队 450324130812053LY（IBK、GXMG、CMMI）

功效：块茎，清热解毒、活血止痛。

功效来源：《中华本草》

角盘兰属 *Herminium* L.

叉唇角盘兰 腰子草

Herminium lanceum (Thunb. ex Sw.) Vuijk

凭证标本：黄德爱 60815（IBK）

功效：块根、全草，益肾壮阳、养血补虚、理气除湿。

功效来源：《中华本草》

羊耳蒜属 *Liparis* Rich.

镰翅羊耳蒜 九莲灯

Liparis bootanensis Griff.

凭证标本：全州县普查队 450324130327030LY（IBK、GXMG、CMMI）

功效：全草，解毒、利湿、润肺止咳。

功效来源：《中华本草》

见血青 见血清

Liparis nervosa (Thunb. ex A. Murray) Lindl.

功效：全草，凉血止血、清热解毒。

功效来源：《中华本草》

注：县域各地罕见分布。

山兰属 *Oreorchis* Lindl.

长叶山兰

Oreorchis fargesii Finet

凭证标本：全州县普查队 450324130423036LY（IBK、GXMG、CMMI）

功效：假鳞茎，清热解毒、活血祛瘀、消肿止痛。

功效来源：《药用植物辞典》

阔蕊兰属 *Peristylus* Blume

狭穗阔蕊兰

Peristylus densus (Lindl.) Santapau et Kapadia

凭证标本：罗金裕 7048（GXMI）

功效：块茎，补虚、健胃、益脾。

功效来源：《药用植物辞典》

阔蕊兰 山砂姜

Peristylus goodyeroides (D. Don) Lindl.

凭证标本：陈永昌 158（IBK）

功效：块根，清热解毒。

功效来源：《中华本草》

石仙桃属 *Pholidota* Lindl. ex Hook.

石仙桃

Pholidota chinensis Lindl.

功效：全草，养阴润肺、清热解毒、利湿、消瘀。

功效来源：《中华本草》

注：《广西植物名录》有记载。

舌唇兰属 *Platanthera* Rich.
小舌唇兰 猪獠参
Platanthera minor (Miq.) Rchb. f.
凭证标本：黄德爱 60814（IBK）
功效：全草，养阴润肺、益气生津。
功效来源：《全国中草药汇编》

独蒜兰属 *Pleione* D. Don
独蒜兰 山慈菇
Pleione bulbocodioides (Franch.) Rolfe
凭证标本：陈永昌 194（IBK）
功效：鳞茎，清热解毒、化痰散结。
功效来源：《中国药典》（2020年版）

毛唇独蒜兰
Pleione hookeriana (Lindl.) B. S. Williams
功效：假鳞茎，清热解毒、消肿散结、润肺化痰、止咳、止血、生肌。全草，清热消肿、主治扁桃体炎。
功效来源：《药用植物辞典》
注：《广西植物名录》有记载。

朱兰属 *Pogonia* Juss.
朱兰
Pogonia japonica Rchb. f.
凭证标本：陈永昌 191（IBK）
功效：全草，清热解毒。
功效来源：《中华本草》

绶草属 *Spiranthes* Rich.
绶草 盘龙参
Spiranthes sinensis (Pers.) Ames
凭证标本：钟济新 82088（IBK）
功效：根、全草，滋阴益气、清热解毒。
功效来源：《广西壮族自治区壮药质量标准 第一卷》（2008年版）

327. 灯心草科 Juncaceae
灯心草属 *Juncus* L.
星花灯心草 螃蟹脚
Juncus diastrophanthus Buchenau
凭证标本：全州县普查队 450324141014015LY（IBK、GXMG、CMMI）
功效：全草，清热、消食、利尿。
功效来源：《全国中草药汇编》

灯心草
Juncus effusus L.
凭证标本：全州县普查队 450324121019019LY（IBK、GXMG）

功效：茎髓，清心火、利小便。
功效来源：《中国药典》（2020年版）

野灯心草 石龙刍
Juncus setchuensis Buchen.
凭证标本：全州县普查队 450324130426038LY（IBK、GXMG、CMMI）
功效：全草，利水通淋、泄热、安神、凉血止血。
功效来源：《中华本草》

331. 莎草科 Cyperaceae
薹草属 *Carex* L.
浆果薹草 山稗子
Carex baccans Nees
凭证标本：全州县普查队 450324121017037LY（IBK、GXMG、CMMI）
功效：种子，透疹、止咳、补中、利水。
功效来源：《中华本草》

十字薹草
Carex cruciata Wahlenb.
凭证标本：陈照宙 52667（IBK）
功效：全草，清热。
功效来源：《广西药用植物名录》

蕨状薹草
Carex filicina Nees
凭证标本：黄德爱 60648（IBK）
功效：根、叶，理气、固脱。
功效来源：《药用植物辞典》

花葶薹草 翻天红
Carex scaposa C. B. Clarke
凭证标本：全州县普查队 450324130327040LY（IBK、GXMG、CMMI）
功效：全草，清热解毒、活血散瘀。
功效来源：《中华本草》

莎草属 *Cyperus* L.
碎米莎草 野席草
Cyperus iria L.
凭证标本：方鼎 7310（GXMI）
功效：全草，祛风除湿、调经、利尿。
功效来源：《全国中草药汇编》

毛轴莎草
Cyperus pilosus Vahl
凭证标本：全州县普查队 450324121016048LY（IBK、GXMG、CMMI）
功效：全草，活血散瘀、利水消肿。
功效来源：《中华本草》

香附子 香附
Cyperus rotundus L.
凭证标本：全州县普查队 450324121015028LY（IBK、
GXMG、CMMI）
功效：根、茎，疏肝解郁、理气宽中、调经止痛。
功效来源：《中国药典》（2020年版）

荸荠属 *Eleocharis* R. Br.
荸荠
Eleocharis dulcis (Burm. f.) Trin. ex Hensch.
凭证标本：全州县普查队 450324141014020LY（IBK、
GXMG）
功效：球茎，清热生津、化痰消积。
功效来源：《中华本草》

牛毛毡
Eleocharis yokoscensis (Franch. et Sav.) T. Tang et F. T.
Wang
凭证标本：全州县普查队 450324121018026LY（IBK、
GXMG、CMMI）
功效：全草，疏风止咳、活血消肿。
功效来源：《广西药用植物名录》

芙兰草属 *Fuirena* Rottb.
芙兰草
Fuirena umbellata Rottb.
功效：全草，散风热、止疟。
功效来源：《药用植物辞典》
注：《广西植物名录》有记载。

水蜈蚣属 *Kyllinga* Rottb.
短叶水蜈蚣 水蜈蚣
Kyllinga brevifolia Rottb.
功效：全草，祛风利湿、止咳化痰。
功效来源：《广西壮族自治区壮药质量标准 第一
卷》（2008年版）
注：县域各地有分布。

单穗水蜈蚣 一箭球
Kyllinga nemoralis (J. R. et G. Forst.) Dandy ex Hatch. et
Dalziel
功效：全草，宣肺止咳、清热解毒、散瘀消肿、杀虫
截疟。
功效来源：《中华本草》
注：县域各地有分布。

刺子莞属 *Rhynchospora* Vahl
刺子莞
Rhynchospora rubra (Lour.) Makino
功效：全草，清热利湿。
功效来源：《全国中草药汇编》

注：《广西植物名录》有记载。

水葱属 *Schoenoplectus* (Rchb.) Palla
萤蔺
Schoenoplectus juncoides (Roxb.) Palla
功效：全草，清热解毒、凉血、利水、清心火、止吐
血。
功效来源：《药用植物辞典》
注：《广西植物名录》有记载。

332. 禾本科 Poaceae
荩草属 *Arthraxon* P. Beauv.
荩草
Arthraxon hispidus (Thunb.) Makino
功效：全草，清热、降逆、止咳平喘、解毒、祛风
湿。
功效来源：《全国中草药汇编》
注：县域各地有分布。

燕麦属 *Avena* L.
燕麦
Avena sativa L.
凭证标本：全州县卫生科 3312（GXMI）
功效：种仁，退虚热、益气、止汗、解毒。
功效来源：《药用植物辞典》

簕竹属 *Bambusa* Schreb.
粉单竹 竹心
Bambusa chungii McClure
功效：卷而未放的叶芽，清心除烦、解暑止渴。竹
沥，清热、除痰。
功效来源：《广西中药材标准 第一册》
注：民间常见栽培物种。

车筒竹 刺竹茹
Bambusa sinospinosa McClure
功效：茎秆除去外皮后刮下的中间层，清热、和胃、
降逆。
功效来源：《中华本草》
注：民间常见栽培物种。

薏苡属 *Coix* L.
薏苡
Coix lacryma-jobi L.
凭证标本：全州县普查队 450324121021039LY（IBK、
GXMG、CMMI）
功效：根，健脾和中、清热祛湿、利尿、杀虫。种
仁，健脾补肺、清热、渗湿、止泻、排脓、杀虫。
功效来源：《药用植物辞典》

香茅属 *Cymbopogon* Spreng.

香茅

Cymbopogon citratus (DC.) Stapf

功效：全草，祛风通络、温中止痛、止泻。

功效来源：《广西壮族自治区壮药质量标准 第二卷》（2011年版）

注：民间常见栽培物种。

狗牙根属 *Cynodon* Rich.

狗牙根

Cynodon dactylon (L.) Pers.

功效：全草，祛风活络、凉血止血、解毒。

功效来源：《中华本草》

注：《广西植物名录》有记载。

马唐属 *Digitaria* Haller

马唐

Digitaria sanguinalis (L.) Scopoli

功效：全草，明目润肺。

功效来源：《中华本草》

注：《广西植物名录》有记载。

穇属 *Eleusine* Gaertn.

穇 穇子

Eleusine coracana (L.) Gaertn.

凭证标本：陈照宙 53672（KUN）

功效：种仁，补中益气。

功效来源：《中华本草》

牛筋草

Eleusine indica (L.) Gaertn.

凭证标本：陈照宙 52672（IBK）

功效：全草，清热解毒、祛风利湿、散瘀止血。

功效来源：《全国中草药汇编》

画眉草属 *Eragrostis* Wolf

大画眉草

Eragrostis cilianensis (All.) Vignolo-Lutati ex Janch.

凭证标本：全州县普查队 450324130320021LY（IBK、GXMG、CMMI）

功效：全草，疏风清热、利尿。

功效来源：《药用植物辞典》

乱草 香榧草

Eragrostis japonica (Thunb.) Trin.

凭证标本：全州县普查队 450324121020019LY（IBK、GXMG、CMMI）

功效：全草，凉血止血。

功效来源：《中华本草》

宿根画眉草

Eragrostis perennans Keng

凭证标本：全州县普查队 450324141010057LY（IBK、GXMG、CMMI）

功效：全草，用于痢疾。

功效来源：《药用植物辞典》

画眉草

Eragrostis pilosa (L.) P. Beauv.

功效：全草，利尿通淋、清热活血。

功效来源：《中华本草》

注：《广西植物名录》有记载。

黄茅属 *Heteropogon* Pers.

黄茅

Heteropogon contortus (L.) P. Beauv. ex Roemer et Schult.

凭证标本：全州县普查队 450324141010056LY（IBK、GXMG、CMMI）

功效：全草，祛风除湿、散寒、止咳。

功效来源：《全国中草药汇编》

大麦属 *Hordeum* L.

大麦 麦芽

Hordeum vulgare L.

功效：成熟果实经发芽，行气消食、健脾开胃、回乳消胀。

功效来源：《中国药典》（2020年版）

注：民间常见栽培物种。

白茅属 *Imperata* Cirillo

白茅

Imperata cylindrica (L.) Raeuschel

功效：根、茎，清热、抗炎、祛瘀、利尿、凉血、止血。

功效来源：《药用植物辞典》

注：县域各地有分布。

淡竹叶属 *Lophatherum* Brongn.

淡竹叶

Lophatherum gracile Brongn.

凭证标本：全州县普查队 450324121017022LY（IBK、GXMG、CMMI）

功效：茎、叶，清热泻火、除烦止渴、利尿通淋。

功效来源：《中国药典》（2020年版）

芒属 *Miscanthus* Andersson

五节芒 苦芦骨

Miscanthus floridulus (Labill.) Warburg ex K. Schumann

功效：虫瘿，发表、理气、调经。

功效来源：《全国中草药汇编》

注：县域各地有分布。

类芦属 *Neyraudia* Hook. f.
类芦 篱笆竹
Neyraudia reynaudiana (Kunth) Keng ex Hitchc.
凭证标本：全州县普查队 450324130327053LY（IBK、GXMG、CMMI）
功效：嫩苗，清热利湿、消肿解毒。
功效来源：《全国中草药汇编》

稻属 *Oryza* L.
稻 稻芽
Oryza sativa L.
功效：种子经发芽，消食和中、健脾开胃。
功效来源：《中国药典》（2020年版）
注：民间常见栽培物种。

雀稗属 *Paspalum* L.
鸭姆草 皱稃雀稗
Paspalum scrobiculatum L.
凭证标本：全州县普查队 450324141014048LY（IBK、GXMG、CMMI）
功效：全草，驱蚊。
功效来源：《广西药用植物名录》

圆果雀稗
Paspalum scrobiculatum L. var. *orbiculare* (G. Forst.) Hack.
凭证标本：陈照宙 52734（IBK）
功效：全草，清热、利尿。
功效来源：《药用植物辞典》

狼尾草属 *Pennisetum* Rich.
狼尾草
Pennisetum alopecuroides (L.) Spreng.
凭证标本：陈照宙 52737（IBSC）
功效：根、根状茎、全草，清肺止咳、凉血明目。
功效来源：《全国中草药汇编》

虉草属 *Phalaris* L.
虉草
Phalaris arundinacea L.
凭证标本：全州县普查队 450324130812031LY（IBK、GXMG、CMMI）
功效：全草，燥湿止带。
功效来源：《药用植物辞典》

芦苇属 *Phragmites* Adans.
芦苇
Phragmites australis (Cav.) Trin. ex Steud.
凭证标本：人名139（IBK）
功效：根状茎，清热、生津、止呕。
功效来源：《广西药用植物名录》

刚竹属 *Phyllostachys* Sieb. et Zucc.
毛竹
Phyllostachys edulis (Carrière) J. Houz.
功效：苗，化痰、消胀、透疹。
功效来源：《中华本草》
注：民间常见栽培物种。

桂竹 刚竹
Phyllostachys reticulata (Rupr.) K. Koch
功效：根、果实，祛风热、通经络、止血。
功效来源：《全国中草药汇编》
注：民间常见栽培物种。

早熟禾属 *Poa* L.
早熟禾
Poa annua L.
凭证标本：全州县普查队 450324130320022LY（IBK、GXMG、CMMI）
功效：全草，用于咳嗽、湿疹、跌打损伤。
功效来源：《药用植物辞典》

金发草属 *Pogonatherum* P. Beauv.
金丝草
Pogonatherum crinitum (Thunb.) Kunth
功效：全草，清热凉血、利尿通淋。
功效来源：《广西药用植物名录》
注：县域各地有零星分布。

矢竹属 *Pseudosasa* Makino ex Nakai
箬竹
Pseudosasa hindsii (Munro) C. D. Chu et C. S. Chao
功效：叶，用于热病烦渴、小便不利。
功效来源：《广西中药资源名录》
注：《广西植物名录》有记载。

筒轴茅属 *Rottboellia* L. f.
筒轴茅 筒轴草
Rottboellia cochinchinensis (Lour.) Clayton
凭证标本：黄正福 41268（IBK）
功效：全草，主治小便不利。
功效来源：《广西中药资源名录》

狗尾草属 *Setaria* P. Beauv.
皱叶狗尾草
Setaria plicata (Lam.) T. Cooke
功效：全草，解毒杀虫、驱风。
功效来源：《全国中草药汇编》
注：县域各地有零星分布。

高粱属 *Sorghum* Moench

高粱

Sorghum bicolor (L.) Moench

功效：种仁，温中、涩肠胃、止泻、止霍乱、利气、利尿、碎石。根，平喘、利尿、止血。

功效来源：《药用植物辞典》

注：民间常见栽培物种。

鼠尾粟属 *Sporobolus* R. Br.

鼠尾粟

Sporobolus fertilis (Steud.) Clayton

功效：全草、根，清热、凉血、解毒、利尿。

功效来源：《中华本草》

注：县域各地有零星分布。

棕叶芦属 *Thysanolaena* Nees

棕叶芦 棕叶芦

Thysanolaena latifolia (Roxb. ex Hornem.) Honda

功效：根或笋，清热截疟、止咳平喘。

功效来源：《中华本草》

注：县域各地有零星分布。

小麦属 *Triticum* L.

小麦

Triticum aestivum L.

功效：种子，养心、益肾、清热、止渴。

功效来源：《广西药用植物名录》

注：民间常见栽培物种。

玉蜀黍属 *Zea* L.

玉蜀黍

Zea mays L.

功效：花柱、花头，利尿消肿、平肝利胆。

功效来源：《全国中草药汇编》

注：民间常见栽培物种。

菰属 *Zizania* L.

菰 菰米

Zizania latifolia (Griseb.) Stapf

功效：果实，除烦止渴、和胃理肠。

功效来源：《中华本草》

注：民间常见栽培物种。

全州县药用动物名录

环节动物门 Annelida
寡毛纲 Oligochaeta
后孔寡毛目 Opisthopora
背暗异唇蚓
Allolobophora caliginosa
功效来源：《广西中药资源名录》

蛭纲 Hirudinea
无吻蛭目 Arhynchobdella
光润金线蛭
Whitmania laevis
功效来源：《广西中药资源名录》

宽体金线蛭
Whitmania pigra
功效来源：《广西中药资源名录》

日本医蛭
Hirudo nipponica
功效来源：《广西中药资源名录》

软体动物门 Mollusca
腹足纲 Gastropoda
中腹足目 Mesogastropoda
方形环稜螺
Bellamya quadrata
功效来源：《广西中药资源名录》

梨形环稜螺
Bellamya purificata
功效来源：《广西中药资源名录》

中国圆田螺
Cipangopaludina chinensis
功效来源：《广西中药资源名录》

长螺旋圆田螺
Cipangopaludina longispira
功效来源：《广西中药资源名录》

胀肚圆田螺
Cipangopaludina ventricosa
功效来源：《广西中药资源名录》

柄眼目 Stylommatophora
江西巴蜗牛
Bradybaena kiangsiensis
功效来源：《广西中药资源名录》

灰巴蜗牛
Bradybaena ravida ravida
功效来源：《广西中药资源名录》

同型巴蜗牛
Bradybaena similaris
功效来源：《广西中药资源名录》

皱疤坚螺
Camaena cicatricosa
功效来源：《广西中药资源名录》

褐云玛瑙螺
Achatina fulica
功效来源：《广西中药资源名录》

野蛞蝓
Agriolimax agrestis
功效来源：《广西中药资源名录》

黄蛞蝓
Limax flavus
功效来源：《广西中药资源名录》

双线嗜黏液蛞蝓
Philomycus bilineatus
功效来源：《广西中药资源名录》

双壳纲 Bivalvia
真瓣鳃目 Eulamellibranchia
圆蚌
Anodonta pacifica
功效来源：《广西中药资源名录》

背角无齿蚌
Anodonta woodiana
功效来源：《广西中药资源名录》

褶纹冠蚌
Cristaria plicata
功效来源：《广西中药资源名录》

背瘤丽蚌
Lamprotula leai
功效来源：《广西中药资源名录》

佛耳丽蚌
Lamprotula mansuyi
功效来源：《广西中药资源名录》

失衡丽蚌
Lamprotula tortuosa
功效来源：《广西中药资源名录》

河蚬
Corbicula fluminea
功效来源：《广西中药资源名录》

节肢动物门 Arthropoda
甲壳纲 Crustacea
十足目 Decapoda
平甲虫
Armadillidium vulgare
功效来源：《广西中药资源名录》

日本沼虾
Macrobrachium nipponense
功效来源：《广西中药资源名录》

罗氏沼虾
Macrobrachium rosenbergii
功效来源：《广西中药资源名录》

秀丽白虾
Palaemon modestus
功效来源：《广西中药资源名录》

中华绒螯蟹
Eriocheir sinensis
功效来源：《广西中药资源名录》

蛛形纲 Arachnida
蜘蛛目 Araneida
巴氏垃土蛛
Latouchia pavlovi
功效来源：《广西中药资源名录》

华南壁钱
Uroctea compactilis
功效来源：《广西中药资源名录》

大腹园蛛
Araneus ventricosus
功效来源：《广西中药资源名录》

花背跳蛛
Menemerus confusus
功效来源：《广西中药资源名录》

迷宫漏斗蛛
Agelena labyrinthica
功效来源：《广西中药资源名录》

倍足纲 Diplopoda
蟠马陆目 Sphaerotheriida
宽跗陇马陆
Kronopolites sevenhedini
功效来源：《广西中药资源名录》

燕山蛩
Spirobolus bungii
功效来源：《广西中药资源名录》

唇足纲 Chilopoda
蜈蚣目 Scolopendromorpha
少棘蜈蚣
Scolopendra subspinipes mutilans
功效来源：《广西中药资源名录》

内颚纲 Entognatha
衣鱼目 Zygentoma
毛衣鱼
Ctenolepisma villosa
功效来源：《广西中药资源名录》

衣鱼
Lepisma saccharina
功效来源：《广西中药资源名录》

昆虫纲 Insecta
蜻蜓目 Odonata
碧伟蜓
Anax parthenope
功效来源：《广西中药资源名录》

红蜻
Crocothemis servilia
功效来源：《广西中药资源名录》

蜚蠊目 Blattodea
东方蜚蠊
Blatta orientalis
功效来源：《广西中药资源名录》

澳洲大蠊
Periplaneta australasiae
功效来源：《广西中药资源名录》

等翅目 Isoptera
台湾乳白蚁
Coptotermes formosanus
功效来源：《广西中药资源名录》

螳螂目 Mantodea
拒斧螳螂
Hierodula saussurei
功效来源：《广西中药资源名录》

薄翅螳螂
Mantis religiosa
功效来源：《广西中药资源名录》

大刀螂
Paratenodera sinensis
功效来源：《广西中药资源名录》

直翅目 Orthoptera
中华蚱蜢
Acrida cinerea
功效来源：《广西中药资源名录》

亚洲飞蝗
Locusta migratoria
功效来源：《广西中药资源名录》

二齿稻蝗
Oxya bidentata
功效来源：《广西中药资源名录》

中华稻蝗
Oxya chinensis
功效来源：《广西中药资源名录》

小稻蝗
Oxya intricata
功效来源：《广西中药资源名录》

长翅稻蝗
Oxya velox
功效来源：《广西中药资源名录》

优雅蝈螽
Gampsocleis gratiosa
功效来源：《广西中药资源名录》

纺织娘
Mecopoda elongata
功效来源：《广西中药资源名录》

花生大蟋蟀
Tarbinskiellus portentosus
功效来源：《广西中药资源名录》

油葫芦
Gryllus mitratus
功效来源：《广西中药资源名录》

多伊棺头蟋
Loxoblemmus doenitzi
功效来源：《广西中药资源名录》

迷卡斗蟋
Scapsipedus aspersus
功效来源：《广西中药资源名录》

非洲蝼蛄
Gryllotalpa africana
功效来源：《广西中药资源名录》

台湾蝼蛄
Gryllotalpa formosana
功效来源：《广西中药资源名录》

半翅目 Hemipotera
黑蚱蝉
Cryptotympana atrata
功效来源：《广西中药资源名录》

黄蚱蝉
Cryptotympana mandarina
功效来源：《广西中药资源名录》

蚱蝉
Cryptotympana pastulata
功效来源：《广西中药资源名录》

褐翅红娘子
Huechys philamata
功效来源：《广西中药资源名录》

黑翅红娘子
Huechys sanguine
功效来源：《广西中药资源名录》

九香虫
Coridius chinensis
功效来源：《广西中药资源名录》

水黾
Rhagadotarsus kraepelini
功效来源：《广西中药资源名录》

柑橘凤蝶
Papilio xuthus
功效来源：《广西中药资源名录》

脉翅目 Neuroptera

黄足蚁蛉
Hagenomyia micans
功效来源：《广西中药资源名录》

蚁狮
Myrmeleon formicarius
功效来源：《广西中药资源名录》

鳞翅目 Lepidoptera

黄刺蛾
Cnidocampa flavescens
功效来源：《广西中药资源名录》

高粱条螟
Proceras venosatus
功效来源：《广西中药资源名录》

玉米螟
Pyrausta nubilalis
功效来源：《广西中药资源名录》

家蚕
Bombyx mori
功效来源：《广西中药资源名录》

柞蚕
Antheraea pernyi
功效来源：《广西中药资源名录》

蓖麻蚕
Philosamia cynthia ricini
功效来源：《广西中药资源名录》

灯蛾
Arctia caja phaeosoma
功效来源：《广西中药资源名录》

白粉蝶
Pieris rapae
功效来源：《广西中药资源名录》

金凤蝶
Papilio machaon
功效来源：《广西中药资源名录》

双翅目 Diptera

江苏虻
Tabanus kiangsuensis
功效来源：《广西中药资源名录》

华虻
Tabanus mandarinus
功效来源：《广西中药资源名录》

黧虻
Tabanus trigeminus
功效来源：《广西中药资源名录》

长尾管蚜蝇
Eristalis tenax
功效来源：《广西中药资源名录》

大头金蝇
Chrysomyia megacephala
功效来源：《广西中药资源名录》

鞘翅目 Coleoptera

日本吸盘龙虱
Cybister japonicus
功效来源：《广西中药资源名录》

东方潜龙虱
Cybister tripunctatus orientalis
功效来源：《广西中药资源名录》

豉虫
Gyrinus curtus
功效来源：《广西中药资源名录》

虎斑步甲
Pheropsophus jessoensis
功效来源：《广西中药资源名录》

萤火
Luciola vitticollis
功效来源：《广西中药资源名录》

沟金叩甲
Pleonomus canaliculatus
功效来源：《广西中药资源名录》

中华豆芫菁
Epicauta chinensis
功效来源：《广西中药资源名录》

豆芫菁
Epicauta gorhami
功效来源：《广西中药资源名录》

毛角豆芫菁
Epicauta hirticornis
功效来源：《广西中药资源名录》

毛胫豆芫菁
Epicauta tibialis
功效来源：《广西中药资源名录》

绿芫菁
Lytta caragane
功效来源：《广西中药资源名录》

眼斑芫菁
Mylabris cichorii
功效来源：《广西中药资源名录》

大斑芫菁
Mylabris phalerata
功效来源：《广西中药资源名录》

竹蠹虫
Lyctus brunneus
功效来源：《广西中药资源名录》

桑天牛
Apriona germari
功效来源：《广西中药资源名录》

云斑天牛
Batocera horsfieldi
功效来源：《广西中药资源名录》

桔褐天牛
Nadezhdiella cantori
功效来源：《广西中药资源名录》

星天牛
Anoplophora chinensis
功效来源：《广西中药资源名录》

蜣螂
Catharsius molossus
功效来源：《广西中药资源名录》

突背蔗犀金龟
Alissonotum impreassicolle
功效来源：《广西中药资源名录》

双叉犀金龟
Allomyrina dichotoma
功效来源：《广西中药资源名录》

竹象鼻虫
Cyrtotrachelus longimanus
功效来源：《广西中药资源名录》

日本吉丁
Chalcophora japonica chinensis
功效来源：《广西中药资源名录》

膜翅目 Hymenoptera

中华马蜂
Polistes chinensis
功效来源：《广西中药资源名录》

亚非马蜂
Polistes hebraeus
功效来源：《广西中药资源名录》

胡蜂
Polistes jadwigae
功效来源：《广西中药资源名录》

大胡蜂
Vespa magnifica nobiris
功效来源：《广西中药资源名录》

斑胡蜂
Vespa mandarinia
功效来源：《广西中药资源名录》

蜾蠃
Allorhynchium chinense
功效来源：《广西中药资源名录》

中华蜜蜂
Apis cerana cerana
功效来源：《广西中药资源名录》

意大利蜂
Apis mellifera
功效来源：《广西中药资源名录》

黄胸木蜂
Xylocopa appendiculata
功效来源：《广西中药资源名录》

竹蜂
Xylocopa dissimilis
功效来源：《广西中药资源名录》

灰胸木蜂
Xylocopa phalothorax
功效来源：《广西中药资源名录》

中华木蜂
Xylocopa sinensis
功效来源：《广西中药资源名录》

黑蚂蚁
Formica fusca
功效来源：《广西中药资源名录》

脊索动物门 Chordata
硬骨鱼纲 Osteichthyes
鲤形目 Cypriniformes
泥鳅
Misgurnus anguillicaudatus
功效来源：《广西中药资源名录》

鳙鱼
Aristichthys nobilis
功效来源：《广西中药资源名录》

鲫鱼
Carassius auratus
功效来源：《广西中药资源名录》

金鱼
Carassius auratus
功效来源：《广西中药资源名录》

鲮鱼
Cirrhinus molitorella
功效来源：《广西中药资源名录》

草鱼
Ctenopharyngodon idellus
功效来源：《广西中药资源名录》

鲤鱼
Cyprinus carpio
功效来源：《广西中药资源名录》

𩾃
Hemiculter leucisculus
功效来源：《广西中药资源名录》

鲢鱼
Hypophthalmichthys molitrix
功效来源：《广西中药资源名录》

青鱼
Mylopharyngodon piceus
功效来源：《广西中药资源名录》

鲇形目 Siluriformes
鲇
Silurus asotus
功效来源：《广西中药资源名录》

海鲇
Arius thalassinus
功效来源：《广西中药资源名录》

小胡子鲇
Clarias abbreviatus
功效来源：《广西中药资源名录》

胡子鲇
Clarias fuscus
功效来源：《广西中药资源名录》

合鳃鱼目 Synbgranchiformes
黄鳝
Monopterus albus
功效来源：《广西中药资源名录》

鲈形目 Perciformes
鳜鱼
Siniperca chuatsi
功效来源：《广西中药资源名录》

圆尾斗鱼
Macropodus chinensis
功效来源：《广西中药资源名录》

叉尾斗鱼
Macropodus opercularis
功效来源：《广西中药资源名录》

月鳢
Channa asiatica
功效来源：《广西中药资源名录》

斑鳢
Channa maculata
功效来源：《广西中药资源名录》

两栖纲 Amphibia
无尾目 Anura
华西大蟾蜍
Bufo bufo andrewsi
功效来源：《广西中药资源名录》

黑眶蟾蜍
Bufo melanostictus
功效来源：《广西中药资源名录》

沼蛙
Rana guentheri
功效来源：《广西中药资源名录》

泽陆蛙
Fejervarya multistriata
功效来源：《广西中药资源名录》

虎纹蛙
Hoplobatrachus chinensis
功效来源：《广西中药资源名录》

斑腿泛树蛙
Polypedates megacephalus
功效来源：《广西中药资源名录》

花姬蛙
Microhyla pulchra
功效来源：《广西中药资源名录》

爬行纲 Reptilia
龟鳖目 Testudoformes
中华鳖
Pelodiscus sinensis
功效来源：《广西中药资源名录》

山瑞鳖
Palea steindachneri
功效来源：《广西中药资源名录》

平胸龟
Platysternon megacephalum
功效来源：《广西中药资源名录》

乌龟
Mauremys reevesii
功效来源：《广西中药资源名录》

眼斑龟
Sacalia bealei
功效来源：《广西中药资源名录》

黄喉拟水龟
Mauremys mutica
功效来源：《广西中药资源名录》

三线闭壳龟
Cuora trifasciata
功效来源：《广西中药资源名录》

中华花龟
Mauremys sinensis
功效来源：《广西中药资源名录》

有鳞目 Squamata
中国壁虎
Gekko chinensis
功效来源：《广西中药资源名录》

蹼趾壁虎
Gekko subpalmatus
功效来源：《广西中药资源名录》

中国石龙子
Eumeces chinensis
功效来源：《广西中药资源名录》

尖吻蝮
Deinagkistrodon acutus
功效来源：《广西中药资源名录》

白唇竹叶青
Trimeresurus albolabris
功效来源：《广西中药资源名录》

福建竹叶青
Trimeresurus stejnegeri
功效来源：《广西中药资源名录》

王锦蛇
Elaphe carinata
功效来源：《广西中药资源名录》

三索锦蛇
Elaphe radiata
功效来源：《广西中药资源名录》

黑眉锦蛇
Elaphe taeniura
功效来源：《广西中药资源名录》

中国水蛇
Enhydris chinensis
功效来源：《广西中药资源名录》

铅色水蛇

Enhydris plumbea

功效来源：《广西中药资源名录》

锈链腹链蛇

Amphiesma craspedogaster

功效来源：《广西中药资源名录》

乌华游蛇

Sinonatrix percarinata

功效来源：《广西中药资源名录》

渔游蛇

Xenochrophis piscator

功效来源：《广西中药资源名录》

草腹链蛇

Amphiesma stolatum

功效来源：《广西中药资源名录》

虎斑颈槽蛇

Rhabdophis tigrinus

功效来源：《广西中药资源名录》

灰鼠蛇

Ptyas korros

功效来源：《广西中药资源名录》

滑鼠蛇

Ptyas mucosus

功效来源：《广西中药资源名录》

乌梢蛇

Zaocys dhumnades

功效来源：《广西中药资源名录》

银环蛇

Bungarus multicinctus

功效来源：《广西中药资源名录》

舟山眼镜蛇

Naja atra

功效来源：《广西中药资源名录》

鸟纲 Aves
鹈形目 Pelecaniformes
普通鸬鹚

Phalacrocorax carbo

功效来源：《广西中药资源名录》

雁形目 Anseriformes
绿头鸭

Anas platyrhynchos

功效来源：《广西中药资源名录》

家鸭

Anas platyrhynchos domestica

功效来源：《广西中药资源名录》

家鹅

Anser cygnoides domestica

功效来源：《广西中药资源名录》

番鸭

Cairina moschata

功效来源：《广西中药资源名录》

隼形目 Falconiformes
草原鹞

Circus macrourus

功效来源：《广西中药资源名录》

鸡形目 Galliformes
灰胸竹鸡指名亚种

Bambusicola thoracica thoracica

功效来源：《广西中药资源名录》

红腹锦鸡

Chrysolophus pictus

功效来源：《广西中药资源名录》

鹌鹑

Coturnix japonica

功效来源：《广西中药资源名录》

中华鹧鸪

Francolinus pintadeanus

功效来源：《广西中药资源名录》

家鸡

Gallus gallus domesticus

功效来源：《广西中药资源名录》

乌骨鸡

Gallus gallus domesticus

功效来源：《广西中药资源名录》

白鹇指名亚种

Lophura nycthemera nycthemera

功效来源：《广西中药资源名录》

白颈长尾雉
Syrmaticus ellioti
功效来源：《广西中药资源名录》

鹤形目 Gruiformes
棕三趾鹑华南亚种
Turnix suscitator blakistoni
功效来源：《广西中药资源名录》

鸽形目 Columbiformes
家鸽
Columba livia domestica
功效来源：《广西中药资源名录》

山斑鸠
Streptopelia orientalis
功效来源：《广西中药资源名录》

佛法僧目 Coraciiformes
普通翠鸟
Alcedo atthis
功效来源：《广西中药资源名录》

鴷形目 Piciformes
蚁鴷普通亚种
Jynx torquilla chinensis
功效来源：《广西中药资源名录》

雀形目 Passeriformes
家燕普通亚种
Hirundo rustica gutturalis
功效来源：《广西中药资源名录》

八哥指名亚种
Acridotheres cristatellus cristatellus
功效来源：《广西中药资源名录》

喜鹊普通亚种
Pica pica sericea
功效来源：《广西中药资源名录》

麻雀
Passer montanus
功效来源：《广西中药资源名录》

山麻雀指名亚种
Passer rutilans rutilans
功效来源：《广西中药资源名录》

黑尾蜡嘴雀指名亚种
Eophona migratoria migratoria
功效来源：《广西中药资源名录》

黄胸鹀指名亚种
Emberiza aureola aureola
功效来源：《广西中药资源名录》

灰头鹀东方亚种
Emberiza spodocephala sordida
功效来源：《广西中药资源名录》

哺乳纲 Mammalia
灵长目 Primates
猕猴
Macaca mulatta
功效来源：《广西中药资源名录》

短尾猴指名亚种
Macaca speciosa speciosa
功效来源：《广西中药资源名录》

啮齿目 Rodentia
赤腹松鼠
Callosciurus erythraeus
功效来源：《广西中药资源名录》

中华竹鼠
Rhizomys sinensis
功效来源：《广西中药资源名录》

褐家鼠
Rattus norvegicus
功效来源：《广西中药资源名录》

沼泽田鼠
Microtus fortis
功效来源：《广西中药资源名录》

兔形目 Lagomorpha
灰尾兔
Lepus oiostolus
功效来源：《广西中药资源名录》

华南兔
Lepus sinensis
功效来源：《广西中药资源名录》

家兔
Oryctolagus cuniculus domesticus
功效来源：《广西中药资源名录》

鼩形目 Soricomorpha
华南缺齿鼹
Mogera insularis
功效来源：《广西中药资源名录》

鳞甲目 Pholidota
中国穿山甲
Manis pentadactyla
功效来源：《广西中药资源名录》

食肉目 Carnivora
豹猫
Prionailurus bengalensis
功效来源：《广西中药资源名录》

家猫
Felis catus
功效来源：《广西中药资源名录》

金猫
Catopuma temminckii
功效来源：《广西中药资源名录》

云豹
neofelis nebulosa
功效来源：《广西中药资源名录》

大灵猫
Viverra zibetha
功效来源：《广西中药资源名录》

小灵猫
Viverricula indica
功效来源：《广西中药资源名录》

犬
Canis lupus familiaris
功效来源：《广西中药资源名录》

猪獾
Arctonyx collaris
功效来源：《广西中药资源名录》

鼬獾
Melogale moschata
功效来源：《广西中药资源名录》

黄鼬
Mustela sibirica
功效来源：《广西中药资源名录》

偶蹄目 Artiodactyla
野猪
Sus scrofa
功效来源：《广西中药资源名录》

家猪
Sus scrofa domestica
功效来源：《广西中药资源名录》

水鹿
Rusa unicolor
功效来源：《广西中药资源名录》

赤麂
Muntiacus muntjak
功效来源：《广西中药资源名录》

小麂
Muntiacus reevesi
功效来源：《广西中药资源名录》

黄牛
Bos taurus domestica
功效来源：《广西中药资源名录》

水牛
Bubalus bubalis
功效来源：《广西中药资源名录》

山羊
Capra aegagrus hircus
功效来源：《广西中药资源名录》

鬣羚
Capricornis sumatraensis
功效来源：《广西中药资源名录》

奇蹄目 Perissodactyla
驴
Equus asinus
功效来源：《广西中药资源名录》

马
Equus caballus
功效来源：《广西中药资源名录》

全州县药用矿物名录

密陀僧
含氧化铅，以铅为原料加工炼制而成的加工品。
功效：用于湿疹，腋臭，手足癣。有毒。
功效来源：《广西中药资源名录》

铅丹
含四氧化三铅，由铅加工制成的橙红色或橙黄色粉末。
功效：收敛，生肌，消肿。用于手足癣，脚臭。
功效来源：《广西中药资源名录》

铅粉
含碱式碳酸铅，由铅加工制成的白色粉末。
功效：用于漆疮。有毒。
功效来源：《广西中药资源名录》

伏龙肝
久经草或木柴熏烧的灶心土。在修拆柴火灶或柴火烧的窑时，将烧结成的土块取下，用刀削去焦黑部分及杂质即得。
功效：温中，止呕，止血。
功效来源：《广西中药资源名录》

黄土
含三氧化二铝和二氧化硅的黄土层地带地下黄土。
功效：用于解野芋中毒。
功效来源：《广西中药资源名录》

钟乳石
碳酸盐类矿物方解石族方解石，主含碳酸钙。采挖后，除去杂石，洗净，砸成小块，干燥。
功效：温肺，助阳，平喘，制酸，通乳。
功效来源：《中国药典》（2020年版）

钟乳鹅管石
含碳酸钙的碳酸盐类矿物钟乳石顶端细长而中空如管状部分。
功效：功效与钟乳石相同，常作为钟乳石入药。
功效来源：《广西中药资源名录》

石灰
含碳酸钙的石灰岩，经加热煅烧而成的白色块状生石灰，水解后而成的白色粉末状熟石灰。
功效：用于烧烫伤，外伤出血。有毒，忌内服。
功效来源：《广西中药资源名录》

寒水石
含碳酸钙的碳酸盐类矿物方解石的矿石。
功效：用于发热、烧烫伤。
功效来源：《广西中药资源名录》

参考文献

［1］戴斌，李钊东，丘翠嫦，等."虎牛钻风"类传统瑶药的调查研究［J］.中国民族民间医药杂志，1998（2）：28-34，46.

［2］戴斌.中国现代瑶药［M］.南宁：广西科学技术出版社，2009.

［3］董明姣.论瑶医药的特色［J］.广西中医药，2007（6）：33-34.

［4］范建华，谢唐贵，曹斌，等.广西瑶医药研究现状及发展对策［J］.中国中医药图书情报杂志，2015（3）：5-7.

［5］广西植物研究所.广西植物志（第1~6卷）［M］.南宁：广西科学技术出版社，1991-2017.

［6］广西医药研究所药用植物园.药用植物名录［M］.南宁：广西医药研究所，1975.

［7］广西中药资源普查办公室.广西中药资源名录［M］.南宁：广西民族出版社，1993.

［8］广西壮族自治区革命委员会卫生局.广西本草选编（上，下）［M］.南宁：广西人民出版社，1974.

［9］广西壮族自治区食品药品管理局.广西壮族自治区壮药质量标准（第1~3卷）［M］.南宁：广西科学技术出版社，2008-2018.

［10］广西壮族自治区食品药品管理局.广西壮族自治区瑶药材质量标准（第一卷）［M］.南宁：广西科学技术出版社，2014.

［11］全州县地方志编纂委员会.全州县志（1991—2005）［M］.南宁：广西人民出版社，2018.

［12］郭巧生.药用植物资源学［M］.北京：高等教育出版社，2007.

［13］黄璐琦，彭华胜，肖培根.中药资源发展的趋势探讨［J］.中国中药杂志，2011（1）：1-4.

［14］贾敏如，李星炜.中国民族药志要［M］.北京：中国医药科技出版社，2005.

［15］李时珍.本草纲目［M］.昆明：云南人民出版社，2011.

［16］林春蕊，刘演，许为斌，等.广西靖西传统药市药用植物资源的多样性［J］.时珍国医国药，2010，21（12）：3286-3288.

［17］林春蕊，陆昭岑，刘静，等.广西恭城瑶族端午药市的药用植物调查研究［J］.中国现代中药，2016（6）：730-736.

［18］林春蕊，余丽莹，许为斌，等.广西恭城瑶族端午药市药用植物资源［M］.南宁：广西科学技术出版社，2016.

［19］陆益新，梁畴芬.广西植物地理的基本情况和基本特征［J］.广西植物，1983（3）：153-165.

［20］缪剑华.广西药用植物资源的保护与开发利用［J］.广西科学院学报，2007（2）：113-116.

［21］南京中医药大学.中药大辞典［M］.上海：上海科学技术出版社，2006.

［22］彭勇，肖培根.中国药用植物资源开发利用研究的回顾与展望［J］.植物资源与环境，1993（1）：49-55.

［23］覃海宁，刘演.广西植物名录［M］.北京：科学出版社.2010.

［24］全国中草药汇编编写组.全国中草药汇编（上册）［M］.北京：人民卫生出版社，1975.

［25］全国中草药汇编编写组.全国中草药汇编（下册）［M］.北京：人民卫生出版社，1978.

［26］孙启时.药用植物学（第2版）［M］.北京：中国医药科技出版社，2009.

［27］汪松，解焱.中国物种红色名录（第一卷）［M］.北京：高等教育出版社，2004.

［28］吴兆洪，秦仁昌.中国蕨类植物科属志［M］.北京：科学出版社，1991.

［29］中国科学院植物研究所.中国高等植物图鉴及其补编［M］.北京：科学出版社，1972–1983.

［30］中国土农药志编辑委员会.中国土农药志［M］.北京：科学出版社，1959.

［31］中国药材公司.中国中药资源［M］.北京：科学出版社，1995.

［32］中国药材公司.中国中药资源志要［M］.北京：科学出版社，1994.

［33］IUCN.IUCN Red List Categories and Criteria：Version 3.1.Second edition..Gland，Switzerland and Cambridge，UK，2012，iv+32pp.